临床检验技术与应用

丛玉隆　总主编

分子诊断技术与应用

李　明　周宏伟　主　编

科学出版社

北京

内 容 简 介

分子诊断技术已经成为目前国内外临床核酸分子标志物分析领域的主流技术,本书系统介绍了疾病相关核酸分子标志物的检测分析技术及其临床应用。全书分为四篇:第一篇分子诊断概述与基础;第二篇分子诊断技术,主要包括核酸扩增技术、核酸分子杂交技术、基因测序技术、飞行时间核酸质谱检测技术和分子诊断POCT技术等当下分子诊断领域的常规技术和前沿技术;第三篇分子诊断技术的临床应用,主要介绍了感染性疾病、遗传性疾病、肿瘤、药物相关基因的分子诊断,产前筛查与产前诊断,新生儿遗传性疾病的筛查,移植配型、法医学领域的分子诊断和特殊领域分子诊断的临床应用与进展;第四篇分子诊断技术的质量管理及问题应对。

本书内容系统、实用,可供临床检验人员、诊断产品研发人员及行业监管人员和临床医生等参考。

图书在版编目(CIP)数据

分子诊断技术与应用/李明,周宏伟主编.—北京:科学出版社,2024.4
(临床检验技术与应用/丛玉隆总主编)
ISBN 978-7-03-078470-4

Ⅰ.①分… Ⅱ.①李… ②周… Ⅲ.①分子生物学-实验室诊断 Ⅳ.①R446
中国国家版本馆 CIP 数据核字(2024)第 087706 号

责任编辑:沈红芬 路 倩 / 责任校对:张小霞
责任印制:肖 兴 / 封面设计:黄华斌

科 学 出 版 社 出版
北京东黄城根北街 16 号
邮政编码:100717
http://www.sciencep.com
三河市春园印刷有限公司印刷
科学出版社发行 各地新华书店经销
*
2024 年 4 月第 一 版 开本:787×1092 1/16
2024 年 4 月第一次印刷 印张:33 1/4
字数:780 000
定价:248.00 元
(如有印装质量问题,我社负责调换)

《分子诊断技术与应用》

编写人员

主　　编　李　明　广州市达瑞生物技术股份有限公司
　　　　　周宏伟　南方医科大学珠江医院
副 主 编　黄　彬　中山大学附属第一医院
　　　　　黄　杰　中国食品药品检定研究院
　　　　　李　敏　上海交通大学医学院附属仁济医院
　　　　　蒋　慧　深圳华大智造科技股份有限公司
　　　　　杜红延　南方医科大学检验与生物技术学院
编　　者　(以姓氏笔画为序)
　　　　　于　婷　中国食品药品检定研究院
　　　　　马硝惟　上海交通大学医学院附属仁济医院
　　　　　王瑞霞　北京市医疗器械检验研究院
　　　　　王穗海　南方医科大学检验与生物技术学院
　　　　　文　妍　广州盛安医学检验有限公司
　　　　　尹爱华　广东省妇幼保健院
　　　　　叶　薇　温州医科大学检验医学院（生命科学学院）
　　　　　代蕾颖　北京市医疗器械检验研究院
　　　　　宁　靖　国家药品监督管理局食品药品审核查验中心
　　　　　曲守方　中国食品药品检定研究院
　　　　　朱安娜　广州市达瑞生物技术股份有限公司
　　　　　朱波峰　南方医科大学法医学院
　　　　　刘　倩　上海交通大学医学院附属仁济医院
　　　　　刘艳霞　南方医科大学珠江医院
　　　　　孙　楠　中国食品药品检定研究院
　　　　　杜　丽　广东省妇幼保健院
　　　　　杜紫明　中山大学肿瘤防治中心
　　　　　李　达　北京市医疗器械检验研究院
　　　　　李　伟　温州医科大学检验医学院（生命科学学院）

李文婷　深圳华大生命科学研究院

杨学习　南方医科大学检验与生物技术学院

吴　菁　广东省妇幼保健院

吴传松　予果生物科技（北京）有限公司

何　瑰　广州安必平医药科技股份有限公司

何　磊　上海交通大学医学院附属仁济医院

何　薇　广东省妇幼保健院

何彩云　中山大学肿瘤防治中心

何蕴韶　广州达安基因股份有限公司

佘　彬　上海透景生命科技股份有限公司

余　楠　南方医科大学检验与生物技术学院

应　乐　广州万孚生物技术股份有限公司

汪　骅　上海交通大学医学院附属仁济医院

汪为茂　深圳华大智造科技股份有限公司

张　彦　广东省妇幼保健院

张文新　中国食品药品检定研究院

陈　前　广州市达瑞生物技术股份有限公司

陈永恒　广州奕昕生物科技有限公司

陈绍宇　广州安必平医药科技股份有限公司

陈健刚　公安部鉴定中心

邵建永　海南省肿瘤医院

林国旺　南方医科大学珠江医院

徐　超　国家药品监督管理局医疗器械技术审评中心

高　荣　国家药品监督管理局食品药品审核查验中心

康可人　广州万孚生物技术股份有限公司

章文蔚　深圳华大生命科学研究院

蒋析文　广州达安基因股份有限公司

谭杰峰　广州奕昕生物科技有限公司

熊　盈　广东省妇幼保健院

黎宇翔　深圳华大生命科学研究院

滕　波　深圳华大生命科学研究院

颜妙丽　深圳华大智造科技股份有限公司

魏慕筠　上海交通大学医学院附属仁济医院

编写秘书（以姓氏笔画为序）

陈善闻　广州市达瑞生物技术股份有限公司

郝　芬　广州市达瑞生物技术股份有限公司

符吴黄　广州市达瑞生物技术股份有限公司

前　　言

　　分子诊断是指应用分子生物学方法检测人体内遗传物质的变异或表达水平的变化，以及感染病原体的核酸标志物等，从而做出诊断的技术。利用分子诊断技术检测既可以进行个体疾病的诊断和筛查，也可以进行疾病的预测和产前诊断，其诊断的靶标主要是指编码与疾病相关的各种结构蛋白、酶、抗原抗体、免疫活性分子的基因及相关遗传物质，因此本书聚焦于核酸分子的检测。

　　分子诊断技术从基础的核酸扩增、核酸杂交不断衍生出新的技术平台，通过高度自动化、集成化、智能化、小型化发展，显著提高了临床核酸分子诊断的效率。新冠疫情的出现，改变了人们的生活模式，同时也开辟了分子诊断技术领域的新局面，给整个分子诊断行业和产业带来了前所未有的机遇与挑战。通过新冠病毒检测的实践挑战，多种分子诊断新技术展现出各自不同的技术特点，为分子诊断技术的迅速推广和临床应用提供了强有力的支撑。

　　本书集结了教学、科研、临床、行业监管及企业等多领域的一线技术专家，紧跟技术前沿、临床应用实践、行业发展动向，直击行业问题，提出解决建议方案，指明发展方向。从2020年本书开始筹划至今，历经三年多的时间撰写和打磨，团队每一位成员都投入了大量的时间和精力，期待给读者奉上一部集分子检测技术和应用于一体的专业论著。希望能为分子诊断技术的发展、临床应用知识的普及与推广做出微薄的贡献。本书内容系统、实用，可供临床检验人员、相关诊断产品研发人员、检验专业学生、行业监管人员和临床医生等参考。

　　第一篇分子诊断概述与基础，主要介绍了分子诊断的发展历程和应用领域及分子诊断产业的发展概况和方向等内容，同时还对分子诊断的基础知识和概念做了简要介绍，提纲挈领地阐明了分子诊断的行业发展现状，同时也明确了分子诊断的基本内涵。

　　第二篇分子诊断技术，主要由高校、科研机构专家及国内外生物技术公司的一线研发技术人员结合自身丰富的分子诊断产品研发经验编写，介绍了当下常用的和一些前沿的疾病分子标志物的检测技术，包括从核酸标本的采集到提取、分离纯化及最终检测过程中用到的技术与设备的工作原理、技术特点和优势等，不仅涉及传统的核酸扩增、杂交及测序技术，还有最新的单分子三代测序技术和POCT技术等。结合新冠疫情全球暴发的突发事件，本篇对新冠病毒的核酸采样、分离纯化及检测进行了详细描述，或许能在传染性疾病的核酸检测方面给读者提供借鉴和参考。

　　第三篇分子诊断技术的临床应用，主要由多位临床检验专家及高校科研院所的技术应用专家集思广益、精心编写。内容涉及感染性疾病、遗传性疾病、肿瘤、药物相关基因的分子诊断，产前筛查与产前诊断，新生儿遗传性疾病的筛查，移植配型及法医学领域的分子诊断和特殊领域分子诊断的临床应用与进展等。以疾病发生机制、分子机制、目前临床常用的分子诊断方法、典型案例分析和检测报告规范的逻辑线贯穿每一章节，不但可以给临床检验人员提供参考和借鉴，对一线研发人员和检验专业学生也是重要的参考内容。

第四篇分子诊断技术的质量管理及问题应对，由国家药品监督管理局医疗器械技术审评中心、药品审核查验中心，北京市医疗器械检验研究院和中国食品药品检定研究院等监管机构专家就分子诊断产品研发政策和策略等内容加以分析和总结，主要对目前分子诊断产品的研发和评价过程中的质量控制进行系统阐述，并针对遇到的问题提出建设性的应对参考意见，同时还详细介绍了国家层面体外诊断产品的质量管理体系和监管发展趋势等内容，期望能够带给分子诊断研发机构明确的研发方向和规则指引。

衷心感谢在本书编写过程中提出宝贵意见的专家和技术精英。分子诊断技术的发展日新月异，尽管本书的编写团队成员均有着丰富的一线研发和应用经验，且本书尽量囊括了当前最前沿的技术和应用内容，但定会有瑕疵和不足，且仍可能有新的技术和应用未被提及，希望广大读者能在阅读参考的过程中对我们的工作给予批评指正。

编 者

2023 年 8 月

目　　录

第一篇　分子诊断概述与基础

第二篇　分子诊断技术

第三篇　分子诊断技术的临床应用

第四篇　分子诊断技术的质量管理及问题应对

第一篇

分子诊断概述与基础

第一章

分子诊断概述

第一节 分子诊断技术的过去、现在和未来

分子诊断（molecular diagnosis）是指应用分子生物学方法检测受试者样本遗传物质如脱氧核糖核酸（deoxyribonucleic acid，DNA）、核糖核酸（ribonucleic acid，RNA）等，发现受试者基因的变异、表达水平的变化或存在病原体核酸、型别及变异等现象，实现对疾病的预测、预防、诊断、治疗和预后判断等作用的技术。分子诊断结合了实验室医学与分子遗传学的知识和技术，得益于分子生物学和基因组技术领域的发展，在过去几十年发生了巨大的变革。人类基因组计划的完成揭示了疾病与基因组的密切关系。目前，利用第二代甚至第三代基因测序技术解密疾病相关的基因序列，为疾病的发生机制研究提供了重要信息，使医生不但可以评估疾病倾向，而且可以设计和实施准确的干预措施。随着人们对疾病与基因变异及基因多样性关系的认识逐步深入，对检测技术的要求也在逐步提高，单一的检测平台已无法满足目前的需求，多种技术相结合、超灵敏、高通量且自动化的分子诊断技术，在临床决策中的重要性日益凸显。

一、分子诊断技术发展的历史回顾

（一）分子诊断技术的起源

1949年鲍林及其同事将分子疾病的概念引入医学领域，发现β-珠蛋白链上一个氨基酸变化会导致镰状细胞贫血，奠定了分子诊断学的基础。随着互补脱氧核糖核酸（complementary deoxyribonucleic acid，cDNA）克隆和测序技术的出现，人们初步掌握了各种基因的一级序列，提供了DNA杂交探针的可能性，也为建立限制性片段长度多态性（restriction fragment length polymorphism，RFLP）分析的概念和应用提供了基础。1976年Kan等使用胎儿成纤维细胞中分离的DNA进行杂交，首次实现了地中海贫血（简称地贫）的产前诊断。同时，他们运用RFLP分析来确定非洲血统的镰状细胞等位基因。这一突破为苯丙酮尿症、囊性纤维化等其他遗传性疾病的诊断提供了技术手段。然而，当时一个最主要的技术瓶颈在于检测致病性突变只能通过构建个体基因组DNA文库克隆变异等位基因确定其核苷酸序列。许多人类珠蛋白基因突变就是通过这种方法得以识别。获得与遗传

表型相关的基因变异序列之后，设计短寡核苷酸探针成为可能，这些寡核苷酸探针被用作DNA杂交试验Southern印迹法的等位基因特异性探针。这种实验设计很快被用于β地中海贫血突变的检测。然而，尽管世界各地的实验室做出了很多努力，但DNA水平的遗传性疾病分子诊断技术仍不成熟，由于当时技术操作过于烦琐、成本较高和易污染等问题，一直未能在临床实验室规模化开展。然而，仅过了几年，强大的分子生物学工具——聚合酶链反应（polymerase chain reaction，PCR）技术出现，分子诊断进入了黄金时代。

（二）PCR 的时代革命

PCR技术的出现及其快速优化，极大地促进了分子诊断学发展，引发了分子诊断技术革命。由于显著缩短了对已知基因存在、表达或突变的检测时间，并且降低了常规分子诊断使用放射性元素的风险，提供了感染性疾病的病原检测和遗传性疾病的相关基因检测，使分子诊断真正进入了临床实验室。PCR技术为基于DNA扩增的许多核酸检测方案设计和发展奠定了基础。

随后，更多的基因突变检测方法相继问世和应用。根据等位基因突变的判别依据，这些技术大致可分为三类：

1. 以酶切为基础的方法 RFLP分析是历史上第一个广泛使用的核酸检测方法，用限制性内切酶消化不同基因型的DNA后，产生的酶切片段在长度和数量上有差异。其分子基础是核苷酸序列出现碱基替换、插入、缺失、重排或点突变，导致限制性酶切位点缺失或获得。在遗传多态性研究中，常用于RFLP分析的DNA分子主要有线粒体DNA（mitochondrial DNA，mtDNA）、核糖体DNA（ribosomal DNA，rDNA）、单拷贝基因及变异基因等，将这些DNA用限制性内切酶消化，进行电泳印迹，再用DNA探针杂交，从而得到与探针同源的DNA序列酶切后在长度上的差异。对于特定基因和DNA片段，还可采用PCR技术将目的DNA扩增至百万倍后直接酶切观察，更为简便、经济和安全。

2. 以电泳为基础的方法 在变性或非变性条件下，基于突变等位基因的不同电泳迁移率，设计了大量用于筛选已知或未知突变的技术方法。单链构象多态性（single strand conformation polymorphism，SSCP）分析和异源双链分析（heteroduplex analysis，HDA）是最早用于检测基因组位点分子缺陷的方法。这两项技术与毛细管电泳相结合，提供了一个简单、快速的基因变异检测平台，操作成本低，容易自动化，可实现对患者DNA的高通量分析。另外，变性梯度凝胶电泳（denaturing gradient gel electrophoresis，DGGE）和温度梯度凝胶电泳（temperature gradient gel electrophoresis，TGGE）也可用于变异等位基因检测。野生型和变异等位基因之间的电泳迁移率差异可以通过变性剂（如尿素和甲酰胺）的浓度或温度变化来展示。

3. 以固相固定技术为基础的方法 构成了目前大多数突变检测技术的基础，具有易于自动化的优势，被广泛用于高通量突变检测或筛选。1989年Saiki等开发了一种快速、准确、便捷的检测已知突变的方法——反向斑点杂交（reverse dot-blot，RDB），用于检测导致β地中海贫血的 *HBB* 基因变异。其主要是将寡核苷酸结合到膜上，作为扩增DNA的杂交靶点。这项技术的优点是可以用来检测单个个体的多种不同已知突变。然而，这种技术不能用于检测未知突变。已知序列的寡核苷酸被固定在适当载体的表面，主要利用荧光染料检测目标序列与微阵列的杂交。

虽然PCR技术的出现实现了真正意义上的分子诊断，但是上述方法也存在明显不足。例如，实验操作步骤多、时间长，开放性实验容易造成严重污染，检测灵敏度不高，检测通量不足等，限制了分子诊断技术的临床应用。

二、分子诊断技术的崛起——后基因组时代的分子诊断

1992年，日本学者Higuchi第一次提出实时PCR的概念。为了实时看到PCR的整个过程，当时采用溴乙锭（ethidium bromide，EB）作为标记染料，在PCR反应的退火或延伸时检测掺入双链核酸中的EB含量，就能实时监控PCR反应进程，在普通PCR仪的基础上配备一个激发和检测装置，第一台实时定量PCR仪就此诞生。1996年，美国应用生物系统公司（ABI）推出了实时荧光定量PCR仪，从此实现了实时荧光定量PCR（real-time fluorescent quantitative PCR，qPCR）的真正市场化。该技术将扩增和检测合二为一，显著缩短了检测时间，不仅非常准确和灵敏，而且由于检测过程无须开盖，有效避免了污染。目前，实时荧光定量PCR技术在分子诊断中应用广泛，可用于已知病原体检测、药物基因检测和肿瘤的辅助诊断等，不仅成本低廉、检测速度快，而且可实现通量化、自动化，成为分子诊断实验室的必备方案和首选方法。

临床检测和科学研究的某些场合，需要对多个样本的成千上万个分子进行检测，实时荧光定量PCR技术在检测通量化和自动化方面难以满足需求。而置于"方寸间"的DNA微阵列基因检测技术，则可以满足上述要求。DNA微阵列由成千上万个寡核苷酸以有序阵列的方式附着在固体芯片表面组成。靶标DNA样本经过PCR扩增杂交到芯片上。在高密度核酸探针阵列中，每个寡核苷酸都作为一个专一的探针，能够有效捕获样本中相应的核酸片段。通过高分辨率荧光扫描对杂交信号进行量化和计算机软件分析，以对样本的目标基因进行表达分析和变异分析。目前，该方法可在短时间内同时完成数十个样本成千上万个指标的检测分析，实现了高通量的快速检测需求。DNA微阵列基因检测技术可用于基因表达检测、突变检测、基因组多态性分析和基因文库作图等，为群体遗传研究、变异筛查和精准医学研究等提供了经济有效的解决方案。

自2001年2月人类基因组图谱及初步分析结果首次公布以来，随着对基因表达、变异、修饰等与疾病关联的深入探索，产生了海量的"疾病-基因""基因-药物"关联数据和关系网络，这对分子检测和分析技术提出了前所未有的挑战。更高数量级的基因检测，更高灵敏度和准确性的检测技术，更高效、准确的信息学分析方法或软件，成为现代分子检测发展的需求。2005年开始，基因组技术得到了迅速改进，新的高通量检测技术更新换代，以Roche公司的454测序系统、Illumina公司的Solexa/HiSeq测序技术和ABI公司的Solid技术，以及随后出现的基于半导体芯片的测序技术——Ion Torrent为代表的高通量测序（又称二代测序，next-generation sequencing，NGS）技术陆续诞生。NGS技术显著降低了测序成本，同时大幅提高了测序速度，并保持了测序的高准确性。以前完成人类基因组的测序需要3年时间，而使用NGS技术仅需要1周。NGS可以对目标序列或者变异位点进行定性或者定量检测，具有极高的检测灵敏度和准确性，它既可以用于检测已知基因序

列，也可以用于检测未知基因序列，比实时荧光定量PCR技术和基因微阵列等技术应用范围更广。

近10年NGS得到了广泛应用，特别是在临床医学方面。在遗传性疾病筛查上，NGS广泛应用于遗传性疾病辅助诊断、新生儿筛查、产前筛查、植入前筛查、携带者筛查等领域，为我国健康新生儿的出生和成长管理保驾护航。例如，遗传性耳聋，大约2/3的耳聋源于遗传因素，采用NGS技术筛查有助于早期诊断和干预；又如无创产前筛查（non-invasive prenatal testing，NIPT），是根据孕妇血浆中胎儿来源的游离DNA信息，筛查胎儿出现常见染色体非整倍体异常的风险，常用于筛查21三体、18三体和13三体综合征等，准确性高。采用NGS方法进行无创产前筛查，已在全国各大医院开展，成为一种常规的无创产前筛查手段。此外，NGS也应用于感染性疾病的检测和防控。NGS可对疑难、重症、特殊人群感染性疾病病原体及未知病原体进行快速鉴定，从而显著提高了临床医生对患者的诊疗决策速度，也提高了对流行性未知病原体的判断能力，有力保障了在突发性卫生事件中的决策速度。NGS还可以检测病原体耐药基因突变，可实时监控患者接受治疗过程中是否发生耐药，或者判断患者预后情况等。另外，在肿瘤领域，NGS应用于肿瘤的早期诊断、精准治疗的辅助诊断及肿瘤相关理论探索，可以提供肿瘤预防和早期筛查检测、肿瘤个体化治疗相关的驱动基因突变检测，进行肿瘤基因组学研究，探索肿瘤异质性、耐药性和肿瘤克隆进化过程及机制等。目前，各种基于NGS的肿瘤分子分型与预后、肿瘤用药敏感性或者耐药性预测模型、肿瘤治疗后监控等临床项目研究，正如火如荼地进行。

NGS的应用促进了疾病的分子诊断、个体化治疗及针对高危人群的疾病相关基因筛查和预防性管理，为分子诊断技术和市场的蓬勃发展带来了革命性的进步。截至2022年11月，我国已经批准17种基于NGS的肿瘤精准用药检测产品和无创产前筛查产品。而且，我国的国产测序仪和配套设备，也已经发展成为备受瞩目的产业，获得了国内外市场认可，有力地支撑着国内NGS市场的发展。

然而，NGS测序时需要通过PCR扩增构建文库，会出现扩增错误导致的测序质量问题，再加上测序序列的读长限制（通常小于500bp）问题，使得NGS技术仍具有一定的局限性。因此，能够测定更长的读长序列（最长可达10kbp），且无须复杂的文库构建过程的第三代测序（third generation sequencing，TGS）技术应运而生。TGS不需要经过PCR扩增，实现了对每一个DNA分子的单独测序，也被称为从头测序技术和单分子测序技术，近年来受到科学界广泛的关注。TGS尤以纳米孔测序技术为代表，采用电泳技术，借助电泳驱动单个分子逐一通过纳米孔来实现测序。由于纳米孔的直径非常小，仅允许单个核酸聚合物通过，而ATCG单个碱基的带电性质不同，通过电信号的差异就能检测出通过的碱基类别，从而实现测序，在基因组测序、甲基化研究、突变鉴定（单核苷酸多态性检测）这三个方面均可收到显著效果。

三、分子诊断技术的未来展望

半个世纪以来，分子生物学技术日新月异的进步带来了分子诊断的高速发展。过去的数十年间，分子诊断技术取得了多项变革和提升，报告信号检测从放射性核素标记向荧光标记/化学发光转化，操作方法由手工操作向全自动化转化，检测分析通量从单一标志物向高通量、多组学联合判断转化；检测线性范围、灵敏度、精密度、特异性快速提升。目前的分子诊断技术体现了在准确性和高通量技术方面的进步，不但可以同时检测成千上万个基因，而且显著降低了检测成本，由此分子诊断真正进入临床，在疾病辅助诊断、处置决策、预后监控管理等方面发挥着重要的作用，越来越多的患者受益于此，分子诊断技术在检验医学中变得不可或缺。

未来，分子诊断技术将会根据市场需求发展出多种技术。①追求检测速度的快速检测技术：这种技术能在30min内，甚至仅数分钟便完成有效检测，检测简便、易于操作，应用于现场检测或者家庭检测，如（极端）微流控定量PCR、基于规律间隔成簇短回文重复序列（clustered regularly interspaced short palindromic repeats，CRISPR）基因编辑技术的检测技术、基于硅材料的新型芯片实验室（lab-on-chip）检测技术等；②追求大线性范围的精确定量检测：这种技术通常可以在数小时内完成对样本目标分子的准确定量，定量线性范围宽且准确。这类技术应用于疾病辅助诊断、疾病治疗监测管理或疾病早期诊断等，如实时荧光定量PCR、数字荧光定量PCR（digital fluorescence quantitative PCR）等技术；③追求综合性分析的复杂检测技术：随着对临床综合性诊断的需求增加，高通量、多组学的复杂检测技术将会得到越来越多的发展，如质谱技术、NGS技术、TGS技术的组合等。

将来，随着人们对分子诊断重要性的认识不断深入与越来越多高素质人才的加入，分子诊断技术将会出现理念的革命性进步，自动化甚至智能化的高通量检测分析技术和管理技术将更多地进入临床诊治和大众健康管理的实际应用中。随着技术的进一步发展，传统针对特定基因异常、病原微生物鉴定的方法，也将在分析性能与操作便捷程度上取得长足的进步。传统人力与时间成本较高的检测方法，将被新型技术所取代。最终，分子诊断也必将一改目前主要用于病原微生物基因检测与部分遗传性疾病诊断的局面，形成在肿瘤学、遗传学、微生物学、营养学、神经生物学、代谢基因组学、药物基因组学等方面应用的多足鼎立、快速发展的景象。蓬勃发展的分子诊断技术，将成为规范医疗实践中不可缺少的一环，是真正实现个体化精准医疗的基石。

第二节　分子诊断技术的临床应用及发展趋势

分子诊断可以准确地检测与疾病相关的基因，预测疾病的发生发展，其相对于生化诊断与免疫学诊断来说，具有速度快、灵敏度高、特异性强等优势。目前，分子诊断已广泛应用于感染性疾病、遗传性疾病、肿瘤、药物相关基因检测、产前诊断与新生儿遗传性疾病筛查、移植配型、法医学领域等，未来还可能用于复杂性疾病、神经系统性疾病及肠道微生物组相关疾病评估等，是体外诊断技术的重要发展方向。

20世纪80年代出现了核酸探针的放射性核素标记、斑点杂交、Southern印迹法和限制性片段长度多态性连锁分析等分子诊断技术。研究者开始运用分子诊断技术诊断地中海贫血、苯丙酮尿症（phenylketonuria，PKU）、血友病、进行性假肥大性肌营养不良（Duchenne muscular dystrophy，DMD）、葡萄糖-6-磷酸脱氢酶（glucose-6-phosphate dehydrogenase，G6PD）缺乏症等常见遗传病。但是整个80年代，分子诊断技术尚未从研究机构走向临床实验室。

随着生命科学向后基因组学时代的发展，分子诊断领域迎来了与其他学科交叉、渗透、碰撞的快速发展时期。作为医学检验领域的一个新分支，该技术正朝着精准、灵敏、高效、无创的方向引领整个检验行业的发展。在政策推动与技术迭代的加持下，中国分子诊断领域正处于高速发展阶段。通过检测患者或病原体的遗传物质组成或表达水平变化，不仅能助力疾病的精准诊断，还可以为患者制订个体化诊疗方案。比如，常见的慢性乙型病毒性肝炎，运用多种基因检测方法可及时发现病毒的特征与变异，指导抗病毒药物的选择及治疗监测。此外，产前分子诊断可以从源头上减少遗传性疾病患儿的出生，提高人口质量、减轻社会与家庭负担。另外，得益于分子诊断技术的发展和应用，抗血凝类、降血脂类、代谢类、精神类等药物的个体化精准应用也已广泛进入临床实践。

一、分子诊断技术的临床应用

（一）感染性疾病的分子诊断

感染性疾病是指由病原体引起的疾病的统称，是世界范围内的常见疾病和多发疾病。快速、准确的诊断是有效诊治感染性疾病、监测病情和控制疾病蔓延的重要前提。长期以来，感染性疾病的检测主要依靠形态学、免疫学及病原体分离培养和药敏试验等方法，其中形态学检验受检验人员经验影响较大，易误诊；而免疫学检测、体外药敏试验和病原体分离培养的窗口期或检测实验周期较长，易错过最佳治疗时机。近年来，新型病原微生物不断涌现且变异迅速，传统的检测方法常无法满足疾病防控和临床诊疗的需求。而分子诊断技术具备灵敏度高、特异性强和快速准确的明显优势，成为感染性疾病诊治中不可缺少的重要工具，已成熟应用于以下病原体的检测。

乙型肝炎病毒（hepatitis B virus，HBV）、丙型肝炎病毒（hepatitis C virus，HCV）等感染者，如果不进行适当干预，将有可能发生肝硬化、终末期肝病及肝癌。对HBV、HCV核酸的分子诊断，有利于现症感染的确认、抗病毒治疗前的基线病毒载量分析、传染性强弱和病情严重程度的评估，以及抗病毒治疗的应答评估。此外，对HBV、HCV进行病毒基因分型及耐药基因的检测，可指导临床合理用药，帮助医生在病毒感染的诊断、治疗和预防中做出合理决策，制订全面的诊疗方案。

流行性感冒病毒（influenza，简称流感病毒）、副流行性感冒病毒（parainfluenza，简称副流感病毒）、呼吸道合胞病毒（respiratory syncytial virus，RSV）、腺病毒（adenovirus，ADV）等呼吸道病毒感染的患者，临床症状类似、不易区分，且存在着从轻症到死亡等轻重程度不同的情况。目前这些病毒抗原抗体检测的敏感度相对较低，容易漏检。近两年，受新型冠状病毒（简称新冠病毒）的影响，核酸检测作为确诊新冠病毒感染的"金标准"及遏制疫情传播的有力手段，引发了对分子诊断技术的开发、投资和应用，促进了分子诊断技术的发展。越来越多的呼吸道病毒联检的分子诊断产品涌现，有利于呼吸道病毒感染的快速鉴别诊断，从而帮助临床针对不同呼吸道病原体采取对应的治疗、管理和监测方案。

沙眼衣原体（*Chlamydia trachomatis*）、解脲支原体（*Ureaplasma urealyticum*）、淋病奈瑟菌（*Neisseria gonorrhoeae*）、人乳头瘤病毒（human papilloma virus，HPV）等性传播性病原体的检测，以往常常依赖于显微镜镜检、分离培养、血清学试验或病理学诊断，敏感性、特异性低且检测周期长，不利于患者的健康监测与疾病控制。目前，临床上常使用qPCR、核酸杂交等分子诊断技术对这些病原体进行单项检测或多项联检，可更快速地准确诊断，从而辅助临床判断患者是否需要治疗、何时开始治疗、采用何种治疗方案及评估预后风险等。

（二）遗传性疾病的分子诊断

遗传性疾病简称遗传病，是指遗传物质缺陷导致的疾病。随着检测技术的发展，越来越多的遗传性疾病被发现和准确诊断。诊断遗传病基于特殊的临床综合征和（或）疾病特有的体征，或与疾病有关的基因或基因产物改变的实验证据。遗传病的精准诊断是开展遗传咨询、预防及治疗的基础。

遗传病一般分为单基因遗传病（简称单基因病）、多基因遗传病（简称多基因病）、染色体病、线粒体遗传病、体细胞遗传病等。遗传病分子诊断通常用于携带者筛查、遗传易感性筛查、产前筛查和新生儿筛查。其中地中海贫血、遗传性耳聋、脊髓性肌萎缩症（spinal muscular atrophy，SMA）等单基因/多基因病常使用qPCR、核酸杂交等方法检测，也可使用核酸质谱或NGS技术对携带者进行靶向筛查。染色体异常分为数目异常与结构异常，传统的染色体核型分析中细胞培养周期长、敏感性低、难以检测微缺失、微重复，因此容易漏检。目前采用的方法常为结合患者及其家系情况，组合使用染色体核型分析、qPCR技术、荧光原位杂交（fluorescence *in situ* hybridization，FISH）技术联合染色体微阵列分析（chromosomal microarray analysis，CMA）、基因组拷贝数变异测序（copy number variation sequencing，CNV-Seq）或全外显子组测序（whole exome sequencing，WES）等，明确诊断并提供遗传咨询，同时，通过这些基因检测技术也有越来越多的新发突变及意义未明的突变被重新定义。然而CNV-Seq、WES等测序技术都基于短序列组装后的数据分析，无法检测基因内部发生的小型易位、倒位造成的移码等结构变异，因此，仍有大部分病例亟待明确病因。近年，有研究采用TGS技术结合基因组光学图谱技术Bionano检测出被NGS和CMA遗漏的致病性结构变异，因此TGS技术有望成为NGS与CMA检测阴性病例的补充选择。

（三）肿瘤的分子诊断

肿瘤大多是由遗传因素和（或）环境因素导致的原癌基因激活和（或）抑癌基因失活所造成。利用分子诊断技术对肿瘤相关基因的突变、缺失、插入、扩增、融合等进行检测，可指导肿瘤的筛查、辅助诊断、靶向治疗方案的制订、预后预测及疗效监测，对肿瘤患者的个体化治疗至关重要。

胚系变异导致的遗传性乳腺癌、卵巢癌、胃癌、直肠癌、脑肿瘤、肾癌、视网膜母细胞瘤、胰腺癌、子宫内膜癌、神经纤维瘤、黑色素瘤、前列腺癌、淋巴瘤、多发性内分泌瘤、白血病等遗传性肿瘤，涉及的易感基因种类多、变异类型多、序列长短不一，常首选NGS技术作为临床筛查的分子检测手段。肺癌、乳腺癌、胃癌、食管癌、结直肠癌等体系突变导致的实体瘤，常通过检测肿瘤信号通路中特定基因的情况来明确分子分型。最初，qPCR和一代测序的方法用于检测肿瘤靶向治疗相关靶点、常见驱动基因和疗效相关的分子标志物，如表皮生长因子受体（epidermal growth factor receptor，EGFR）、鼠类肉瘤病毒癌基因同源体（V-Ki-Ras2 Kirsten rat sarcoma viral oncogene homolog，KRAS）和鼠类肉瘤滤过性毒菌致癌基因同源体B1（v-raf murine sarcoma viral oncogene homolog B1，BRAF）等。近年来，越来越多的科研成果转化为临床检测产品，如黏结蛋白聚糖2（syndecan-2，SDC2）基因甲基化、Septin 9基因甲基化、miR-92a检测等用于肠癌筛查，miR-25检测可用于胰腺癌筛查等。未来，高灵敏的数字PCR技术，以及基因芯片、NGS、核酸质谱等高通量检测技术，将具有广泛的应用前景。

（四）药物相关基因的分子诊断

药物基因组学是指导临床个体化用药、评估药物不良反应发生风险、指导新药研发和评价新药的主要工具。对药物代谢酶和药物靶点基因进行检测可指导临床针对特定患者选择合适的药物和给药剂量，实现个体化用药，提高药物治疗的有效性和安全性，防止严重药物不良反应发生。我国国家药品监督管理局（National Medical Products Administration，NMPA）批准了一系列的个体化用药基因诊断试剂盒。根据检测项目涉及的基因在影响药物反应中的不同作用机制，个体化用药分子检测项目包括药物代谢相关基因和药物转运基因两大类。应用的检测技术主要为qPCR、基因芯片、一代测序、NGS、数字PCR技术等。

目前，临床普遍开展的药物代谢相关基因检测项目主要有氯吡格雷、奥美拉唑、伏立康唑等药物的*CYP2C19*基因多态性检测，美托洛尔、抗抑郁药、曲马多、他莫昔芬等药物的*CYP2D6*基因多态性检测，华法林、塞来昔布、阿司匹林等药物的*CYP2C9*基因多态性检测等。临床普遍开展的药物转运基因检测项目主要有辛伐他汀等他汀类药物的*SLCO1B1*基因多态性检测、抗癫痫药物卡马西平的HLA-B*15：02/HLA-A*31：01检测、治疗痛风的别嘌醇等药物的HLA-B*58：01检测等。未来，随着检测技术的成熟、检测和临床关联证据等级的明确及检测成本的降低，个体化用药将成为全球医学实践和公共卫生的组成部分，越来越广泛地指导临床用药。

（五）产前诊断与新生儿遗传性疾病筛查

出生缺陷是重大的公共卫生问题，其中先天畸形约占66%，单基因病约占22.2%，染色体病约占7%。传统的产前筛查和诊断主要采用血清学生化筛查技术，以及核型分析技术和荧光原位杂交的细胞遗传学技术。近些年，无创产前筛查（NIPT）、CMA、WES技术在临床越来越被认可和推广。与传统细胞遗传学核型分析相比，qPCR、多重连接探针扩增技术（multiplex ligation-dependent probe amplification，MLPA）等可以更快地进行常见染色体非整倍体的检测，CMA和CNV-Seq技术分辨率则更高，可以发现50kb及以上的染色体拷贝数变异。分子光学图谱可以检测低比例的染色体嵌合和染色体平衡易位。尽管产前诊断技术各自都存在局限性，但其相互补充应用，可发现并诊断以往未知的遗传性疾病，推动了产前诊断领域的发展。

FISH常用于产前筛查，可提示染色体非整倍体高风险的孕妇或高龄孕妇、某种特定微缺失及微重复综合征，以及标记染色体或衍生染色体的检测和染色体异常的结果验证等。CMA常用于有创入性产前诊断指征或染色体微小缺失、重复等不平衡性重排等检测。CNV-Seq主要用于全基因组范围染色体不平衡拷贝数变异的检测。WES主要用于成人神经系统疾病、儿童疾病和胎儿结构异常等方面，可发现更多的病因。

（六）移植配型的分子诊断

器官移植是很多终末期器官疾病的有效治疗手段。根据移植物来源和遗传背景，可将移植分为自体移植、同系移植、同种异体移植和异种移植四大类。目前，临床上器官移植以同种异体移植居多。移植术后需长期应用免疫抑制药物预防排斥反应。为减少排斥反应发生，提高移植物和受者存活率，器官移植前需要进行组织配型，且需在人类白细胞抗原（human lymphocyte antigen，HLA）抗体检测分析基础上选择最适供者和受者进行移植手术。早期，血清学配型技术与细胞学分型法被用于配型。随着分子生物学技术的发展，DNA水平的HLA分型技术应运而生。通过分子诊断学技术，可根据供受者HLA分型的相配程度，选择最合适的供受者。在肾脏移植中，人类白细胞B抗原（human leukocyte antigen B，HLA-B）和人类白细胞DR抗原（human leukocyte antigen DR，HLA-DR）对受者的长期和短期存活率有重大影响。目前国际上通用的器官移植配型标准是HLA-2A、2B和2DR六抗原无错配标准，最佳的HLA配型为HLA-2A、2B和2DR六抗原分型全相合。目前，应用于移植配型的分子诊断技术有RFLP、PCR-单链构象多态性（PCR-single strand conformation polymorphism，PCR-SSCP）、PCR-序列特异性引物（PCR-sequence specific primer，PCR-SSP）、qPCR、PCR-序列特异的寡核苷酸探针（PCR-sequence specific oligonucleotide probe，PCR-SSO）、PCR-直接碱基序列分析基因分型（PCR-sequence based genotyping，PCR-SBT）、NGS、TGS等。

（七）法医学领域的分子诊断

法医学领域的分子诊断是通过分子诊断技术发现、提取人体的生物检材/样本，并对其进行检测、分析和基因分型，从中挖掘有效的生物信息，为刑事侦查提供线索，为审判提供科学证据。分子诊断技术在法医学领域主要应用于生物检材或可疑人员的生物学样本的个体识别；亲子鉴定及叔侄关系、祖孙关系等亲缘关系的鉴定；生物地理祖先信息推断、年龄推断、人体外部可见表型特征预测等人体表型特征的分子鉴识，微量检材、降解检材、混合检材和伪造DNA等疑难生物检材的分子鉴识；DNA甲基化、信使RNA（messenger RNA，mRNA）、微RNA（microRNA，miRNA）、长链非编码RNA（long intergenic non-coding RNA，lncRNA）、环状RNA（circular RNA，circRNA）、微生物差异菌属/种等分子标志物的体液斑组织来源鉴识；死亡原因、死亡时间推断和损伤时间推断；骨髓移植植活分子诊断及土壤微生物溯源等。

未来，法医学领域的分子诊断将在多组学、多技术、多学科交叉融合的时代背景下，甄选、验证并评估多源性的分子遗传标志物，致力于系统解决疑难复杂亲缘关系精准鉴识、人体表型特征智能化分子鉴识、法医生物检材精准组织溯源，以实现核心技术和产品的自主研发。

（八）分子诊断在其他领域的应用及进展

高血压、冠心病、糖尿病和先天性心脏病等复杂性多基因病，受遗传因素和环境因素的双重影响，很难用单靶标的分子诊断手段检测，常使用多基因风险评分（polygenic risk score，PRS）模型联合多位点的效应值来评估个体患病风险。

不明原因的神经系统疾病如癫痫，近一半病例由新发突变引起。该类癫痫患者的分子诊断，通常会在患者及其父母之间同时进行基因检测，通过对比家系成员基因型，可鉴别患者所携带的新发突变。常用的分子诊断方法为WES，可检出外显子区的突变，同时可进行拷贝数和基因融合分析。

miRNA、lncRNA等非编码RNA（ncRNA）可在转录水平调控基因表达，其调控机制失衡与多种疾病发生密切相关。基于DNA的基因测序无法检测组织中的RNA，利用转录组测序可以弥补DNA测序的不足。在转录组分析中，通过计算比对至特定基因区间的序列数，不但能获得组织中基因的表达量，还可以分析基因的选择性剪接情况。

肠道微生物组承担着人体非常重要的生理作用，包括调节能量摄入、产生重要代谢产物、参与炎症反应和调节免疫功能等。近年来，大量研究通过微生物组测序证实，肠道菌群与克罗恩病、糖尿病、心脑血管病、肝病、神经系统疾病、皮肤病、结直肠癌等均具有很高的相关性，同时有研究显示肠道菌群构成与癌症的用药治疗、化疗效果具有相关性，为癌症的个体化治疗提供了新思路。

二、临床分子诊断技术的发展趋势

未来，随着国家政策不断完善，分子诊断技术的革新，以及新发现的基因功能和分子机制研究成果的转化，在精准医疗、个体化医疗的大背景下，分子诊断的临床应用将更便捷、更快速、更自动化、更准确、更灵敏、更低廉及实现无创性和国产化，其应用的疾病种类和范围也将会进一步扩大。

（一）便携化、快速化

现场快速检验（point-of-care testing，POCT）技术由于其快速，设备小型、便携、易操作的优点，在临床应用中发挥着明显的优势，尤其是近年新冠病毒等感染性病原体的快速检测平台发展迅速，在疫情防控中发挥了重要作用。然而，目前POCT从方法学、检测项目、线性范围、敏感性和特异性等方面，还远远不能满足临床和医疗发展的需求。未来，随着智能化、自动化、信息化技术的联合应用，POCT产品将更快速、准确和灵敏，从而带动临床需求，扩宽应用场景。

（二）自动化

临床实验室多使用核酸提取仪进行样本核酸提取。按照处理样本能力的大小，核酸提取仪分为小型半自动和大型全自动两类。小型半自动核酸提取仪一般使用预分装的提取试剂，人工将样本加入提取试剂后，通过运行模块的特殊设计达到自动提取核酸的目的，其仪器设备和运行成本低，操作简单方便，一般一次可提取96个样本。而大型全自动核酸提取仪可以实现全自动开盖、加样、闭盖、扫码、核酸提取、分装模板等操作，有的甚至可以整合扩增检测和数据分析等功能，实现样本进结果出，通量在96个到几百个标本不等。

临床分子诊断的样本类型包含全血、血清、血浆、分泌物、脱落细胞、咽拭子、肛拭子、尿液、粪便、痰液、组织、石蜡切片等，现有的全自动平台主要检测血清、血浆、分泌物等液体样本，对于组织、切片等样本类型检测还有待进一步完善。未来的自动化分子诊断平台，将实现样本类型的全覆盖、高度集成与整合，类似于全自动血液、生化流水线，一站式从样本类型、检测项目的识别，混匀、离心、开盖等样本的前处理，核酸提取、扩增与分析，到样本及核酸的分装与保存，真正实现完全自动化，具有高效、高通量、无人值守时间充足、检测灵活性佳等优势，全面满足临床实验室需求。

（三）更准确、更灵敏

第一代PCR技术可以定性检测靶标基因。第二代实时荧光定量PCR技术使用核酸标准品，可实现靶标基因的定性或相对定量检测。第三代单分子扩增的数字PCR技术，可以提高扩增效率，实现更灵敏、更准确的靶标基因绝对定量。近年，数字PCR技术发展迅猛，新技术和新产品不断涌现，在痕量核酸检测、复杂背景下稀有突变检测和表达量微小差异鉴定方面具有极大优势。目前，在新冠病毒、结核分枝杆菌、EB病毒（Epstein-Barr virus，EBV）、HBV等病原体检测，地中海贫血、SMA、拷贝数变异等生殖遗传学检测，EGFR、BCR-ABL、间变性淋巴瘤激酶（anaplastic lymphoma kinase，ALK）融合基因检测等领域，已有多个产品进入临床试验阶段或已获批。

基因测序技术发展快速，作为基因测序金标准的一代测序技术，准确率高，但其临床应用受限于成本高、通量低。短片段测序的二代测序，目前已广泛应用于临床病原体、遗传病和肿瘤的检测，但测序速度、成本、准确度等关键问题仍有待解决。以单分子纳米孔测序为代表的第三代测序技术，目前是科研领域不可或缺的主流技术，尤其在拷贝数变异检测方面明显优于二代测序、芯片等其他技术。但在目前发展阶段，三代测序的准确性仍有待提高。未来，随着新材料、新技术、新检测方法及相关算法的进一步融合，三代测序准确率将会不断提升，有望进入成熟应用阶段。

（四）经济、价廉

在临床路径的精细化管理背景下，诊断路径在疾病临床路径管理和实施中非常重要。分子诊断作为辅助实现精准医疗的关键技术，需要更准确、更快速，性价比更高，以保证疾病诊断和治疗效率，同时有效降低不必要的医疗费用负担。未来，通过不断创新与多维整合、全面赋能，分子诊断测试成本将持续下降，分子诊断技术将更标准与规范。参考新冠病毒核酸检测，未来分子诊断检测将进入大众价格时代，真正做到科学技术服务于民。

（五）无创性

随着高通量测序技术的发展及推广，无创产前染色体筛查技术在临床得到了广泛应用。近期，香港中文大学卢煜明教授及其团队研发了可以对单基因病进行NIPT的新技术，可以用一种方法完成对多种单基因病的检测，无创产前基因检测技术应用取得较大突破。近年来，NIPT在一些临床研究中用于PKU、SMA、DMD和甲基丙二酸血症（methylmalonic acidemia，MMA）等单基因病的检测，表现出巨大潜力。虽然目前单基因病的NIPT技术仍有不成熟之处，但相信随着技术的不断进步和发展，终会在家族性遗传病产前诊断及孕期群体筛查中发挥重要作用。

目前临床上的肿瘤筛查仍主要依赖于内镜、影像学检查和肿瘤标志物检测，存在诊断效能低和具有侵入性的问题，并且绝大部分肿瘤缺乏有效的早期筛查方法。而血浆中的循环肿瘤DNA（circulating tumor DNA，ctDNA）及其甲基化的检测作为一种新型的非侵入性检查，有望成为具有前景的肿瘤标志物筛查方法。目前，基于ctDNA的液体活检在检测结直肠癌微小残留病灶、评估复发风险和监测治疗效果等临床研究中，已初见成效。相信在各种技术层出不穷的年代，ctDNA的检测和解读指日可待，人类在"抗癌斗争"中将迈向一个新的里程碑。

（六）国产化

中国分子诊断技术经过近40年的发展，qPCR的核心技术壁垒已被攻破，诊断仪器与试剂已基本实现国产化，在自动化程度、灵敏度等技术指标方面已与进口产品相差无几。然而，目前核心原料酶和探针等供应主要被国外巨头垄断，未来随着我国生物化学原料产业整体技术水平的持续提升，分子诊断原材料有望实现国产替代进口。

在分子诊断仪器方面，国产核酸提取仪、PCR扩增仪、核酸分子杂交仪和基因芯片仪等占据了国内市场。基因芯片技术方面，目前我国已成功研发高密度基因芯片，打破了西方对该领域长达20年的技术垄断。但基因芯片国产化仍然存在两大难点：一方面制作基因芯片的原材料和设备一定程度上依赖于进口；另一方面基因芯片技术研究应用需要对基因数据样本进行染色体变异与疾病关联性的数据分析，基因数据库的样本数量和特性极为重要。而已有的数据库主要基于西方人的基因数据，针对中国人的基因数据库亟待建设。基因测序仪方面，国产测序仪主要有技术收购、贴牌合作、独立研发三种模式。目前，由于周期短、落地快，临床应用的基因检测产品以贴牌合作测序仪多见。尽管自主研发基因测序仪周期长，我国也已有多家二代测序仪获得NMPA批准上市，功能和性能稳定性在快速优化迭代中。未来，在政策扶持、资本支持、技术进步和消费升级等因素的驱动下，以基因芯片、数字PCR、高通量和单分子测序为代表的新兴分子诊断技术将最终实现自主化。

（七）应用范围更广

随着分子诊断技术的不断推陈出新、更新升级，其在临床的应用必将越来越广泛，从最初的PCR到目前的高通量测序（二代测序）甚至单分子测序（三代测序）技术已经可以实现包括感染性或遗传性疾病检测、疾病易感性检测、肿瘤早期诊断、肿瘤个体化治疗与预后评估、药物基因组学检测、出生缺陷检测等，并应用于出入境检疫和司法鉴定等领域，将从疾病诊治向生命全过程的健康监测转移。

第三节 分子诊断产业的发展概况与前景展望

自qPCR技术问世以来，分子诊断行业进入了发展的快车道，技术不断推陈出新，使分子诊断成为全球主流医疗诊断技术的重要部分，基本上每个医疗单位均设有分子诊断技术部门/科室。分子诊断主要是应用分子生物学方法检测生物体内遗传物质的结构或表达水平的变化而做出诊断的技术，其主要从基因层面进行检测，具有很高的检测灵敏度和准确性。分子诊断可准确判断患者感染病原体的种类，可在胎儿出生前尽早辅助确认是否存在遗传缺陷，可对患者进行肿瘤分子分型，从而实现个体化精准用药。目前，分子诊断技术主要应用于产前胎儿常见遗传病、感染性疾病、肿瘤等疾病的检测与辅助诊断，同时在药物基因检测、罕见遗传病检测、移植配型检测、法医鉴定等领域均有所应用。随着对疾病的发生、发展机制和药物作用机制的深入了解，越来越多的潜在分子靶标将会被挖掘，更多疾病的分子诊断方法会发展起来，分子诊断的市场需求必然迅速上升，呈现蓬勃发展的态势。

一、分子诊断产业的现状

目前医学检测技术和体外诊断（in vitro diagnosis，IVD）产业飞速发展，其中分子检测技术日新月异，加上国家医疗保障政策和产业发展支持政策的逐渐完善，IVD特别是分子诊断行业得到了迅猛发展，已经成为医疗市场最活跃的板块之一。分子诊断已成为体外诊断的重要组成部分，其高敏感性和准确性，在遗传病、感染性疾病及肿瘤诊断与分子分型等众多方面具有独特的优势和价值。庞大的市场容量和需求，使得分子诊断相关行业受到了资本的竞相追捧，新的分子诊断企业如雨后春笋般出现，分子诊断行业正处于蓬勃发展时期。

（一）技术平台

分子诊断技术包括核酸扩增、核酸杂交、核酸测序、基因芯片等。其中PCR是最成熟、应用最广泛的技术。各级医疗单位多有配置，由于其技术难度相对较小，操作人员容易掌握，已经成为临床常规的核酸检测技术。尤其在2019年底暴发的新冠疫情中，qPCR检测技术大显身手，是新冠病毒大规模人群筛查和鉴定最主要的技术。

新冠疫情对于整个诊断试剂行业是一次严峻的挑战，国内的分子诊断企业迅速做出应对。疫情发生初期，第三方检测机构率先通过NGS技术在日常检测样本中检测到新冠病毒。NGS在此次疫情中发挥了重要作用，可以鉴定出样本中存在的所有病原微生物，对感染性疾病进行有效判断,是感染性疾病辅助诊断的有力工具。并且,在疫情的发展过程中,NGS技术能对病毒的进化进行监控,实时报告病毒的变异情况。随后大规模人群的病毒筛查,依赖于全自动核酸提取设备和qPCR技术,从单基因检测到多基因分型检测,从过去4~6h的检测时间到目前的30min甚至15min即可给出结果,国内的新冠病毒检测能力得到了很大提升,再一次证明了国内分子诊断行业的实力。在此次疫情中,NGS和qPCR国产设备表现优秀。

在此次疫情中也体现了POCT产业的重要性。疫情的控制和经济开放性发展的需求形成了矛盾,能在极短时间内筛查病毒的POCT产品显得尤为重要。它不仅能解决样本需要集中转运、耗时费力及暴露感染概率增加的问题,也能保持国家重要口岸的流通顺畅。POCT产品通常不需要投入特殊设备,通过简便的操作能在10~30min完成整个检测流程,可以在机场口岸、社区甚至家庭等场合有效使用。

未来,分子诊断会朝着超高通量的全基因组精确检测、中等通量靶向基因检测、精确单一/少数指标的检测或者极端快速检测等方向发展。随着国产化设备与试剂的发展和夯实,在未来的10~20年,我国分子诊断会以NGS技术和qPCR技术为核心,伴随着更先进的三代测序技术,以及更快速的微流控qPCR技术和基于CRISPR的荧光定量层析技术等,形成"高端""快速""经济"等不同技术特色的市场细分格局。

(二)分子诊断产品的应用领域和种类

全球分子诊断市场产品分为试剂和试剂盒、仪器、服务和软件。现阶段,我国的诊断试剂生产厂家众多。分子诊断应用场景多样化,覆盖生育健康检查、肿瘤全周期检测、传染病检测等多个领域。

1. 传染病检测 随着人们对分子诊断产品能够实现即时快速准确检测和控制感染性疾病的认识逐步深入,目前传染病病原检测在全球分子诊断市场中占有份额最大,主要包括HBV、HPV、艾滋病病毒(即人类免疫缺陷病毒,human immunodeficiency virus,HIV)和结核分枝杆菌检测等。2020年疫情期间,新冠病毒核酸检测成为遏制疫情传播的有力手段,核酸检测是确诊新冠病毒感染的"金标准"。

2. 遗传病检测 遗传病通常是基因突变的结果,也是分子诊断产品的优势领域,分子诊断技术对于基因突变的检测具有不可替代的作用。遗传病包括染色体病,如唐氏综合征等;单基因病,如镰状细胞贫血等;多因素疾病,如糖尿病及线粒体病等。分子诊断技术和平台将在新生儿遗传病筛查中发挥重要作用,新生儿遗传病中最常见的是单基因病,如地中海贫血、镰状细胞贫血、血友病、囊性纤维化和亨廷顿病等。分子遗传学检测帮助识别基因突变,辅助医生和患者及时发现并采取相关预防措施,缓解临床症状,防止永久性损伤。遗传病的分子诊断检测市场正逐步走向成熟。

3. 血液筛查 主要应用于血站和血浆站,也是分子诊断市场的重要领域,全球数以百万计的人会用到血液制品或需要输血,每年全球献血近1亿次。全球对于血液制品的检测和供应有着严格的标准,如艾滋病、肝炎(乙型和丙型肝炎)或西尼罗病毒感染等血液传播疾病的分子筛查为血液制品的安全使用提供了重要保证。

4. 无创产前筛查(NIPT) 是NGS成熟应用的典范领域,相比传统的血清学筛查,

NIPT具有检出率高、准确、无创、检测周期短、操作简便等诸多优势，市场广阔而成熟。NIPT检测范围随着技术的发展不断扩大，NIPT Plus升级产品将检测范围拓展至更多的染色体数量或结构异常，甚至单基因病，更好地契合各种临床需求。随着国内对NIPT监管从无序到有序，越来越多省份将NIPT纳入医保或降低价格，NIPT开始进入大众价格时代。

5. 肿瘤检测 分子诊断在肿瘤的诊断和治疗全过程中都发挥了重要作用，从肿瘤的早筛、分型、分级、分期、风险评估到确定其治疗方案，检测患者的用药反应和判断预后等，改变了传统肿瘤病理诊断分析的模式，显著提高了准确性，有可能实现个体化治疗的新思路。

在肿瘤早筛领域，现有早筛手段多具有局限性，多数癌种尚无有效监测手段，我国早筛"蓝海"市场理论市场空间大，巨大潜在需求吸引国内外企业加速布局并抢占市场份额。从全球企业布局来看，全球头部公司多处于产品研发优化及验证阶段，美国Grail、Freenome和Thrive等高科技公司走在前列。国内企业尚处于起步阶段，早筛的临床验证需要较高的研发投入，其中贝瑞基因和燃石医学等企业进度领先。贝瑞基因的前瞻性万人队列肝癌极早期预警标志物筛查项目（prospective surveillance for very early hepatocellular carcinoma，PreCar）阶段性研究成果已于2020年8月以临床实验室自建检测方法（laboratory developed test，LDT）的形式落地，预计有望成为早筛成功标杆。燃石医学主要在泛癌种早筛方向发力，包括肺癌、肠癌和肝癌三种，基于深度甲基化测序与机器学习技术，公司开展了国内迄今为止规模最大的前瞻性、泛癌种早筛研究，预期纳入1.4万受试者，并计划在三年内完成早筛产品的技术优化及临床验证。在政策、技术和市场需求的驱动下，国内早筛市场有望迎来蓬勃发展。

肿瘤的伴随诊断（companion diagnostic，CD）是一种在用药之前对患者进行测试以确定患者对药物的反应（疗效、风险等）从而指导用药方案实施的一种检测技术。肿瘤的伴随诊断是靶向用药、实现精准治疗的关键因素，能够提供有关患者对特定药物的治疗反应信息，有助于确定能够从某一治疗产品中获益的患者群体，从而改善预后并降低保健开支。目前伴随诊断技术仍以PCR为主，NMPA批准的39个伴随诊断产品中有15个基于PCR，NGS是未来方向，2018年燃石医学、诺禾致源、世和基因、艾德生物四家企业的肿瘤NGS检测试剂盒先后获批，标志着国产NGS伴随诊断产品开始迈入市场化阶段，PCR和NGS将齐头并进、共同发展。目前，伴随诊断市场还处于初期阶段，渗透率不足50%。随着大Panel和NGS产品渗透率提升，以及更多靶点和相应靶向药物的发现，伴随诊断市场有望进一步扩容。

（三）市场现状

全球分子诊断市场被分为医院和科研实验室、参考实验室及其他终端用户。目前医院和科研实验室仍是该市场的主要用户，尤其是临床实验室。全球分子诊断市场被分为北美地区、欧洲地区、亚太地区和世界其他地区。由于北美地区传染病和癌症的高发病率及高度发达的医疗保健系统和大量领先的临床实验室、容易获取技术先进仪器、政府资金的支持等因素，北美地区占据分子诊断市场的较大份额。随着中国医疗领域分子诊断技术和行业的崛起，中国政府和个人对于医疗的重视及相关政策法规的出台，国内分子诊断在遗传病和癌症筛查方面的应用日益增多，预测分子诊断产品在中国将逐步有更大的市场份额。

（四）国内外代表性企业

全球分子诊断市场上的主要厂商包括瑞士罗氏（Roche）、美国豪洛捷（Hologic）、荷兰凯杰（QIAGEN）、美国雅培（Abbott）、美国丹纳赫（Danaher）、美国BD（Becton Dickinson）、西门子医疗（Siemens Healthineers）、法国生物梅里埃（bioMerieux）、美国赛沛（Cepheid）和美国贝克曼库尔特（Beckman Coulter）等。上述厂商主要通过收购、建立合作伙伴关系、签订协议和共同合作等无机战略，以及扩张、新品发布和批准等有机战略，维持其在全球分子诊断市场上的地位。

国内的分子诊断企业主要包括艾德生物、华大基因、贝瑞基因、达安基因、达瑞生物、凯普生物、燃石医学、泛生子、吉因加、世和基因、诺禾致源等，由于行业壁垒问题，国外企业中只有少部分企业，诸如罗氏（Roche）、雅培（Abbott）、凯杰（QIAGEN）等公司有部分产品进入中国市场，从而在我国形成了国产为主、进口为辅的产业格局。

二、分子诊断行业目前存在的问题和挑战

虽然分子诊断学的概念和相关技术已日益发展，但遗传和肿瘤等的分子诊断大规模人群筛查仍未普及，仅限于产前筛查和疾病诊断、病原体检测等，分子诊断行业仍然面临着一些挑战，为了使分子诊断技术能够在临床广泛应用，仍需考虑和解决一些问题。

（一）技术和突变检测平台的选择需要成本效益分析

目前检测突变的方法和平台很多，且大多能实现检测目的，检测方法的多样性使得在选择合适的技术和平台时需要考虑多方面的问题。首先是成本问题，NGS技术检测成本相较于以前已经低了很多，但是应用于临床，在我国仍然显得非常高，通常一个NGS产品的检测需要5000元甚至上万元，一般应用于需要高通量检测目标基因时，如肿瘤用药指导的分子分型、病原微生物的鉴定等。对于数个明确基因的检测，通常会使用更经济的技术，如qPCR或者飞行时间核酸质谱分析。所以，需要根据对结果的技术参数需求来选择合适的平台，同时考虑成本。除此之外，所需的软硬件、测试试剂和工具包的成本等都将会影响检测技术和平台的选择。另外，为了提高市场占有率，高技术平台通常是相对封闭的，即对试剂和耗材的要求专一程度较高，需要公司对一些分子诊断临床实验室独家授权，容易导致行业垄断问题。

（二）分子诊断实验室的技术人员要求

分子诊断结果的质量和正确解析与分子诊断实验室人员的技术能力密切相关。为了防止将错误的检测结果报告给患者和临床医生，检测质量至关重要，同时分子诊断实验室技术人员必须具有分子生物学和遗传学等相关知识，尤其是目前新出现的一系列组学技术。随着人类基因组计划的完成，遗传学已成为医学相关研究的推动力，并已融入临床医学成

为临床多种疾病检测和诊断的依据。医学遗传学结合基因组生物信息学对目前疾病诊疗具有深远的意义，分子诊断行业对相关人才的需求为医疗行业提供了机会和挑战。

分子诊断的检测通常基于一个简单的测试结果，但其准确性对于受检者具有非常重要的意义，对技术人员的能力有较高要求，持续学习和培训对分子诊断实验室技术人员来说非常必要。在美国分子诊断实验室通常有一年两次的自愿能力测试，在欧洲也成立了专门的基因检测项目（EuroGentest），其目的在于通过外部质量评估、组织研究进展会议及发布指南等促进和保证分子诊断检测的质量，从而为患者提供准确的结果。在我国也有针对分子诊断项目实验室从业人员的培训和考核，一些项目检测需要持证上岗，对从业人员具有较高的要求。

（三）知识产权和标准化问题

分子诊断行业还面临着法律和道德的挑战，通过制定有关政策和法规，使分子检测项目规范化、合法化，对于推动分子诊断的应用具有重要意义。所有的项目必须获得受试者的知情同意，所有的分子诊断实验室必须遵守此行业规则。另外，知识产权问题也是分子诊断行业广泛市场化需要面临的问题之一。临床实验室面临的最大挑战之一是专利和法规遵从性。目前几乎所有跟疾病临床诊断相关的基因Panel都获得了专利，一方面专利持有者对基因检测Panel享有专有权，需要与临床实验室建立协作关系，以便为实验室取得相关基因检测和技术许可，后由临床诊断实验室开发和标准化；另一方面专利持有者对基因的命名存在差异，缺乏规范化管理，需要由监管部门统一标准。

（四）检测费用问题

分子诊断市场与其他IVD领域市场不同，处于早期增长阶段。虽然其检测灵敏度和准确性有了很大的提升，但高昂的检测成本也阻碍了分子诊断市场的增长，并且由于分子检测项目通常不在医保范围之内，极大地影响了其普及率。美国等发达国家这些基因相关检测项目大多无医保报销，中国目前大多数项目也尚未纳入医保报销范畴。随着基因检测对肿瘤个体化用药指导的优势逐步显现，我国NMPA、国家医疗保障局（简称医保局）、国家卫生健康委员会（简称国家卫健委）等国家机构在相关基因检测产品的审批、临床应用规范上做了大量工作。2019年北京率先将肿瘤用药基因检测纳入医保，相信在不久的将来，重要的分子诊断项目会逐步被纳入医保范畴，使分子诊断技术及其应用真正得到普及。

三、分子诊断行业的前景展望

基因与环境目前被公认与大部分疾病的发生密切相关，分子诊断为当今的精准医学概念和个体化诊疗新思路及预测性的医疗保健项目提供了强有力的技术支持。中国的分子诊断技术始于20世纪60～70年代，80年代开始出现基于核酸探针的放射性核素标记、斑点杂交、Southern印迹法和Northern印迹法及RFLP分析等技术，90年代PCR技术的规模化推广和应用，标志着分子诊断技术开始进入临床实验室阶段，拉开了分子诊断技术临床应用的序幕。

目前在全球医疗领域各种分子诊断新技术已成为一种不容小觑的诊疗手段，为遗传病、传染病、肿瘤等多种疾病的早期诊疗提供了契机。随着分子诊断新技术的相继问世，结合目前多种组学（基因组学、转录组学和功能基因组学及药物基因组学）的研究及新型标志物基因的发现，分子诊断技术可实现真正的个体化医疗导向，为个体化诊疗提供技术保障。

分子诊断技术的自动化仪器设备的发展显著节约了报告时间，为了实现紧凑和便携的检测设备需求，出现了基于纳米技术的自动化设备，同时POCT的概念和设备的保障为临床特殊检测需求的应用提供了基础。此次新冠疫情的出现，显著推动了全球分子诊断市场尤其是POCT诊断市场的发展。

一直以来，基因检测企业的研发投入比率远高于传统IVD行业是不争的事实。经过多年的发展，基因检测如同清道夫，在遗传病、肿瘤、传染病诊断场景中解决了许多复杂问题，让相对高端的特检项目在临床检验中拥有了更高的声望。未来，临床常规检验项目的集约化、特检项目的专业化无疑是医学检验的发展趋势。对于基因检测企业而言，先进的检测技术如何与临床真实需求，甚至更广泛的大健康需求相结合，仍是企业前进道路上需要解决的问题。

我国的分子诊断行业起步较晚，但发展势头良好。中国产业调研网发布的中国分子诊断行业现状调研及发展趋势分析报告（2021～2027年）认为，中国分子诊断行业仍处于发展初期，随着人口老龄化、医疗模式的转变，市场对分子诊断的需求将不断增加。无论是中国，还是全球范围，分子诊断技术和产业的发展正得到前所未有的关注和重视。随着国家政策的扶持和政府支持力度加大、相关技术得到突破，特别是对精准医疗发展的大力支持，分子诊断行业有望受益，全球分子诊断行业将迎来新的春天。

第二章

分子诊断基础——基因、基因组和核酸分子标志物

第一节 基因及基因组概述

一、基因

基因（gene），也称为遗传因子，是指携带有遗传信息的DNA序列，是控制性状的基本遗传单位。基因通过指导蛋白质的合成来表达所携带的遗传信息，从而控制生物个体的性状表现。通常基因有两个特点，一是复制自己，以保持生物的基本特征；二是能够"突变"，突变会导致疾病，通过对基因的检测可帮助临床诊断疾病。

二、基因组

在分子生物学和遗传学领域，基因组（genome）是指生物体所有遗传物质的总和。这些遗传物质包括DNA和RNA（病毒的遗传物质是RNA）。

（一）人类基因组

一般来说人类基因组同所有其他生物的基因组一样，主要是指核基因组，完整的人类基因组还包括线粒体基因组。随着测序技术的突破，基因组学也不断发展，1990年正式启动的人类基因组计划（human genome project，HGP）是一项规模宏大，跨国、跨学科的科学探索工程。经过13年的努力，2003年HGP宣布完成了人类染色体（指单倍体）中所包含的约30亿个碱基对（bp）的核苷酸序列测定，绘制出了人类基因组图谱，公布了人类基因组序列信息，宣布全世界都可以免费使用公共数据库，共享这个全球科研合作成果而不受任何限制。人类基因组序列图奠定了基因组学发展的基石，意味着基因组时代的真正开始。

人类基因组含有约31.6亿个DNA碱基对。人类正常二倍体体细胞染色体数目是46条，其中包括22对常染色体，2条性染色体。人类单倍体核基因组由23条染色体DNA分子组成，22条常染色体加上1条性染色体，女性为X，男性为Y。人类的常染色体以大小来编号，最大的1号染色体DNA长250Mb，约占全基因组的8%，最小的21号染色体

DNA长约48Mb，占全基因组的1.5%左右。将人类单倍体核基因组的全部DNA分子链接起来，总长度为1m左右；如果将一个人的所有二倍体体细胞的46条染色体的DNA分子连接起来，总长度将近2m。成年人的体细胞数目有10^{14}个，那么一个成年人体细胞DNA的总长度有2×10^{14}m。

（二）人类基因组的特征

人类基因组的主要特点是基因分布不均匀。与原核生物基因组不同，包括人类基因组在内的真核生物基因组，其编码基因的分布与基因的功能、代谢途径和信号转导通路等，似乎没有直接的联系。基因密度指一个特定区域内单位长度DNA上编码基因的数目。这个区域可以是一个全基因组，也可以是一个染色体或染色体上的一个区域，在信息学分析时需要注意窗口的大小。人类基因组的平均基因密度为5.96/Mb，其中常染色体中17号染色体的基因密度最高，为12.6/Mb，13号染色体的密度最低，只有2.7/Mb。Y染色体的基因密度特别低，为0.9/Mb。即使在一条染色体上，基因分布也不均匀，如21号染色体有的区域1Mb有几十个基因，另外一些区域则特别少。

大量重复序列的存在是人类基因组最重要的特征之一。重复序列是基因序列的多拷贝。自然状态下，重复序列并不发生失活现象，基因工程中转基因失活与多拷贝有关，它可串联排列在染色体同一位点，也可以分散在不同染色体的不同位置，均能造成转基因失活。可能是重复序列之间通过异位配对形成染色体构型的不同染色体位置变化，使重复序列位点染色体发生收缩（染色质化），从空间上阻碍了转录因子与转基因的接触，使基因处于关闭状态。人类基因组50%以上的区域含有重复序列，其中60%～80%是中度、高度重复序列。

人类基因组的另一个重要特征是CpG岛的数量与分布，约70%的DNA甲基化修饰发生在CpG岛。CpG岛的GC含量平均约为60%，相比之下，其他区域的GC含量平均约为40%。人类基因组共有约45 000个CpG岛。通常人类基因组中处于甲基化状态的二核苷酸CpG很少，仅3%～6%。DNA甲基化水平和模式改变被认为是癌症发生的重要原因之一，正常细胞的抑癌基因启动子区域的CpG岛处于低甲基化或去甲基化状态，因而表达水平较高。而癌细胞则相反，该区域的CpG岛高度甲基化，抑癌基因的表达被高度抑制或完全关闭。致癌基因则相反，启动子区域的CpG岛在肿瘤发生过程中处于去甲基化或低甲基化状态，使得表达水平提高，结合其他因素的作用，导致肿瘤发生。

线粒体DNA的基因组是独立于核基因组的另一基因组，全长16 568bp，呈环状双链。线粒体基因组有3个主要特点：基因结构简单紧密，基因无内含子而有重叠基因，含有特异密码子。

三、编码基因

通常意义所说的基因是指编码基因，也称蛋白质编码基因，是人类基因组中最具生物学功能意义的部分，符合遗传学对基因的定义。编码基因的数目估计、识别和注释、定位和功能预测是人类基因组研究最重要的内容。人类基因组参考序列完成之前，编码基因的数目是通过复性动力学研究简单估计的，该方法估计的基因数目为10万个左右。随着HGP的阶段性进展，使用较为可靠的抽样序列预测人类编码基因的数目为5万～12万个。随着更多动物基因组的测定，基因数目和密度也成了预测的比较依据，预测基因总数为3.05万～3.55万个。2004年国际人类基因组测序协作组根据2003年发表的人类全基因组精细图，估计人类基因组有2万～2.5万个编码基因。之后，各数据库根据最近版本的人类基因组参考序列，不断更新编码基因的数目。识别编码基因主要使用生物信息学软件，从组装好的全基因组序列或组装到一定长度的序列片段中注释，基本原理是根据分子生物学实验得出的真核生物基因的一般结构。

人类基因组可以分为基因序列和基因间序列，基因序列是与编码蛋白质有关的所有序列，包括外显子、内含子和其他相关功能因子。基因组中编码基因的总长度平均为27kb，许多基因长度超过100kb，所有基因序列的合计长度占人类基因组的25%以上。一般所说的完整人类蛋白质编码基因，总长度包括上游与基因表达调控相关的序列（TATA框、CAAT框、启动子及CpG岛等）、转录起始位点（transcription start site，TSS）、5′非翻译区（5′-UTR）；第一个外显子和位于其中的翻译起始密码识别序列及随后的起始密码子ATG；第一个内含子；其他外显子和内含子；最后一个外显子和位于其中的翻译终止密码子（UAA或UAG或UGA）；3′非翻译区（3′-UTR）；转录终止位点（TTS）、加A信号和随后的加A位点。在这一意义上，一个完整的人类基因总长度与转录单位的定义比较接近。人类的编码基因平均约有9个外显子，外显子平均长度约135bp，这9个外显子的总长度平均约1200bp。加上所有外显子的相关序列，人类外显子组的总长度约为48Mb，只占人类基因组的1.5%左右。

四、假基因

基因中还有一种假基因，也称伪基因，是基因家族在进化过程中形成的无功能的残留物。假基因与正常基因相似，是丧失正常功能的DNA序列，往往存在于真核生物的多基因家族中。假基因可被视为基因组中与编码基因序列非常相似的非功能性基因组DNA拷贝，一般情况下不被转录，且没有明确的生理意义。根据来源可分为保留了间隔序列的复制假基因（如珠蛋白假基因家族）和缺少间隔序列的已加工假基因。假基因的发现是真核生物研究中取得的成果。根据Ensembl数据库的统计数据，人类基因组有13 430个假基因，数目约是真基因的2/3。根据形成机制，假基因主要分为三种类型，包括复制型、单一型及加工型。近年来，随着分子生物学技术的发展，假基因经研究证明具有重要的生物学功能，如与功能基因竞争性结合miRNA从而实现对功能基因的表达调控等，随着研究的深入，假基因功能将被解析。

五、碱基GC含量

碱基GC含量是基因组学中非常重要的概念之一。GC含量指DNA四种碱基中，鸟嘌呤和胞嘧啶所占的比率。在双链DNA中，腺嘌呤与胸腺嘧啶之比（A/T），以及鸟嘌呤与胞嘧啶之比（G/C）都是1∶1。但是，（A+T）/（G+C）随DNA种类不同而异。GC含量越高，DNA的密度越高，并且加热及碱性条件不易使之变性，因此利用这一特性可进行DNA的分离或含量测定。人类基因组GC含量平均值为41%，分布不均匀，存在GC富含区和GC贫乏区。

随着现代分子生物学技术的发展，人类基因组研究不断深入，通过从头组装方式发现人类基因组中除原先公认的单核苷酸多态性、插入删除多态性和结构性变异以外，还存在着种群特异甚至个体独有的DNA序列和功能基因，这表明了构建群体基因组和个人基因组的必要性和重要性，新技术的发展和应用使我们能够对自身基因组有更深入的认识，并将其应用于疾病预防和治疗中。

第二节　核酸分子标志物

生物标志物（biomarker）是可以指示生理及病理过程或对治疗干预的药理反应的指标，是可以客观测量和评估的特征。细胞在DNA、RNA、代谢产物或蛋白质水平的任何特定分子改变都可称为分子生物标志物。生物标志物作为正常或病理性生物过程的可测量指标，用于疾病相关的不同目的，包括预测、诊断、预后判断、治疗监测、疾病复发的检测和药敏性预测等。生物标志物可单独使用，也可结合其他生物标志物和临床特征使用。随着分子生物技术的发展及对基因组学、转录组学和代谢组学的研究，引入了核酸分子标志物（nucleic molecular biomarker）这一概念，核酸分子DNA和RNA已成为重要的生物标志物。

随着近年来的科学发现和技术发展，分子诊断的检测靶标越来越丰富，从DNA到RNA到表观分子标志物，包括了游离DNA或游离RNA、外泌体等不同来源，这些新的分子诊断检测靶标在多种疾病中的应用还需要进一步验证，这些检测靶标的发现和应用也将推动更加准确的疾病预测和诊断。

一、DNA分子标志物

遗传信息以DNA的形式储存于细胞中。DNA由两条链组成，类似于一条缠绕成螺旋形的梯子——双螺旋。DNA是由线性核苷酸阵列组成的大分子，每个核苷酸包含一个碱基及一个戊糖和磷酸盐。DNA由四种核苷酸碱基组成：胞嘧啶（C）、胸腺嘧啶（T）、腺嘌呤（A）和鸟嘌呤（G）。DNA的信息内容体现在核苷酸的排列顺序中，包含结合在不同DNA位点上多种蛋白质的自动组装启动了DNA中编码信息的读取。

（一）游离DNA

游离DNA（cell-free deoxyribonucleic acid，cfDNA）指源自血浆、血清或尿液等体液中细胞凋亡后释放的片段化DNA，可反映疾病潜在的生物学过程的特定特征，可作为生物标志物，对临床和科研都有重要作用。cfDNA的鉴定和定量已在临床实践中使用，广泛用于产前诊断并作为不同类型癌症的生物标志物。在健康个体中，cfDNA的来源主要是凋亡的免疫细胞，来自其他组织细胞的cfDNA仅占很小比例。正常生理条件下，血浆或血清中cfDNA浓度非常低（10～50ng/mL），因为吞噬细胞可从循环系统中有效清除大部分非活细胞碎片。相反，在异常情况下不同来源的cfDNA会增加。cfDNA有各种来源，包括细胞核、线粒体或微生物基因组等。但目前研究的cfDNA主要来自核基因组，平均片段大小为160～180bp。cfDNA的特征性分布可能用于追溯其来源，如片段大小、末端结构及甲基化特征等，通过cfDNA可对不同组织功能进行预测和分析。在人体的多种疾病中，游离核酸可以在预测、预防和个体化医疗的背景下作为生物标志物。

1977年，Leon等发现肿瘤患者的血浆cfDNA水平要明显高于健康人群。cfDNA中携带肿瘤特有突变的那一小部分DNA，确实是由肿瘤细胞释放出来的，后被称为循环肿瘤DNA（circulating tumor DNA，ctDNA）。ctDNA存在于血液、滑膜液和脑脊液等体液中，主要是指肿瘤细胞发生凋亡、坏死、破裂之后形成的DNA片段，其主要由单链或双链DNA及单链与双链DNA的混合物组成，以DNA蛋白质复合物或游离DNA两种形式存在。它是一种具备广泛应用前景、高敏感性、高特异性的肿瘤标志物，有助于肿瘤的早期检测，且适用于多种肿瘤。与蛋白类标志物相比，ctDNA检测的假阳性率相对较低，因为ctDNA来自肿瘤细胞基因组突变。另外，ctDNA半衰期短，能准确反映肿瘤当前情况，有利于指导后续治疗，是一类较为重要的肿瘤诊疗核酸分子标志物。

（二）线粒体DNA

常染色体DNA基因仅存在于细胞核，每个细胞仅有两个拷贝。线粒体DNA（mitochondeial DNA，mtDNA）基因分布于整个细胞质中，每个细胞有许多拷贝存在。人mtDNA共包含37个基因，这37个基因中有22个编码转运核糖核酸（tRNA）、2个编码核糖体核糖核酸（12S和16S rRNA），13个编码多肽。线粒体基因组的分析需要对mtDNA中的37个基因进行测定，由于线粒体基因属于母系遗传，母亲的产前线粒体基因组分析对于生育健康子代具有重大意义。

越来越多的证据表明，mtDNA缺陷会导致疾病。这些缺陷大多由线粒体基因组的点突变或重排引起，而其他缺陷（如mtDNA缺失）是自体连接的。mtDNA的100多个突变与多种系统疾病和特定组织的人类疾病有关。由于线粒体基因突变影响蛋白质合成，可能导致组织功能损伤，进一步引发细胞或机体衰老。因此mtDNA可作为重要的核酸检测生物标志物。

（三）甲基化修饰DNA

表观遗传学是对调节基因表达或细胞表型的DNA和组蛋白进行化学修饰的研究。生活方式、压力、药物、生理病理情况和药理干预会通过改变甲基化组和组蛋白修饰等，对疾病发生发展产生重大影响。近年来表观遗传生物标志物正逐步从实验室向临床实践转化，在肿瘤中的应用显示出巨大潜力，DNA甲基化（DNA methylation）检测是指利用各种方法对肿瘤细胞DNA的甲基化程度进行测定。在恶性肿瘤的发展中，甲基化的状态并不是一成不变的，肿瘤细胞内全基因组的低甲基化程度与疾病进展、肿瘤大小和恶性程度都有密切的关系，DNA甲基化检测对肿瘤恶性程度的判断有重要意义。此外，表观遗传学研究在自身免疫性疾病和神经系统疾病中发现了特定的分子途径受损，为发现新的表观遗传生物标志物提供了机会。

二、RNA分子标志物

RNA是不同于DNA的另一种主要类型的核酸，通常是单链的。RNA由核糖而非脱氧核糖作为其糖磷酸骨架，并且在其碱基中包含尿嘧啶（U）而不是胸腺嘧啶（T）。RNA可以DNA序列作为模板，由RNA聚合酶将核苷酸组装成RNA分子。RNA分子结构取决于其DNA衍生的序列。如果把蛋白质比作硬件，那么RNA就像是控制基因表达方式以生成蛋白质的软件。RNA在存储和传输信息及处理信息方面独树一帜。RNA通常可以分为信使RNA（mRNA）和非编码RNA（non-coding RNA，ncRNA）。

（一）mRNA

mRNA可以翻译成蛋白质，是遗传信息从DNA到蛋白质转移的短暂中介。mRNA被转运出细胞核，并在胞质核糖体上翻译成蛋白质。转录组是细胞、组织或生物体的完整mRNA分子集合。由于RNA具有相同的碱基配对特征，因此转录保留了模板DNA序列的全部信息。

（二）ncRNA

除了超过20 000个mRNA之外，目前已知人体内有各种各样的RNA分子，多达32 000个ncRNA（9000个miRNA）和11 000个转录的假基因。这些多样化的物质为研究大量潜在的疾病生物标志物提供了无数可能性。ncRNA基因产生功能性RNA分子，而不是编码蛋白质，包括tRNA和rRNA。ncRNA分子非常稳定，这是出色的生物标志物非常重要的先决条件。其中rRNA是所有活生物体中发现的高度结构化和保守的分子，被用作良好的系统发育标记；tRNA是最有前途的生物标志物之一，存在于循环的生物体液中，可以用无创且成本低廉的方法进行检测。此外，在过去的20年中，出现了miRNA、lncRNA和环状RNA（circRNA）等多种非编码（ncRNA），具有从结构到调控再到催化的多种功能，与疾病发生、发展相关联。

1. miRNA 主要是ncRNA的基因产物，为前体RNA经剪切产生的小分子RNA，存在于所有多细胞生物中。miRNA是21～25个核苷酸（nt）的转录物，通过与靶mRNA相互作用来调节基因功能。miRNA在多个水平调控靶向基因活性，特别是转录、翻译和蛋白质降解，即miRNA作为基因表达的调控因子。最新研究表明，miRNA涉及病毒性疾病、神经发育和肿瘤等过程。miRNA表达异常作为疾病非侵入性生物标志物的相关研究越来越多。使用miRNeasy血清/血浆试剂盒从血清或血浆中纯化游离miRNA，然后进行实时逆转录PCR（RT-PCR），可对miRNA进行检测和定量，从而实现疾病预测或诊断。此外，高通量测序为miRNA分子标志物的研究和应用提供了新思路。

2. lncRNA 是长度大于200nt的ncRNA。研究发现，lncRNA的表达或功能异常与人类疾病的发生密切相关，其中就包括肿瘤、神经退行性疾病在内的多种严重危害人类健康的重大疾病。具体表现为lncRNA在序列和空间结构上的异常、表达水平的异常、与结合蛋白相互作用的异常等，因此lncRNA目前也被视为一类重要的ncRNA分子标志物。

3. circRNA 是一类特殊的ncRNA分子，也是RNA领域最新的研究热点。与传统线性RNA不同，circRNA分子呈封闭环状结构，没有5′帽子结构和3′poly（A）结构，不受RNA外切酶影响，表达更稳定，不易降解。在功能上，circRNA分子富含miRNA结合位点，在细胞中起到miRNA海绵（miRNA sponge）的作用，进而解除miRNA对其靶基因的抑制作用，提高靶基因的表达水平；这一作用机制被称为竞争性内源RNA（ceRNA）机制。通过与疾病关联的miRNA相互作用，circRNA在疾病中发挥着重要的调控作用。

第三节 人类基因组学发展促进分子诊断技术进展及临床应用

一、基因组学发展推动分子诊断技术进步

人类对于疾病的诊断由最初的宏观层面发展到组织，再随着显微技术的发展深入到细胞层面。随着分子生物学的发展，人类已经可以从分子层面进行疾病诊断，深入了解疾病形成的根本原因。DNA是人类的遗传密码，它决定着身体的发育及功能表达。人类完整的DNA包含约31亿个碱基对。在所有人类中，碱基序列的相似性超过99%。但1%的可变序列正是造成人类个体之间差异的原因。个体之间基因的差异及这些基因在特定个体中的差异表达决定了人类的生理多样性，以及许多疾病和健康状况。分子诊断是指对样本中DNA和（或）RNA的检测，以实现对疾病的检测和诊断。因此，分子诊断可以对疾病形成的原因、过程进行研究，揭示疾病本质，帮助人类实现精准医疗。随着人类基因组计划的完成及高通量测序技术的发展，分子诊断学已进入一个快速发展的新时代。

细胞可以进行DNA复制，在复制过程中，DNA双螺旋结构打开形成DNA单链，每一条链被复制，然后重复的链再通过碱基配对结合。在细胞分裂过程中，个体DNA可以进行精确拷贝，从一个细胞转移到另一个细胞，从而使每个细胞包含相同的DNA，保持遗传密码的稳定。但是在细胞分裂DNA复制的过程中，有时伴有基因突变。基因突变可能涉及一个或多个碱基的改变，可分为三种类型：①父母遗传给孩子的突变；②在卵子、精子细胞中或受精卵形成后出现的突变，并伴随个体的生长发育在整个身体中重复出现；③由于环境原因造成DNA复制错误而产生的基因突变，它们通常表达后会对人体造成伤害，如肿瘤细胞的形成。当已知特定的突变或一组突变与疾病相关时，可以通过检查寻找那些特定的基因突变体，或通过定位DNA靶向部分的整个检测序列中的所有突变以确定突变是否存在，进而诊断疾病。

基因组学强调将基因组作为一个整体进行研究，伴随着各种组学技术的发展，可以获得对生化途径的功能活性及个体和物种之间结构遗传（序列）差异的完整数据。基于基因

组学的研究成果，研究者可以更快找到疾病相关的分子标志物，并将这些分子标志物及其检测方法转化为体外诊断试剂盒。伴随着高通量测序技术快速发展，基因测序成本显著降低，在此基础上，基因组学技术的突破打开了精准医疗的大门，促进了分子诊断领域的进一步发展。

测序技术的进步是基因组学不断发展的原动力。自DNA双螺旋结构被发现以来，如何精确地确定DNA一级结构中碱基的排列顺序吸引着学术界和产业界众多科学家的目光。测序技术的发展伴随着几个显著的技术突破：

（1）Sanger测序技术：20世纪70年代Sanger发明的双脱氧末端终止法与Gibert发明的化学降解末端终止法使得直接读取碱基成为可能。在待测DNA模板中加入A、T、G、C四种脱氧核苷酸，并分别掺入四种双脱氧核苷酸。由于DNA链合成遇到双脱氧核苷酸即终止，可产生以A、T、C、G结束的四组不同长度的一系列核苷酸，通过尿素变性的聚丙烯酰胺凝胶电泳进行检测，可获得DNA碱基序列。

（2）高通量测序技术：是对传统Sanger测序技术的革命性改变，可一次对几百万到几十亿个核酸分子进行序列测定，部分文献资料亦称其为大规模并行测序（massively parallel sequencing，MPS）或NGS。高通量测序技术以检测通量大、准确度高等优势，促使个人全基因组测序成本大幅下降，从而促进了基因组学的临床应用。

（3）单分子测序技术：特点是无须对DNA模板进行扩增，主要有单分子实时测序技术和纳米孔技术，虽然单分子测序技术相较于高通量测序技术的读长更长，但是其单个碱基错误率在1%～10%。此外，对于甲基化测序具有明显优势。

高通量测序技术的普及为基因测序行业快速增长带来了机遇。目前，高通量测序技术凭借通量大、成本低、准确度相对较高等优势，已成为主流基因测序技术。随着该技术持续不断发展，测序成本以超摩尔定律速度快速下降，成本下降显著推动了精准医疗时代的到来。高通量测序技术由于其通量大、准确度相对较高、成本相对较低等优势，成为目前基因组学技术的主要研究技术，针对不同应用场景有以下组学技术路线：

（1）全基因组测序（whole genome sequencing，WGS）：是针对样本进行全基因组序列分析的方法。全基因组测序可发现插入缺失（insertion and deletion，InDel）、单核苷酸变异（single nucleotide variant，SNV）、倒置、重排、CNV等基因组变异，是最为全面的基因组分析策略。全基因组测序与全外显子组测序各有优势，全基因组测序的流程相对简单，但其应用一直受限于较高的测序成本。与全外显子组测序相比，全基因组测序在鉴定单核苷酸变异、插入缺失突变时更为稳定，伴随着高通量测序成本的快速下降，全基因组测序有望在检测致病突变方面成为首选。

（2）全外显子组测序（WES）：是应用最为广泛的基因测序方法。外显子是人类基因组的蛋白编码区域，占基因组的比例不超过2%，但其包含了约85%已知与疾病相关的变异，这使得该方法成为全基因组测序的一种经济高效的替代方法。通过目标区域序列的富集、DNA测序及生物信息学分析，所实现的全外显子组测序具有以下优势：①可直接对蛋白编码序列进行测序，找出基因变异与蛋白结构变化的对应关系；②由于外显子区域占全基因组比例较小，更容易做到高深度测序，实现更多的低频与罕见变异检测。这些优势决定了外显子测序在遗传性疾病及肿瘤研究中的重要性。全外显子组测序可以应用于孟德尔病、复杂疾病、药物基因组学和肿瘤基因组研究等。

（3）全转录组测序：细胞在特定功能状态下产生的所有RNA总和称为转录组，包括mRNA和ncRNA。人类基因组编码序列仅占2%左右，剩下大部分序列仍然具有较为重要的功能，其转录后产生大量ncRNA，参与不同的生理过程。ncRNA包括miRNA、lncRNA、circRNA等。miRNA是生命活动重要的调控因子，在基因表达调控、个体发育、代谢中发挥作用。lncRNA指大于200nt的RNA，主要参与调控基因的表达水平。circRNA具有闭环结构，对外切酶耐受性更好，可以调控生长发育、对抗外界环境影响。基于高通量测序技术的转录组测序，可以较为全面地获得特定组织或器官的转录信息，通过对各种信息的分析能够对疾病发生过程中病灶部分的基因表达水平进行研究，帮助人类更好地了解疾病、预防疾病。

（4）单细胞测序（single cell sequencing）：是指利用测序技术分析单个细胞的基因信息。传统测序是将大量细胞混合后采样，得到一个统计学上的平均结果，无法观察到单个细胞之间的差异。但在生命过程中，某些特定的单个细胞行为及个体化差异与异质性，对于发育、细胞分化、疾病的发生与发展具有极其重要的影响。单细胞测序可以较好地解决以上问题，能够更加精准地测量单个细胞的基因表达水平，并能检测到微量的RNA。单细胞测序可以实现单细胞全基因组测序与单细胞转录组测序。

（5）宏基因组测序（metagenome next-generation sequencing，mNGS）：是指对微生物群落中所有基因组的集合进行测序，其优势在于无须对微生物进行分离培养和增殖，这克服了传统微生物研究中大部分微生物难以培养、分离的缺陷，显著扩大了检测范围。同时，宏基因组将微生物群落作为一个整体进行研究，可以准确地反映微生物的生存状态。宏基因组学研究对于人类也具有很重要的意义，人体内有大量的微生物，其基因含量远远超过人体本身的基因数量。这些微生物参与人体代谢，产生各种有益或有害的代谢产物，影响人类身体健康，通过宏基因组测序研究这些微生物的种群结构、进化关系、功能活性及相互协调关系等，可以更好地调节身体。

以上基因测序技术目前已大规模应用于科研，包括多组学研究、人群队列基因测序计划、新药研发与创新等，推动了无创产前基因检测、辅助生殖、肿瘤诊断治疗、微生物检测等体外诊断领域的应用发展。

二、基因组学进展促进分子诊断技术的临床应用

人类基因组计划（HGP）的后续计划从不同方向推进了基因组学发展，如国际人类基因组单体型图计划（International Haplotype Map Project，HapMap）标志着人类基因组研究"从一个个体的基因组参考序列到人类基因组多样性"；DNA元件百科全书（Encyclopedia of DNA Elements，ENCODE）计划标志着"从参考序列到注释人类基因组功能元件"；国际千人基因组计划标志着"从一个个体的参考序列到研究人类代表性主要群体的多个个体全基因组序列多样性"；国际癌症基因组计划（International Cancer Genome Project，ICGP）标志着人类基因组研究进入临床应用阶段。从某种意义上来说，HGP为生命科学领域提供了一个新的技术——测序。在基于核酸的分子诊断中，重点是试图找出DNA/

RNA序列中的一个或多个致病性和（或）良性的基因组变异，以便于检测、诊断、进行亚分类、判断预后和监测治疗反应。测序技术尤其是高通量测序技术的应用，以及生物信息学的发展使得临床分子诊断不仅可以实现目标区域内，甚至可以在全基因组（全外显子组）结构上查找疾病多种序列变异，为疾病机制的研究提供了依据。依托基因组科学中基因表达和基因功能知识的不断完善、发展，基于高通量测序的分子诊断已逐渐成为一种临床现实，逐步扩展到全临床领域。

随着全基因组测序及外显子组测序成本的下降、学术研究与临床研究的快速进展，以及人体基因和临床大数据的建置，高通量测序越来越多地进入临床实验室，与其他临床分子诊断方法结合使用，为临床医生提供了更精确的信息。罕见病致病基因诊断、无创产前筛查、生殖医学、肿瘤诊断与用药指导及感染性微生物的快速鉴定等，都是高通量测序在临床的主要应用。

（一）罕见病致病基因诊断

发现罕见病的致病基因，不仅有助于罕见病的精确诊断、减少缺陷儿的出生，还能推动药物与治疗方法的研发，具有重要的科学价值与临床意义。以往，发现罕见病致病基因的方法主要是通过对家系进行连锁分析，以确定大致的定位区域（通常有几百万个碱基以上的长度范围，涉及几十到上百个基因），然后利用传统的Sanger测序技术对该区域的候选基因逐一测序。高通量测序技术的出现，解决了传统测序的通量低、成本高的问题。过去检测一两个基因的成本，现在应用高通量测序技术，可以完成全部4000种疾病3000多个基因，甚至是全外显子组测序分析。结合临床数据分析，可以在海量基因变异中精准筛选出患者的致病突变，实现低成本、高效率的疾病筛查。这种精准辅助诊断模式阳性率高，诊断周期短。目前高通量测序在遗传性疾病诊断中的应用主要为针对明确表型的疾病相关基因进行靶向区域测序，常见的可进行组合靶向基因检测的疾病包括免疫缺陷、骨髓衰竭综合征、致盲或致聋缺陷、线粒体病、肾脏疾病、神经疾病、结缔组织疾病和心肌疾病等。

（二）无创产前筛查

无创产前筛查（NIPT）目前是全球最前沿的产前筛查技术，在胎儿21三体、18三体、13三体检测中具有高灵敏度和高特异性的优势，已广泛应用于临床筛查。自2014年我国首个无创产前检测试剂盒获得国家食品药品监督管理总局批准以来，每年都有几百万孕妇接受无创产前筛查，对常见的三种染色体病的出生缺陷进行了有效控制。2015年国际产前诊断与治疗大会和2016年美国医学遗传学与基因组学学会（American College of Medical Genetics and Genomics，ACMG）指南均提出可将NIPT扩展至性染色体非整倍体和特定的染色体拷贝数变异的筛查。有研究表明，将样本检测数据量提升到25M读长（reads）或者更高，可以检测其他染色体非整倍体及染色体缺失/重复综合征。除染色体病外，通过目标区域捕获、双端分子标签建库及高通量测序技术的联合应用，可以对新发的显性单基因病进行无创产前检测，从而有效预防显性单基因病的发生。

（三）生殖医学

采用基因组测序进行胚胎植入前遗传学筛查（preimplantation genetic screening，PGS）与胚胎植入前遗传学诊断（preimplantation genetic diagnosis，PGD）已开始应用于辅助生殖领域。PGS用于在胚胎植入着床之前检测早期胚胎染色体数目和结构异常，主要通过检测和比对胚胎的23对染色体结构、数目来分析胚胎是否有遗传物质异常。PGD主要用于检查胚胎是否携带有遗传缺陷的基因。对于高龄、高危家庭而言，进行PGS/PGD可以降低自发性流产的风险，并提高妊娠成功率。利用高通量测序技术进行PGS/PGD可以达到同时检测单基因病和染色体非整倍性的诊断目的，准确率超过99%。随着测序成本大幅度降低、遗传学机制研究的推进及生物信息数据分析的深入，高通量测序技术在生殖/辅助生殖领域的应用将具有更大的临床价值。

（四）肿瘤诊断与用药指导

恶性肿瘤是严重威胁人类健康与社会发展的重大疾病。世界卫生组织国际癌症研究机构（IARC）最新发布的2020年全球最新癌症负担数据显示，2020年全球新发癌症病例1929万例，其中中国新发癌症病例457万例，占全球的23.7%，居全球首位，乳腺癌取代肺癌，成为全球第一大癌种。分子诊断在肿瘤诊断与用药指导方面逐渐从研发走向临床，其中针对遗传性癌症综合征易感基因的筛查，目前临床实验室可对家族病例中高外显/高风险突变基因进行筛查，如遗传性乳腺癌和卵巢癌等。对癌症体细胞突变分析，可帮助进行患者分群、疾病预后预测、靶向治疗选择及耐药性分析；抗癌药物基因组筛查也是高通量测序技术在临床肿瘤类检测中的一个应用方向。另外，ctDNA测序，作为一项液体活检技术，开始应用于肿瘤早期辅助诊断指导临床用药、靶向药物伴随诊断、实时疗效监测、肿瘤进展与不良预后的早期预警及耐药机制的研究。

（五）感染性微生物的快速鉴定

感染性疾病至今仍是人类面临的重大挑战，严重威胁着人类健康。同时，新发病原体不断涌现，疑难危重感染的持续威胁，以及微生物耐药形势的日益严峻，都给感染性疾病诊疗带来了巨大挑战。高通量测序由于其快速、敏感、特异性高及不依赖于微生物培养过程的特点，在临床微生物实验室和公共卫生实验室中具有广阔的应用前景。预计在未来几年内，高通量测序在医学微生物实验室中的应用将不断增加，不仅用于研究，还将作为分子诊断技术应用于感染性诊断及传染病疫情监测与防控。借助于高通量测序，病原微生物基因组测序策略主要包括宏基因组测序和靶向测序等。

后基因组时代分子诊断不仅取得了技术突破，也在以上多种疾病筛查、诊断、预后判断、治疗中逐渐应用。虽然新技术在现代分子诊断中的应用还属于早期，但是可以看到其对疾病诊断检测方式产生的革命性影响，随着分子靶标的新技术和新产品逐步成熟与广泛应用，其临床应用将进入新篇章。

第二篇

分子诊断技术

第三章

分子诊断标本的采集和处理

第一节 标本采集

标本采集技术极大地影响标本质量，直接关系到分子检测的成败。采集前需选择合适的标本种类，一般由最能反映临床特点的诊断试验决定。例如，病毒感染性疾病，类似的临床症状可由不同病毒引起，标本类型的选择复杂，除考虑感染产生的体征和症状、流行病学和患者免疫状态等因素，还需考虑病毒的致病机制、从原发感染部位扩散的能力及感染器官的不同等，从而有针对性地选择合适的标本类型和检测方法。如果只针对检测某一特定病毒来采集标本，有可能忽略其他病因。

根据标本采集的解剖部位和采集手段，采集到的标本分无菌和有菌两类。分子检测不以培养技术为基础，标本是否无菌对其干扰较小。标本含高浓度病毒颗粒或病毒核酸将提高临床实验室诊断正确率。标本采集遵循以下原则：①选择适当的采集时间、部位、方法、运送及前处理方法，如1型单纯疱疹病毒（herpes simplex virus 1，HSV-1）原发感染常局限在口咽部，可采集水疱液、脑脊液、唾液；而2型单纯疱疹病毒（herpes simplex virus 2，HSV-2）是生殖器疱疹主要的病原体，采集标本以生殖道拭子为主；②针对病毒性病原体核酸检测，标本无菌要求不如细菌培养严格，但从无菌部位采集标本如静脉血、脑脊液、胸腔积液、腹水等，仍需严格无菌操作，以保护受试者，避免标本受污染；③采集的标本要足够量，特别是脑脊液、血液、尿液等液体标本。

标本采集人员需经过培训，临床分子诊断实验室应建立标准的操作程序，规范临床标本采集、运送、保存和检测流程，指导临床正确采集和运送标本。

一、标本种类

（一）血液

血液标本包括全血、干血斑、血浆和血清四种类型。全血和干血斑主要用于提取有核细胞（单核细胞、白细胞等）的DNA进行分析，如采用单核苷酸多态性（single nucleotide polymorphism，SNP）分析检测亚甲基四氧叶酸还原酶（methylene tetrahydrofolate reductase，MTHFR）基因型。干血斑适合不便于采集大量血液的婴幼儿等特殊人群，用于先天性疾病DNA检测，也用于病原体检测，如HIV诊断和疗效监测、HBV定量和基因分型、新生儿单纯疱疹病毒（herpes simplex virus，HSV）感染诊断和先天性巨细胞病毒（cytomegalovirus，CMV）感染检测。干血斑DNA含量极少，常因提取DNA不足而检测敏感度低。血浆或血清用于提取存在于血液中的病原体的核酸，如血源性传播疾病病原体HBV、HCV，虫媒传染病病原体登革病毒等；血浆或血清也用于提取人DNA，如无创产前筛查时提取胎儿游离DNA。

（二）尿液

有些病原体可经泌尿系统出现于尿液，甚至被富集，因此尿液可作为分子检测的标本。由于采集无创性，更易被接受。如感染上皮细胞、内皮细胞和成纤维细胞的CMV、感染后长期潜伏在泌尿系统上皮细胞中的人多瘤病毒亚型BK病毒（BK virus，BKV）、JC多瘤病毒（JC polyomavirus，JCV）等，尿液分子检测敏感度高于血清。有些泌尿系统肿瘤脱落细胞、外泌体可进入尿液，因此，尿液可作为肿瘤分子诊断早期筛查标本，如前列腺癌基因3（prostate cancer gene 3，PCA3）、膀胱癌多倍体、外泌体等肿瘤标志物检测。

（三）粪便

粪便是食物在体内消化后的残留物。消化系统疾病，特别是肠道疾病的分子诊断，多采用直接来源于肠道的粪便作为标本。肠道疾病分子诊断有肠道感染性疾病病原体分子诊断，如肠道致病菌致泻性大肠埃希菌（diarrheagenic *Escherichia coli*，DEC）、非典型沙门菌（non-typical *Salmonella*，NTS）、艰难梭菌（*Clostridium difficile*）毒素基因等，肠道感染病毒诺如病毒、肠道病毒等核酸检测；肠道菌群宏基因组分析及肠癌早期诊断，如SDC2甲基化筛查等。此外，一些特殊情况，也可使用肛拭子进行病毒检测。例如，新冠病毒筛查发现一些感染者肛拭子核酸阳性持续时间较长，对重点人群进行肛拭子检测有助于发现恢复期的感染者，提高检出率，降低漏检率。

（四）呼吸道标本

呼吸道标本包括上呼吸道标本：口咽拭子、鼻咽拭子、鼻咽抽吸物；下呼吸道标本：深部痰、呼吸道抽吸物、支气管肺泡灌洗液、肺组织活检标本等。呼吸道感染可由细菌、病毒、真菌等引起，病原体检测是肺部感染精准治疗的基础，是控制疾病的前提。目前呼吸道感染病毒如流感病毒、副流感病毒、呼吸道合胞病毒、人偏肺病毒、腺病毒、呼吸道感染肠道病毒/鼻病毒、冠状病毒、博卡病毒等，以及难培养病原体如肺炎支原体、肺炎衣原体、结核分枝杆菌等，核酸检测均采用呼吸道标本。

（五）组织

组织标本包括新鲜组织块和石蜡切片，主要用于分子病理检测，利用FISH、二代测序方法，检测乳腺癌人表皮生长因子受体2（human epithelial growth factor receptor 2，HER2）基因、靶向药物候选相关基因肺腺癌表皮生长因子受体（EGFR）、间变性淋巴瘤激酶（ALK）基因。

（六）特殊体液

用于分子检测的特殊体液标本包括前列腺液、阴道分泌物、宫颈分泌物、脑脊液、胸腔积液、腹水、乳汁、羊水、精液、脓液、眼结膜分泌物等。

二、标本采集与处理

（一）血液

1. 全血 一般抽取静脉血2mL，注入含乙二胺四乙酸（ethylenediaminete traacetic acid，EDTA）或枸橼酸钠/钾抗凝剂的真空采血管，立即颠倒混匀5～10次。由于肝素可抑制 *Taq* DNA聚合酶活性，肝素抗凝的全血不宜用于PCR检测。操作过程应避免标本溶血，这是保证质量的重要环节。溶血后红细胞释放的血红蛋白、乳铁蛋白等，可抑制 *Taq* DNA聚合酶活性或阻止聚合酶与靶DNA结合，从而抑制PCR反应，降低检测灵敏度甚至导致假阴性。

采血时机和采血量根据检测目的而定，一般不要求空腹采集，一次采3～5mL可满足大多数分子检测需求。

临床实验室接收标本时若发现抗凝剂选择与要求不符、溶血或标本量过少等情况，应要求重新采集送检。

对于具有潜在感染性的标本，标本采集及检测人员应按生物安全二级甚至更高级别要求做好防护。可选择灭活型保存液保存采集的标本。

标本应放入带盖、无破损、不泄漏的密封容器，加注标识，装入标本箱运送。运送过程严防破碎和外溢，送实验室签收。

2. 血浆 采集的EDTA或枸橼酸钠/钾抗凝全血标本，经1500r/min离心10min，收集上清即获得血浆，一般储存于无菌、无核糖核酸酶（RNase）的塑料管。

无创产前DNA检测和肿瘤液体活检以血浆游离DNA（cfDNA）为检测对象。孕妇血浆中的胎儿DNA（占母亲外周血总游离DNA的3%～13%）和患者血浆循环肿瘤DNA（ctDNA）含量极低。血浆中残留白细胞降解可导致宿主基因组DNA释放，影响cfDNA检测灵敏度，并造成测序数据浪费。因此，采集过程须注意稳定血浆中的白细胞，减少保存过程中因降解而释放大量宿主DNA造成"污染"。采集的全血应在8h内分离血浆，一般采用EDTA钠/钾盐抗凝，采集5mL外周血，轻柔颠倒混匀，室温（18～25℃）放置。若超过1h，可置于4℃冰箱暂存，8h内分离血浆。若不能保证8h内分离血浆，建议采用具有稳定白细胞作用的专用采集管，采集10mL外周血，颠倒混匀，室温保存，72h内分离血浆。

整个过程避免剧烈振荡，防止溶血。发生溶血须重新采血送检。

使用低温离心机两步离心法分离获得含游离核酸的血浆，具体步骤如下：

（1）低温低速离心去除细胞：温度设为4℃，预冷离心机。待温度稳定后放入采血管，1600g离心10min，吸取上清，置预冷的2.0mL离心管中，标记样本编号。

（2）低温高速离心去除细胞碎片和血小板：温度设为4℃，预冷离心机，待温度稳定，将装有上一步所得上清的2.0mL离心管16 000g离心10min，在冰盒上吸取上清，即血浆，分装于预冷的2.0mL新离心管中，标记样本编号和血浆管数，立即转入−20℃或−80℃冰箱保存。−20℃存放不超过1周，−80℃可长期保存。

3. 血清 一般抽取静脉血2mL，注入不含抗凝剂的干燥采血管或含促凝剂的采血管。室温静置30min，1500～2000r/min离心10min，收集上清于无菌无RNase塑料管中。

4. 干血斑 使用一次性采血针刺环指指腹内侧、足跟内或外侧（婴儿），深度小于3mm，干棉球拭去第一滴血，第二滴血开始与洁净滤纸片接触，血液自然渗透至滤纸背面，至少采集三个血斑，血片置清洁空气中自然晾干，避免阳光直射，晾干的血斑呈深褐色，放入塑料袋内，封面标记编号、姓名等信息后送检。

（二）尿液

一般留取随机尿，晨尿更佳。用于病原体分子检测的尿液以细菌学检验为标本留取标准。女性应避开月经期，一般要求用肥皂水清洗外阴，无菌水冲洗，无菌纱布擦干，用手指将阴唇分开排尿，弃去前段尿，留取中段尿5～7mL于无菌试管。男性则翻转包皮，用肥皂水清洗尿道口，清水冲洗后，留取中段尿。儿童或婴儿以无菌生理盐水洗净外阴或外生殖器，将无菌试管或瓶口对准尿道口，接尿送检。若留取肾盂尿，需由专科医生采集，标本标明左右侧，避免混淆。若留取膀胱尿，需行膀胱穿刺：碘酊消毒耻骨上皮肤，75%乙醇擦拭，无菌注射器穿刺膀胱，吸取尿液后排去注射器内空气，针头插于无菌橡皮塞送检。

采集的尿液盛放于无菌容器，及时送检，室温放置一般不超过2h。不能及时检测可置4℃暂存，不超过48h。长时间保存需置于−20℃。留取容器应标准化，无化学干扰物（如表面活性剂、消毒剂等）混入。

（三）粪便

1. 粪便 挑取新鲜粪便至一次性使用无菌便杯或洁净、干燥、防泄漏容器送检。尽量挑取性状不正常的部分，如液状、黏液状或脓血状。一般挑取黄豆至蚕豆大小，2～5g，水样便或含絮状物2～5mL。粪便不得混有尿液，不可有消毒剂；外观无异常的粪便须从表面、深处及粪端多处取材。若用于肿瘤类核酸检测，需挑取5g以上粪便，加入标本保存液，吹吸混匀，室温静置10min，13 000r/min离心5min，吸取上清检测；若用于病毒类核酸检测，可根据检测目的加入病毒保存液送检。

2. 肛拭子 采用一次性使用植绒拭子，插入肛门2～3cm，轻轻旋转、停留片刻后拔出，立即放入含2～3mL病毒保存液的采样管，弃去拭子柄尾部，旋紧管盖。

（四）呼吸道标本

1. 鼻咽拭子 一般采用病毒专用植绒拭子。受检者头后仰（约70°），拭子沿鼻道缓缓深入，不可用力过猛，以免外伤出血。拭子顶端到达咽后壁停留数秒（15～30s），轻旋拭子刷取黏膜上皮细胞（如遇反射性咳嗽，应停留片刻），缓缓取出，拭子头浸入含2～3mL保存液的管中，尾部弃去，旋紧管盖。

2. 口咽拭子 被采集人员头微仰，口张大，拭子越过舌根，在扁桃体两侧微用力擦拭2次，咽后壁上下擦拭2次，取出拭子，避免触及舌、腭垂、口腔黏膜和唾液，浸入含2～3mL保存液或生理盐水的管中，尾部弃去，旋紧管盖。

病毒检测拭子可使用病毒采集管，含病毒保存液，每管3mL，也称病毒运输培养基（viral transport medium，VTM），可长时间保存病毒活性。如果标本可能含高传染性病原体，如新冠病毒，可在采样管里添加胍盐（异硫氰酸胍或盐酸胍等）或其他灭活剂（表面活性剂等），采样后即灭活病毒，避免实验室暴露。需注意，有些基于磁珠法或一步法的核酸提取试剂，检测性能可能受胍盐或保存液中特殊成分影响。因此，标本采样管必须与核酸提取试剂配套使用。

采集管要求螺口设计，可密封，松紧适度，保存液一般带有易辨识的颜色，如粉红色。拭子材质宜用聚酯、尼龙，不宜用棉质、藻酸钙类，拭子有柔韧性，尤其儿童采样，柄柔韧性要求很高。拭子柄在距离拭子头3cm处有凹点，便于折断。

3. 鼻咽抽吸物或呼吸道抽吸物　与负压泵相连的采集器，从鼻咽部或气管抽吸呼吸道分泌物或灌洗呼吸道的生理盐水。将一次性使用的收集器头部插入鼻腔或气管，接通负压，旋转收集器头部，缓慢退出，无菌痰杯或试管收集抽吸液，用3mL生理盐水冲洗收集器1次（也可用小儿导尿管接在50mL注射器上，替代收集器）。

4. 痰液　受检者在医护人员指导下采集标本，以清晨新鲜痰为宜。有义齿者需先取下义齿，采集前用复方硼砂含漱，再清水漱口2～3次，深吸后用力咳出深部痰，尽量避免混入唾液、鼻咽分泌物和漱口水。清洁口腔，留取深部痰，以减少口腔定植菌污染。无痰或少痰者可用45℃ 100g/L氯化钠水溶液雾化吸入，液化痰以促咳出；小儿可轻压胸骨柄上方，诱导咳痰；昏迷者在清洁口腔后用负压吸引法吸取痰液，痰液收集于无菌痰杯，采集量至少1mL。可于痰杯中加入2～3mL采样液，或检测前加等体积痰消化液。

合格痰标本应由下呼吸道咳出，内含较多白细胞、较少上皮细胞。

5. 支气管灌洗液　将收集器头部从鼻孔或气管插口处插入气管（深约30cm），注入5mL无菌生理盐水，接通负压，旋转收集器头部缓慢退出。抽取黏液，用采样液冲洗收集器1次（亦可用小儿导尿管接在50mL注射器上替代）。

6. 肺泡灌洗液　局部麻醉后将纤维支气管镜通过口或鼻经咽插入右肺中叶或左肺舌段，顶端楔入支气管分支开口，经气管活检孔缓缓加入灭菌生理盐水，每次30～50mL，总量100～250mL，不超过300mL。收集灌洗液送检。

（五）组织

1. 新鲜组织　是提取大分子核酸的最佳材料。取下的新鲜组织用剪刀清除筋膜等结缔组织，吸干血液。若不立即提取核酸，可将生物组织储存于液氮或–80℃冰箱：取1～3g组织，8层纱布包裹，外包多层牛皮纸，浸入少许液氮使组织结冻。使用时取出，木槌敲碎组织块，再放入搪瓷研钵，反复添加液氮直至组织碾磨成粉状，再进行核酸提取。注意液氮操作需戴保暖手套和护目镜，防止液氮溅出冻伤皮肤；如果组织样本带有致病菌、病毒等有害生物，注意生物安全防护，接触样本的器械、废弃物高压消毒处理。如果目标检测物是RNA，注意创造无RNA酶环境，操作过程避免来源于操作者的手、实验器皿、试剂及样本的组织细胞的RNA酶，所有操作在冰浴中进行，低温可降低RNA酶活性。

冰冻切片指组织块不经任何包埋剂直接在制冷台上冷却切片，多用于新鲜组织、甲醛固定组织和冰箱冷藏组织。组织中的水分起包埋剂作用，制作过程简单，切片厚度一般为6～8μm，组织未收缩，保持生活时的状态。冰冻切片分直接冰冻切片和明胶冰冻切片两种。切片若不立即染色，需干燥后置冰箱保存。切片进行核酸提取等操作同新鲜组织。

2. 石蜡包埋组织切片　按病理学规范取材。为防止核酸污染，分子病理检查的标本处理区需与常规病理检查区分开。分子检测的切片机专机专用，与常规石蜡制片机不可混用。制备石蜡包埋组织切片前将切片机、刀片、镊子等用过氧化氢溶液消毒，75%乙醇擦拭，紫外线照射10min，消除残存DNA后再使用。不同标本应使用不同的刀片、镊子，展片用水浴应随标本不同而更换，以防止核酸交叉污染。为提高基因组DNA提取效率，推荐切片厚度5～10μm；组织固定液需定期抽查质量。送检标本一般分检测和备用两份，每份10张。送检的连续切片，其中一张进行苏木精-伊红染色（HE染色），显微镜下观察、审阅，确保肿瘤细胞存在，记录肿瘤组织量，标注肿瘤细胞密集区域，为分子病理检测做好准备。常温保存与运输切片。

分子检测实验室需与病理医生密切配合，进行采样质量评价，保证肿瘤细胞存在于样本，这是肿瘤个体化治疗基因检测的重要前提条件。分子检测实验室需进行采样质量评价，内容包含送检组织是否有出血、坏死或影响核酸检测的处理，如含盐酸的脱钙液处理组织，肿瘤细胞总量和比例，组织固定和保存时间，是否按要求处理和运输等。评价方法包括肉眼观察、显微镜观察、核酸浓度和纯度分析等。标本类型需满足分子检测试剂说明书要求。标本采集、制备流程、标本质量评价均需详细记录，具可追溯性。

（六）特殊体液

1. 宫颈分泌物　医生以窥阴器暴露宫颈，用棉拭子或专用采样刷，在宫颈口旋转5圈，慢慢取出，立即放入含1～2mL保存液的采样管中，折断棉拭子或刷头，拧紧采样管盖。

2. 阴道分泌物　用拭子采集阴道侧壁分泌物，立即放入含有3mL保存液的采样管中，折断刷头，拧紧采样管盖。

3. 脑脊液　采集标本应在使用抗菌药物前进行。由临床医生采集，严格执行无菌操作。消毒穿刺部位皮肤，通常在第3、4腰椎或4、5腰椎间插入带管芯针的空针，进针至蛛网膜间隙，拔去管芯针，收集脑脊液于无菌试管。一般收集的第2管脑脊液用于细菌培养、病原体核酸检测，采集量1～2mL，尽快送检。

实验室人员接收标本时应检查：容器无破裂，标本无渗漏或明显污染，标本量足够（不少于1mL），受试者信息完整。若延迟送检或标本量过少，由于脑脊液为侵入获得标本，不易重复取材，应选择重要的项目检测，及时告知临床人员标本不合格，在报告上注明检测结果可能受到影响。

4. 羊水　由临床医生行羊膜腔穿刺术收集。采集时间一般为孕16～22周，此时活细胞比例高，羊水带较宽，不易损伤胎儿。采集时间根据产前检查目的和检查项目确定。遗传性疾病的基因诊断，孕16～20周采集羊水；判断母婴血型不合，孕26～36周采集羊水；评估胎儿成熟度，孕35周后采集羊水。

采集羊水前，孕妇先行腹部B超检查，明确胎儿、胎盘位置，以确定穿刺羊水的进针部位。抽取羊水时，嘱孕妇俯卧，转动腹部数次，使羊水内的脱落细胞均匀悬浮，以便采集到较多细胞。为减少穿刺时母体细胞可能的污染，最初采集的1～2mL羊水丢弃。羊水采集量一般为20～30mL。无菌管保存，立即送检；否则4℃暂存，24h内送检。

第二节 标本的运送与保存

标本从采集到送达检验部门的过程为标本运送。为避免客观或主观因素造成检测结果不准确，标本运送应由专人负责，运送人员应专业且有纪律约束。分子诊断检验的标本种类较多，不同检测项目对标本保存及运送要求不同，尤其是感染性疾病类检测项目，为避免标本和工作环境污染，对标本保存和运送有特殊要求。本节以感染性疾病检测项目为例进行阐述。

一、标本运送

分子生物学检测法易受不适当的分析前条件影响。原则上标本采集后应尽快送至实验室。标本均采用密闭的一次性无菌容器运输。送检单写明标本信息，包括姓名、性别、年龄、采样时间及地点、标本类型、标本量、管数等。

用于病毒核酸检测的标本，由于标本中的酶能降解病毒蛋白和核酸，低温条件下酶活性较低。除血液外，其他标本建议2～8℃转运。若运送标本所需时间较长，应-20℃及以下保存和运送标本。有些含病毒的标本，如呼吸道拭子，运送过程需添加VTM保持病毒颗粒的效价及病毒抗原和核酸稳定，但对于病毒的分子诊断试验，VTM并非必需。有实验室报道一些细菌标本运送培养基可用于病毒标本采集和运送，如鼻咽拭子采集后冻存于脱脂牛奶-胰蛋白胨-葡萄糖-甘油缓冲液，后续可检测腺病毒、流感病毒、呼吸道合胞病毒核酸；用于细菌检出的拭子运送体系在4℃或室温存放5天，仍可用于甲型流感病毒、埃可病毒30、2型单纯疱疹病毒和腺病毒核酸检测。如果标本需检测多种微生物，如病毒、细菌、分枝杆菌和真菌，应分别采样，采样时不加VTM，将标本分装至合适的运送培养基中。干血斑标本应放在密封袋或容器中运送，需放入足够干燥剂，防止标本受潮滋生微生物。

由于标本可能含致病微生物，运送过程应防止污染人员及周围环境。采集标本时不能污染容器外部。标本用一次性塑料袋密封，用75%乙醇或2000mg/L含氯制剂消毒喷洒包装外表面，放置容器需经医疗机构批准使用，安全、防泄漏、耐高压或耐化学消毒剂。

容器表面应有生物安全警示标示。运送过程标本保持直立。运送人员应了解潜在危害并接受过防护培训，尤其是容器破碎或标本泄漏的处理。若怀疑标本含高致病性病原微生物，即《人间传染的病原微生物名录》（2006年版）列为第一类和第二类的病原微生物，在行政区域内的标本运送应经当地卫生健康委员会审批并出具"可感染人类的高致病性病原微生物菌（毒）种或样本准运证书"。未经批准，不得运送。运送标本严格按照《可感染人类的高致病性病原微生物菌（毒）种或样本运输管理规定》要求执行。运送时标本的包装参照《危险品航空安全运输技术细则》。世界卫生组织（World Health Organization, WHO）提出三层包装。第一层：带盖试管，试管标明受检者姓名、标本种类、采集时间（除标本应附有送检单，送检单与标本分开放置）；第二层：标本外塑料盒，防渗漏，容纳并保护第一层容器；第三层：外层包装，并贴好标签（数量、收件人、发件人）。

标本管上标记受试者姓名、标本编号和采样日期等信息，标本放入大小合适的独立塑料密封袋内，辅助容器内应有吸附和衬垫材料，放置于有支撑物固定的外包装箱内。高危感染性标本送检表不放入转运箱内，由送样人持有。

专车送到检测机构，运送过程中送样人不应穿连体防护服、戴手套；采用必要的人防、技防措施，防止标本被抢、被盗、泄漏、遗失和误用；运送途中携带应急处置物品，并有应急处理预案。

实验室应设专门区域分别接收不同检测要求的标本。病原体分子检测区相对独立，尽量避免标本分散到多个实验室区域检测，以便进行标本外包装、仪器、环境集中消毒。

标本送至实验室，标本接收人员及时检查标本质量，逐一核对标本信息及标本数量。每份标本应有唯一编号并可追溯。

具潜在感染性的标本，需在生物安全柜内开盖取样。离心机专用，使用密闭的离心机转子或样本杯。对于具潜在感染性的标本，分子检测前可选择标本灭活处理，降低污染风险。对于怀疑含高致病性病原微生物的标本，收样人员按生物安全二级甚至更高级别要求做好防护。在标本收集处打开外包装箱，喷洒75%乙醇消毒，将标本辅助容器取出，检查确保无渗漏后，取出自封袋，在自封袋内喷洒75%乙醇消毒，取出标本，若不能及时检测，置于4℃冰箱内暂存。如发现渗漏，按溢洒应急预案处理：立即用吸水纸覆盖，再喷洒有效氯含量为5000mg/L的消毒液消毒处理，不得继续检测操作。

二、标本保存

一般情况下，组织中的DNA 4℃可稳定保存24h，-20℃至少稳定保存2周，-70℃或以下至少稳定保存2年。石蜡组织标本常温保存，一般选择保存两年内的标本进行分子检测。保存年限过长，DNA片段化严重，可能导致假阴性结果。

用于病原微生物核酸检测的标本，为保证检测效能，根据不同标本类型和检测目标，参考不同的标本储存条件。含病毒的标本一般采用VTM延缓病毒活力降低，检测前通常将标本置冰上，但病毒核酸检测受病毒活力的影响不大。一些含常见病毒的标本，室温可保持较长时间，运送时间相对宽松。某些病毒核酸标本干燥状态下非常稳定，无须冷链运送，室温可保持较长时间，且标本无溢洒风险，感染性低。干血斑标本室温运送和保存，保存时间与所含病毒种类有关。干血斑中的HIV-1 RNA室温或-70℃可稳定保存1年以上。有些标本采用含胍盐保存液（如新冠病毒核酸检测），以灭活病毒、稳定RNA，此时参考采样管说明书进行运送和保存，一般冷藏或室温（2～25℃）运送可保存48h。

对于RNA病毒分子检测，如HIV或HCV，推荐采用静脉EDTA钠/钾抗凝血，采样后4h内离心分离血浆另存。实验显示抗凝血和分离血浆中的HIV-1病毒载量，室温可稳定30h，4℃稳定14天，−70℃可长期保存；EDTA钠/钾抗凝血中的HCV RNA室温至少稳定24h。用RNA稳定缓冲液RNAlater（QIAGEN）保存病毒标本，有包膜病毒（包括HIV）和无包膜病毒室温均可稳定72h；用含异硫氰酸胍和RNAase抑制剂的核酸纯化用AVL裂解缓冲液（QIAGEN）保存病毒标本，4℃或−20℃虫媒病毒RNA至少可稳定35天；悬浮芯片法（NxTAG™）可同时进行多种呼吸道病毒和细菌核酸定性检测，试剂说明书标明鼻咽拭子、支气管肺泡灌洗液（BAL）、鼻腔和气道吸出物、鼻腔清洗液、痰液和咽拭子等标本，在通用传输介质（UTM™）中2～8℃储存可达7天，−70℃或以下保存可达6个月，提取的核酸−70℃或以下可保存6个月；脑脊液标本中的肠道病毒RNA在4℃和−80℃可稳定2周；鼻咽冲洗液标本中的甲型流感病毒，室温、4℃和−80℃保存2周，流感病毒载量下降60%；轮状病毒RNA室温可稳定2.5个月，但粪便标本中轮状病毒核酸的稳定性尚缺乏深入评估；用十二烷基硫酸钠（SDS）-EDTA预处理的层析试验条采集的新鲜粪便标本中，不同浓度的诺如病毒，−80～37℃保存2个月后，仍可用RT-PCR检测到。由于−20℃情况下RNase仍可降解RNA，未加RNase抑制剂的标本长期保存需−70℃或以下。

对于DNA病毒分子检测，如CMV，储存后DNA定量数据不一致。研究显示EDTA钠/钾抗凝全血中CMV室温、4℃和−80℃可稳定2周。但有研究表明CMV潜伏感染者的全血标本室温或4℃储存，由于淋巴细胞裂解，释放CMV，导致DNA水平升高而出现分子检测假阳性结果；血浆中的HBV，5℃和25℃保存28天，DNA浓度无显著下降；来源于口腔和生殖道的HSV，−20℃保存16个月后，90%以上标本病毒载量与原始标本差别不超过10倍，脑脊液标本中的HSV DNA −70～25℃保存30天，PCR法仍可检测到；用SDS-EDTA预处理层析试验条采集的新鲜大便标本中的腺病毒DNA，−20～37℃保存4个月，PCR法仍可检测到。

综上，对含病毒的标本进行核酸检测时，建议血清与血细胞分离后保存。24h内检测的标本一般于4℃暂存，24h内无法检测的标本，建议−20℃保存，放置需超过1个月的标本可−70℃及以下保存。组织或细胞标本，一般冻存于−70℃或液氮中，避免反复冻融。

初筛检测后标本的保存也有相关规定。如果确认含有高致病性病原微生物或怀疑有而需进一步确证的标本，若暂存，需设立专库或专柜保存，严格实施"双人双锁"管理，并详细记录标本的来源、使用、销毁等步骤，以可追溯；疑似高致病菌标本暂存，应专室专柜，两人管理，确证之后立即销毁菌种和标本，实验室不得保存；标本保存时间，根据受试者感染的风险程度而确定，如新冠病毒核酸筛查，来自境外高风险区域人群及新冠病毒感染者的密切接触者等集中隔离人员的标本，检测后仍需−20℃保存7天，而一般人群筛查标本，仅4℃保存24h。

检测后无须保存的标本和实验过程中的废弃物，应集中放入医疗废弃物处理专用袋、带盖专用污物桶内，高压灭菌后，按医疗垃圾进行无害化处理。可能含病原微生物的废液需投入含氯消毒剂处理4h以上，有效氯浓度2500mg/L，或直接高压灭菌，再送医院污水站处理。

第三节　标本的预处理

临床标本中常含蛋白质、脂类等干扰PCR反应的物质，标本处理及保存对DNA和RNA检测影响较大。因此，处理和保存标本需采用不同方法，以保证检测结果的准确性。临床上常见的标本有血清（浆）、全血、外周血单个核细胞、分泌物（如痰液）、拭子、脓液、体液、石蜡包埋组织切片及新鲜组织、粪便等。

一、血清（浆）标本

检测临床标本中的DNA，如HBV等病原体，血清（浆）标本获取、保存和处理，按照一般制备程序处理，对测定结果影响甚微；但若检测临床标本中的RNA，如HCV等病原体，标本获取、保存和处理方式对测定结果可能有决定性影响。研究表明，测定RNA推荐使用EDTA钠/钾作为抗凝剂，禁用肝素抗凝血浆。用于测定RNA的血浆在血液抗凝后6h内分离。如使用血清，最好2h内分离。冻存标本避免反复冻融，标本制备过程中避免溶血。

二、外周血单个核细胞

一般采用商品化的淋巴细胞分离液（主要成分为聚蔗糖-泛影葡胺，比重1.075～1.092），密度梯度离心法从EDTA钠/钾抗凝全血中分离单个核细胞。红细胞、粒细胞比重约1.092，离心30min后沉淀于管底，上层为含血小板血浆，两层交界处为单个核细胞层，含淋巴细胞、单核细胞，吸取分界液面，即获得外周血单个核细胞。

三、痰液

目前临床上痰液主要用于检测结核分枝杆菌、肺炎支原体核酸。痰液成分复杂，主要包含黏液、异物、病原微生物、各种炎症细胞及坏死脱落的黏膜上皮细胞等成分。痰中含较高浓度黏蛋白、酸性糖蛋白和钙离子，可致痰液黏稠。一般采用二硫苏糖醇（DL-dithiothreitol，DTT）、胰蛋白酶、氢氧化钠溶液或商品痰液化剂处理，液化痰液后再进行核酸提取。液化时不宜加热，时间不宜过长。液化处理的痰液如不立即提取核酸，可−70℃保存。此外，检测非结核分枝杆菌的核酸，如肺炎支原体，可将痰液室温悬浮于生理盐水，充分振荡混匀，待大块黏状物下沉，取上清离心，所得沉淀物用于核酸提取。

四、拭子

拭子采集的呼吸道或生殖道分泌物，预处理时先加适量无菌生理盐水或直接采用VTM，于小型振荡器上充分混匀，吸取混悬液提取核酸。如不立即提取，则保存于-70℃。

五、脓液

脓液的预处理根据检测目的而定。如用于分枝杆菌（如结核分枝杆菌）核酸测定，黏稠的脓液与痰液标本的处理方法相同，需先液化，离心取沉淀提取DNA；稀薄的脓液可直接离心，沉淀物用生理盐水洗2～3次，即可用于DNA提取。用于非分枝杆菌测定的脓液标本，如过于黏稠，可加适量生理盐水稀释、洗涤，充分振荡后静置，取上清离心，留取沉淀提取DNA；如非黏稠样，按上述直接离心取沉淀即可。沉淀标本的保存条件同样为-70℃。

六、体液

体液标本类型较多，临床常见有尿液、乳汁、胸腔积液、腹水、脑脊液及肺泡灌洗液等，常见检测项目有结核分枝杆菌核酸、人CMV核酸、HBV核酸、呼吸道病原体（肺炎支原体、流感病毒等）核酸等。体液标本经离心后弃上清，留取沉淀，再用蛋白酶K消化后进行核酸提取。特殊标本如乳汁，因富含脂肪、蛋白质及乳糖，成分复杂，离心后取中层乳清进行核酸提取，再行PCR检测。

七、组织

对于新鲜组织，通常将组织块置液氮中碾磨捣碎，彻底匀浆化，再用含蛋白酶K的裂解液处理后提取核酸。石蜡包埋组织标本，需先用二甲苯或环保脱蜡液进行脱蜡处理，再用含蛋白酶K的裂解液处理后提取核酸。通常从中性甲醛溶液或丙酮溶液固定的石蜡包埋组织标本中提取的DNA质量较高。

八、粪便

粪便标本在肠道菌群、肠道感染病原体、肠道肿瘤相关分子检测中比较常用。粪便标本含大量蛋白质、无机物、脂肪、食物纤维等，它们均可能对核酸提取造成干扰。无机物及食物纤维影响裂解液作用发挥；大量蛋白质可使核酸纯度降低，胆盐、多聚糖对PCR有一定的抑制作用，严重影响PCR检测。通常情况下，粪便标本需前处理，取100mg或100μL粪便加入1mL标本处理液，轻轻吹吸3～5次，室温静置10min，8000r/min离心5min，吸取上清液进行核酸提取前处理，包括标本研磨分散、防腐、杂质去除等。

九、传染性高危标本

具传染性的标本灭活处理是生物安全防护的重要措施。灭活处理包括热灭活和化学灭活两种。例如，用于新冠病毒检测的标本 56℃、30min 灭活。灭活型病毒保存液的使用对新冠病毒这类传染性病毒标本的预处理具有重要作用。保存液含特殊成分，具有变性裂解细胞、抑制脱氧核糖核酸酶（deoxyribonuclease，DNase）/RNase 活性、保存核酸和灭活病毒的功能；前述新冠病毒核酸检测标本采集时，使用含病毒灭活剂的病毒采样管，实现了标本室温保存和运送，降低了运送成本，利于基层单位送检，且较好地维持了病毒核酸稳定性，低载量病毒易被检出，减少假阴性，对于保证新冠病毒核酸检测准确性具有积极意义。

第四章
核酸分离及纯化技术

第一节 核酸分离及纯化

核酸广泛存在于生物体内，在生命延续、生物体生长发育、物种遗传特性保持和细胞分化中有决定性作用，同时与肿瘤、遗传性和代谢性疾病密切相关。核酸是生命活动的主要物质基础，是生物化学与分子生物学的主要研究对象。无论是核酸结构还是功能研究，需要首先分离、纯化核酸。核酸样本的纯度和核酸结构完整性关系到后续检测和研究结果的科学性和准确性。因此，核酸提取是分子生物学实验技术最重要、最基本的操作。

一、核酸的多样性

核酸是脱氧核糖核酸（DNA）和核糖核酸（RNA）的总称，是由许多核苷酸单体聚合成的生物大分子化合物，是生命基本物质之一。真核生物DNA 95%存在于细胞核，其余5%为细胞器DNA，如线粒体、叶绿体等。RNA主要存在于细胞质中，约占RNA总量的75%，其余10%在细胞核，15%在细胞器。细胞总RNA中，核糖体RNA（rRNA）数量最多（80%～85%），其次是转运RNA（tRNA）及核内小分子RNA（miRNA等），占10%～15%，信使RNA（mRNA）含量最少，仅占1%～5%，且分子大小不一，序列各异。不同生命体的核酸结构不同：真核生物染色体DNA为双链线性分子，细胞器DNA多为双链环状分子；原核生物的染色体、质粒多为双链环状分子；病毒DNA、RNA呈双链环状、单链环状、双链线状及单链线状等形式。核酸分子结构和分布特点决定了核酸提取的多样性。

二、核酸提取要求

核酸的一级结构不仅携带遗传信息，还决定其高级结构及与其他生物大分子结合的方式。核酸提取后，一级结构完整是后续核酸结构与功能研究的基础和前提。核酸提取还应防止污染。为保证核酸一级结构的完整性，通常采取以下措施：

（1）减少人为因素对核酸的污染和破坏。简化操作步骤，缩短提取过程。

（2）减少化学因素对核酸的降解。最好在pH 4～10条件下提取，避免强酸、强碱破坏核酸链中的磷酸二酯键。

（3）减少机械剪切力、高温等物理因素对核酸的降解。机械剪切力包括强力高速振荡、搅拌等，主要危害真核细胞染色体DNA等分子质量大的线性DNA分子，对环状DNA及RNA等分子质量小的分子破坏较小；高温可破坏核酸分子中的磷酸二酯键。因此，核酸提取一般需低温操作，建议0～4℃进行。

（4）防止核酸生物降解。细胞内外的各种核酸酶，具有降解核酸的作用，通过消化核酸链中的磷酸二酯键，破坏核酸一级结构。其中，DNase激活需金属二价离子Mg^{2+}、Ca^{2+}，使用EDTA、枸橼酸盐和8-羟基喹啉等螯合金属二价离子，基本可以抑制DNase的活性；RNase分布广泛，耐高温、耐酸碱、不易失活。提取RNA时，可采用高温烘烤或RNase抑制剂，如焦碳酸二乙酯（diethyl pyrocarbonate，DEPC），处理提取所用的器皿和溶液。

为了不影响对核酸分子的后续操作，核酸样本中不应含有抑制酶作用的有机溶剂或过高浓度的金属离子；其他生物大分子如蛋白质、多糖和脂类等的污染应降到最低。提取DNA时，应去除残余RNA；提取RNA时，需去除残余DNA。

三、传统方法

核酸提取传统方法主要指化学提取法，包括提取DNA的酚/氯仿法、盐析法和提取RNA的Trizol法。

（一）酚/氯仿法

酚/氯仿法是基因组DNA提取的经典方法。原理是利用DNA与蛋白质等杂质在水相和有机相中溶解度不同而分离DNA。主要步骤：细胞裂解使核酸游离，加入酚/氯仿充分混匀，将蛋白质变性，离心，形成上、中、下三层，上层水相层含核酸，中间乳化层主要含蛋白质，下层有机层为酚/氯仿，吸取上层水相，将蛋白质和核酸有效分开，最后用无水乙醇沉淀DNA。此方法操作复杂、通量低、耗时，苯酚、氯仿有毒性和腐蚀性，提取过程反复离心和转移，易损伤DNA，现临床实验室较少应用。

（二）盐析法

盐析法是实验室常用的DNA提取法。原理是利用高浓度盐去除蛋白质等，实现DNA提纯。蛋白质分子表面带亲水基团，易与DNA溶液发生水合，形成水化层，使蛋白质分子顺利进入水溶液，形成稳定的胶体溶液。加入饱和盐后，高浓度的正、负离子可消除表面水化层，盐析沉淀蛋白质，离心分离核酸与蛋白质，再用预冷的乙醇沉淀，获取DNA。该方法方便、无污染，基本满足常规PCR扩增对DNA质量的要求。但提取的DNA纯度低，不适合对DNA模板完整性和纯度要求较高的实验。

（三）Trizol法

Trizol法是提取总RNA的经典方法。Trizol试剂主要成分是苯酚。主要步骤：裂解细胞使核糖核蛋白从细胞匀浆中分离出来，加入氯仿，反复抽提使蛋白质变性，水相与有机相分离，变性蛋白质与其他大分子物质残留于有机相，RNA则保留在水相中，离心除去变性蛋白质，分离出水相，添加适量乙醇或异丙醇沉淀RNA，采用无菌、无核酸酶的纯水复溶RNA沉淀，加入DNase，除去RNA中的少量DNA，便可得到RNA样本。RNase污染是导致RNA提取失败的主要原因，RNA易被RNase降解，RNase广泛存在于环境中，活力高且稳定。提取RNA时始终要加倍小心。实验过程戴手套能有效避免皮肤上的RNase污染样本；添加适量的RNase抑制剂能显著降低内源性RNase的活力；此外，定期对实验器材进行去RNase处理等能有效减少RNase的污染。

四、硅胶膜法

硅胶膜法是目前提取DNA或RNA的常见方法之一。该法原理是高盐、低pH的特定溶液环境促使核酸吸附于多层硅胶膜，洗涤去除杂质后，改变溶液环境，将核酸溶解到纯水或TE缓冲溶液（5mmol/L或10mmol/L Tris-HCl，1mmol/L EDTA，pH=8.0）中，即得到纯化的核酸。

把硅胶膜固定在离心管中，在离心力或负压作用下，让液体通过类似于超滤膜的硅胶膜，细胞在高盐、低pH溶液环境裂解，核酸留在膜上，经洗涤，用低盐、高pH溶液洗脱可得到纯化的核酸。此方法用于全血、羊水、绒毛DNA提取。目前国内外用硅胶膜法提取核酸的试剂盒较多，操作步骤大同小异，不同厂家试剂盒的区别主要在提取核酸纯度和标本体积控制上。该方法提取核酸纯度高，能满足不同标本体积需求，无须专门的仪器，离心机即可操作，但该方法操作较烦琐、耗时，不适于大量标本核酸提取。

五、磁珠法

磁珠法是目前自动化核酸提取最常见的方法。该方法利用磁珠在高盐、低pH环境下吸附核酸，在低盐、高pH环境下与核酸分离，移动磁珠或转移液体来获取DNA或RNA。磁珠法核酸分离提取过程大致如下：

1. 活化磁珠　磁性纳米微球表面修饰羟基、羧基等功能基团，形成核酸分离用的磁珠。

2. 细胞裂解　细胞裂解液处理样本，游离出核酸，在一定浓度的盐和聚乙二醇等物质作用下，特异性结合于表面有功能基团的活性磁珠上，蛋白质等分子不能被吸附而留在溶液中。

3. 洗涤与洗脱　在磁场作用下，携带有核酸的磁珠与溶液分离，通过转移磁珠或转移液体，用70%乙醇清洗核酸-纳米磁珠复合物，再用Tris缓冲液或纯水将核酸从磁珠上洗脱下来，通过磁场将磁珠弃除或沉底，得到高纯度核酸溶液。

该法实现了核酸提取自动化且重复性较好，摆脱了传统方法离心等手工操作；可根据应用场景设计磁场和搅拌装置，满足临床检测的不同需求。需要注意核酸提取方法和标本保存液及灭活方式有关，在选择使用时应注意。

六、自动化核酸提取工作站

（一）按仪器型号和处理规模分类

目前临床使用的核酸提取工作站可分为大型核酸提取工作站和小型自动化仪器两类：

1. 大型核酸提取工作站 又称自动液体工作站，功能强大：可自动完成分液、移液、吸液等步骤，甚至可整合核酸扩增、检测设备，实现标本提取、扩增、检测全过程自动化操作。核酸提取只是其中的一个功能。设备及运行成本均较高，不适合常规实验室，主要用于大量同一类型标本需一次提取时。

2. 小型自动化仪器 是利用封装好的配套试剂自动完成核酸提取、纯化过程的自动化仪器。通过设计特殊的运行结构，可设置不同提取方案和试剂种类，设备及运行成本均不高，操作方便，单次提取耗时短，深受中小型实验室欢迎。

（二）按提取原理分类

根据工作站提取核酸的原理不同核酸提取也可分为离心柱法和磁珠法两种。

1. 离心柱法 离心柱法核酸自动提取仪采用离心机或抽滤机与自动移液装置结合，提取通量一般为1～12个样本/次，操作时间和手工提取相近，对实际工作效率的提高意义不大，且不同型号仪器的耗材不通用，适用范围有限。

2. 磁珠法 磁珠法核酸自动提取仪以磁珠为载体，原理同前述，提取通量易调整，既可单标本提取，也可8～96个标本/次提取，操作简单快捷，提取96个标本仅需40min，显著减少手动操作时间，实验效率提高，又保证了重复性，因而广泛应用于临床检验。

此外，按照磁珠吸附方式不同，磁珠法又可分为移液法和磁棒法两类。

（1）移液法：通过操作系统控制机械臂转移液体，实现核酸提取纯化。根据吸磁方式，分侧吸法和底吸法两种，步骤如下：

1）细胞裂解释放核酸：加入裂解液，反复吹打、振荡混匀、加热、破碎。

2）磁珠吸附核酸：加入磁珠，吹打、振荡混匀，高盐、低pH条件下，磁珠吸附核酸，外加磁场使磁珠与溶液分离，吸头移去液体。

3）洗涤核酸：撤去外加磁场，更换吸头，加洗涤缓冲液，吹打、振荡混匀，去除杂质，外加磁场移去液体。

4）洗脱核酸：撤去外加磁场，更换吸头，加洗脱缓冲液，吹打、振荡混匀，结合的核酸与磁珠分离，得到纯化核酸。抽除废液不能太靠近磁珠，否则磁珠同废液被吸走，可能导致杂质残留；漂洗液中残留的盐和乙醇可能影响洗脱效率。设备厂家通过调整移液控制参数、优化磁珠品质，实现最大限度减少残留、纯化核酸的目的。

（2）磁棒法：通过仪器中磁棒运动实现磁珠从标本裂解液/结合液、洗涤液，再到洗脱液的转移，自动完成核酸分离、纯化过程。根据搅拌方式又分为上下拍打和涡旋两种类型。步骤如下：

1）裂解吸附：含磁珠的裂解液加入待处理样本，充分混合，裂解细胞（适当加热助细胞裂解），释放核酸，高盐、低pH条件下核酸特异性吸附于磁珠，蛋白质等分子不被吸附，留在溶液中。

2）洗涤：在磁棒的磁场作用下，磁珠与溶液分离，磁棒将磁珠转移至洗涤缓冲液中，反复洗涤，去除蛋白质、无机盐等杂质。

3）洗脱：洗涤结束后，磁棒将磁珠转移至洗脱缓冲液，在低盐、高pH条件下吸附于磁珠的核酸被洗脱下来。磁棒将磁珠移出，完成核酸提取。由于转移的是磁珠，磁棒法不存在液体残留情况，仪器可小型化，目前使用较广泛。

第二节 DNA分离、纯化、鉴定和保存

研究DNA分子在生命代谢中的作用，鉴定待测标本是否含有靶基因，常需从不同生物材料中提取DNA。目前，分离与纯化主要针对人源基因组DNA、细菌DNA和病毒DNA。需评估标本具体情况，结合临床应用，选择合适的提取方案。离心柱法和磁珠法是现今DNA提取纯化的主流方法。

一、DNA分离与纯化

纯化人源基因组DNA广泛用于遗传性疾病和肿瘤筛查的分子诊断，如地中海贫血基因、耳聋基因、细菌药物敏感基因、肿瘤易感基因等。临床标本多为静脉血、指尖末梢血干血片、唾液和口腔拭子等，选择合适的核酸提取、纯化方案，获取高质量的基因组DNA，可为下游的分子生物学实验提供有力保障。法医类标本成分较复杂，DNA浓度较低，如头发毛囊、痕量血迹等，需选取得率高、抗干扰强的提取试剂，保证检测准确性。基因组DNA主要存在于细胞核，提取基因组DNA，选择含有足够数量有核细胞的标本尤为重要；为防止污染，通常需添加RNA消化酶（RNase），消除检材内源性RNA干扰。采用离心吸附柱法或磁珠法分离纯化，约40min可获得相应标本的DNA。

细菌DNA分离与纯化常用于临床实验室。标本类型有全血、痰液、肺泡灌洗液、咽拭子、肛拭子、脓液、生殖道分泌物等。所得细菌DNA进行PCR检测或新一代高通量测序，可快速鉴定感染细菌种类，为临床诊治提供信息。细菌DNA分离和纯化步骤：首先裂解消化标本，破坏细胞壁和细胞膜结构，暴露DNA，使用离心吸附柱或磁珠富集DNA，去除蛋白质和盐等杂质，最后回收纯化的DNA。选择合适的裂解方法是关键。提取时通常需加入溶菌酶裂解细菌，充分释放内部DNA，获得高质量细菌DNA。

病毒DNA的分离和纯化使用的标本类型主要为全血、血浆、血清、脱落细胞等，直接提取纯化标本的病毒DNA，进行荧光定量PCR或新一代高通量测序检测或鉴定病毒。常见筛查的DNA病毒有HBV、HPV、EBV、CMV等，用于指导疫苗接种，或对抗病毒治疗者（如HBV感染患者）进行病毒载量定量以评估疗效。病毒DNA分离和纯化主要步骤：裂解消化标本，破坏病毒衣壳结构，暴露DNA，使用离心吸附柱或磁珠进行富集，去除蛋白质和盐等杂质，回收纯化的DNA。

二、DNA鉴定

提取纯化的DNA需进行浓度和纯度鉴定，判断是否适合进一步实验。

（一）浓度

DNA的浓度鉴定通常采用紫外分光光度法或荧光光度法。

1. 紫外分光光度法　基于核酸分子中的碱基有紫外线吸收特性，最大吸收波长260nm。当碱基与戊糖、磷酸形成核苷酸后，其最大吸收波长不变。波长260nm紫外线照射下，1个OD值光密度约相当于50μg/mL双链DNA或38μg/mL单链DNA。若精确定量已知序列的单链寡核苷酸分子的浓度，需结合其实际分子质量与摩尔吸光系数，根据朗伯-比尔定律进行计算。若DNA样本中含有盐，260nm吸光度值（A_{260}）会偏高，需测定A_{310}扣除背景，以A_{260}与A_{310}的差值作定量依据。紫外分光光度法只适用于＞0.25μg/mL的核酸溶液测定。

2. 荧光光度法　荧光染料溴乙锭嵌入核酸的碱基平面后，本无荧光的核酸受紫外线激发发出橙红色荧光，荧光强度积分与核酸含量成正比。该法测定灵敏度可达1ng，适合低浓度核酸定量分析。新一代超灵敏荧光染料SYBR Gold，可从琼脂糖凝胶中检出＜20pg的双链DNA。

（二）纯度

紫外分光光度法和荧光光度法也可进行核酸纯度鉴定。

1. 紫外分光光度法　采用A_{260}/A_{280}值可判定有无蛋白质污染，TE缓冲液（10mmol/L Tris-HCl，1mmol/L EDTA pH=8.0）中纯DNA A_{260}/A_{280}值约为1.8，比值升高或降低均提示不纯。蛋白质在280nm、酚在270nm有高吸收峰，可鉴别蛋白质或酚的污染；如有RNA污染会导致DNA制品A_{260}/A_{280}值＞1.8。

2. 荧光光度法　利用溴乙锭等荧光染料示踪核酸电泳结果，判定核酸纯度。DNA远大于RNA分子，电泳迁移率低，通过分析以溴乙锭为示踪染料的核酸凝胶电泳结果，可鉴定DNA制品中有无RNA干扰，亦可鉴定RNA制品中有无DNA污染。

（三）完整性

通常采用凝胶电泳法，以溴乙锭为示踪染料。基因组DNA分子质量大，在电场中泳动慢，如果有降解的小分子DNA片段，电泳图可明显显示。

三、DNA保存

经过提取纯化的DNA，一般溶解于TE缓冲液，置-20℃保存。受某些后续实验限制，经过提取纯化的DNA也可用双蒸水溶解暂存，但不宜存放过久，容易降解。

第三节　RNA分离、纯化、鉴定和保存

　　RNA是分子生物学实验的重要材料，获取高浓度、高纯度和完整的RNA是实验的重要环节。随着对RNA的深入研究，发现的RNA种类日益丰富，主要分为rRNA、tRNA、mRNA，以及含量相对较少的miRNA、lncRNA、circRNA等。目前实验主要集中于总RNA和mRNA的分离与纯化。必须注意，实验过程中所有试剂和耗材都应进行无RNase处理，操作过程应避免RNase污染。

一、RNA分离和纯化

　　基因组mRNA纯化主要用于肿瘤患者肿瘤基因mRNA表达检测、cDNA文库构建前处理。临床多采集静脉血为标本，先裂解标本中的红细胞，得到白细胞沉淀，进行总RNA分离。通常采用Trizol法分离总RNA，主要步骤是裂解待测标本的白细胞，再进行核酸抽提。利用寡聚（dT）能特异结合mRNA尾部poly（A）这一特性，采用寡聚（dT）修饰的载体材料，如寡聚（dT）纤维素、磁珠等，对mRNA进行富集纯化。

　　病毒RNA分离和纯化主要用于RNA病毒感染性疾病的病原体快速鉴定、检测。纯化得到的病毒RNA可用于新一代高通量测序，对比已有数据库信息，判定是否出现病毒变异株等。临床标本多为全血、血浆、血清和咽拭子等。病毒RNA的分离和纯化过程与病毒DNA的分离和纯化基本一致，不再赘述。RNA病毒不稳定，易被环境中RNase降解，得到RNA后尽快进行下游实验，避免提取核酸降解而造成假阴性。

二、RNA鉴定

（一）浓度

　　RNA浓度鉴定与前述DNA鉴定基本一致。主要区别在于波长260nm紫外线下，RNA的光密度1个OD值约相当于38μg/mL的单链RNA或33μg/mL的单链寡聚核苷酸。

（二）纯度

　　1. 紫外分光光度法　A_{260}/A_{280}值是衡量蛋白质污染程度的良好指标，蛋白质在280nm、酚在270nm有高吸收峰，可鉴别蛋白质或酚的污染，TE缓冲液中纯RNA A_{260}/A_{280}值约为2.0。比值2.0是高质量RNA的标志，受RNA二级结构影响，该比值可能有波动，一般为1.8～2.1。此外，鉴定RNA纯度，溶液pH会影响A_{260}/A_{280}值，RNA用双蒸水溶解比用TE缓冲液溶解的A_{260}/A_{280}值低。

　　2. 荧光光度法　利用溴乙锭等荧光染料示踪核酸电泳结果，判定核酸纯度，总RNA由rRNA（80%～85%）、tRNA及核内小分子RNA（15%～20%）、mRNA（1%～5%）组成，电泳后呈现特征性三条带。原核生物RNA为明显可见的23S、16S rRNA条带及由

5S rRNA与tRNA组成的略扩散的相对快迁移条带；真核生物为28S、18S rRNA及由5S、5.8S rRNA与tRNA构成的条带。mRNA量少且分子大小不一，肉眼一般难识别。

（三）完整性

完整的、无降解或降解很少的总RNA电泳图，除具特征性三条带外，三条带的荧光强度积分也有特定的比值。沉降系数大的核酸条带，分子质量大，电泳迁移率低，荧光强度积分高；反之，分子质量小，电泳迁移率高，荧光强度积分低，一般28S（或23S）RNA的荧光强度约为18S（或16S）RNA的2倍，否则提示有RNA降解。如果加样槽附近有着色条带，提示可能有DNA污染。

三、RNA保存

RNA属于易降解生物制品。一般使用无核酸酶纯化水或DEPC处理水溶解，短期保存置于–20℃，长期保存置于–70℃或以下。

第四节　特殊项目核酸分离及纯化

一、DNA/RNA核酸共提取

DNA/RNA核酸共提取主要用于未知病原体的标本分离核酸，临床常用于检测及鉴定病毒，如献血者血液病毒筛查。目前主要采用磁珠法病毒核酸提取试剂盒对待测标本进行DNA/RNA共提取，后续进行荧光定量PCR扩增鉴定。

试剂盒以高结合力超顺磁性纳米磁珠为吸附载体，在高浓度离子化剂（如盐酸胍或异硫氰酸胍）条件下，磁珠通过氢键和静电作用吸附核酸，蛋白质或其他杂质不被吸附而去除。磁珠吸附核酸后，洗涤去除蛋白质和盐，再用纯化水或低盐缓冲液（如TE溶液）洗脱核酸。

该方法所得核酸纯度高，可直接用于下游分子生物学实验（如PCR、酶切、杂交等）。实验过程无须使用酚、氯仿等有毒试剂，结合提取设备可以实现自动化操作，提取通量高且耗时短。实验关键在于合适的DNA/RNA核酸共提取方法的选择，需兼顾DNA和RNA得率；对于微量或痕量标本，提高提取试剂灵敏度可避免核酸丢失。

二、游离DNA分离纯化

游离DNA（cell-free DNA，cfDNA）指外周血中游离于细胞外的部分已降解的机体内源性DNA。cfDNA分为胎儿游离DNA（cell-free fetal DNA，cffDNA）和肿瘤游离DNA（cell-free tumor DNA，cftDNA）两类，分别存在于孕妇和肿瘤患者。分离、纯化cfDNA主要应用于无创产前筛查和肿瘤液体活检。标本中cfDNA浓度较低，一般通过增加标本体积来提高得率。目前市售提取分离试剂盒多采用离心吸附柱法和磁珠法两大类。

三、宏基因组核酸分离纯化

宏基因组指一个环境中全部微小生物遗传物质的总和。通常利用二代测序（NGS）技术进行分析，以特定环境下微生物基因组为研究对象，在分析病原体多样性、种群结构、进化关系的基础上，进一步探究特定环境下微生物的群体功能活性、相互作用及其与环境之间的关系，发掘潜在的生物学意义。宏基因组核酸提取是进行宏基因组测序重要的前处理环节，关系到下游高通量测序实验是否能检测并分析出待测标本所有已知、未知病原体。

宏基因组核酸提取综合细菌、真菌、病毒、寄生虫、支原体、衣原体等DNA/RNA提取于一体。对于人源标本，增加了人源宿主核酸的去除，得到总核酸后再进行文库构建、测序比对分析。核酸提取关键在于富集标本总核酸，对于提取细菌DNA，一般添加溶菌酶或玻璃珠破壁处理，保证细胞内核酸充分释放。

第五节　核酸释放剂与多样本混采、混提技术

一、核酸释放剂

核酸释放剂是一种混合溶液，主要用于快速裂解常见生物样本如血清、血浆、分泌物、拭子等，使其中的核酸游离到溶液中，多用于病毒基因组的快速提取。核酸释放剂含蛋白变性剂，在适宜的离子强度和pH条件下，使细胞或病毒结构破坏，蛋白质变性，核酸释放到溶液中。部分厂家提供与PCR扩增试剂配套使用的核酸释放剂。

核酸释放剂的优势在于简化核酸提取操作，将待测拭子中加入释放剂，振荡混匀（部分产品需加热孵育），静置片刻，上清即为核酸模板。该类产品裂解释放核酸效率高，实验时间短。无须核酸提取仪等特殊设备，不受检测场地影响，应用场景丰富，灵活性强。

二、多样本混采、混提技术

在传播性极强的传染病疫情暴发之初，社区总体阳性率低，暴发区域较广时，短时间内实现大规模样本病原学检测，快速筛出感染者，第一时间科学划定风险区域并动态调整，是控制疫情的重要手段。这种情况往往需要采用多样本混采技术和混提技术。

（一）多样本混采技术

多样本混采技术指将采集自多个（如3、5或10个）个体的拭子样本，合并放入同一份保存液（3～6mL）中，振荡混匀后，取一定量的混合液样本进行核酸提取及后续PCR扩增，检测靶基因。若检测结果为阴性，则该5～10位受检者均判为阴性；若检测结果为阳性，则该5～10位受检者重新单独采样，分别进行检测，以确定阳性结果的来源。

混采技术可减少使用大量采样管和核酸扩增检测试剂，减少核酸提取仪和荧光定量PCR仪及相应耗材的使用，节省成本。相比于单采单检，该方法大幅提高了检测效率，适合总体阳性率低的大样本量人群筛查。

混采技术有适用人群的严格要求。5或10合1管混采方式，适用于感染率低（如＜0.01%，即10 000个检测中仅1个阳性结果）的人群，新冠疫情中，国内低风险区域的住院患者及其陪护、医务人员等属此类；而发热门诊、急诊患者等感染率高（如＞1%，即100个检测中不止1个阳性结果）的人群，不适合应用混采技术。

混样数受后续所用提取试剂和PCR扩增反应试剂的灵敏度限制，也受限于核酸提取仪可承载的最大测试体积，合并标本5～10份甚至20份不等。

（二）多样本混提技术

多样本混提技术是拭子标本核酸提取的延伸技术，指将不同的单个采样的被检者样本（如3、5或10个）振荡混匀后，分别取出一定体积（如0.2mL）合并为一份混检液（2mL）进行核酸提取，PCR扩增检测靶基因。若检测结果为阴性，则受检者均判为阴性；若检测结果为阳性，则所混标本重新分别单独检测，确定阳性结果来源。

多样本混提技术由于未降低样本量，确保了检测的灵敏度，加上检测效率高，非常适合阳性率低的病原体核酸检测，如血站的病毒核酸筛查和传染病发病初期的检测。然而，该方案受制于核酸提取试剂的性能及大体积的核酸提取设备的应用，并不能在基础单位普及，更适合在血站、城市检验中心应用。

随着分子检测技术的发展，以宏基因组、基因编辑、数字PCR、二代测序、封闭式一体化核酸检测系统为代表的新技术不断涌现，核酸提取技术也在不断改进。一步法提取、免提取核酸释放剂在病原体检测领域的应用，使获取核酸的时间大幅减少；多标本混采和多标本混提技术，大幅提高了病原体核酸大规模筛查的效率；封闭式核酸提取技术，使得核酸检测不再局限于洁净实验室，应用场景得以丰富；靶向核酸富集技术，提高了检测灵敏度。分子检测技术的发展极大地推动了核酸提取技术的进步。随着微流控技术、自动化控制技术和新材料化学等各学科交叉及技术的融合，先进的计算机技术、信息学技术和统计学方法等不断引入，核酸提取技术将持续完善，越来越接近所得核酸品质更高，提取过程更快捷、经济、安全的目标。

第五章

核酸扩增技术

核酸扩增是分子生物学研究的基础，对遗传学、微生物学乃至整个生命科学的发展有重要作用，也是检测疾病标志物的重要手段之一。作为应用最广泛的核酸扩增技术，聚合酶链反应（polymerase chain reaction，PCR）经历了定性到相对定量的实时荧光定量PCR（qPCR）和相对定量的数字PCR（digital PCR）的发展历程，在医学和环境科学等领域普及。此外，核酸等温扩增技术由于操作简便、不依赖特殊设备，在现场快速检测方面颇具优势，前景良好。核酸扩增技术检测快速、结果准确，在临床检验中将有更大作为。

第一节　PCR技术

一、PCR技术起源和耐热聚合酶

PCR技术起源与早期发展，得益于耐热聚合酶的发现和应用。1971年Korana最早提出体外扩增核酸的设想，但因缺乏耐高温聚合酶而未能实现。1985年Kary Mullis发展出PCR技术，其以大肠埃希菌DNA聚合酶Ⅰ的Klenow片段作DNA聚合酶，由于DNA模板热变性时酶失活，每次加入的酶仅能完成一个扩增周期。1988年Saiki等从温泉中分离的水生嗜热杆菌（*Thermus aquaticus*）中提取到在热变性温度时仍保持活性的DNA聚合酶，命名为*Taq* DNA聚合酶（*Taq* DNA polymerase），由此不必在每个扩增反应时加入酶。*Taq* DNA聚合酶使得PCR广泛应用。

科学家采取从自然界分离耐热菌、混合使用几种酶或基因工程改造酶等手段，尝试获得酶学性能更好、保真性更高的DNA聚合酶。在自然界陆续发现了Vent、Deep Vent、*Pfu*和*Tgo*等有校正功能的耐热DNA聚合酶：①Vent是较早应用的一种高保真耐热DNA聚合酶，来自古菌*Thermococcus litoralis*，保真度比*Taq* DNA聚合酶高5倍，具有3′→5′核酸外切酶校读活性；②Deep Vent来自*Pyrococcus* species GB-D，比*Vent*更耐受高温，适于长链PCR反应；③*Pfu*来自古菌*Pyrococcus furiosus*，具有超强纠错能力和热稳定性，极受关注；④*Tgo*来自古菌*Thermococcus gorgonarius*，扩增效率和扩增忠实性与*Pfu*酶相当，但长链扩增效果不及*Pfu*酶。

现有聚合酶混合可有更优良的性能。*Taq* plus DNA聚合酶和长片段*Taq* DNA聚合酶是两种较常用的混合酶。*Taq* plus DNA聚合酶混合了*Taq*酶和*Pfu*酶，兼具*Taq*的高效率及*Pfu*的高保真性，还具有5′→3′和3′→5′核酸外切酶活性，适合要求保真度高、模板结构复杂（如GC含量高、存在二级结构等）的PCR扩增；长片段*Taq* DNA聚合酶由按一定比例混合的*Pfu*酶和*Taq*酶组成，专门针对长片段PCR，可合成超长DNA片段。两种酶协同作用，将扩增效率、合成速度和延伸性完美统一。此外，基因工程改造得到的*Vent*R和Deep *Vent*R DNA聚合酶，去除了3′→5′的外切酶活性，适合双脱氧法测序和高效率PCR。

如今，PCR技术不再受DNA聚合酶功能的限制。通过基因工程定向改造酶，推进PCR技术发展和应用。

二、PCR技术原理与基本步骤

PCR技术原理类似于DNA天然复制过程，特异性依赖靶序列两端互补的寡核苷酸引物，在DNA聚合酶作用下，半保留复制，沿模板链延伸而合成新DNA链。PCR基本反应步骤（图5-1）如下。①变性：模板DNA加热至94℃，双链解离成单链；②退火：温度降低至约55℃，引物与模板DNA单链互补序列配对结合；③延伸：在*Taq* DNA聚合酶作用下，以脱氧核苷三磷酸（dNTP）为反应原料，按碱基互补配对原则半保留复制，沿引物延伸合成一条与靶序列互补的新链。

上述步骤构成一次循环，每次循环的产物作为下一次循环模板，周而复始，目的DNA片段数量呈指数增加。经一定数量循环，得到原始模板10亿甚至1000亿倍的特异性DNA复制片段。

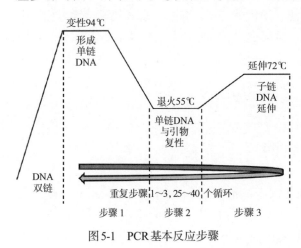

图5-1　PCR基本反应步骤

三、PCR扩增体系和条件

PCR扩增体系包含引物、模板DNA、DNA聚合酶、dNTP及含阳离子的溶液。PCR扩增条件为温度、时间和循环次数。

（一）PCR扩增体系

1. 引物

（1）设计流程：根据检测的目的序列设计引物。大体分四个步骤：①获取序列；②序列的分析与整理；③确定引物设计的位置并选取序列；④引物特异性比对及综合评价。目前，序列获取几乎全部来自国际三大核酸数据库：国家生物技术信息中心（National Center for Biotechnology Information，NCBI）、日本DNA数据库（DNA Data Bank of Japan，DDBJ）和欧洲分子生物学实验室（European Molecular Biology Laboratory，EMBL）。若扩增已知基因片段，可直接在数据库中搜索该物种该基因的DNA序列为模板来设计引物；若检测已知基因的某突变，需在数据库中查找、确认突变位点信息。选取适合序列模板后，使用DNAStar、DNAMAN、Mega等生物学软件或使用NCBI在线对比功能（https：//blast.ncbi.nlm.nih.gov/Blast.cgi）分析比较序列同源性；通过Primer premier 5、Oligo 6.0等引物设计软件进行设计和分析；最后，在NCBI引物比对分析模块（https：//www.ncbi.nlm.nih.gov/tools/primer-blast/index.cgi?LINK_LOC=BlastHome），对设计的引物进行特异性比对和评价。

（2）基本原则：引物设计需遵循以下原则。①引物长度一般15～30bp，不应≥38bp；②引物3′端不能被修饰，避免出现3个以上连续碱基，如GGG或CCC，避免使用碱基A；③避开密码子第3位，引物序列GC含量一般40%～60%，碱基尽可能随机分布；④引物自身及引物之间避免连续4个碱基互补；⑤一对上、下游引物的熔解温度（T_m）值相差不超过5℃，扩增产物与引物的T_m值相差不超过10℃。

2. 热启动聚合酶　普通*Taq* DNA聚合酶在最适温度72℃时酶活性最佳，低于该温度酶活性较弱。升温过程中酶发挥活性，反应体系极易错配或形成引物二聚体。因此，为提高PCR扩增特异性，降低反应错配率，需人为控制酶活性，使酶在达到最佳活性前不发挥功能。

商品热启动聚合酶通过酶修饰实现一定程度热启动效果，常用抗体修饰法、化学修饰法、核酸适配体法、重组修饰法及特殊纳米材料修饰，原理不同，各有优劣。①抗体修饰法：利用聚合酶高亲和力抗体结合聚合酶，常温下暂时抑制聚合酶活性，在PCR预变性阶段，高温下抗体变性，与聚合酶分离，聚合酶活性恢复并进行PCR扩增，从而实现热启动PCR。抗体修饰酶技术成熟、热启动效果好，但抗体抑制聚合酶在PCR反应前期效果明显，后期无热启动效果。②化学修饰法：利用不耐热化学修饰基团（如酸酐）耦合聚合酶残基，常温下抑制聚合酶活性。在PCR预变性阶段高温下，修饰基团水解脱落，与聚合酶分离，聚合酶活性恢复进行PCR扩增。化学修饰法抑制效果彻底，但抑制效果的可重复性和可控性较差。③核酸适配体法：借助一类具有特异性识别功能的单链核酸分子封闭酶活性。这类单链核苷酸可为RNA或DNA，长度一般25～60个核苷酸。单链核苷酸可形成特定的空间构象，对蛋白质等具有高特异性和亲和力，通过非共价键与DNA聚合酶结合，抑制聚合酶在PCR热启动前的温度下发生聚合反应。核酸适配体法稳定性高，样本降解可能性小，但特异性不强，稳定性差。

3. 关键组分及浓度　标准PCR反应体系的引物和聚合酶至关重要，同时dNTP、二价阳离子与一价阳离子也是决定PCR反应成败的关键组分。每种dNTP浓度一般为200～250μmol/L。dNTP浓度高可抑制扩增反应。常用二价阳离子有Mg^{2+}和Mn^{2+}，热稳定DNA聚合酶多为Mg^{2+}依赖性，一般认为Mg^{2+}优于Mn^{2+}。此外，由于dNTP和寡核苷酸均能结合Mg^{2+}，反应体系的阳离子浓度须超过dNTP和引物来源的磷酸盐浓度（一般dNTP浓度为200μmol/L时，Mg^{2+}浓度以1.5～2.0mmol/L为宜）。因此，应结合引物与模板，通过实验最终确定二价阳离子的最佳浓度。K^+是PCR体系常用一价阳离子，PCR缓冲液含50mmol/L KCl，对扩增＞500bp长度的DNA片段有益，KCl浓度提高到70～100mmol/L时，对扩增较短DNA片段有益。

4. PCR增强剂　是PCR反应体系中增加PCR产物产量或减少非特异性产物的一类物质。目前发现多种PCR增强剂，见表5-1，根据作用和原理，大体分为三类：

（1）用于扩增高GC含量或形成复杂二级结构的DNA增强剂（共溶剂），如甜菜碱、二甲基亚砜、甲酰胺和甘油等。注意此类增强剂要避免过量使用，否则会抑制PCR反应。

（2）用于保护DNA聚合酶活性和稳定性的增强剂，如牛血清白蛋白、明胶和非离子型去污剂（Tween、Triton和SDS）。

（3）用于优化引物和模板结合的增强剂，如铵离子，可减少引物和模板错配，提高反应特异性，降低PCR反应条件要求，一般PCR试剂包含10～20mmol/L硫酸铵。

此外，聚乙二醇、聚醚酰亚胺、亚精胺和单链DNA结合蛋白也可作为增强剂提高PCR扩增特异性。

表5-1　常用PCR增强剂

试剂	工作浓度	主要作用
二甲基亚砜	1%～10%	降低T_m，打开高GC模板二级结构
甘油	5%～20%	打开二级结构，增强酶稳定性，提高产量
甲酰胺	1%～5%	降低T_m，打开高GC模板二级结构
NP-40	0.1%～1%	稳定蛋白，减少管壁黏附作用
Tween 20/40	0.1%～2%	稳定蛋白，减少管壁黏附作用
明胶	—	蛋白保护剂
D-（+）海藻糖（二水）	0.5～0.8mol/L	蛋白稳定剂
Tris/Tricine/Bicine	10～80mmol/L	提供pH缓冲条件
四甲基氯化铵	10～50mmol/L	提高模板与引物的特异性
聚乙二醇	5%～15%	增加模板局部浓度
左旋肉桂碱盐酸盐	0.1～1mol/L	降低T_m，打开二级结构，增加产量
甜菜碱	0.1～2mol/L	降低T_m，打开二级结构，增加产量
牛血清蛋白	0.01～0.1mg/mL	提高稳定性，防止酶分解和非特异性吸附

（二）PCR扩增条件

标准PCR反应采用三温度点法，双链DNA在90～95℃变性，迅速冷却至40～60℃，引物退火结合到靶序列上，快速升温至70～75℃，引物链沿模板延伸。对于较短的靶基因（100～300bp）可采用二温度点法，退火与延伸合二为一，一般采用94℃变性，65℃左右退火与延伸（此温度*Taq* DNA酶催化活性仍较高）。PCR循环一般25～40次。次数过多易造成非特异性扩增严重，增加复杂度；次数太少，则产率偏低。因此，在保证产物得率前提下，应尽量减少循环次数。

四、PCR技术分类

随着PCR技术优化，产生了多种基于PCR的核酸扩增技术，其应用领域不断扩大，目前已有多种应用于临床检验。PCR技术主要分为两大类，一类以优化PCR扩增条件为目的，如巢式PCR、快速PCR和降落PCR等；另一类以扩增及区分不同基因为目的，如甲基化PCR、低温变性共扩增PCR和原位PCR等。

（一）逆转录PCR技术

逆转录PCR（reverse transcription-polymerase chain reaction，RT-PCR）技术是一种将RNA逆转录和cDNA的聚合酶链式扩增相结合的技术。cDNA包括编码蛋白的完整序列且不含内含子，简单改造便可直接用于基因工程中蛋白表达和功能研究。因此，RT-PCR是目前获得目的基因的重要手段之一。

在逆转录酶作用下，总RNA中的mRNA在体外被反向转录合成DNA，因DNA的核苷酸序列完全互补于模板mRNA，称为互补DNA（cDNA）；再利用DNA聚合酶，以cDNA第一链为模板，以四种dNTP为材料，在引物引导下复制出大量cDNA或目的片段。

RT-PCR应用广泛，如检测细胞基因表达水平、表达差异、RNA病毒含量及直接克隆特定基因的cDNA序列。RT-PCR较其他RNA分析技术更灵敏、易操作，如Northern印迹法、RNase保护分析、原位杂交及S1核酸酶分析等。

（二）巢式PCR技术

巢式PCR（nested PCR）是标准PCR的一种演变，其增强了反应特异性和目标扩增子产量。该方法需设计两对引物：外引物和巢式引物。前者用于第一轮PCR，在扩增区域的侧翼；后者用于第二轮PCR，针对待扩增的DNA区域，以第一轮PCR产物为模板（图5-2）。

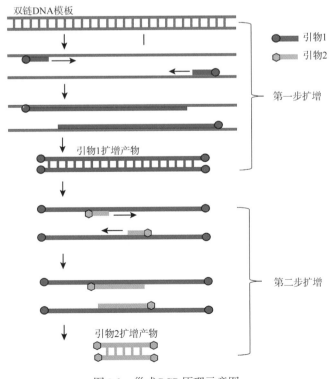

图5-2　巢式PCR原理示意图

由于有两轮PCR扩增，如果外引物错配导致非特异性产物扩增，相同的非特异性区被巢式引物（第二对引物）识别并扩增的可能性极小，因此，两轮PCR提升了特异性，并有助于从有限的起始DNA中扩增得到足量的产物。

巢式PCR多应用于模板DNA含量较低，一次PCR难得到满意结果时，巢式PCR两轮扩增效果很好。

（三）甲基化PCR技术

甲基化PCR（methylation-specific PCR，MS-PCR）技术是一种特异位点甲基化检测技术，基本原理大致为用亚硫酸氢钠处理基因组DNA，未甲基化的胞嘧啶转变成尿嘧啶，而甲基化的胞嘧啶不被转化。理论上，设计分别针对处理后甲基化片段和处理后非甲基化片段的不同引物的PCR，可检测出这种差异，从而确定基因有无甲基化。

MS-PCR需设计两对引物，扩增经亚硫酸氢盐处理的DNA模板，一对引物扩增甲基化的片段，另一对引物扩增非甲基化的片段。

该方法灵敏度高，无须特殊仪器，经济实用，是DNA甲基化研究中应用最为广泛的检测方法。

（四）扩增受阻突变系统PCR

扩增受阻突变系统（amplification refractory mutation system，ARMS）PCR又称等位基因特异性PCR（allele-specific PCR，AS-PCR）或序列特异性引物PCR，是一种用来检测已知突变的方法。

基本原理是如果引物的3′端碱基与模板碱基不互补，用一般耐热DNA聚合酶无法延伸（图5-3）。根据已知点突变设计3条引物，设计2条上游引物，其中一条引物的3′端碱基与野生型3′端完全相同，另一条引物的3′端碱基与突变型3′端完全相同，由于Taq酶缺乏3′→5′外切酶校正活性，PCR反应进行时，位于引物3′端的特异性碱基分别结合于野生型和突变型等位基因位点，若此碱基对形成错配，DNA链延伸反应就会因3′→5′磷酸二酯键形成障碍而受阻，从而将某种点突变的模板与正常模板区分开，该法用于多种疾病相关的点突变检测。但是，ARMS引物3′端碱基对不同错配的区分能力不同，对有些突变的区分能力有限，因此设计ARMS引物时，在引物内部邻近3′端引入错配碱基，可提高ARMS引物的特异性。

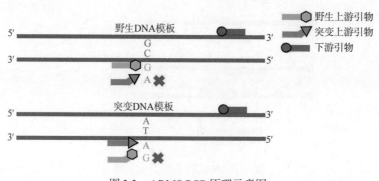

图5-3　ARMS PCR原理示意图

（五）多重PCR技术

多重PCR技术包含电化学芯片技术、Ion AmpliSeq靶向测序技术和跨越断裂位点PCR技术。

1. 电化学芯片技术   采用两个探针对一个模板进行检测，根据不同的功能把两个探针分别命名为信号探针和捕获探针。首先是通过多重不对称PCR扩增DNA模板产生单链DNA分子，单链DNA分子富集后与带有信号探针的杂交液混合，信号探针与DNA互补配对形成杂化链。随后，信号探针与扩增产物的杂化链随杂交液经过工作电极，被固定在电极表面的捕获探针捕获。捕获探针、信号探针和扩增产物组成的"三明治结构"，通过对电极施加交流电压或脉冲电压，使电极表面具有氧化还原性质的化合物发生氧化还原反应，从而产生电子的转移，形成电流，再通过伏安测定法测定工作电极表面的电信号，获得电化学信号结果。

电化学芯片技术可将大量探针规律排列固定在支持物（电极）上，构成探针阵列，同时分析大量DNA，实现多重检测，操作简单，自动化程度高、检测效率高，广泛应用于传染病快速诊断、遗传性疾病基因诊断、法医鉴定、环境监测、食品安全和国防安全等领域。

2. Ion AmpliSeq靶向测序技术   本质是一种大规模多重PCR扩增方法，可实现几千甚至上万种引物对同时快速扩增目标区域，检测低频率或稀有突变。该技术的优势在于可根据需求有针对性地扩增靶基因，兼容各种稀有标本类型，对初始标本用量要求较低（10ng DNA或5ng RNA）。研究者可通过Ion AmpliSeq Designer设计工具在线创建和定制，设计感兴趣的引物来产生预选基因的检测面板，构建定制的靶向库，进行标本扩增后，再通过Ion PGM™测序仪对文库测序。

3. 跨越断裂位点PCR技术（GAP-PCR）   又称缺口PCR，是一次PCR扩增能检测多种基因类型的多重PCR。扩增不同基因型，需在断裂点附近的上游和下游分别设计正向引物和反向引物，这样可通过PCR产物直接确定被检测DNA基因型，即在缺失型基因5′端断裂点上游和3′端断裂点下游设计一对特殊引物。GAP-PCR技术在检测多种地中海贫血基因缺失中应用广泛。

（六）快速PCR技术

快速PCR（fast PCR）技术主要是缩短变性、退火和延伸三阶段持续时间或温度变化时间，延伸持续时间主要取决于DNA聚合酶的延伸速度。PCR反应常用的 *Taq*、*Pfu* 等DNA聚合酶在其天然的生物体中主要用于DNA的损伤修复及重组等，延伸活性和延伸速度比较低。为获得高延伸活性和延伸速度的DNA聚合酶，可通过基因工程手段将DNA聚合酶与能和DNA链相互作用的蛋白质功能域以融合蛋白的形式相结合，或直接利用定点突变方法筛选出具有高延伸活性的DNA聚合酶。

生物体内的DNA复制时有许多延伸因子辅助，如硫氧还原蛋白、单链DNA结合蛋白（single-stranded DNA binding protein，SSB）等。因此，从天然DNA复制体系中找到适于PCR反应体系的添加剂，可能增加PCR反应速度。

PCR仪采用快速传热设计模式增加热传导速度，可提高升/降温速度。相比传统的板式加热，现尝试用空气和红外线加热，可进一步缩短热传递时间。

近年来，基于"芯片实验室（LabChip）"理念的微型、快速、便携式PCR装置设计思路，在快速PCR领域备受关注。微型PCR模式分两种：微池静态温度循环和毛细管流动。其可大幅减少反应体积，显著提高升/降温速度。一般23min可完成30个循环，显著提高扩增效率。

（七）降落PCR技术

降落PCR（touchdown PCR，TD PCR）技术是1991年发明的仅专注于退火温度进行条件优化的PCR，即一个PCR程序选取系列退火温度。首先高温扩增（退火温度起始于高T_m值15℃左右），此时扩增效率较低，但几乎没有非特异性扩增，保证了扩增严谨性。在最初几个循环，通常每个循环退火温度降低1℃，以获得足量目标扩增子。随着退火温度降低（降至T_m下10℃左右），非特异性扩增逐步增多。但此时特异性的扩增产物已有一定数量优势，对非特异扩增产生强烈的竞争性抑制，从而大幅提高PCR扩增的特异性和效率。

（八）免疫PCR技术

免疫PCR（immuno-polymerase chain reaction，IM-PCR）技术是1992年由Sano建立的一种检测微量抗原的高灵敏度技术，有机结合了抗原抗体反应高特异性和PCR高敏感性。本质是以PCR扩增一段DNA报告分子，代替酶反应来放大抗原抗体结合的一种改良型酶联免疫吸附试验（enzyme linked immunosorbent assay，ELISA）。利用一段已知DNA分子标记抗体作为探针，该探针与待测抗原反应，PCR扩增黏附在抗原抗体复合物上的这段DNA分子，经琼脂糖凝胶电泳分析，根据有无特异性PCR产物，判断待测抗原是否存在。免疫PCR是迄今最敏感的一种抗原检测方法，比现行一般ELISA高$10^2 \sim 10^8$倍。理论上可检测单个抗原分子，但实践中敏感性受诸多因素影响，如连接分子、显示系统的选择、DNA报告分子浓度、PCR循环次数等。在抗原量达到饱和前，PCR产物与抗原抗体复合物的量成正比，因此免疫PCR可用于抗原半定量试验。

（九）低温变性共扩增PCR技术

低温变性共扩增PCR（cold-PCR）技术是一种能够从大量野生型DNA中选择性扩增低水平未知突变的PCR技术，对低浓度突变的检测灵敏度显著提高。主要原理是双链DNA中任何位置发生碱基的错配都会影响该DNA的T_m。例如，在一个200bp或者更长的DNA序列中，如果发生错配，T_m会降低$0.2 \sim 1.5$℃，T_m改变幅度因序列不同或者发生错配的位置不同而不同。对任何一个DNA序列，都有一个关键的变性温度，其温度一般低于T_m，但是若将变性温度设置低于T_m，PCR的扩增效率将大幅降低。T_m值因DNA序列不同而不同，也因DNA序列中单个核苷酸改变而不同。将DNA变性温度设置成T_m值，不同DNA的扩增效率会发生改变，基于上述发现，低温变性共扩增PCR通过设置不同T_m，从大量野生型DNA中选择性富集低浓度的DNA突变。

该技术现已应用于医药的很多领域，包括肿瘤检测、产前诊断及传染病检测等。同时低温变性共扩增PCR可与多种分子生物学检测联合，具有较好的临床诊断应用前景。

（十）原位PCR技术

原位PCR技术是Hasse等于1990年建立的，是将PCR技术高效扩增与原位杂交的细胞定位相结合，在组织细胞原位检测单拷贝或低拷贝的特定DNA或RNA序列的诊断技术。原位PCR既能鉴定带靶序列的细胞，又能标示细胞内位置，从分子和细胞水平研究疾病发生、转归机制，有重大的实用价值。

一般先化学固定待检标本，保持组织细胞形态结构良好。细胞膜和核膜均具一定的通透性，PCR扩增的各种成分，如引物等，可进入细胞或细胞核，以固定在细胞或细胞核内的RNA或DNA为模板，于原位进行扩增。扩增产物分子一般较大，或互相交织，不易穿过细胞膜或膜内弥散，原位保留。细胞内指数级扩增的原有单拷贝或低拷贝特定DNA或RNA序列很容易被检测。

五、PCR技术的特点及发展前景展望

传统PCR技术特异性强、灵敏度高，简便快速，成本低，对标本纯度要求低，在生命科学、医学诊断、环境监测等领域应用极为广泛。电泳分析需要开盖，导致产物污染，不易实现自动化，只能定性检测等，限制了传统PCR技术的应用。

临床实验室应用高通量测序、基因芯片技术、核酸质谱技术等新技术，仍需第一代PCR技术进行靶标扩增和富集，因此第一代PCR依然在科研领域扮演重要角色。随着技术更新迭代，第二代实时荧光定量PCR技术与第三代数字PCR技术也已广泛应用于科研与临床实践。实时荧光定量PCR技术借助荧光染料或探针实现闭管检测，借助标准曲线进行相对定量分析，特异性、灵敏性及操作便利性均显著提升，数字PCR技术更进一步发展了定量优势。

第二节　实时荧光定量PCR技术

实时荧光定量PCR（real-time fluorescent quantitative PCR）技术最早源自1992年Higuchi提出的设想，在常规PCR基础上，以溴乙锭荧光染料结合DNA，紫外线激发，通过检测溴乙锭含量对PCR循环进程进行实时监控。1993年 *Nucleic Acids Research* 上发表了荧光标记的实时荧光定量PCR方法，荧光定量PCR真正做到了实时，同时大幅提高了检测特异性和灵敏度。从此PCR技术实现了从定性到定量的飞跃。

荧光定量PCR技术应用于疾病诊断等不同领域。其根据标记物种类分两种：荧光染料和荧光探针标记，后者具有较高的特异性，更普遍用于生命科学、医学诊断等领域。

一、基于荧光染料的荧光定量PCR

（一）常用荧光染料

荧光染料是荧光定量PCR的物质基础，荧光染料的发展历经SYBR Green Ⅰ、SYBR

Green Ⅱ和LC Green TMI几类。

1. SYBR Green Ⅰ 是一种非饱和的花菁类荧光染料，只结合双链DNA（double-stranded DNA，dsDNA）小沟，不结合单链DNA。游离状态无荧光，结合dsDNA后荧光强度显著增强而被荧光探测系统检测，荧光强度的增加与初始模板量相关，因此可进行DNA定量分析，常用于临床诊断和科学研究。与探针法相比，SYBR Green染料法检测简便、成本较低，但染料结合dsDNA无特异性。通过优化PCR反应条件，减少或去除非特异性产物和引物二聚体，或者借助熔解曲线分析法，区分非特异性引物和引物二聚体，从而进行定性检测。

2. SYBR Green Ⅱ 可染色RNA或单链DNA。与传统染料EB和SYBR Green Ⅰ相比，SYBR Green Ⅱ染料灵敏度更高，低毒安全，可用于杂交前RNA质量检测，不会影响后续转膜；也可用于DNA非等位基因缺失突变的SSCP分析。

3. LC Green TMI 是最新的、能够完全结合dsDNA的染料，可直接加入PCR反应体系，高浓度也不会抑制PCR反应。LC Green TMI染料法简便、快速、精确，可对SNP进行鉴别。

（二）引物特点和设计原则

荧光定量PCR扩增的基因片段是能代表该基因的。因此，引物必须能特异性地代表该基因，设计好的引物在NCBI上或本地数据库做BLAST分析，特异性合格才能使用。

引物设计应选取基因的特异保守区序列，不能有碱基变异；若检测mRNA，为避免基因组扩增，引物设计最好跨外显子；除反应体系外，引物的碱基构成决定了PCR扩增效率，尤其是引物3′端附近的碱基构成。3′端附近5个碱基构成中，GC碱基最好不少于两个，且3′端最好为C或G；设计好的引物需用序列分析软件分析其二级结构，避免引物自身或引物之间形成连续配对的引物二聚体结构，避免引物自身形成环状发夹结构，导致扩增效率低；目的基因和内参基因扩增的PCR产物长度应尽量一致，一般≤300bp，有利于保证两种基因的PCR效率相同；PCR结果需进行测序验证以保证PCR产物的忠实性。

二、基于荧光探针标记的实时荧光定量PCR

（一）TaqMan荧光标记探针技术

TaqMan荧光标记探针是实时荧光定量PCR技术发展的核心，临床诊断中应用最广泛。利用*Taq*酶的5′→3′核酸外切酶活性，*Taq*酶沿引物扩增时，将荧光标记探针水解，产生荧光信号。

1. 常规TaqMan探针 TaqMan荧光探针发光根据荧光共振能量转移（fluorescence resonance energy transfer，FRET）原理，探针5′端标记一个荧光报告基团，如6-羧基荧光素，3′端有一个猝灭基团，如6-羧基-四甲基罗丹明。完整探针的荧光基团和猝灭基团距离很近，荧光基团发出的荧光发生猝灭，仪器检测不到信号。随着引物延伸，探针被水解，荧光报告基团和猝灭基团分离，荧光不被吸收而产生信号（图5-4）。

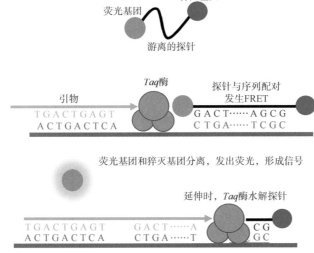

图 5-4　TaqMan 探针法原理示意图

PCR 反应过程随着产物不断累积，荧光强度等比例增加。每个循环收集一次信号，荧光强度的变化可监测产物的量，得到的扩增曲线分三个阶段：指数起始期、指数扩增期和平台期（图 5-5）。只有指数扩增期，PCR 产物量的对数与起始模板量呈线性关系，因此选择该阶段进行定量分析，并且为了定量和比较更方便，引入荧光阈值和循环数（Ct）值的概念。荧光阈值为扩增曲线上人为设定的值，可在指数扩增阶段的任意位置，一般为 3～15 个循环的荧光信号标准差的 10 倍，高于阈值的荧光信号被认为是真实信号；Ct 值是 PCR 扩增过程中荧光信号强度达到阈值（最低检测水平）所需循环数。Ct 值是反映 PCR 实际反应过程中扩增即将进入指数期的参数，几乎不受试剂消耗的影响，利用 Ct 值判断的起始模板拷贝数重复性更好、更准确。

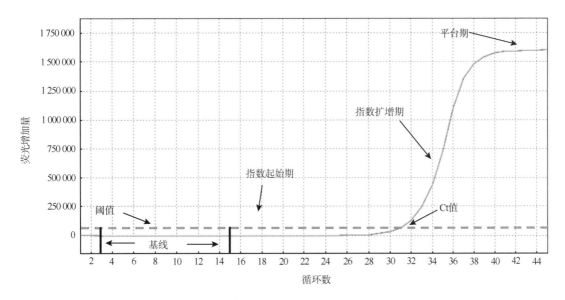

图 5-5　荧光 PCR 扩增曲线

2. TaqMan MGB探针 改进TaqMan探针，在3'端增加小沟结合物（minor groove binder，MGB）分子，MGB可结合探针与靶基因杂交形成的双螺旋小沟，促进探针与靶基因杂交的稳定性和特异性，达到分辨一个碱基差别的能力。长度合适的探针序列修饰MGB后，T_m值一般提高10℃，杂交温度的选择空间更大，退火温度提高；连在MGB分子后面的猝灭基因为非荧光物质，背景荧光信号低，信噪比提高；探针短而特异性强，荧光标记灵活，在基因SNP、基因变异和甲基化分析方面应用前景更广阔。

3. 锁核酸（locked nucleic acid，LNA）探针 LNA是一种特殊的双环状核苷酸衍生物，含一个或多个2'-O，4'-C-亚甲基-β-D-呋喃核糖核酸单体，核糖的2'-O位和4'-C位通过缩水形成氧亚甲基桥、硫亚甲基桥或胺亚甲基桥，连接成环形，可降低核糖结构的柔韧性，增加磷酸盐骨架局部的稳定性。

LNA具有与DNA/RNA相同的磷酸盐骨架结构，对DNA/RNA识别力和亲和力较好，可选择性地掺入DNA序列。LNA完全遵守沃森-克里克碱基配对原则，可自发形成LNA+DNA杂交双链。LNA+DNA杂交体T_m值比对应的DNA+DNA显著升高。一般DNA探针（<30nt）每掺入一个LNA核苷酸，T_m值增加3~8℃。LNA修饰的核酸序列T_m值有显著性差异，在错配位点碱基配对倾向更强烈，识别单碱基错配更强。因此，LNA对SNP、单碱基变异的区分能力更强，可用于需高特异性和（或）可重复的任何杂交检测，是一种值得推广的探针修饰方法。

（二）双杂交探针技术

双杂交探针技术是瑞士罗氏公司开发的一种提高特异性的PCR定量技术。使用两条杂交探针，分别在5'端和3'端标记荧光，一个为受体荧光基团，另一个为供体荧光基团，两条探针可与模板同一条链相邻的序列杂交（图5-6）。当两条探针在自由状态时，供体荧光基团的发射光谱覆盖受体荧光基团的激发光谱，只能检测到供体荧光基团发出的荧光。PCR退火阶段，两条探针与目的基因特异性结合，首尾连接，供体和受体荧光距离非常接近，产生荧光共振能量转移，使受体荧光基团发出荧光。由于荧光共振能量转移探针是靠近发光，信号是实时而非累计检测的。该方法猝灭效率高，但扩增效率因模板结合两个探针而受到影响，且需两条较长的探针，合成成本较高。

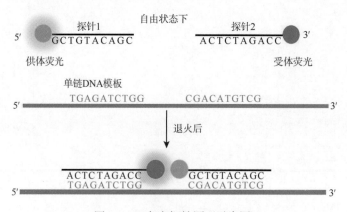

图5-6 双杂交探针原理示意图

（三）分子信标技术

分子信标（molecular beacon）由 Tyagi 和 Kramme 于 1996 年设计，这种新型荧光探针通过与核酸靶分子杂交后，发生构象变化而发出荧光。

自由状态的分子信标呈发夹结构，其茎环结构一般为 15～30nt，与目标序列互补；茎一般为 5～15nt，并相互配对。荧光基团标记在探针一端，猝灭基因标记在另一端。复性温度下，模板不存在时，形成茎环结构；加热变性时，互补配对的茎环双链解开，若模板存在，环序列与模板配对，分子信标呈链状，荧光基团与猝灭基因分开（图5-7）。如果荧光基团受激发，而猝灭作用被解除，则发出激发光子。常用猝灭基团有二甲氨基偶氮苯甲酰（DABCYL）、BHQ-1、BHQ-2 等，荧光基团有 1-氨基萘-8-羧酸（EDANS）、得克萨斯红、荧光素等。有研究者尝试将纳米金作为猝灭基团，金颗粒在低离子强度下吸收效果较好，可有效猝灭各种荧光染料。该技术对单碱基错配序列更敏感，可在竞争性杂交阵列中检测单碱基突变。

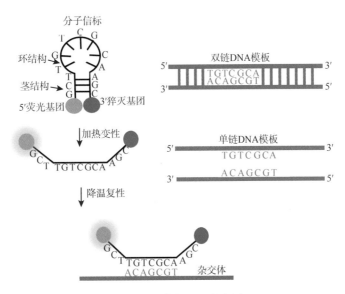

图5-7　分子信标原理示意图

分子信标的背景信号低、灵敏度高、特异识别性强、操作简单，不必与未反应的探针分离即可实时检测，可用于活体分析，在生物化学、生物医学研究和临床诊断中有应用价值。

分子信标与高分辨率熔解曲线分析（high-resolution melting analysis，HRM）结合，用于 SNP 或单碱基变异的多重检测。根据 DNA 序列长度、GC 含量及碱基互补性差异，HRM 对样本进行分析，温度均一性和分辨率极高，分辨精度可达到区分单个碱基差异。分子信标探针独特的茎环结构，可增加模板序列与变异序列之间退火温度的差距，与HRM 结合，多重检测能力较强，更适于临床多重突变分子标志物的检测。

（四）蝎形探针技术

蝎形探针技术又称蝎形引物，因形状似蝎子而得名，原理与分子信标探针相似，呈茎环结构，5′端为荧光基团，3′端为猝灭基团。不同在于蝎形探针3′端带有一段特异性引物，可与相应靶核酸结合，在 *Taq* DNA聚合酶作用下聚合延伸，得到的反应产物与蝎形探针为一个分子，探针杂交在分子内部，而不需要两个分子参与，从而使杂交反应更迅速、高效（图5-8）。

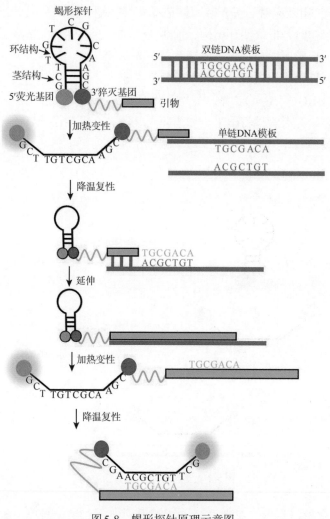

图5-8　蝎形探针原理示意图

（五）甲基化荧光定量PCR技术

甲基化荧光定量PCR（quantitative real-time methylation-specific PCR，qMSP）技术是一种特异位点甲基化实时检测技术，原理同甲基化PCR，实质是利用实时荧光定量PCR（qPCR）检测亚硫酸钠处理后的基因组DNA。发生甲基化的CpG岛保持CG序列，未发生甲基化的CpG岛则转化为UG序列。然后用两对引物对所测基因的同一核苷酸序列进行扩增。qMSP的核心在于亚硫酸盐处理DNA后GC含量严重下降，这样的DNA模板检测CpG序列的存在，需设计合适的引物探针并保持qPCR反应的高效性和特异性。与现有技术相比，甲基化荧光检测最明显的优点是敏感、快速，可在非甲基化等位基因超出10 000倍的情况下精确检测甲基化的等位基因并进行定量，且可多标本、多基因位点快速分析。此外，该法可重复，所需标本量少，无须电泳分离，为临床分子生物学研究提供了可靠的技术支持。

（六）扩增受阻突变荧光定量PCR技术

扩增受阻突变荧光定量PCR技术（amplification refractory mutation system qPCR，ARMS qPCR）是荧光定量PCR与等位基因特异性PCR结合的一种技术。当引物的3′端碱基与模板碱基完全互补匹配时，聚合酶发挥作用进行扩增，与目的序列结合的荧光探针被聚合酶水解释放出荧光信号；当引物的3′端碱基与模板碱基不能完全匹配时，聚合酶无法进行序列延伸，探针不被水解，无法释放荧光信号。该法无须复杂的电泳分析，闭管条件下即可实现单碱基突变的模板与正常模板的区分，更高效、直观和方便。

因ARMS qPCR引物3′端碱基对不同错配区分能力不同，对突变区分能力有限，所以ARMS引物设计时，引物内部，尤其是邻近3′端可引入错配碱基以提高扩增的特异性，如当3′端是A/G或G/T时，可在引物中引入错配C/A或C/T；3′端是C/A或C/T时，可引入A/G或G/T；3′端是A/A、C/C、G/G、T/T时，可再引入A/A、C/C、G/G、T/T错配，可显著提高特异性。

ARMS qPCR一般采用TaqMan探针或MGB探针进行检测，操作简单、快速，灵敏度高（可检测低至1%的突变）。ARMS qPCR是目前基因单碱基变异的主流检测技术，我国大部分获得医疗器械许可证书的肿瘤基因突变检测和SNP产品均基于该技术开发，在临床疾病个体化诊疗中发挥重要作用。

（七）其他

1. simple探针技术　是瑞士罗氏公司生产的一种简单探针，仅5′端标有荧光报告基团，其与5′端之间连接一种称为"连接肽"（linker）的结构，只在变性阶段，探针与目标序列互补结合，导致连接肽结构改变，荧光报告基团的荧光得以显现。这种探针不用猝灭基团，因此无背景荧光。

2. cast PCR　全称为竞争性等位基因特异的TaqMan聚合酶链反应，是近年新兴的PCR技术。在扩增目的基因突变的同时，利用与野生型等位基因互补的核酸序列来沉默样本中野生型等位基因的扩增，再加上TaqMan探针和引物，从而实现较高的灵敏度和特异性。cast PCR用于从DNA标本中筛选出极微量的基因突变，灵敏度达0.1%。

3. clamp PCR　肽核酸钳制PCR（peptide nucleic acid clamp PCR），引入肽核酸（PNA）进行PCR。PNA是一种具有类多肽骨架的DNA结构类似物，其主链骨架由N-(2-氨基乙基)-甘氨酸与核酸碱基通过亚甲基羧基连接而成，与DNA结构近似，但碱基组成不同，可与其互补的单链核酸杂交，具有高度亲和性、专一性及稳定性。当PNA碱基序列与相应的核酸序列完全互补时，DNA+PNA的稳定性及T_m值远高于相应的DNA+DNA，而当两序列不一致时，即使仅一个碱基存在差异，T_m值也会比相应的DNA+DNA链T_m值低，为其1/10～1/8，因此可用于单碱基突变检测。由于PNA骨架为肽键，无磷酸二酯键，不能作为引物进行PCR扩增，在PCR反应体系中主要用于与引物竞争结合的非特异序列，从而减少了非特异扩增。PNA也用于核酸杂交反应，如荧光原位杂交。

（八）引物和荧光标记探针特点与设计原则

1. 引物特点与设计原则　引物扩增的产物长度一般为80～150bp，最长不超过300bp；引物长度一般为15～20bp，上、下游引物长度不宜相差过大；引物自身及之间不能连续4个碱基互补；GC含量40%～60%，以45%～55%为宜；引物T_m值58～62℃，上、下游引物退火温度尽量相差≤2℃；引物3′端应避免连续的T/C或A/G（2～3个）；由于密码子第3位易发生简并，影响扩增特异性与效率，引物3′端尽量避开密码子第3位；引物3′端最后5个核苷酸应只有1～2个G/C。

2. 探针特点与设计原则

（1）TaqMan探针：探针的T_m应比引物高10℃，以保证探针在引物延伸前与模板杂交完全；由于G可猝灭荧光，探针5′端不要为G，探针序列中G尽量少于C的数量；另外，探针的3′端应封闭，防止PCR扩增中探针发挥引物的作用而延伸。

（2）MGB探针：MGB可提高探针T_m值，因而设计序列长度可比TaqMan探针短，检测突变时，将突变位点设计于序列中央，使探针分辨出一个碱基的差别。

（3）分子信标：环状部分针对靶基因设计，长度一般为15～33nt，探针茎环部分不纳入T_m值计算，退火温度比PCR扩增退火温度高10℃左右；茎区域不宜过长，过长会使得探针与靶序列结合缓慢而松弛，一般为5～7nt；荧光素和猝灭剂的选择非常重要，DABCYL中性疏水分子是各种荧光剂的理想猝灭剂。

三、多重实时荧光定量PCR

多重实时荧光定量PCR技术是在荧光定量PCR基础上，采用两对或以上的引物及不同荧光基团标记探针，在同一反应体系中完成多个目标序列的检测，在临床混合感染病原学诊断上有独特优势和较高实用价值。TaqMan探针、MGB探针、分子信标等探针常用于多重实时荧光定量PCR。通常采用不同荧光基团对各靶标分别进行检测，由于荧光基团发射波段有重叠，检测仪器存在一定的限制，一个PCR反应最多能检测五个靶标。如果多重荧光定量PCR与高分辨率熔解曲线结合，不同靶标统一进行荧光基团标记，可实现更多靶标检测，但随着一次检测靶标数的增多，设计引物探针、优化PCR反应体系的难度大幅增加，扩增效率不均一、严重的非特异性扩增及荧光信号串扰等，是目前多重实时荧光定量PCR的常见问题。

四、实时荧光定量PCR技术的特点及发展前景展望

qPCR是目前应用最成熟的技术平台，广泛应用于临床病原体核酸检测、遗传病相关基因检测、肿瘤伴随诊断检测等领域，简易高效、特异灵敏，但也存在一些不足：qPCR仅能检测已知病原体或基因突变，多重检测可涵盖的靶标数量有限。此外，对实验条件和

人员操作要求较高，检测结果受环境因素影响。在满足临床基因扩增实验室管理规范的情况下，临床实验室才能开展检测项目。尽管如此，qPCR凭借原理简单、操作性强、经济实用而成为现阶段病原体核酸检测主流技术。在传染病诊断和血筛检测中，该技术能缩短诊断"窗口期"且可定量检测，较之于传统免疫诊断方法，优势不可替代。在肿瘤伴随诊断领域，相比于高通量测序技术，qPCR检测时间短、成本低、操作简单。

2020年新冠疫情暴发更推动了qPCR技术普及，国内二级以上医院均完成了PCR实验室建设。随着规模化、通量化筛查的需求增加，出现了qPCR工作站——集核酸提取与qPCR检测于一体的全自动检测设备，完全整合基于定量PCR分子检测所需的样本准备、扩增及检测过程，全程自动进行。用户只需将样本加入系统反应盒，qPCR工作站采用机械臂控制，依靠仪器内部装置自动控制一个区域向另一区域的转移，实现快速核酸检测。仪器反应空间密闭，除加样外，操作者无须接触检测过程，安全高效，是PCR检测技术的发展趋势。未来，随着技术进步，qPCR将会向着小型、自动、便携、低成本、延展性强的方向发展，满足更丰富的临床应用场景，检测流程将更简单、自动、高效，更广泛用于临床检验。

第三节　数字PCR技术

从1985年Kary Mullis发明PCR至今，经过三十多年，PCR技术从定性分析发展到数字PCR定量分析。传统PCR技术采用凝胶电泳法进行产物分析，操作烦琐、易污染环境，染料对人体有害，只能定性分析；实时荧光定量PCR避免了上述缺陷，但核酸定量需依赖标准曲线，对低拷贝数的靶基因分子分辨不佳，灵敏度、精确度和分辨率受限制。第三代PCR分析技术，即数字PCR（digital PCR，dPCR）技术，于1999年由Vogelstein等提出，实现了核酸分子绝对定量，克服了实时荧光定量PCR结果不直观的缺陷。

一、数字PCR技术的原理及发展历程

（一）数字PCR技术原理

1. 数学原理　数字PCR可理解为"大规模平行的荧光PCR"，即分散成无数个独立反应单元的荧光PCR反应。它包括三个主要环节：PCR反应划分、PCR扩增及荧光数据采集与分析。泊松分布是数字PCR实现的重要基础。理想情况下，待测DNA样本稀释到很低浓度，被分散到足够数量的反应单元，每个反应单元所含的DNA分子数最多仅一个，该条件下，DNA模板分子的起始数目可通过阳性反应单元的数目来确定（图5-9）。若模板浓度过高，在微反应单元生成时，模板分子被随机分配到微反应单元，部分反应单元可能含两个或以上的DNA分子，每个微反应单元的靶序列拷贝数的概率分布近似满足泊松分布。因此，可采用泊松分布概率公式来计算DNA模板分子的绝对浓度，公式如下：

$$p_{(x=k)} = \frac{\lambda^k}{k!} e^{-\lambda}$$

（5.1）

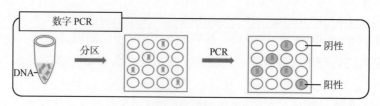

图5-9　数字PCR分区示意图

如式（5.1）所示，p是反应单元中DNA模板分子含有k拷贝数的概率，λ是每个反应单元中DNA模板分子的平均拷贝数。λ相当于独立反应单元的体积，样本中DNA模板分子的起始拷贝数（c）稀释m倍后是λ，即$\lambda=cm$；反应单元无DNA模板分子情况下，$k=0$，公式简化为

$$p_{(x=0)} = \mathrm{e}^{-\lambda} = \mathrm{e}^{-cm} \tag{5.2}$$

当$k=0$时，其概率$p_{(x=0)}$相当于无DNA模板分子的反应单元数与总反应单元数的比值，即

$$\mathrm{e}^{-\lambda} = \frac{n-f}{n} \tag{5.3}$$

式中，n是反应单元总数，f是阳性反应单元数。将式（5.3）两边同时取对数，得

$$cm = \lambda = -\ln\left(1 - \frac{f}{n}\right) \tag{5.4}$$

数字PCR通过阴性反应单元的比例、标本稀释倍数，可得到样本中DNA模板的起始拷贝数。与荧光定量PCR相比，数字PCR待测靶标原始浓度定量不依赖于标准曲线，不受扩增效率影响，避免了因样本与校准物扩增效率不同而导致结果不确定和不准确。因此，数字PCR定量具有更高的准确性和灵敏度。

2. 微反应生成原理　微反应生成是数字PCR的关键步骤，生成方式按不同原理分物理式和化学式两种。

（1）物理式微反应生成，主要依赖于高密度微阵列芯片。平面材料上加工的高密度微孔或管阵列芯片，每个微孔反应单元的体积为纳升（nL）级。微阵列芯片通常经过一系列亲水处理，使微孔内表面亲水而外表面疏水，以促进样本分割和加载，并确保样本进入微孔而不残留在芯片表面。目前国内外许多公司基于这种方式开发数字PCR系统，并已实现商业化，如新加坡JN Medsys公司与新加坡制造技术研究院开发的Clarity™数字PCR系统、美国Life Technologies公司的QuanStudio™ 3D数字PCR系统等。

（2）化学式微反应生成，又称微滴式数字PCR（droplet digital PCR，ddPCR），主要依赖油相和水相化学试剂的亲疏水性原理。早期的ddPCR通过将DNA模板和有引物连接的磁性微球包裹至油包水液滴中进行PCR扩增，然后破乳收集磁性微球进行测序分析。微流控技术的发展使微滴生产技术逐渐成熟，推动了微滴式数字PCR发展。采用微流控技术，生成十万至百万级大小均匀的微滴更快速。Hindson等设计的微流控芯片可生产2000～200 000个1nL的微滴。Pekin等设计的微滴生成方案，能以30kHz的频率生产百万个皮升（pL）级微滴。经过近20年的发展，ddPCR系统已广泛应用于生命科学研究、食品安全监测等领域，并逐步走向临床。目前有不少于10家公司的ddPCR上市，如美国伯乐Bio-Rad公司的QX200数字PCR系统、法国Stilla Technologies公司的Naica数字PCR系统，广州永诺生物科技有限公司的Drop-100数字PCR系统等。

3. 数据采集原理　数字PCR采用终点法进行产物分析。完成微反应单元分割、扩增后，采用芯片阅读仪或微滴阅读仪采集荧光信号及处理数据。数字PCR与实时荧光定量PCR数据采集原理基本相同，芯片式数字PCR一般利用显微成像原理，发光二极管（LED）灯作为激发光源，采用互补金属氧化物半导体器件（CMOS）或电荷耦合器件（CCD）检测器直接采集芯片数据，速度快，单个芯片数据采集时间短。QuantaStudio™ 3D数字PCR以CMOS为检测器，30s内完成同一张芯片上所有微反应单元的数据采集。微滴式数字PCR仪需对一个PCR反应的微滴逐一检测，数据采集相对较慢。美国伯乐Bio-Rad公司的QX200™同样以LED作为激发光，采用硅光电子逐一对微滴进行识别检测，约90s完成20 000个微滴的检测与分析。法国Stilla Technologies公司的Naica数字PCR系统尽管微反应生成的是液滴形式的，但微滴收集于芯片内再进行扩增和检测，因此也采用显微成像原理进行图像采集，采用CCD为检测器，75s完成单个样本荧光图像的采集和数据分析。

（二）数字PCR技术发展历程

早在1988年，PCR技术发明人Mullis等发表文章提出：若将目的基因稀释到$1/10^6$浓度，经过40个PCR循环，目的基因就可能被检测到。1990年，Stephens等采用单分子稀释PCR和泊松统计研究了单倍体DNA。1992年，Sykes等依据样本有限稀释、PCR扩增、泊松分布数据矫正定量的方法，成功定量检测了低丰度的免疫球蛋白重链突变基因。当时并未有"数字PCR"的概念，但数字PCR技术分析基本流程已成雏形。直到1999年，Vogelstein和Kinzler等发表名为"Digial PCR"的文章，才正式提出数字PCR的概念，并通过稀释DNA模板，将其平均分配到96孔板和384孔板中，对结直肠癌突变基因*KRAS*发生的突变进行定量检测。

数字PCR早期发展并不十分顺利，因需大量手工操作时间完成样本分散，难以推广应用。2003年诞生了BEAMing数字PCR技术，将磁珠与微乳液结合，在磁珠表面连接有与模板互补的引物序列，将DNA模板与磁珠包裹在油相中形成液滴，完成PCR扩增后进行破乳，收集磁珠，用流式细胞技术对磁珠进行检测。在当时的技术条件下，样本的分散数量和均匀性难以达到数字PCR的要求，检测时间和成本等因素严重限制了数字PCR的发展。纳米制造技术和微流体技术的快速发展为数字PCR技术突破奠定了基础。2006年Fluidigm推出了第一台芯片式数字PCR系统，2011年美国伯乐Bio-Rad公司收购了美国QuantaLife公司的微滴式数字PCR系统并更名为QX100™。随后更多芯片式数字PCR系统和微滴式数字PCR系统问世，目前已有10多个成熟的商业化数字PCR品牌。

二、数字PCR技术分类

根据微反应单元制备方式不同，数字PCR主要分三大类：一类采用油包水方式将

PCR反应液包进微滴实现微滴隔离，称为微滴式数字PCR（droplet digital PCR，ddPCR）；一类基于高密度微阵列芯片，称芯片式数字PCR（chip digital PCR，cdPCR），利用芯片的微孔或微管将反应液隔离；还有一类结合微滴与芯片的方式，在芯片内将油相与反应液分隔成大量独立的单层液滴，称为微滴芯片式数字PCR。

（一）芯片式数字PCR技术

芯片式数字PCR技术发展依赖于微纳米芯片制造技术，常规的96/384孔板为微升级体系，样本划分难以达到数字PCR的要求。应用于数字PCR的芯片要求均一性好，便于加工，还需对PCR扩增无影响，便于荧光信号采集。芯片式数字PCR将纳升级的PCR反应液体封闭在微孔或微管中进行PCR扩增，扩增结果通过显微成像技术直接判读。目前技术成熟的商品化芯片式数字PCR系统有新加坡JN Medsys公司的Clarity™系统、美国Life Technologies公司的QuantaStudio™ 3D系统、美国Fluidigm公司的Bio-Mark™HD系统和德国凯杰（QIAGEN）公司的QIAcuity系统等。

1. 技术特点　微反应室分割方式和数据采集不同，具有分区稳定，制备时间较短；数据读取快，可重复进行采集；仪器相对小巧轻便，维护简单；仪器成本较低，但芯片等耗材成本相对较高等特点。

2. 检测流程及注意事项　检测流程大致可分五步：PCR反应体系配制、待检样本的制备和加样、微反应制备、PCR扩增、数据采集与分析。

目前，商业化数字PCR系统为封闭式，PCR反应体系配制需配套的专用酶；微反应芯片制备直接关系到实验成败，不同品牌的芯片式数字PCR仪，芯片特性及微反应制备过程不同，需要注意的细节有差异。QuantStudio™ 3D数字PCR仪芯片制备时应注意操作速度，反应体系涂抹到芯片后应尽快加入浸液油，确保浸液油完全覆盖芯片，但不宜过多，浸液油过多会导致盖子不完全胶联，进而导致PCR中浸液油挥发。Clarity™数字PCR系统微反应芯片制备应注意，使用封闭仪处理时应确保芯片封闭完全，封闭液完全浸没芯片；由于芯片热传导性能较差，为确保PCR反应完全，PCR扩增程序温度变化速度不宜太快，一般建议设置为1℃/s。

（二）微滴式数字PCR技术

微滴式数字PCR源于乳液PCR（emulsion PCR）技术，通过微流控芯片将油水两相形成纳升至皮升级液滴，以油水两相间隔得到液滴为PCR反应体系，进行PCR扩增，对扩增后液滴的荧光信号进行统计分析进而计算目标基因的拷贝数。微滴式数字PCR技术目前是主流的数字PCR技术，已成熟商品化的微滴式数字PCR系统有美国伯乐Bio-Rad的QX100、QX200和QX200 AutoDG，北京新羿生物科技有限公司的TD-1系统，领航基因科技（杭州）有限公司的iScanner 24系统，广州永诺生物科技有限公司的drop-100等。

1. 技术特点　微反应室分割和数据采集方式不同，具有以下特点：微反应的数量易扩展，更易自动化；成本较芯片式低，仪器成本高；产物可回收进行其他分析；检测通量更高，微滴生成易受人为因素干扰。

2. 检测流程及注意事项 微滴式数字PCR仪与芯片式数字PCR仪检测流程基本相同，一般为封闭式，需配套使用PCR反应酶系；PCR反应体系制备过程中尽量避免产生气泡；转移微滴尽量采用带滤芯的高质量枪头，移液速度均匀，不宜过快；避免用双层膜封膜。

（三）微滴芯片式数字PCR技术

微反应的生成采用油包水形式，信号采集方式与芯片式数字PCR相同，因此本书分别描述。法国Stilla公司开发的Naica crystal数字PCR系统为微滴芯片式数字PCR系统。与其他技术不同，依靠拉普拉斯压力突变和表面张力梯度而生成微滴。在微滴生成及收集的芯片腔体边缘，分布着大量并行的楔形毛细管结构，通过毛细通道网格将样本分成30 000个微液滴，随机平铺至2D Sapphire芯片，进行PCR扩增，然后通过三种荧光通道检测，自动进行质量控制，达到目的DNA/RNA绝对定量。

1. 技术特点 操作简单，人工步骤少，无微滴转移过程；采用CCD显微成像采集数据，速度快；可提供原始数据、单个微滴追溯等功能，以确保数据的真实性；分析后产物可回收进行其他检测和分析。

2. 检测流程及注意事项 检测流程与其他数字PCR技术基本相同，不同在于无液滴转移过程，微滴生成与PCR扩增在同一设备进行，微滴自动生成后直接进入PCR扩增。注意：配制PCR反应体系时应避免产生气泡，反应体系加入芯片制备微滴时，也应尽量避免产生气泡；芯片水平正向放置，使用前不能剧烈晃动；数据采集前确保芯片底部干净。

三、数字PCR技术的特点及发展前景展望

（一）数字PCR技术的优势

随着"有限稀释"技术日益完善，数字PCR在分析模板含量及组成方面表现出无可比拟的高灵敏性。与常规PCR和实时荧光定量PCR技术相比，数字PCR技术的优势体现在以下几方面：

1. 可绝对定量 常规PCR一般仅定性分析，实时荧光定量PCR技术需已知拷贝数标准品绘制标准曲线，对靶标进行相对定量，定量准确性欠佳，易受扩增效率影响。数字PCR通过泊松分布原理直接计算目标序列拷贝数，不依赖对照样本和标准曲线实现靶标精确定量。

2. 检测灵敏度更高 常规PCR和荧光定量PCR技术难以检测低拷贝数样本。数字PCR将一个传统PCR反应分割成了数万个独立扩增、独立检测体系，保证个位数拷贝的样本可被定量检测，检测珍贵样本或样本核酸降解时有明显优势。

3. 较高的抑制物耐受度 常规PCR和荧光定量PCR对核酸质量要求较高，反应体系存在抑制物会影响扩增，导致出现假阴性结果。数字PCR在微反应生成时，反应体系中的抑制物被分散到微反应单元中，浓度显著降低，减少了对PCR反应的干扰；此外，数字PCR技术检测终点荧光信号，即使微反应过程略微受影响，也不会影响最终结果的判读。

4. 无须复杂数据分析 数字PCR通过有限稀释，根据泊松分布原理统计分析阴性反应

的数量和比例，软件直接计算，自动得出每个反应中检测的靶标浓度，结果更直观。

（二）数字PCR的不足

1. 核酸检测范围局限　数字PCR需在满足泊松分布的前提下，检测结果才准确可信。因此，反应体系能够接受的最高模板量与微反应单元的数量有关。当反应体系生成的微反应单元均含有核酸模板时，整个反应无阴性微反应，不满足泊松分布条件，检测结果则不准确；反之，模板用量太少，仅少数几个微反应产生荧光信号，因PCR操作存在随机误差，检测结果准确性也相对偏低。因此，进行数字PCR之前，需摸索模板添加量，将模板稀释到合适浓度，才能实现目标分子的绝对定量。

2. 操作要求高　数字PCR技术操作流程比荧光定量PCR增加了微反应单元生成及转移扩增的步骤。目前大部分商业化的数字PCR系统暂未实现自动化，微反应生成容易受人为因素干扰，该步骤直接关系到整个实验的成败，因此对人员操作要求较高。

3. 成本相对较高　微反应的生成是极精细的操作，主要依赖于微流控芯片和微纳米芯片。微流控芯片和微纳米芯片制造目前尚处于发展阶段，生产工艺不十分成熟，成本较高，数字PCR试剂成本目前无优势。此外，数字PCR微反应制备和检测仪器与常规荧光定量PCR不同，仪器精度要求高，设备成本较高。

（三）数字PCR技术发展前景

数字PCR打破了传统荧光定量PCR技术的局限，不依赖标准曲线，直接检测样本靶片段的拷贝数，是更简单、实用、精确度高的核酸绝对定量分析技术。尽管数字PCR还存在一些缺陷，包括线性范围局限、检测过程易产生假阳性结果、操作复杂、成本高等，但凭借优势，数字PCR已逐步用于临床疾病诊断，被列入我国肿瘤个体化治疗的检测技术。随着微流控技术成熟，短时间内易集成化、自动化及高通量，数字PCR的液滴微流控芯片集成性能将进一步提高，实现分析过程中样本分区、扩增和检测功能模块的系统集成。数字PCR技术对PCR反应抑制物的耐受度高、对扩增效率依赖小、可绝对定量、灵敏度高，在肿瘤液体活检及核酸定量分析方面优势显著，未来将在感染性疾病诊断、超早期诊断、产前诊断及肿瘤早期诊断等领域发挥作用，成为新一代分子诊断重要工具。

第四节　核酸等温扩增技术

核酸等温扩增技术（isothermal amplification technology，IAT）是继PCR技术后发展起来的一类新型核酸体外扩增技术，其反应过程始终维持恒定温度，通过添加不同活性的酶和特异性引物，快速、高效地扩增靶标核酸。

IAT操作简便、无须专用仪器，反应时间较短，反应温度恒定，可应用于细胞表面甚至活细胞内，在生物传感（核酸、蛋白质、多糖、细胞、小分子及离子检测）、疾病诊断及便携式医疗、细胞内成像和测序等领域广泛应用。

一、分类及基本原理

基于PCR的核酸检测技术广泛用于临床检验，但操作复杂、高度依赖仪器、多重变温，不适用于基层医疗单位和家庭检测。20世纪90年代开始，多种核酸等温扩增技术逐渐发展，其优点是灵敏度高、反应时间短、无须热循环仪，迅速用于临床诊断，特别适合现场检测和即时诊断，在商品化分子诊断平台举足轻重。常见核酸等温扩增技术包括环介导等温扩增、滚环扩增、单引物等温扩增、依赖于解旋酶的等温扩增、链替代扩增、内切酶介导等温扩增、依赖核酸序列的等温扩增、快速等温检测放大等。

（一）环介导等温扩增技术

1. 技术原理　环介导等温扩增（loop-mediated isothermal amplification，LAMP）技术是2000年由日本荣研化学株式会社Notomi等开发的一种恒温核酸扩增新技术。LAMP针对靶基因6个区域设计4条特异引物（2条内引物和2条外引物），外引物与PCR引物类似，内引物则含两段序列。利用一种链置换DNA聚合酶，恒温条件保温几十分钟即可完成核酸扩增反应，高特异性且扩增等温。具体过程包括内引物结合目的基因，在*Bst* DNA聚合酶作用下延伸为双链，外引物与双链DNA的5′端结合，在一端形成环状结构，另一端经过同样过程形成两端为环的哑铃状结构；哑铃状结构的单链DNA具有模板与引物双重功能，在*Bst*聚合酶催化下延伸；内引物也能与环状结构结合，在酶作用下延伸。LAMP扩增产物通过荧光及电泳检测，也可目测或检测浊度（图5-10）。

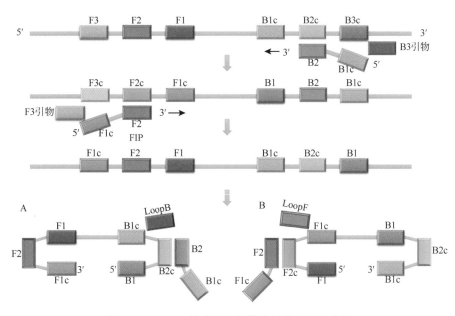

图5-10　LAMP技术引物设计及扩增原理示意图
FIP：正向内引物

2. 技术特点　LAMP操作简单，无须特殊试剂及仪器；灵敏度高出PCR几个数量级，如扩增病毒模板，可达几个拷贝，反应体系中其他引物对反应干扰小，扩增效率高，为普通PCR的10～100倍，1h内可有效扩增1～10个拷贝的目的基因，可直接扩增RNA，产物检测方便快捷；但该技术引物设计烦琐，易出现非特异性扩增，扩增产物仅用于判断，不能用于克隆测序，并且由于敏感性强，特别容易形成气溶胶，造成假阳性结果，只能定性，不适合定量，通常不能扩增长链DNA（＞500bp）。

（二）滚环扩增技术

1. 技术原理　滚环扩增（rolling circle amplification，RCA）技术是1998年建立的一种基于连接酶连接、引物延伸、链置换扩增反应技术的等温核酸扩增方法。将一条引物与环状模板杂交，通过DNA聚合酶、dNTP，引物沿环状模板复制，得到目标模板不同长度的大量重复序列产物。RCA分线性和指数两种形式：线性RCA（LRCA）又称单引物RCA，体系包括单链环状DNA模板、一个能与环状DNA模板结合的引物及具有链置换活性的DNA聚合酶；指数RCA又称超分支RCA（hyperbranched RCA，HRCA）或分支扩增（ramification amplification，RAM），可使目标物扩增10^9倍以上，甚至实现单分子核酸检测（图5-11）。

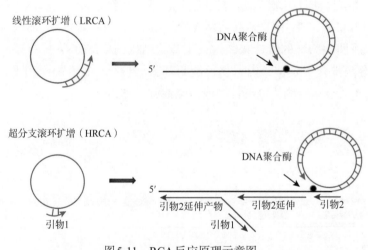

图5-11　RCA反应原理示意图

2. 技术特点　RCA检测技术灵敏度高，扩增能力强，LRCA效率达10^5，HRCA效率可达10^9，能检测到单分子水平，特异性高，可区分单一位点突变，具多元性，同时检测多种目标分子而不互相干扰，高通量检测，确保RCA产生的信号集中，从而实现原位扩增和载片扩增，操作简易，无须特殊的热循环仪器，可直接扩增特定DNA分子。但扩增模板须为环状DNA，且锁式探针合成费用较高，容易产生信号背景干扰，可能降低检测灵敏度，目前RCA结果尚无理想质控指标。

（三）单引物等温扩增技术

1. 技术原理　单引物等温扩增（single primer isothermal amplification，SPIA）技术是近年报道的一种新型线性核酸等温扩增技术。采用混合引物，以及可切割DNA/RNA杂合链中RNA部分的RNase（RNase H）。混合引物3′端为DNA片段，5′端为RNA片段。扩增反应时，RNase H 不断降解引物区 DNA/RNA 双链中的 RNA，暴露出模板上引物 RNA 部分结合的位点，然后新引物结合上去进行链置换合成（图5-12）。

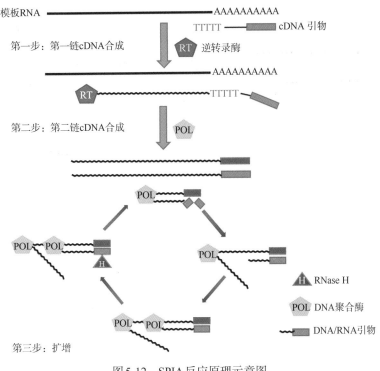

图5-12　SPIA反应原理示意图

2. 技术特点　SPIA技术高度保守，扩增产物为直接拷贝原始模板而得，扩增效率高，与转录相连的扩增反应比非转录相连的扩增效率高1000倍，可防止产物污染，因产物无法与引物结合进行扩增反应，单引物，反应成本降低，同时减少非特异性扩增。其不足之处在于引物设计复杂——由DNA与RNA组成的混合引物，无法进行实时定量分析，只能通过荧光定量PCR等方法分析产物，模板为单链核酸，双链核酸需进行热变性处理。

（四）依赖于解旋酶的等温扩增技术

1. 技术原理　美国New England Biolabs公司的研究人员近年研究的一种依赖于解旋酶的等温扩增（helicase-dependent isothermal DNA amplification，HDA）技术，通过模拟体内DNA复制的自然过程，解旋酶解开双链DNA，单链DNA结合蛋白（SSB）与模板单链结合，使模板处于单链状态并保护其完整性；引物与模板杂交，在DNA聚合酶催化下合成互补双链，新生成的dsDNA作为底物进入下一轮扩增，最终实现靶序列的指数式增长（图5-13）。

2. 技术特点　相比于其他等温扩增技术，该技术反应程序简单，无须热变性打开DNA双链，恒温完成。但反应受解旋速度限制，只能扩增短片段，而且易产生引物二聚体、脱靶杂交体和非规范的褶皱等。

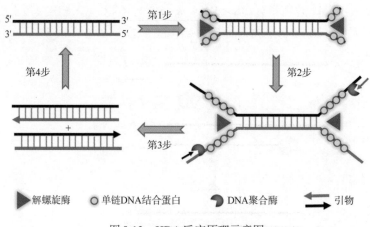

第1步　第2步　第3步　第4步

▶ 解螺旋酶　　○ 单链DNA结合蛋白　　◖ DNA聚合酶　　← 引物

图5-13　HDA反应原理示意图

（五）链替代扩增技术

1. 技术原理　链替代扩增（strand displaced amplification，SDA）技术是美国Becton Dickinson研究中心Walker等首次报道的一种恒温体外DNA扩增方法。SDA反应系统包括一种限制性核酸内切酶、一种具有链置换活性的DNA聚合酶、两对引物、dNTP、钙和镁离子、缓冲系统。利用限制性核酸内切酶（如*Hinc*Ⅱ）剪切DNA识别位点，DNA聚合酶（如exo-Klenow）在缺口处向3′延伸并置换下游序列，在等温条件下使靶序列呈几何级数扩增。过程包括三个阶段：准备单链DNA模板、生成两端带酶切位点的目的DNA片段和SDA循环（图5-14）。

2. 技术特点　SDA技术等温扩增，不需要循环的温度变化；扩增效率高，无反复变性，2h内可完成$10^9 \sim 10^{10}$倍扩增；设备简单，只需要简单的恒温器，对现场和基层检测极有利。但其问题也在于引物设计复杂，限制条件较多，适用范围较窄，无法扩增长片段，靶序列一般≤200bp，产物不均一，电泳法检测SDA扩增产物时必出现拖尾现象，SDA产物两端带有所用核酸内切酶的识别序列或其残端，不能直接用于克隆，SDA检测不能反映标本中靶DNA的真实含量，检测手段单一，主导方法是荧光偏振检测法，限制了其广泛应用。

（六）内切酶介导等温扩增技术

1. 技术原理　内切酶介导等温扩增（nicking enzyme mediated isothermal amplification，NEMA）技术是基于基因SDA技术和嗜热切刻内切酶而开发的一种等温扩增方法。NEMA扩增靶核酸序列时，首先，带特异性切刻内切酶识别序列的扩增引物与核酸靶分子杂交，通过DNA聚合酶合成双链核酸；然后，特异性核酸序列被切刻内切酶识别，其中一条核酸链被切割形成切口，3′端暴露；以复制起点为切口，未被切断的一条核酸链为模板，合成新的双链核酸，新合成的双链核酸再回复到切口位点，进行下一轮合成。通过不断地切割、延伸和剥离，扩增出靶核酸序列。

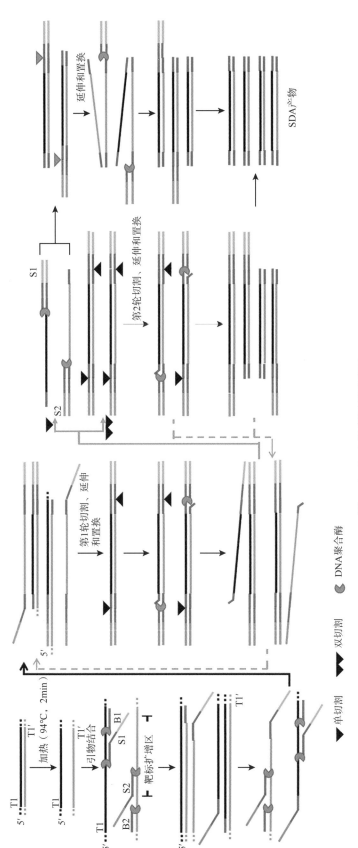

图5-14 SDA反应原理示意图

2. 技术特点　NEMA技术对实验条件和环境要求低，简单水浴锅可完成扩增，可在不发达地区应用。但该技术成本高，需硫代修饰的dNTP。经修饰的dNTP不是DNA聚合酶的天然底物，易从模板脱落，导致长片段扩增无法进行，可选择的切刻内切酶种类有限，相关成熟产品较少。

（七）依赖核酸序列的等温扩增技术

1. 技术原理　依赖核酸序列的等温扩增（nucleic acid sequence-based amplification，NASBA）技术是Compton于1991年报道的一种基于PCR的检测RNA的等温扩增方法。通常在42℃左右进行扩增反应，以RNA为模板，通过一对引物介导，在体外进行连续、均一、特异的单链RNA快速扩增。反应体系主要有AMV逆转录酶、RNase H、T7 RNA聚合酶、两个特殊的引物及dNTP、NTP、适量缓冲液。整个反应分非循环相及循环相两个步骤（图5-15）。

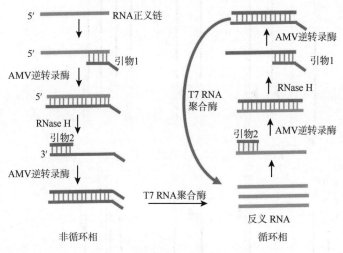

图5-15　NASBA反应原理示意图

2. 技术特点　NASBA反应无须热变性和温度循环，操作简单，扩增效率高，4～5个循环可扩增10^9倍，保真度高，错配概率低，特异性强，不受样本杂质污染影响，灵敏度高，应用广泛，可用于RNA、mRNA检测和序列测定。但该技术设备要求高；扩增长度有限，一般100～250bp，反应条件高，低温易导致非特异的相互作用，需加入三种酶，并使其在相同温度、同一反应体系被激活。

（八）快速等温检测放大技术

1. 技术原理　快速等温检测放大（rapid isothermal detection and amplification，RIDA）技术是2005年中国科学院广州生物医药与健康研究院利用切刻内切酶能够识别DNA双链特异性序列的特性，发明的一种新型核酸恒温扩增技术。在待检核酸中加入含有识别位点的单链检测探针和切刻内切酶，检测探针与目标基因序列杂交，产生切刻内切酶识别位点，形成两段较短的片段，在该酶最适反应温度下，短片段不稳定，与目标基因序列脱离，成为5′端检测探针和3′端检测探针；与被切割的检测探针分离的目标基因序列则仍保持完整，并可与另一完整的检测探针杂交，重复前述反应，产生新的5′部分检测探针和3′部分检测探针；最后通过检测产生的5′部分检测探针或3′部分检测探针，显示是否存在目标基因序列。

2. 技术特点　RIDA反应体系较简单，无复杂的酶；反应快速，5～10min可完成，容易产业化。但可选择的切刻内切酶较少，商品化酶有限，酶活性下降快，灵敏度低，易产生非特异扩增信号。

（九）重组酶聚合酶扩增技术

1. 技术原理　重组酶聚合酶扩增（recombinase polymerase amplification，RPA）技术由Piepenburg等于2006年首先提出，被称为可替代PCR的核酸检测技术。其主要依赖三种酶：重组酶、SSB和DNA聚合酶。重组酶与寡核苷酸引物形成复合物，酶促使引物定位到DNA双链模板的同源靶序列上，在SSB的协助下，模板DNA解链，随后在DNA聚合酶的作用下，形成新的DNA互补链。

2. 技术特点　RPA可在25～43℃实现核酸扩增，无须高温，检测时间有明显优势，整个反应5～20min完成，RPA反应试剂可冻干保存，便于运输，硬件设备要求低，适于体外诊断。但其所需探针（46～52bp）和引物（30～35bp）较其他核酸扩增技术略长，不适于短序列核酸检测，终端检测相对复杂、成本高。

（十）规律间隔成簇短回文重复序列技术

1. 技术原理　一项创新的分子诊断技术伴随着2020年诺贝尔化学奖而逐渐引起关注，这项技术就是规律间隔成簇短回文重复序列（clustered regularly interspaced short palindromic repeats，CRISPR）技术。这项原本用于疾病治疗的技术，在经过了系统优化后被应用到诊断领域，CRISPR技术与核酸等温技术结合，在分子诊断中展现出较好的效果，是近年来的研究热点之一。CRISPR广泛存在于原核生物基因中，是细菌和古菌为应对病毒和质粒不断攻击而演化来的获得性免疫防御机制。当外源基因入侵时，该防御系统的CRISPR序列表达可识别入侵基因组序列的RNA，然后CRISPR相关蛋白（Cas，一种核酸酶）在序列识别处切割外源基因组DNA，从而达到防御目的。利用CRISPR快速识别靶基因这一特点，将其应用到基因检测的靶基因识别。

基因检测中靶基因识别主要得益于CRISPR家族两个成员Cas12a和Cas13a。Cas13a是一种RNA靶向依赖的RNA核酸酶，专一切割RNA，不切割DNA，通过指导RNA（gRNA）指引识别靶基因。当标本的目标基因含量非常少时，Cas13a和指导RNA复合物与待测靶序列的匹配概率很低，需富集靶序列，提高检测物的丰度。相比于其他核酸扩增方式，等温扩增耗时短，设备要求低，更适合为CRISPR技术提高检测靶序列丰度。Cas12a也通过指导RNA指引切割靶基因，但Cas12a主要切割能识别的DNA，让被切割的DNA形成条带，最终形成可视化结果。以Cas13a系统为例的主要技术原理如图5-16所示。

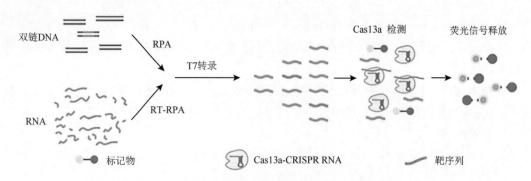

图5-16 以Cas13a系统为例的CRISPR技术原理示意图

摘自Gootenberg，JS，Abudayyeh OO，Lee JW，et al. Nucleic acid detection with CRISPR-Cas13a/C2c2. Science，2017，356（6336）：438-442

2. 技术特点 CRISPR与核酸等温技术结合，优势在于操作方便，检测快速，成本较低，灵敏度高，可实现多种基因同时检测。不足之处表现在指导RNA容易脱靶，导致检测特异性和准确性降低，抗干扰性差。

二、核酸等温扩增技术的应用

LAMP在医学领域广泛应用，定性和定量检测各种病原体：DNA病毒、RNA病毒、细菌和寄生虫等，如新冠病毒、HIV、流感病毒、埃博拉病毒；LAMP也用于肿瘤的突变基因检测，如利用肽核酸-锁核酸（peptide nucleic acid-locked nucleic acid，PNA-LNA）介导的LAMP检测胰腺癌细胞突变野生比为0.1%的基因突变。利用肽核酸介导的LAMP分析法，检测用细胞裂解液处理的口腔拭子中细胞的基因突变，灵敏度比Sanger测序高。LAMP也用于转基因食品检测及动物胚胎性别鉴定等。

RCA在核酸测序、SNP基因分型及细胞原位检测分析、DNA及蛋白质芯片分析等方面有广泛应用前景。目前，德国QIAGEN公司和瑞典GE Healthcare公司采用φ29 DNA聚合酶，基于RCA创建了TempliPhi DNA测序模板扩增试剂盒，可产生高质量模板用于DNA测序，对于肿瘤早期分子检测和分析，这是一项很有潜力的技术。

SPIA技术目前用于表达分析和病原菌检测。检测沙门菌证明SPIA比荧光定量PCR的灵敏性和特异性更好。瑞士Tecan Genomics公司恒温扩增产品基于SPIA原理设计。研究表明HDA能扩增微生物DNA、质粒DNA和cDNA等。目前有HDA检测腹泻性艰难梭菌的报道。美国Quidel Corporationg公司的恒温扩增产品基于HDA原理设计。

新一代DNA探针系统——美国BD公司（Becton，Dickinson and Company）的Probe Tec ET系统，用于检测沙眼衣原体、淋球菌等。Mehrpouyan等用SDA检测HIV-1 RNA获得成功，说明SDA可用于多种病原体核酸的检测。

作为成熟的检测技术，NASBA受到国际基础科学和应用科学研究领域的一致认可。目前主要用于RNA扩增、检测及测序，尤其适合扩增单链RNA，也用于DNA扩增，检测病毒、细菌、寄生虫和细胞因子等。在动物医学方面，该技术广泛用于禽流感病毒、新城疫病毒、口蹄疫病毒、狂犬病毒和产单核细胞李斯特菌的检测与研究。

作为新的核酸扩增技术，RPA目前主要用于病原体检测，如HIV、肠道病毒、登革病毒、沙门菌、结核分枝杆菌及疟原虫等。除医学相关检测外，在环境与食品安全检测方面，如水和食品等，也展现出较好效果。

CRISPR近年在体外检测中应用广泛，是研究热点之一。Jonathan等将CRISPR与RPA结合，用于寨卡病毒和登革病毒检测、病原菌区分、人类DNA的基因分型及无细胞肿瘤DNA突变的鉴定。Xiong Ding等将CRISPR与LAMP结合，检测新冠病毒和HIV，在40min内检测到1.2拷贝的DNA靶标和4.6拷贝的RNA靶标。Chen等将CRISPR与RPA结合，1h内即完成HPV16型和18型的准确分型。等温扩增与CRISPR技术结合为病原体或肿瘤基因的即时检验提供了强力支撑。

三、核酸等温扩增技术发展前景与展望

核酸等温扩增技术可作为便携式分子诊断发展理想的候选技术。过去几十年，核酸等温扩增技术发展快速。虽然目前PCR仍是核酸扩增应用最广泛的技术，但由于需要热循环仪及复杂的扩增程序，高度依赖仪器导致PCR在现场应用受限，最终导致检测成本增加。等温扩增技术所用的生物原始标本范围更广，仪器依赖性小，而现代社会对快速、简便的分子检测技术的需求增加，因此等温扩增技术在分子诊断领域展现了较大潜力。目前，核酸等温扩增技术已经逐步商品化，如NASBA、SDA、LAMP、SPIA等。虽然已经应用于分子诊断领域，但具体技术细节的复杂性和技术成熟度，严重制约了核酸等温扩增技术的推广和发展。

核酸等温扩增技术快速灵敏、简单便捷，在分子诊断，尤其是床旁检测及实地筛查方面有非常好的应用前景，迎来了重大发展机遇。核酸等温扩增技术结合分子信标（荧光标记的寡核苷酸链），实现实时荧光定量检测，具有高灵敏度和特异性；结合微流体芯片技术，将反应过程转载到由液相小室组成的芯片结构，再运用荧光、电化学和质谱等手段，实现对样本的快速、准确、高通量分析；结合电化学传感器或生物传感器，通过智能手机等实现检测数据的实时显示和在线存储。鉴于简便性、高效性、自动化等优势，未来在分子诊断领域将越来越多地应用核酸等温扩增技术，尤其在床旁及实地筛查检测方面。

第六章

核酸分子杂交技术

第一节　概　　述

核酸分子杂交是基于核酸分子碱基互补配对原则，定性或定量检测特异RNA或DNA片段的分子生物学技术。在碱性环境加热或加入变性剂等条件下，双链DNA碱基间的氢键被破坏，发生变性，DNA双链解开形成单链。加入异源单链DNA或者RNA，在一定离子浓度下，当异源单链DNA或RNA的某些区域能与原双链DNA的区域互补配对复性时，形成杂合分子。

一、基本原理

核酸两条核苷酸链的碱基通过氢键连接成碱基对，遵循碱基互补配对原则，腺嘌呤与胸腺嘧啶或尿嘧啶通过两个氢键结合配对，鸟嘌呤与胞嘧啶通过三个氢键结合配对。DNA、RNA单链通过碱基连接形成DNA-DNA、DNA-RNA、RNA-RNA双链。其中，G与C碱基对越多，氢键越多，双链越稳定；反之，A与T或A与U碱基对越多，氢键越少，双链越不稳定。

（一）DNA的变性和复性

DNA变性指DNA的天然构象和性质发生改变，DNA双链碱基对之间的氢键断裂，两条链分开成单链的过程。变性时，虽然维持双螺旋稳定性的氢键断裂导致碱基间的堆积力遭破坏，但其一级结构未改变。凡能破坏双螺旋稳定、导致碱基对之间氢键断裂的因素，如加热、极端的pH、有机溶剂、尿素及甲酰胺变性剂等，均可引起核酸分子变性。

DNA复性指在适当的条件下，两条彼此分开的单链重新缔合成双链的过程。双链DNA分子受热或加入变性剂后变性，双链分开，若再缓慢冷却或去除变性剂，变性的两条多核苷酸链可按碱基互补配对原则重新结合形成双螺旋结构，同时其本来的理化性质和生物学功能也可恢复。

（二）基于DNA和RNA探针的核酸杂交

不同来源的两个互补的核苷酸序列（DNA与DNA、DNA与RNA、RNA与RNA等）

通过碱基互补配对原则形成氢键，从而形成稳定的同源或异源双链分子的过程，称为核酸杂交。

利用核酸分子杂交技术定性或定量检测样本中特异RNA或DNA片段时，加入可与样本中特异RNA或DNA片段互补的探针。探针是指一段能和待检测核酸分子按碱基互补配对原则结合的核酸片段，探针可以是经克隆或PCR扩增的DNA、人工合成的寡核苷酸，或经转录形成的RNA。为便于后续检测，一般会对探针进行标记，方法分为放射性核素标记（如^{32}P）和非放射性标记（如地高辛、生物素、荧光素等）。检测方法取决于探针标记方法，如放射性核素标记一般用放射自显影技术检测（利用射线可使胶片感光的原理，对标本中放射性分子进行定位）；地高辛标记探针杂交检测可选用连接有碱性磷酸酶、过氧化物酶、荧光素或胶体金高亲和性的抗地高辛抗体共轭物，也可选用不带连接的抗地高辛抗体和二级抗体。生物素标记探针的杂交检测是用偶联酶或荧光物质的亲和素在杂交部位显色或产生荧光进行检测。荧光标记探针的检测主要用电荷耦合装置进行荧光成像。

核酸分子杂交技术实验流程包括探针制备和标记、待测样本核酸制备、杂交、杂交后处理、结果显示和结果分析等。

（三）技术要点

核酸杂交具有高度特异性，杂交过程完全遵循碱基互补配对原则，特异性识别互补碱基序列。理论上，单个碱基不匹配不能形成杂交体，而事实上，不同来源的核酸单链只要彼此有一定程度的互补序列就可以形成杂交双链。核酸分子探针是杂交的关键，探针的设计和选择影响核酸杂交实验的特异性和正确度。此外，膜的选择、杂交温度、盐离子浓度、甲酰胺浓度也会影响杂交的稳定性和特异性。为了提高杂交特异性，可将转印后的载体膜置于预杂交液中，预杂交液不含探针，主要成分为商品化鲑鱼精子DNA、酪蛋白或牛血清，这些大分子非特异性地与载体膜空白部位结合，即封闭载体膜再次与DNA结合，从而提高杂交特异性。

杂交严格度通常指通过杂交及冲洗条件的选择，对完全配对和不完全配对杂交体的鉴别程度，即决定探针是否能与含不互补碱基的核酸序列结合而形成杂交体的条件。某些条件下，探针可与含不相匹配碱基的核酸序列结合而形成不稳定的杂交体。杂交条件越严格，特异性越强，但敏感性降低，反之亦然。一般，高严格度杂交条件包括杂交温度高、低盐和高甲酰胺浓度，仅高同源性核苷酸序列才能与之稳定结合。低严格度杂交条件则包含低杂交温度、高盐或低甲酰胺浓度，70%～90%同源性核苷酸序列可结合，即错配体杂交，导致非特异性杂交信号产生。错配体稳定性较完全配对杂交体差，控制杂交温度、离子强度、甲酰胺浓度等条件可减少其形成，从而提高杂交特异性。

熔解温度（melting temperature，T_m）指DNA变性过程中（开始解链到完全解链），当紫外线吸收达到50%最大值时的温度，也称DNA解链温度或熔点。T_m值高低与探针序列长度、碱基含量、碱基组成、溶液离子强度、甲酰胺浓度有关，可通过调节离子强度及甲酰胺浓度，改变杂交体的T_m值。核酸杂交的反应温度与杂交体的T_m值密切相关，对于RNA-DNA杂交，最佳杂交温度应低于T_m值10～15℃；对于DNA-DNA杂交，最佳杂交温度则应低于T_m值20～25℃。

二、技术分类

核酸分子杂交技术可根据核酸种类、杂交条件、探针标记方法和是否经过核酸分离纯化等分类。按杂交条件分为固相和液相杂交技术，按固定在支持物上的核酸分子种类分为DNA和RNA杂交技术，按固定靶序列或固定探针分子分为正向杂交和反向杂交技术，按是否分离纯化核酸分为原位杂交和非原位杂交技术。

（一）荧光原位杂交技术

荧光原位杂交技术是以荧光素直接或间接标记的已知序列核酸分子作为探针与细胞或组织切片中的核酸进行杂交，对其进行检测的方法。荧光原位杂交属固相核酸分子杂交技术范畴，按碱基配对原则特异性结合形成杂合体，应用组织化学或免疫组化方法在显微镜下进行细胞内定位。

（二）膜条反向斑点杂交技术

膜条反向斑点杂交技术是将标记探针固定在膜条上，与样本中的核酸分子杂交，通过后续的显色反应确定杂交结果。整个操作过程简便、快速，特别适合检测点突变。

（三）基因芯片技术

基因芯片技术是将大量核酸片段（寡核苷酸片段、cDNA或基因组DNA等）有序、高密度地固定排列在载体（玻璃片、硅片、塑料片或纤维膜等）芯片上，制备成点阵。将已标记的待测标本DNA与芯片上特定位置的探针杂交，经激光共聚焦荧光检测系统扫描芯片，检测杂交信号强度，获取样本靶分子的数量和序列信息，计算机软件进行数据比较分析，而对基因序列及其功能进行大规模、高通量的研究，常用于检测染色体结构变异或SNP位点。

（四）液态基因芯片技术

液态基因芯片技术是一种起源于流式细胞仪的多功能、多指标并行分析系统，集编码微球（微粒子）、数字信号处理技术于一体，高通量、多靶点检测，广泛应用于免疫、核酸、酶学、受体和配体识别分析等研究及临床检测。

（五）荧光分子条形码多重核酸杂交定量技术

荧光分子条形码多重核酸杂交定量技术是核酸分子与探针杂交后，对探针上的颜色分子条形码标记直接检测、计数而实现多重定量的检测技术。荧光分子条形码技术结合单分子成像技术，可高灵敏度和高准确度地检测同一个反应体系中数以百计的特定转录本，常用于基因表达谱和结构变异检测。

核酸分子杂交及基于核酸分子杂交的基因芯片技术是分子诊断产品中应用最广泛的技术之一。其主要包括荧光原位杂交、膜条反向斑点杂交、基因芯片、液态芯片、荧光分子条形码多重核酸杂交定量技术等。核酸分子杂交技术灵敏性和特异性较高，广泛应用于遗传性疾病的基因诊断、传染性病原体的检测、恶性肿瘤的基因分析等领域，显著促进了分子诊断技术与现代医学的进步和发展。

第二节 荧光原位杂交技术

1969年放射性核素标记探针首次用于原位杂交（in situ hybridization，ISH）。1980年出现了直接荧光标记的RNA探针，荧光原位杂交（fluorescence in situ hybridization，FISH）技术开始应用于科研和临床。人类基因组计划和分子细胞遗传学的发展促进了FISH技术进步，如关键标记策略和生物信息学的发展，使得制备低噪声杂交探针更加便捷，各种标记探针和信号放大技术的引入，优化了核酸检测效果。标本处理方法和检测流程的优化使得检测更易实施，拓展了可检测标本的类型和应用场景。自动化设备的出现，减少了操作者间的差异，促进了FISH应用标准化。此外，检测硬件、显微成像系统和数据收集与分析系统的改进提升了检测的分辨率。

基于FISH原理发展了大量相关方法，如多色荧光原位杂交、比较基因组杂交（comparative genomic hybridization，CGH）、显微切割后FISH、光谱核型分析、引物介导的原位DNA标记、纤维荧光原位杂交、多重端粒荧光原位杂交、基于微阵列的CGH（array CGH，aCGH）等，检测分辨率、灵敏度、特异性和稳定性越来越高，成为重要的生物学检测方法。

一、基本原理

FISH是一种非同位素标记的核酸检测方法，基于碱基互补配对原则，特定的探针序列与细胞内的目标序列互补结合，由于探针带荧光，经合适的激发光照射，荧光显微镜可清楚观察到杂交探针及目标DNA，从而确定特定序列在细胞核或染色体的相对位置或拷贝数，实现对特定核酸序列的定位和定量检测。检测过程包括标本预处理、变性、退火、杂交、洗涤、复染、荧光显微镜观察。

二、技术要点

（一）探针

探针是一段荧光素标记的、与靶区域互补的核酸序列，探针设计是FISH检测的关键。

1. 组成 荧光素是具有光致荧光特性的一种化学物质，在紫外-可见-近红外区有特征荧光，荧光性质（激发和发射波长、强度、寿命、偏振等）可随所处环境的性质，如极性、折射率、黏度等改变而灵敏地改变。荧光产生过程中，激发光强度过高或与其他分子相互作用可能导致荧光分子不可逆破坏或能量转移失活，发生光猝灭或光漂白现象。

2. 种类 根据标记序列的特性，核酸探针可分为DNA探针、RNA探针及核酸类似物。分子遗传学领域探针采用几乎所有类型的人DNA序列：重复序列（α卫星和端粒DNA）、特异性基因DNA、染色体带或臂特异性序列、流式分选染色体库等。

根据荧光标记方式，核酸探针可分为直标法和间标法。直标法将荧光素与探针通过化学偶联直接连接，常用于长序列的探针制备；间标法是将荧光基团与蛋白质（如抗生物素蛋白、链霉亲和素或抗体）结合，再通过抗原抗体或生物素与探针序列结合。由于这些蛋白质可结合多个荧光基团，信号辨识度因此提高，间标法适用于标记短序列（小于70kb）。

根据标记探针的方法，核酸探针可分为克隆化酶标探针、化学合成探针、氨基修饰标记和化学结合系统（universal linkage system，ULS，利用铂染色络合物与鸟嘌呤核苷的N^7残基反应进行标记的方法）标记等。

根据检测时探针组合模式，分为双色分离探针、双色融合探针、基因缺失/扩增探针等。常见类型及简要的检测原理见表6-1。

表6-1 FISH探针组合检测模式

分类/特点	双色分离探针	双色融合探针	基因扩增/缺失探针
设计策略	基因断点两侧，标记不同颜色	两色探针分别标记两个基因	标记靶基因，包含对照探针
用途	检测基因重排	检测已知的基因间重排、易位、倒位	检测基因扩增或缺失
技术要点	定义分离距离（阳性）	物理距离近，产生融合信号，但小细胞或核粘连时判读困难	探针过长可能导致假阴性或假阳性结果
阴性模式示意图			
阳性模式示意图			

（二）标本处理

FISH适用的标本类型广泛，包括外周血、脐血、骨髓、羊水、绒毛、实体肿瘤组织、细胞、胸腔积液、腹水和环境标本等。

1. 标本制备 杂交成功与否与标本制备关系紧密。通常，培养细胞按核型分析细胞培养方法制备染色体铺片；未经培养的细胞，经标本采集、细胞富集、低渗处理、细胞固定、制片；组织切片，组织离体后经固定、脱水、透明、浸蜡、包埋、切片。其中，标本固定非常重要，除使细胞和组织保持原有形态结构，维持染色体结构完整性，还使蛋白质结构改变，酶失活，防止自溶，抑制微生物生长。固定时间过长或过短均可能导致检测时荧光信号减弱或消失。FISH适用的固定剂有10%甲醛溶液（中性福尔马林）、多聚甲醛等。其他固定剂，如Bouin固定剂、酸性固定剂（如苦味酸）、Zenker固定剂、乙醇溶液（单独使用）、氯化汞、甲醛/锌固定剂等，不适合FISH。

2. 预处理 FISH检测通常需要试剂对标本进行预处理，以保持组织形态结构，同时提高靶细胞通透性，从而降低自发荧光背景，提高探针的杂交效率，提升荧光信号强度。预处理通常包括酶消化、固定、脱水。组织标本预处理包括脱蜡、复水、煮片、酶消化、脱水。细菌或真菌等真核细胞的预处理，除使用蛋白酶，还可用去污剂（SDS、Tween20或 Triton X-100）、盐酸等破坏细胞膜，提高细胞通透性。

3. 变性杂交　杂交液提供最佳环境使探针与靶标杂交有效且完全。杂交液常包含以下成分：甲酰胺、硫酸葡聚糖、枸橼酸钠（saline sodium citrate，SSC）缓冲液、牛血清白蛋白（bovine serum albumin，BSA）、未标记封闭DNA（如人Cot-1 DNA、鲱鱼精子DNA和小牛胸腺DNA）及探针。甲酰胺通过转换均匀结合的水合分子，对DNA、RNA及类似物的螺旋状态去稳定，干扰碱基结合位点，破坏碱基间的氢键，降低核酸链结合的自由能，使杂交可在较低温度进行而不丧失特异性。硫酸葡聚糖是一种脱水葡萄糖聚合物，杂交过程中吸收水分子，减少反应中的游离水，使探针和靶标能够更接近（分子拥挤效应），提高杂交效率。未标记封闭DNA能封闭非特异性重复序列，保证FISH特异性，减少背景荧光。封闭DNA的性质取决于探针的复杂性，一般杂交时需使用过量的封闭DNA。现在有商品化的去重复序列探针，杂交过程中可不添加封闭DNA。

变性杂交包括高温变性和低温复性两个过程。目前使用较多的是共变性方法，该法有利于异源双链体快速形成。变性温度过高或时间过长，可能破坏组织、细胞和染色体形态，使DNA组蛋白结构解离，造成"绒毛状形态"或"斑状杂交"等杂散杂交；而变性不充分（图6-1）则降低杂交效率，导致少或无杂交信号。

杂交时间与探针序列复杂性及杂交环境有关。杂交一般选择37℃或42℃，16～18h。可通过调整杂交过程的盐离子浓度、pH（一般7.0～8.5）、温度和时间，达到最佳杂交效果。现已有很多商品化探针直接用于检测，只需参照厂家说明书，选择合适的变性和杂交条件，即可实现稳定的FISH检测。

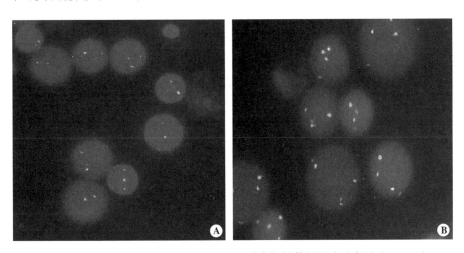

图6-1　不同变性条件对*BCR/ABL*（DF）融合探针信号影响示意图（1000×）
A. 78℃变性2min；B. 85℃变性5min

4. 洗涤　杂交后洗涤的目的是去除过量的未结合探针，分离非特异性结合的探针，降低荧光背景，严谨的洗涤可更有效消除交叉杂交。

5. 复染观察　细胞核复染使用 DAPI（4′, 6-二脒基-2-苯基吲哚）复染剂，更利于显微镜下观察荧光信号。

（三）结果判读

1. 检测阈值的建立　阈值是区分阴、阳性结果的重要依据。FISH 检测中针对不同探针建立检测阈值非常重要。阈值包括实验阈值和临床阈值。实验阈值与探针性能（灵敏度和特异性）和标本性状有关，一般无明确判读标准，需实验室自行建立或验证参考文献的阈值。临床阈值是确认探针和方法有效性后，通过积累大量循证医学数据而得出的。一般可参考专家共识或指南，如《乳腺癌 HER2 检测指南（2019 版）》《中国间变性淋巴瘤激酶（ALK）阳性非小细胞肺癌诊断专家共识（2013 版）》《ROS1 阳性非小细胞肺癌诊断病理专家共识》等。

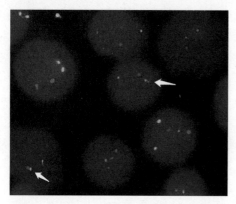

图6-2　阴性标本中 *BCR/ABL1* 双色双融合探针偶见"一红一绿一融合"信号示意图（1000×）

阈值建立包括以下步骤：

（1）原始数据收集：使用金标准方法确定的阴性样本作为待检样本，用待确认的探针进行检测。注意避免因切片导致核截断、杂交效率不佳产生信号点丢失或分布的假阳性结果（图 6-2）。

（2）统计分析：常见方法有两种，三倍标准差法和 CRITBINOM 函数。

1）三倍标准差法：数据为正态分布，均值加三个标准差设定为异常值，可覆盖 99% 的样本。计算异常信号类型细胞总数及百分比、百分比平均值及标准差。阴性阈值一般设为平均值+三倍标准差。

2）CRITBINOM 函数：数据满足二项分布，计算大于或等于临界值的最小值。CRITBINOM 函数语法表达式为 CRITBINOM（trials，probability_s，alpha）。trials 表示每例样本计数的细胞数。probability_s 使用 0～1 之间的任意数值，表示阳性细胞比率。alpha 使用 0～1 之间的任意数值，表示临界值，一般选择 95% 置信度，表示 95% 的概率显示为真阳性。

（3）阈值评估：检测小批量样本，与金标准方法或取得注册证的同类试剂测得的结果进行比对，确认阈值的合理性。

（4）阈值再验证：自建阈值一般是在相对固定条件下进行的，当条件发生改变时，需重新验证。

2. 观察计数　FISH 结果判读涉及观察和计数荧光信号。选择合适的滤光片组进行观察，一般要求至少两名经过 FISH 技术专门培训的人员操作。计数前需了解标本特点、探针性能（探针覆盖区段、标记参数、信号大小、荧光强度等），熟悉信号类型和背景噪声等。值得注意的是，癌细胞普遍存在染色体不稳定，对于非预期的信号改变，观察者除结合探针设计图进行分析，还需综合病史、病理特征积极查证。必要时使用其他方法结果综合判断，以保证检测结果的准确性。可参照表 6-2 记录方式模式图进行计数。

表6-2　记录方式模式图（○红色探针，●绿色探针）

序号	模式图	记录方式	信号类型
1		核重叠，但信号未重叠，可计数。每个核内均有两个不同颜色（红/绿）的信号	2R2G
2		核内不同颜色的信号各有两个，其中一个绿色信号弥散	2R2G
3		核内不同颜色的信号各有两个，其中一个绿色信号断裂	2R2G
4		核内有两个红色、一个绿色信号	2R1G
5		核内有一个红色、一个绿色、两个红/绿相邻或融合信号	1R1G2F
6		核内有三个红色、三个绿色信号	3R3G
7		核内一个红色、一个绿色、一个红/绿相邻或融合信号（红绿信号间距小于一个信号直径时需综合探针设计和临床结果慎重判断）	1R1G1F
8		核内有两个红/绿相邻或融合信号	2F

（四）质量控制

为提高FISH检测结果可靠性，每次操作应设立对照。若杂交信号不明确或用于分析的细胞数不足，该次检测视为无效，应重新检测。

三、注意事项

（一）规范前处理

标本前处理质量明显影响杂交结果（图6-3）。处理过度可能导致组织结构完全丧失和核物质丢失，处理不足则减少到达并结合靶核酸探针的数量，致使杂交失败。检测前须严格评估预处理的每个步骤，可使用0.2mol/L盐酸、去污剂和还原剂使组织透化，减少组织损伤，帮助蛋白酶消化并增加核的可及性。

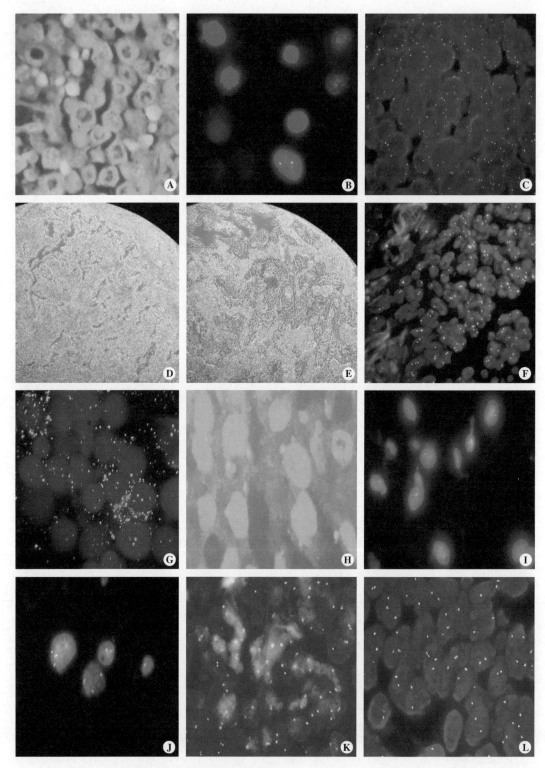

图6-3　标本前处理对FISH杂交结果的影响（A～C，F～L：1000×；D～E：200×）

A. 组织标本固定过度造成杂交失败；B. 细胞标本处理不当造成杂交效率低；C. 核边界不清导致计数困难；D～F. 人肺癌组织标本消化前（D）、1mg/mL胃蛋白酶消化10min（E）及杂交图（F）；G. 核外自发荧光杂质对判读的干扰；H. 处理不当造成组织标本高绿背景；I、J. 预处理条件不同导致信号差异：（DDIT3断裂探针）水煮并消化5min（I）与高压水煮并消化5min（J）对比，（SYT断裂探针）水煮25min后，消化4min（K）与消化13min（L）对比

（二）杂交过程保证杂交效率和特异性

探针序列、杂交/洗涤温度和缓冲液组成均影响杂交效率和特异性。事实上，影响FISH特异性的大多数问题都与探针序列和洗涤步骤有关。通常，杂交严谨性相对较低，采用逐步增强方式破坏探针与DNA结合氢键的稳定性，后续洗涤应提高严谨程度，如提高温度、增加甲酰胺浓度或降低盐浓度。

探针使用前需评估杂交位点、杂交信号类型是否符合预期。例如，基因特异性探针的FISH，使用包含内标探针（如着丝粒、同臂或同染色体探针）的体系，需同时进行中期染色体FISH检测，观察中期染色体上的信号位置，判断特异性；缺失探针的FISH，需注意探针过长可能导致假阴性结果。断裂/融合探针的FISH，需注意同染色体内重排或伙伴基因距离相近，导致阴/阳性结果不易判读。着丝粒探针的FISH（图6-4），需了解区段同源性与非特异杂交的关系。

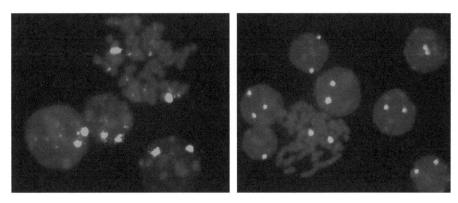

图6-4　提高甲酰胺浓度可有效减少非特异杂交（7号染色体着丝粒探针，1000×）

（三）选择合格的滤光片观察结果

滤光模块一般由激发滤光片、分色镜、发射滤光片及支架组成。目前推荐商品化探针使用带通滤光片，一般包括单通滤光片、双通滤光片和三通滤光片，根据荧光染料的光谱特点和使用目的进行选择。使用中注意观察滤光片的状态，霉变或氧化的滤光片会影响观察效果。

（四）选择合规试剂

FISH产品属体外诊断试剂，归属为第三类（指导用药、明确诊断价值）和第一类（具有辅助诊断价值的探针），还有一部分探针不作为医疗器械管理。国内多个法规规范了探针在临床的使用：《医疗器械监督管理条例》《体外诊断试剂注册与备案管理办法》《总局关于过敏原类、流式细胞仪配套用、免疫组化和原位杂交类体外诊断试剂产品属性及类别调整的通告》（2017年第226号）等。

目前临床检测应用的FISH探针为具备资质的商品化试剂。使用前应了解探针的临床有效性，明确预期用途；进行探针性能确认/验证；同时，培训技术人员的检测能力。

FISH试剂的性能确认/验证至少包括三方面：①确认FISH探针涉及基因区段能否满足检测需求。探针用于染色体大片段状态检测，有基因命名和区段命名，使用前需仔细阅读说明书；此外，还应确认探针标记的颜色和判读标准。②评估杂交灵敏度和特异性。可以培养的人外周血有核细胞为检测对象，检测经金标准方法或已明确性能的同类试剂或方法确认的阴性或阳性标本，评估检测准确度。值得注意的是，着丝粒探针由于序列区段同源性较高，易出现非特异杂交信号，可通过改变洗涤条件提高杂交特异性。③阈值确认。使用临床标本建立或评估的阈值，有助于实验操作者了解信号类型和结果判读。

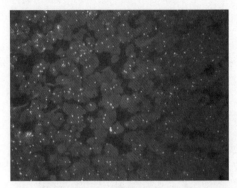

图6-5　肿瘤异质性（乳腺癌 *HER2* 扩增，1000×）

（五）评分标准和设立正常对照

①定义"异常"：需了解正常组织中信号的类型，了解肿瘤细胞具异质性（图6-5）、核截断，杂交效率可影响结果。②定义"正常范围（阈值）"。研究者发现：正常组织检测到平均染色体拷贝数为1.4～1.7个拷贝/细胞，低于阈值2.0；当染色体拷贝数为2.0～2.2时，通常表明是三倍体。注意异常（肿瘤细胞）和正常细胞特性的差异，分析大量细胞时，细胞计数的差异常导致异常细胞比例偏低。因此，血液肿瘤检测要求至少计数100个细胞，若检测收集的尿液脱落细胞的膀胱癌相关基因，要求计数全片的细胞，达到阳性判读要求才停止计数。

肿瘤细胞可能存在整条染色体丢失或增加，使用基因缺失/扩增探针时，需区分基因重复（基因拷贝数增加，染色体数不增加）和基因扩增（基因拷贝数超过染色体数）两种情况。通常使用特定的端粒、着丝粒或不同区段探针作为对照，以基因与染色体的比率作为扩增的判断标准。

当前仍依赖人工判读FISH结果，与所有需主观判读的方法一样，经验不足或主观因素可能导致错误结果。一般认为正常偏差为10%以内。在病理质控中心（pathology quality control center，PQCC）室间质量评价中，不合格标本判读定义为累计判读值超出判读值范围10%。为提高结果准确性和重复性，双重观察、双重评分是有效方法。

目前客观的信号捕获、记录和自动计数/图像分析系统已越来越多，需注意软件的算法要能区分探针和标本类型。例如，与尿液、血液或其他来源制备的新鲜细胞标本不同，组织切片的得分受核截断现象影响。检测缺失和扩增的探针与融合/断裂探针的判读标准不同，操作者应注意这些差异，谨慎判断。

（六）信号观察与结果分析

1. 特殊、复杂FISH信号的判读　FISH探针的类型包括扩增、缺失、断裂、融合，每种探针有特定的判读要求，需注意不典型的阳性信号和复杂信号（图6-6）。出现复杂信号时，除考虑探针设计和阈值，还需寻求文献支持，结合临床背景综合分析，谨慎报告，必要时采用其他方法进行验证。

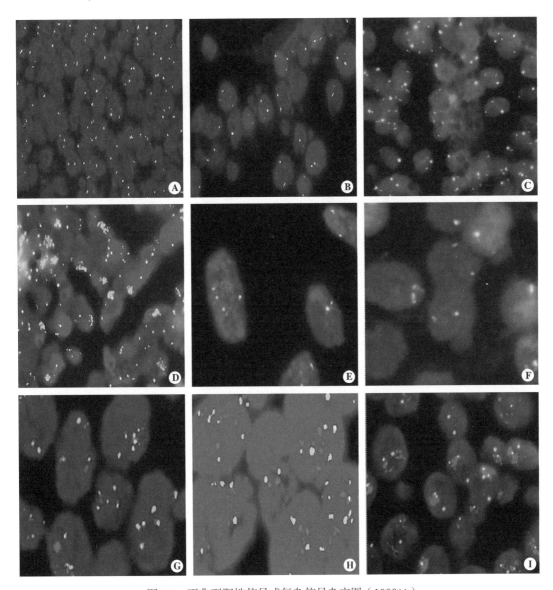

图6-6　不典型阳性信号或复杂信号杂交图（1000×）

A、B. 不典型阳性信号（淋巴瘤BCL6断裂探针）表现一绿一黄（A）和一红二黄（B）。C、D. 复杂信号类型（腺样囊腺癌 MYB断裂探针）阴性标本表现三黄（C）和绿色信号点状扩增簇（D）。E、F. KIAA1549-BRAF双色检测图（伙伴基因间距 2Mb，以短串联重复方式融合），阴性表现相邻红绿信号（E），阳性表现弥散拖尾黄色（F）。G～I. 扩增探针的多种阳性信号 类型（HER2探针）

2. 多组探针联用或多种方法学综合判断　肿瘤细胞常出现染色体不稳定，表现出染色体片段或整条染色体获得、缺失或结构重排。基因特异性荧光探针的靶区长度一般为100kb～1Mb，探针可能覆盖了标注靶基因外的其他基因，使得FISH信号具多样性。例如，多种软组织肿瘤涉及染色体12q13—q15区段基因重排，黏液样脂肪肉瘤常出现12q13区*DDIT3*基因易位，高分化脂肪肉瘤伴有12q13—q15区段*MDM2*扩增，*CDK4*（12q14.1）常有扩增。用DDIT3断裂探针检测时，若断裂阴性但表现单色/双色扩增，应怀疑存在*MDM2*扩增，需用MDM2探针进行确认。除了肿瘤，在细胞遗传学领域，FISH因具有大片段基因原位标注的优势，可用于核型、染色体微阵列分析异常结果验证。

分子诊断领域发展很快，分子生物学检测方法层出不穷。对每种方法需在实际应用中了解技术的优劣，根据需求进行选择。例如，染色体内倒置或缺失易位，融合伙伴基因之间物理距离相对较短或超出FISH分辨率的不平衡、复杂重排和染色体内重排，可用PCR方法或RNA测序（RNA-Seq）进行复核；又如，*EWSR1*（EWS RNA binding protein 1）是一个"混杂"基因，在表型相同的肿瘤细胞中与许多不同的伴侣基因融合，或在形态和行为不同的肿瘤细胞中与相同的基因融合。检测*EWSR1*融合基因时FISH和NGS可互补。

四、在临床实践中的应用

荧光原位杂交技术利用互补探针与靶标结合，在染色体、细胞或组织使靶标可视化，判断染色体畸变的存在，如数目异常、结构易位、插入或缺失。FISH在基因组特征描述和细胞结构、功能及多样性研究方面有重要价值，已成为分子细胞遗传学的重要技术，广泛应用于医学遗传学、母胎医学、儿科学、生殖医学、病理学、体液学及肿瘤学诊断。

（一）微缺失和微重复检测

人染色体微缺失或微重复综合征（microdeletion / microduplication syndrome，MDS），通常基因畸变小于5Mb，检测方法有FISH、qPCR、aCGH/SNP微阵列（SNP array）等。因涉及区段小，染色体分析难以评估、鉴定缺失边界。临床目前采用高分辨率微阵列分析识别区段，采用FISH技术进行验证确认。

（二）亚端粒畸变检测

亚端粒区域的基因组改变可能是发育障碍的重要原因。亚端粒荧光原位杂交（subtelomere FISH）越来越多地用作细胞遗传学检测微小重排的常规手段，对诊断无法解释的精神和发育障碍颇有价值。

（三）肿瘤相关基因状态检测

肿瘤细胞非正常增殖，通常认为是癌基因、抑癌基因和调节凋亡的基因协同作用的结果。传统细胞遗传学需体外细胞培养和制备染色体，FISH技术无须该步骤即可进行癌基因状态分析，提供肿瘤生物学行为的重要信息。

（四）染色体数目异常检测

与正常细胞不同，几乎所有肿瘤细胞都能观察到非整倍性-染色体数目的改变。临床上检测非整倍体的染色体较为广泛。例如，检测膀胱癌染色体改变，包含3、7和17号染色体及9p21（*p16*基因）的FISH探针组，比细胞学检查敏感性更高；FISH可检测多发性骨髓瘤超二倍体MM（48～74条染色体），特别是3、7、9、11、15和19号染色体三倍体；儿童急性淋巴细胞白血病的近单倍体（near-haploid，30条染色体）并存超二倍体时可能漏诊。FISH技术可将其与常见的超二倍体（50条染色体）区分。此外，产前诊断中，13、

18、21号染色体及X、Y染色体的非整倍性约占活产出生缺陷染色体畸变的95%，未培养羊水细胞间期FISH产前诊断技术研究已很多。

（五）染色体结构异常检测

染色体易位是最常见的结构畸变，涉及两条非同源染色体平衡或不平衡重排。识别肿瘤复发特异性染色体易位及融合基因，对辅助诊断、治疗和预后判断有重要意义。多种方法可检测染色体易位，如染色体核型分析、FISH、aCGH/SNP微阵列和NGS。FISH常用断裂或融合探针检测染色体易位。

此外，FISH技术可实现常规病理工作流程中甲醛固定、石蜡包埋组织细胞的快速分析，如检测肺癌细胞*ALK/ROS1*重排、原发性肺黏液样肉瘤染色体易位细胞的*EWSR1/CREB1*基因融合、肾癌相关*TFE3*易位、隆突性皮肤纤维肉瘤*PDGFB/COL1A1*融合、尤因肉瘤/周围原始神经外胚层肿瘤*EWSR1/FLI1*融合等。

五、技术特点与前景展望

FISH技术的优势：①可识别整个基因组，检测细胞内相对稳定的靶标（DNA和RNA），对基因或序列进行染色体定位，识别更小的、核型分析不能识别的染色体异常，聚焦特定区段的畸变特征，对未培养细胞进行染色体异常分析；②能够提供细胞特定核酸序列的状态和位置信息，成为研究细胞功能和组织中细胞多样性的重要工具；③适用的标本类型较广泛；④实验周期短，直接计数核内信号，快速得到检测结果，准确、易判读、特异性和重复性好。

FISH技术的局限性：①只能定性检测，不能绝对定量检测；②不能检测未知基因变异；③受检测分辨率的局限，不适合检测小片段基因异常；④荧光猝灭或杂交失败可能出现假阴性结果；⑤结果判读受主观因素影响较大，与技术人员经验水平密切相关。

结合传统细胞遗传学与DNA分析技术，FISH逐渐成为重要的细胞遗传学定位检测技术，广泛应用于生殖医学、遗传学和肿瘤学，是诊断涉及染色体重排或基因突变疾病的金标准方法。

随着分子生物学技术发展，FISH技术在信号放大、集成化芯片、自动化处理/计数/结果判读、单个活细胞检测等方面取得了新进展。例如，催化报告沉积荧光原位杂交（catalyzed reporter deposition-fluorescence *in situ* hybridization，CARD-FISH）技术使不同生物材料的检测灵敏度提升；量子点荧光原位杂交（quantum dot-based FISH）技术与光谱成像组合实现了多重原位杂交。肽核酸探针-滚环扩增-荧光原位杂交（peptide nucleic acid probe-rolling circle amplification-fluorescence *in situ* hybridization，PNA-RCA-FISH）技术实现了对细菌低拷贝基因组靶标的原位检测，提高了分辨率，应用范围扩展至微生物检测。CRISPR活细胞荧光原位杂交（CRISPR live-cell fluorescent *in situ* hybridization，CRISPR Live FISH）使得活细胞中染色体功能研究得以实现。FISH微流控芯片减少了探针的消耗，缩短了杂交时间，适应高通量检测的发展。联合全玻片成像细胞病理技术和FISH自动检测/计数，节省了分析时间，结果更客观。新技术发展提升了FISH检测效率和结果可靠性，应用场景也必然越来越丰富。

第三节　膜条反向斑点杂交技术

一、基本原理

1975年，英国Southern发明了以其名字命名的Southern杂交技术，随后PCR技术出现，与Southern杂交相结合，为斑点杂交和反向斑点杂交技术的出现奠定了基础。

斑点杂交法原理是在固相支持物上固定几种核酸样本，用合适的寡核苷酸探针与之杂交，通过检测杂交产物的信号强度，与已知浓度标准品的信号强度进行对比，确定待测样本靶核酸的量。斑点杂交法也可检测靶核酸的碱基突变，若靶核酸存在突变，严格条件下其扩增产物无法与寡核苷酸探针杂交，无杂交信号表示靶核酸目的区段存在突变。

1985年，Saiki等最先发展出反向斑点杂交（reverse dot blot，RDB）技术，并应用于检测β地中海贫血等血液病。反向斑点杂交技术将标记的探针固定，经PCR扩增的待测核酸与之杂交，检测扩增产物中是否含有目标基因。合成寡核苷酸探针时在探针5′端标记氨基或硫基，使之可结合表面有羟基基团的膜。随后Syvanen等发现在PCR引物5′端标记生物素不会影响扩增效率，这使得RDB可采用非放射性酶连接中间体（如抗生物素蛋白）进行检测，类似酶联免疫吸附测定（enzyme-linked immunosorbent assay，ELISA）。在此基础上，通过一些荧光和显色方法检测杂交结果，RDB技术由此走向成熟。

反向斑点杂交技术突破了传统斑点杂交方法一次只能检测一种突变的局限，快速、简便、重复性好且信号稳定，在基因突变、基因分型、病原体（亚型）等领域具有独特优势（图6-7）。

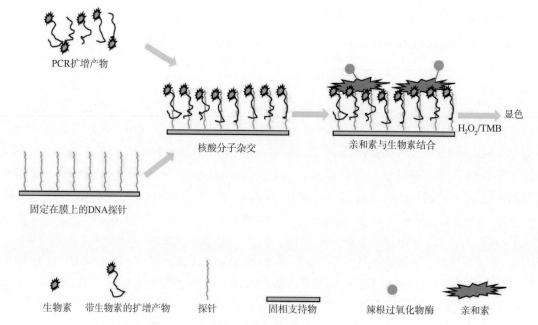

图6-7　反向斑点杂交示意图

二、技术要点

（一）杂交膜的选择

玻璃和各种材料制成的膜都可作为固相材料用于固相杂交。尼龙膜是比较合适的载体，易操作且耐用，便于杂交和检测。寡核苷酸探针可在合成过程中通过在其5′端引入亲核基团实现功能，如与衍生化表面反应相关的胺或硫醇基。膜需具有高密度阴离子羧基，能通过1-(3-二甲氨基丙基)-3-乙基碳二亚胺盐酸盐（EDC）的活化，与寡核苷酸的氨基连接物反应，该化学反应简单直接，无须有机溶剂。此外，由于核酸与膜之间的静电作用，弱阴离子性质有助于减少非特异性结合。

硝酸纤维素膜（nitrocellulose membrane，NC膜）与蛋白质有较强的结合力，适用于各种显色方法，作为介质，灵敏度和分辨率较高，背景信号低而溶剂耐受性较差，广泛用于蛋白质印迹技术。封闭NC膜不需要特别严谨的清洗条件，适宜条件下膜上蛋白可长时间保存，但其机械强度较差，不适合多次重复清洗。

尼龙膜是一种柔软而结实的支持介质，机械强度高，经历多次杂交、结合、洗脱都不易破损、变形，具有天然的亲水性和独特的流速优势，灵敏度和分辨率较高，非常适合核酸检测。各种材料的杂交膜特点比较见表6-3。

表6-3 杂交膜的分类与特点

	硝酸纤维素膜	尼龙膜	带电荷的尼龙膜
结合核酸类型	DNA和RNA	DNA和RNA	DNA和RNA
结合核酸量（$\mu g/cm^2$）	80～120	450～600	450～600
核酸转移盐浓度	高盐浓度	无严格要求	无严格要求
核酸固定	80℃烘烤	80℃烘烤	80℃烘烤
	非共价键结合	非共价键结合	非共价键结合
	—	UV交联，共价键结合	UV交联，共价键结合
	—	碱处理，共价键结合	碱处理，共价键结合
优点	本底低	结合力强，共价结合	结合力强，共价结合
不足	脆性大	—	本底高
	非共价键结合		

（二）引物设计

保守序列指进化过程中核酸分子基本保持不变的核苷酸片段或蛋白质的氨基酸片段。保守序列在分子诊断中应用广泛，如检测病原微生物，靶序列通常选择具一定特异性而相对保守的区域，这样可减少由碱基突变导致的病原体检测误差。反向斑点杂交常用于病原体分型检测，如人乳头瘤病毒（human papilloma virus，HPV）、乙型肝炎病毒（hepatitis B virus，HBV）等，通常在保守区设计通用引物，可扩增某一病原体的多个亚型，减少扩增重数、提高扩增效率，分型检测则针对型特异序列区设计探针。

以HPV为例，主要的衣壳蛋白L1（约占80%以上）具较强的保守性，表现如下：①病毒衣壳在选择压力等外界环境作用下变异很小；②不同亚型HPV的L1蛋白氨基酸序列同源性在60%以上。目前大部分HPV分型检测区域均设计L1保守区。通用引物设计有三种类型：①上下游引物是唯一序列，无简并碱基。该类型引物退火温度较低，少量碱基错配时可保证引物与模板结合，代表为GP5+/GP6+（图6-8）。②由系列简并引物混合而成。引物在某些特定位点可出现2～3种不同的碱基，在这些位点引入简并碱基，以弥补各型在这些位点的序列差异，这种引物称为简并引物，代表为MY09/MY11（图6-8）。③上下游由系列不同引物混合而成，充分考虑各型在特定位点的碱基差异，尽量与各型达到碱基完全匹配，以达到较高检测效率和敏感性，代表为SPF1/SPF2（图6-8）。

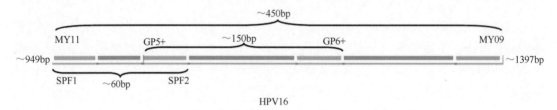

图6-8　HPV16中3种通用引物的位置

此外，还需遵循PCR引物设计基本原则，即长度通常为18～27bp；GC含量一般在40%～60%；引物间T_m值不能相差太大，以利于选择退火温度；引物间避免形成稳定二聚体或发夹结构；引物序列应具特异性，不能与模板外非目的序列相似性很高，否则会导致错配和非特异性扩增。

此外，引物合成时需进行放射性标记或非放射性标记，使扩增产物杂交后可显色。放射性标记指放射性同位素如^{32}P、^{35}S等标记，半衰期短、费用高、检测时间长，对人体有害，易造成实验环境污染，已逐步被非放射性标记取代。非放射性标记物主要有生物素、地高辛、荧光素三种。生物素是第一个被反向斑点杂交方法实际应用的非放射性标记物，也是目前应用最多的标记物。

（三）探针设计

探针在分子杂交技术中扮演着不可缺少的角色。任何核酸，如单链DNA、双链DNA、寡核苷酸、mRNA，均可作为探针。常用探针分克隆型和合成型两种，前者包括cDNA探针、DNA探针和RNA探针，后者包括寡核苷酸探针。

寡核苷酸探针因具以下优点而广泛用于斑点杂交、点突变检测和重组文库筛选：①链短，序列复杂度低，相对分子质量小，特异性好，易与待测样本DNA链结合；②能识别单碱基突变；③成本低廉，可大量合成。

筛选寡核苷酸探针应遵循以下原则：①长度一般在18～50bp，探针较长则杂交时间长、杂交效率低，反之特异性差；②G+C含量为40%～60%，超出范围易导致非特异性杂交；③探针序列避免存在自身互补结构，否则会妨碍杂交；④避免同一碱基重复出现（不多于4个），如-GGGG-；⑤一旦选定符合上述标准的探针，最好在数据库进行同源性比对。探针应与待测目的序列杂交，与非目的序列区域同源性不超过70%，若有连续8个及以上碱基同源，则该探针不可用。

探针固定良好是杂交反应顺利进行的前提条件。早期常用固定方法有烘烤、紫外线照射、交联或碱处理。研究发现，合成寡核苷酸探针时标记氨基或硫基，可与EDC（15%～35%，*w/v*）活化膜上的羧基通过稳定的酰胺键形成*O*-酰基脲而固定。

（四）杂交条件

1. 杂交缓冲液 杂交缓冲液由枸橼酸钠（saline sodium citrate，SSC）缓冲液和十二烷基硫酸钠（sodium dodecylsulfate，SDS）组成。SSC缓冲液是分子生物学各种印迹与分子杂交实验中起变性和清洗作用的标准处理溶液。其主要成分枸橼酸钠起缓冲作用，钠离子中和核酸链的负电荷，使其呈电中性，利于探针和目的序列结合。反向斑点杂交常用2倍浓度杂交，0.5倍浓度洗脱。SDS是阴离子表面活性剂，常用于蛋白质和类脂类电泳分离。当与蛋白质混合质量比达1.4∶1时，SDS能破坏蛋白质分子间及与其他物质分子间的非共价键，使蛋白质构象改变，继而解离成单一亚基，从而降低或消除分子间天然电荷差异。通常，SDS储备液浓度为10%或20%，SDS反向斑点杂交工作浓度为0.1%～0.5%。

2. 杂交温度和时间 探针的温度敏感性与探针T_m值有关。通常情况下，探针最适复性温度为25℃。采用寡核苷酸探针的杂交体系，杂交温度通常为42～55℃，过低易出现非特异结合，即存在多个错配碱基的产物也能结合，过高则与目的链结合不稳定，导致杂交信号减弱。杂交时间一般为0.5～3h，适当延长有利于杂交反应充分进行，从而提高杂交信号强度。若采用导流式杂交，即通过负压使杂交液穿过偶联探针的尼龙膜，杂交时间可明显缩短。

（五）显色技术

生物素标记的引物经PCR扩增，得到的扩增产物带有生物素。PCR产物如果与探针序列互补，则通过杂交与探针结合，不能互补或部分互补的产物在洗脱环节被洗掉。之后，与探针结合的PCR产物上的生物素和链霉亲和素-辣根过氧化物酶（horse radish peroxidase，HRP）结合物结合，其中HRP催化过氧化氢与底物四甲基联苯胺（tetramethyl benzodin，TMB）反应而显色。HRP也可替换成碱性磷酸酶（alkaline phosphatase，ALP），对应底物为氯化硝基四氮唑蓝（nitrotetrazolium blue chloride，NBT）或5-溴-4-氯-3-吲哚基-磷酸盐（5-bromo-4-chloro-3-indolyl phosphate p-toluidine salt，BCIP）。

1. 链霉亲和素-辣根过氧化物酶显色系统 链霉亲和素（streptavidin，SA）为4个相同亚基形成的四聚体蛋白质，分子质量约60kDa，高度特异性结合生物素（biotin，1个SA结合4个生物素）。与鸡蛋清来源的亲和素（avidin）相比，SA无糖基化、等电点为中性或略酸性，SA非特异性结合相对较少，检测非特异背景低。HRP是一种含亚铁血红素的糖蛋白，分子质量约40kDa，糖含量18%，显棕色，与底物孵育产生一种着色、荧光或发光标记的衍生物，广泛应用于分子生物学、生物化学、免疫学检测。由SA和HRP交联所得的SA-HRP分子质量为66kDa，可高度特异性结合生物素，作为信号放大器，提高检测灵敏度，用于检测生物素化的组织、细胞、蛋白质、核酸等类型靶标。四甲基联苯胺脂溶性较强，能在HRP活性部位产生粗大的深蓝色沉淀物，且产物越聚越大，有利于光学观察。四甲基联苯胺性质稳定，配制成溶液，与过氧化氢（H_2O_2）溶液混合即成应用液，直接作为底物使用。

2. 碱性磷酸酶显色系统 碱性磷酸酶（ALP）是一类水解酶，碱性条件下酶活力最大，去磷酸化作用的底物包括蛋白质、核酸和生物碱等。通过水解磷酸单酯去除底物分子的磷酸基团，生成磷酸根离子和自由羟基。NBT为浅黄色粉末或针状结晶，是ALP及脱氢酶、其他氧化物的底物，ALP催化下产生不溶性蓝色产物。BCIP又名对甲苯胺蓝，是ALP底物之一，在ALP催化下水解产生强反应性产物，与NBT反应，形成不溶性深蓝色或蓝紫色沉淀。NBT、BCIP为可疑致癌物，操作时应戴手套，避免接触皮肤，用后及时冲洗。

三、实验流程

（一）PCR扩增

PCR通常按变性、退火、延伸三个基本步骤进行，详见本书第五章。反向斑点杂交检测需单链DNA与探针杂交，普通PCR扩增产物为双链，所以杂交时需高温变性。不对称PCR无须变性即可获得大量单链DNA。因此，可采用不对称PCR扩增，直接获得单链DNA模板进行杂交。

（二）杂交

1. 手工杂交

（1）杂交前，需对带生物素标记的PCR扩增产物进行加热变性处理。95～98℃加热8～10min，变性完成后立即置于冰水混合物中冷却，防止复性。

（2）扩增产物中加入杂交液，通常为2×SSC和0.1% SDS组成的混合液，固定有杂交探针的尼龙膜可事先放入杂交液，在合适温度下（42～55℃）杂交0.5～3h。

（3）取出尼龙膜，放入洗脱液洗脱3～5min，洗脱液通常为0.5×SSC和0.1% SDS组成的混合液。与探针不完全匹配的结合产物被洗脱下来，随后不发生非特异显色反应。预热洗脱液至杂交温度进行洗脱，效果更佳。

（4）取出膜条，加入适量杂交液和结合物，结合物主要为亲和素-HRP/ALP，杂交温度下结合5～10min。

（5）再次洗脱膜条，重复步骤（3）一次，清洗干净多余的结合物，否则膜条背景信号较强，影响结果判读。

（6）加入显色底物，通常显色5～10min，即出现较强的颜色信号，当显色强度足以判读时，停止显色。

（7）取出膜条，加入纯水或蒸馏水，终止反应。自然环境中膜条易氧化褪色，实验结束及时拍照或扫描结果。若需长期保存膜条，可烘干后密封保存。

2. 自动化仪器杂交   目前市面上反向斑点杂交试剂生产厂家均各自配套自动化杂交仪，以代替人工进行杂交实验。杂交流程与手工操作基本一致，效果相当，更利于质量控制。操作者只需配制对应的杂交液、洗脱液、显色液并放入设备，即可自动完成杂交实验。杂交仪采用电脑控温，温度控制更精确、恒定；加液排液更精准，可有效减少操作误差，无须人工值守，操作简单方便。

（三）结果展示

以HPV为例，不同厂家产品检测结果示意图见图6-9～图6-12。图中CC点为显色控制点，显色表示杂交过程正常；PC点或IC点为内标质控点，显色表示采样、DNA提取、PCR过程正常；其余各点代表HPV各型。

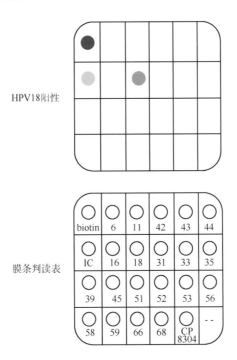

图6-9   K厂家HPV 21种分型产品示意图
注：biotin指生物素；CP8304为HPV的一种低危亚型

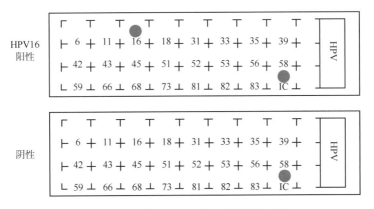

图6-10   Y厂家HPV 23种分型产品示意图

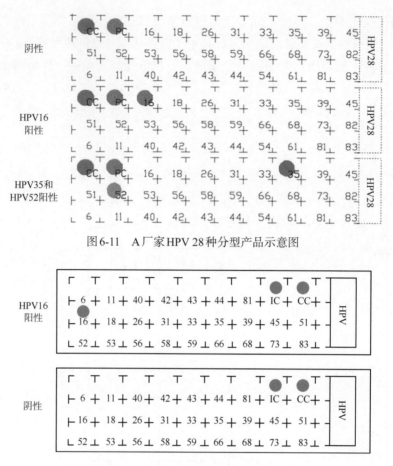

图6-11　A厂家HPV 28种分型产品示意图

图6-12　L厂家HPV 25种分型产品示意图

四、注意事项

　　膜条反向斑点杂交技术已广泛应用于临床检验，由于操作步骤多、检测流程长，操作过程应注意：①显色液对光和氧敏感，应现配现用，避光保存。②前期PCR实验需在PCR实验室进行，人和实验物品从试剂配制区→标本处理和加样区→扩增区→杂交区单向流动，PCR试剂盒不可存放于杂交区。③杂交全过程避免手接触膜条，用镊子夹取膜条边角进行操作。④任何标本都存在潜在的生物危险，建议在生物安全柜中处理标本，操作使用的试管、吸头灭菌处理后丢弃。⑤PCR产物与膜条上探针结合后，需在预热的洗脱液中洗脱非特异结合的PCR产物；链霉亲和素过氧化物酶与生物素结合、底物显色通常在室温下完成，这些步骤的温度、反应时间均会影响洗脱强度、结合效率及显色强度，需按说明书要求操作，并注意监测温度。⑥若膜条显色较弱，可适当加强杂交时的振荡频率和幅度，使杂交液中的核酸与膜条上的探针接触更充分，提升杂交效率；适当延长结合时间，有助于链霉亲和素与生物素结合。⑦若显色后膜条背景偏蓝，可能为残留在膜上的链霉亲和素洗脱不充分，与底物反应产生蓝色沉淀导致。⑧若膜条显色后存在非特异显色，可能实验过程受到污染，导致真实的非特异显色，需清洁实验室，排除污染源；另一方面，可能杂交温度不足，杂交反应容错率增加，使非特异结合不能被有效洗脱，形成非特异显色，可提高杂交温度予以消除。

五、在临床实践中的应用

（一）HPV分型检测

1995年国际癌症研究机构专题讨论会统一了"高危型HPV持续感染是宫颈癌发生的主要原因"的认识。临床检测是否感染HPV、感染何种型别、感染是否持续，对宫颈癌防治有重要意义。HPV属乳头瘤病毒科、无被膜包被的环状双链DNA病毒，基因组长约8000bp，分3个功能区：早期转录区（E区）、晚期转录区（L区）和非转录区（长控制区，LCR）。HPV通过直接或间接接触污染物品或性传播而感染人类，具有宿主特异性和组织特异性，仅感染人皮肤和黏膜上皮细胞，引起人皮肤多种乳头状瘤或疣、生殖道上皮增生性损伤。

根据编码病毒外壳的主要基因L1的序列同源性将HPV分型。如果有10%以上序列与已知型不同，为新型；若基因序列差异在2%～10%或2%以下，为新亚型或变异体。现已鉴定130余种HPV基因型、200多种亚型，随着时间推移，会发现更多型别。临床上根据导致女性生殖道疾病的恶性程度，将HPV分为低危型和高危型。引起宫颈湿疣及宫颈上皮细胞轻度不典型性增生病变或良性宫颈病变的HPV基因型属低危型；引起宫颈上皮重度不典型增生及宫颈癌的型别为高危型。我国将13种HPV基因型归为高危型：16、18、31、33、35、39、45、51、52、56、58、59、68型；5种基因型归为中风险型：26、53、66、73、82型。

国内HPV检测产品众多，国家药品监督管理局官网上基于反向斑点杂交法的产品有8款获得医疗器械注册证书。

（二）地中海贫血分型检测

珠蛋白生成障碍性贫血即地中海贫血，又称海洋性贫血，是一组遗传性溶血性贫血病。由基因缺陷致使血红蛋白中一种或一种以上珠蛋白链合成缺失或不足，导致贫血。本病在世界范围流行，东南亚为高发区之一。我国广东、广西、四川、海南等地多见，长江以南其他省份有散发病例，北方少见。由于基因缺陷的复杂性与多样性，缺乏的珠蛋白链类型、数量及临床症状变异较大，根据珠蛋白链缺乏的种类及程度，地中海贫血分α型、β型、δβ型和δ型4种，其中β型和α型常见。

我国南方常见β地中海贫血，其中D41/42、IVS-Ⅱ-654、CD17、TATAbox-28、CD71/72、TATAbox-29、CD43是最常见的突变位点，针对野生型和突变型序列需分别设计探针，固定到膜条的不同位置。PCR扩增后，如果两个等位基因未发生突变，产物只与野生型探针杂交，仅在野生型探针位点显色；如果只有一个等位基因突变，产物既有突变序列也有野生序列，则野生型位点和突变型位点均显色；若两个等位基因均为突变型，则野生型位点无显色，仅突变位点显色。国内商品化试剂盒多选取中国人群常见的14种β珠蛋白基因突变的两段基因序列进行特异性PCR扩增，产物与膜上突变型/野生型探针杂交，通过HRP催化底物显色进行检测。地中海贫血检测是产前遗传性疾病筛查的重要项目，目前国内有10款基于反向斑点杂交法的地中海贫血基因检测产品获得了医疗器械注册证书。

（三）乙型肝炎病毒基因分型

HBV是已知最小的DNA病毒，由正负两条链组成，负链（长链）长约3.2kb，编码病毒蛋白及HBV基因表达、复制所需的顺式作用元件，为独特的带有部分单链区的闭合环状双链DNA。HBV是严重危害人类健康的肝炎病毒之一，是肝脏疾病的主要致病因子。

根据基因组核苷酸序列差异分类，当差异超过8%时，定义为一个新基因型。目前HBV分A～J 10种基因型。不同基因型流行病学特征差异较大，感染特点和致病性不完全相同。序列分析显示S基因序列稳定，但不同基因型开放阅读框中该基因异质性最大，同一基因型各毒株该基因异质性最小，因此，该基因适于分型检测。有研究选择S基因作为检测靶标，设计基因型特异探针进行RDB检测并测序验证，结果显示，423例RDB法检出率为97.6%，与NCBI在线数据库分析法一致性为98.8%，与系统进化分析法一致性为100%。治疗前进行HBV DNA基因型检测有重要临床意义，可指导制订抗病毒治疗方案及进行药物治疗反应评价。国内基于反向斑点杂交法进行HBV基因分型检测的产品目前有6款获得了医疗器械注册证书。

六、技术特点与前景展望

膜条反向斑点杂交技术的优势：①成本低廉，以膜条为载体进行分型；②寡核苷酸探针可有效区分单个碱基变异，用于基因分型检测、基因突变检测等，如HBV分型、地中海贫血相关基因突变检测；③基因分型数量从数个到数十个，满足大部分临床需要，如HPV分型、遗传性耳聋基因检测；④易推广，肉眼观察显色结果（形成色斑，通常为蓝色）。

膜条反向斑点杂交技术的不足：①检测过程涉及开盖、移液、杂交步骤，可能导致实验室污染；②操作烦琐，不利于自动化及质量控制；③检测灵敏度相对荧光定量PCR低；④只能检测已知的突变和基因型，未知的不能检测。

随着材料科学发展，RDB固相载体材料从尼龙膜发展到更多材质。杂交实验需多次更换液体。20世纪90年代初Andreas Manz等提出微流体控制技术，并实现在芯片内部构建微小尺度实验区，在不同实验区进行流体控制，芯片内实验。Ou等发明了导流式RDB杂交法，通过负压装置将杂交过程的溶液，如杂交液、结合液、洗脱液和显色液等，穿过固定有探针的尼龙膜，极大地提高了杂交效率，缩短了操作时间。未来，RDB杂交法整合微流控等技术，实现杂交过程自动化，"标本进，结果出"的全自动一体化检测将成为重要发展方向。

第四节　基因芯片杂交技术

随着人类基因组计划（HGP）、多种模式生物和部分病原体基因组测序的完成，基因序列数据以前所未有的速度增长。建立新型杂交和测序方法对大量遗传信息进行高效、快速检测和分析，可以大规模研究众多基因在生理、病理状态的多态性及其表达变化，从而揭示其功能、相互作用和调控关系。20世纪80年代中期出现的基因芯片（DNA 芯片、生物芯片）技术就是顺应这一发展需求的产物。

基因芯片技术将大量探针同时固定于支持物，可以对样本序列一次、大量检测和分析，从而解决传统核酸印迹杂交（Southern blot 和 Northern blot 等）技术的不足：操作繁杂、自动化程度低、操作序列数量少、检测效率低等。通过设计不同探针阵列、使用特定分析方法，使技术具有不同的应用价值，如基因表达谱测定、突变检测、多态性分析、基因组文库作图及杂交测序等。

一、基本原理

基因芯片（genechip）又称 DNA 微阵列（DNA array），技术的核心是核酸杂交，其基本原理是采用原位光刻技术或微量点样等方法将大量 DNA 分子有序地固定于支持物（如玻片、硅片、聚丙烯酰胺凝胶、尼龙膜等载体）的表面，组成密集二维分子排列，然后与已标记的待测生物样本中靶分子杂交，通过特定的仪器，如激光共聚焦扫描仪或 CCD 对杂交信号的强度进行快速、并行、高效的检测分析，从而判断样本中靶分子的数量。

基因芯片技术是现代分子生物学影响最深远的重大科技进展之一，已成为基础和临床医学的有效方法，检测的高通量特点传统方法无可比拟，为科研和临床工作提供了强大技术平台。基因芯片产品可进行全基因组或全转录组检测，其检测到的分子标志物可用于肿瘤检测、药物筛选、信号转导、基因调控、细胞周期与凋亡、药物代谢与毒理、神经发育与分化、SNP 分型等分子机制研究。

二、技术平台

（一）基因芯片制备技术

基因芯片的制备方法主要基于两类：原位合成与直接点样。目前原位合成的生产工艺主要有原位光刻法、喷墨打印和光纤微珠法。

1. 原位光刻技术　原位合成是直接在固体基质上用 4 种单核苷酸合成所需的 DNA 片段。美国 Affymetrix 公司率先开发的寡聚核苷酸原位光刻专利技术，是生产高密度寡核苷酸基因芯片的核心技术。该方法的最大优点在于可用很少的步骤合成大量的 DNA 阵列。首先，先将基片支持物（wafer）羟基化，并用光敏保护基团将羟基保护起来，然后选取特制的光刻掩膜（photolithographic mask）覆盖在基片上，遮挡不需要合成的部位，暴露需合成部位。这样，当光通过避光膜照射到支持物上时，受光部位的羟基就会发生去保护而活化，从而可以反映结合碱基。由于参与合成的碱基单体一端可以进行固相合成，另一端受光敏基团的保护，所以原位合成后，可进行下一轮的光照、脱保护和固相合成。循环下去，不断改变避光膜的透光位点，就可以实现在同一玻片上合成成千上万种预定序列的寡核苷酸探针（图6-13）。光掩膜设计和严格的工艺流程使制造的芯片具有高质量、高重复性和一致性，也确保了芯片上探针合成的极高密度。

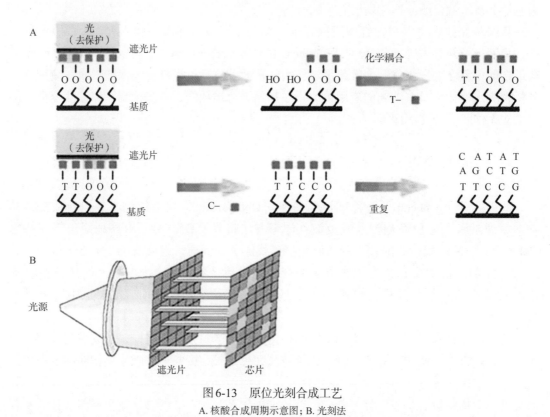

图6-13　原位光刻合成工艺
A. 核酸合成周期示意图；B. 光刻法

2. 喷墨打印　美国安捷伦（Agilent）公司的生物芯片则采用基于喷墨打印的方法，将分别含有4种碱基底物的小液滴，按照预先设计的探针序列，依次、层叠地喷到玻璃基板的确定位置上。在每一个碱基的延伸过程中都有3个步骤，分别是脱保护基团、偶联、氧化。先把一个碱基喷到玻璃板上，然后再喷上第二个碱基，让两个碱基之间发生偶联。接下来进行氧化，把亚磷酸基团氧化成磷酸基团。然后，把连在第二个碱基5′位羟基上的DMT（二甲氧基三苯甲基）保护基团给去掉。留下一个自由的5′位羟基。就可以进行下一步延伸反应。不断重复这个过程，DNA链就会不断延长。

3. 光纤微珠　第三种芯片生产工艺基于光纤微珠，美国Illumina公司的Beads array是典型代表。Beads array由两部分组成：玻璃基片和微珠。通过光蚀刻的方法，在玻璃基片上蚀刻出微米级小孔，用来匹配微珠。每个微珠表面携带着特定的DNA序列。每种DNA序列由73mer（monomeric unit，单体单元）的碱基构成，包括识别微珠的标签序列及与目标DNA进行杂交的探针序列。每种标签序列对应一种探针序列。最终将几十万种预先设计好的微珠随机铺在玻璃基片的微孔中，即合成了Illumina的基因芯片。

4. 点样法 是将合成的探针、cDNA或DNA片段通过点样仪直接固定于支持物（硅片、玻璃片）。点样仪由计算机系统控制的机械手组成。点样时，电脑机械手运行点样针头（pin）从96或384孔板上蘸取cDNA样本，点在载玻片表面设计好的位置。点样芯片的优点是简便易行、技术要求较低，且不受探针分子大小、种类的限制，能灵活机动地根据使用者的要求制作符合目的的芯片。

（二）基因芯片分析系统

与基因芯片配套的芯片扫描系统在检测速度及通量方面不断更新完善，以适应市场及临床的不同需求，以下介绍几款目前市场上的基因芯片分析系统。

1. GeneChip System（GCS）3000Dx v.2 微阵列基因芯片分析系统 是美国Affymetrix公司的一款用于医学临床的，也是目前唯一经FDA/CE（通过欧盟认证的标志）/NMPA批准、带有IVD和CE标志的芯片系统。与该公司CytoScan™染色体芯片及表达谱芯片配套使用，可进行细胞遗传学及转录组学分析，适用于产前及遗传病诊断、肿瘤分子分型检测。

2. GeneTitan 全自动基因芯片分析系统 Applied Biosystems GeneTitan多通道仪器是一台自动化高通量芯片处理系统，从杂交到扫描，整合实验过程用到的杂交炉、流体工作站和CCD扫描成像设备于一体，无须基因芯片手动处理，最大限度地提高了数据重复性和实验室工作效率。系统支持16、24、96和384孔芯片板，尤其适合需大量样本高通量检测的基因表达和基因分型研究，如全基因组关联分析研究、高通量药物筛选、动植物工业级育种、大规模产前筛查等，可有效控制检测成本。

3. SureScan Dx 微阵列芯片扫描仪 Agilent SureScan Dx 微阵列芯片扫描仪已通过CE认证。SureScan Dx 微阵列芯片扫描仪系统作为完整微阵列芯片解决方案的基础，可灵活分析基因组学和细胞遗传学微阵列芯片。该系统内置臭氧防护系统，可最大限度地减少信号衰减；此外，还具有连续芯片加载功能，可加快使用速度。SureScan Dx 微阵列芯片扫描仪系统可配合Agilent G3基因表达和细胞遗传学微阵列芯片使用。

4. iScan 芯片扫描系统 iScan系统是美国Illumina公司的一款芯片扫描仪，支持基因分型、拷贝数变异分析和DNA甲基化芯片的快速成像。iScan系统信噪比高、灵敏度高、检测限低、动态范围广泛，可为生物标志物筛选或验证研究提供卓越的数据质量。iScan适合农业基因组学或复杂疾病验证研究的快速筛查，在甲基化图谱研究方面性能出色。

三、基因芯片检测流程

基因芯片检测包括四个关键步骤：标本制备、杂交反应、信号扫描及结果分析。对待检测标本进行DNA或RNA提取、纯化和扩增、质检及标本标记。基因芯片中的标记方法普遍采用的是荧光法。在一定的反应条件下，DNA或RNA标本与芯片上的探针进行连接反应或者是杂交配对反应，成功配对的探针将激发荧光基团。以Affymetrix基因芯片为

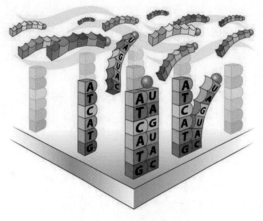

图6-14　探针杂交示意图

例，对于一个待测位点，芯片上会预先合成一条对应的DNA链，称为探针，根据碱基互补配对的原理，该探针会与待测标本对应的一条DNA链进行配对，从而完成杂交试验。标本DNA模板会绑定带有荧光染料的分子，当标本DNA与探针结合时，荧光标记会发光，芯片上的信号会被配套的扫描设备检测到（图6-14）。荧光信号的数量表明模板DNA与探针相结合的量。随后可以使用数据分析软件计算相关信号，并解释其生物学意义。

四、基因芯片在临床实践中的应用

（一）基于不同基因芯片技术平台的应用概括

基于上述不同的基因芯片分析平台开展不同的研究应用，目前常见的应用检测可参考表6-4。

表6-4　基因芯片技术的应用

技术平台	代表基因芯片产品	主要检测应用
GeneChip System（GCS）3000Dx v.2微阵列基因芯片分析系统	CytoScan芯片（Thermo Fisher）	产前诊断及遗传病检测
	OncoScan芯片（Thermo Fisher）	肿瘤拷贝数变异检测
GeneTitan全自动基因芯片分析系统	PMDA/PMRA/Biobank芯片（Thermo Fisher）	生物标本库及人群队列研究
	PharmacoScan芯片（Thermo Fisher）	药物基因组学研究
SureScan Dx微阵列芯片扫描仪	CGH芯片（Agilent）	产前诊断
iScan芯片扫描系统	GSA/ASA芯片（Illumina）	生物标本库及人群队列研究
	MethylationEPIC芯片（Illumina）	表观遗传学研究

常见的基因芯片有三类：单核苷酸多态性（single nucleotide polymorphism，SNP）芯片、染色体微阵列分析（chromosomal microarray analysis，CMA）芯片和表达谱（expression signature，ES）芯片。

1. SNP芯片　指在基因组水平由单个核苷酸变异引起的DNA序列多态性，通常在人群的变异频率＞1%。SNP与人类遗传性疾病、复杂疾病的易感性及动植物的遗传性状联系紧密，因此，广泛应用于群体进化学、药物基因组学、农林育种及疾病研究。SNP芯片可对人类基因组超过100 000个SNP进行快速分型，以进行连锁分析和遗传关联研究。

将已知的SNP寡核苷酸序列合成在玻璃基板上，基于碱基互补配对原则，与目标序列DNA进行杂交，芯片扫描仪扫描成像，实现标本基因分型。SNP芯片具有高通量、高密度、自动化等特点。代表性产品有美国Affymetrix公司Genome-wide SNP6.0芯片和美国

Illumina公司Omni ZhongHua-8芯片，近年两公司又陆续发布了多款针对东亚、欧洲、非洲人群的SNP分型芯片，极大地方便了全基因组关联分析研究。

2. CMA芯片　又称"分子核型分析"，检测全基因组染色体不平衡的拷贝数变异（copy number variant，CNV），在检测染色体组微小缺失、重复等不平衡性重排方面有突出优势。

我国2014年发布的《染色体微阵列分析技术在产前诊断中的应用专家共识》中，根据芯片设计与检测原理，将CMA芯片分为两大类：基于微阵列的比较基因组杂交（array-based comparative genomic hybridization，aCGH）芯片和单核苷酸多态性微阵列（single nucleotide polymorphism array，SNP array）芯片。前者需将待测标本与正常对照标本DNA分别标记、竞争性杂交获得定量的拷贝数结果，后者则将待测标本DNA与一整套正常基因组对照数据进行比对获得结果。aCGH技术能够有效检出CNV，而SNP array除CNV外，还能检出大多数单亲二倍体（uniparental disomy，UPD）和三倍体，以及一定水平的嵌合体。如果设计涵盖CNV+SNP检测探针的芯片，可同时具有CNV和SNP芯片的特点。

3. 表达谱芯片　采用cDNA或寡核苷酸片段作为探针，通过比较与待检测标本进行杂交产生的荧光信号比值来检测基因表达变化情况。基因表达谱分析是研究基因功能的基础。表达谱芯片可在全基因组水平检测生物学现象中基因的表达量变化。利用表达谱芯片检测来源不同（癌或癌旁组织）、发育阶段不同、分化阶段不同的标本mRNA或逆转录后cDNA，快速、可靠、广泛地筛选出差异表达基因，研究基因与疾病的关联及基因之间相互作用关系，获得对基本生化代谢途径或疾病调节通路分子机制的生物学观察。利用芯片进行基因表达谱分析在生物标志物、疾病机制和药物筛选领域已非常普及。

（二）产前诊断及遗传病检测

我国出生缺陷种类繁多，发病率高，患者人群规模大。出生缺陷发生率5.6%，其中90%以上由遗传或遗传与环境因素互作所致。50%～75%的自然流产由胎儿染色体异常引起。

随着医学影像学技术的发展，已实现对胎儿各系统结构的清晰显示，大幅提高了先天性系统结构畸形儿的检出。产前诊断、遗传咨询的挑战是分析胎儿畸形原因、评估遗传风险因素、妊娠建议及再次妊娠指导。主要由遗传因素导致的临床表现：有遗传病史、不明原因发育迟缓、智力障碍、孤独症及多重先天缺陷；核型分析正常、超声检查异常（孕妇）；习惯性流产、原发性闭经、无精不孕、性畸形等。常规染色体核型分析的局限性较大，高通量测序分析技术相对复杂，因此首选染色体微阵列分析技术检测。

近年，国内外遗传病及妇产科专业学会相继发布了基因芯片技术遗传病检测应用规范，如美国妇产科医师学会（ACOG）、美国母胎医学学会（SMFM）及美国医学遗传学与基因组学学会（ACMG）等，把CMA芯片技术列为遗传性疾病检测一线方法；2014版中国《染色体微阵列分析技术在产前诊断中的应用专家共识》也推荐CMA芯片用于超声结构异常、流产物分析等适应证；美国儿科医学会（AAP）、美国神经病学会（AAN）及ACMG推荐CMA芯片技术作为智力障碍及孤独症的一线检测方法。

国内大多数产前诊断中心、儿科遗传病科产前诊断采用了CMA技术，为保证医疗质量与医疗安全，2019年国家临床检验中心产前筛查与诊断室间质量评价专家委员会发布《染色体微阵列分析实验室技术要求专家共识》，对CMA实验室技术在遗传病诊断领域中的应用做出规范和建议，包括对医疗机构CMA分析实验室建设、标本分析、实验质量控制及人员资质的要求。其中，分析质量控制特别提出CMA平台主设备和试剂应优先选择NMPA认可产品；选择CMA芯片应注意染色体微阵列探针须均匀覆盖每条染色体，关键致病基因区域须加密覆盖，以期检出大于400kb的CNV。另外，相对于不含有SNP检测位点的aCGH芯片和仅含SNP检测位点的SNP芯片，同时含有SNP检测位点和非多态CNV位点的SNP芯片可提供更均匀的检测位点覆盖，以改善检测敏感度、特异度和可靠性等。

（三）肿瘤分子分型

基因芯片可在全基因组范围通过SNP标记筛查肿瘤标本染色体片段扩增与缺失的情况，进行连锁/关联分析肿瘤致病基因，或在RNA水平测定表达谱差异，进行可变剪切拼接、表观遗传学分析等。

利用基因芯片，可从分子水平研究肿瘤发生发展机制，鉴定肿瘤相关生物标志物，实现肿瘤早期诊断及预后监测。例如，已获美国FDA批准的MammaPrint基因表达谱芯片，可预测乳腺癌患者5～10年内复发的风险；荷兰Skyline公司基于Affymetrix GCS3000 Dx v.2平台研发的表达谱芯片从分子水平对急性髓系白血病（AML）分型，实现精准诊断及治疗。大量研究表明了DNA遗传信息中CNV在实体瘤中的重要性，包括卵巢癌、乳腺癌、肺癌、头颈癌、脑神经胶质瘤、前列腺癌等。实体瘤诊断、分级分期、预后和靶向药"伴随诊断"中，全基因组范围的拷贝数分析（CNV）是重要分子指标。CNV分子指标目前检测金标准方法为带SNP和CNV探针的基因芯片，如美国Affymetrix公司GCS3000Dx2平台的OncoScan产品，利用独有的分子倒位专利技术，针对甲醛固定、石蜡包埋（FFPE）断裂成100bp左右的DNA样本进行拷贝数和SNP分析。

基因芯片在血液肿瘤中也有很高的应用价值。超半数的血液病有克隆性染色体异常，其中特异性染色体重排/异常与血液病细胞的形态学亚型、免疫表型、临床特征、预后判断及治疗反应性联系紧密，可作为血液病分型诊断标志，用于评估预后和指导用药。例如，①急性淋巴细胞白血病（acute lymphocytic leukemia，ALL）：可通过SNP芯片检测*CDKN2A/B*、*BTG1*、*IKZF1*和*EBF1*基因的缺失，证实对ALL诊断、疗效和预后有重要作用的微变异；②骨髓增生异常综合征（myelodysplastic syndrome，MDS）：超半数的MDS患者核型分析正常，但超半数患者经SNP芯片检测到UPD现象，其中UPD7q、UPD11q、UPD17p与不良预后相关。2014年发布的《骨髓增生异常综合征诊断与治疗中国专家共识》将SNP芯片列入MDS检测项目。

五、技术特点与前景展望

染色体数目及结构改变等畸变与疾病、表型间关系研究属于细胞遗传学（cytogenetics）范畴。传统的细胞遗传学技术，如核型分析、显带技术，虽具有全局性，但分辨率低，不能满足科研和临床检测要求。FISH虽然分辨率有所提高，却不能全局性检测，只能逐一排查可疑位点，工作量大，且不能检测未知序列。NGS很好地解决了未知序列和SNP的识别，但对染色体微小结构异常、CNV，如DNA微缺失、微重复等，尚无满意的解决方案。基因芯片通过明确的高密度探针，显著提高检测分辨率，可检测小于100kb甚至20kb的染色体不平衡改变，提高了检出率。此外，包含SNP探针的CMA芯片还能检测并发现拷贝数中性的杂合性缺失（cnLOH）/染色体纯合性区域（ROH）及单亲二倍体（UPD）、三倍体和四倍体等多倍体、嵌合体，以及基因组污染等问题。较之传统核型分析，基因芯片检测无须细胞培养操作，检测周期仅2～3天，结果分析基于标准化程序，有统一的质控和判定标准，判读更客观。高敏感性和高特异性的CMA芯片可提供大量有临床价值的信息，显著提高了遗传性疾病的检出率，CMA已逐渐取代染色体核型分析，成为产前诊断的一线方法。

不可否认，CMA技术仍存在局限性：不能检测平衡易位、倒位等拷贝数无变化的染色体畸变；检测成本目前依旧较高。CMA技术提高了人类对遗传性疾病的认识水平，随着芯片技术更新，微阵列芯片的发展，将从生命科学研究进一步扩展应用到临床和诊断领域。

第五节　液态芯片核酸检测技术

液态芯片又称xMAP（x multi-analyte profiling）技术或悬浮阵列技术，是一个多功能、多指标并行分析系统，集编码微球（微粒子）、激光技术、流式技术、数字信号处理技术于一体，具有检测高通量、多靶点等特点。美国Luminex公司的xMAP技术是目前应用最广泛的液态芯片技术，1995年研制并产业化。xMAP是可联合开发的开放平台，全球已安装15 500多台仪器，合作伙伴超过70家，研制出1300多种基于该技术的商业或定制检测试剂，发表相关研究论文35 000多篇。xMAP技术应用于生物标志物研究、药物与疫苗研发及移植医学、感染病学和肿瘤个性化治疗等领域。

一、基本原理

液态芯片检测原理是使用100或500种不同颜色的荧光微球，微球包被生物分子，利用流式细胞技术原理，逐个检测编码微球上的荧光信号，解码相应的生物学指标。生物反应在液相中进行，编码微球是直径5～6nm的肉眼不可见的微粒子，俗称"液态芯片"。完全脱离固态芯片技术的膜片、玻璃片、硅片等小盒子或"片子"的外观，采用流式细胞分析技术，故也称"流式荧光技术"。荧光微球载体将生物分子间的反应从固态芯片固液交界面二维模式转换为液相中自由运动的三维模式，基于微球的悬浮阵列，对核酸和蛋白质均能检测多个靶标，克服了固相芯片检测技术检测通量低、重复性差、成本高等缺陷。由于不同颜色（编码）的荧光微球可包被不同的生物分子，液态芯片解决了同时检测多种生物指标的技术问题。"编码微球+流式技术"的检测模式成就了新一代临床应用型高通量检测技术的卓越性能。

xMAP技术核心是聚苯乙烯（polystyrene）制作的微球，微球经2～3种荧光染料以非常精确的配比进行染色，制成100～500种不同颜色的微球（图6-15）。染料具有相似的光激发特性，每种配比（颜色）具独特发射光谱，因此单个微球（或组）的光谱特性可作为区别于其他微球的物理标签（图6-16）。每种颜色的微球（也称荧光编码微球）物理尺寸、表面组成相同，可共价交联针对特定检测物的探针、抗原或抗体。使用时，将针对不同检测物的编码微球混合，加入微量待检标本，在悬液中标本的靶分子与微球表面交联分子特异性结合，在一个反应孔内可同时完成100～500种生物学反应。使用者根据检测通量、检测原理选择不同设备，满足临床和科学研究的需求。

二、液态芯片检测平台

（一）FlowMetrix

Luminex公司最初开发的检测系统是FlowMetrix™，该系统可使用最多64种荧光编码微球，在传统的具有FL2/FL3通道的流式细胞仪上进行检测。计算机硬件和软件为系统专门配置，可实时分析实验结果。通过红-黄荧光发射光谱确定不同编码的微球，待测物的报告基团统一使用绿色荧光。

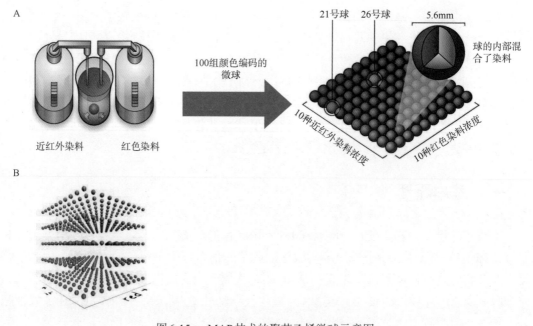

图6-15　xMAP技术的聚苯乙烯微球示意图

A. 不同浓度的两种荧光染料：红色和近红外染料按10种不同比例可以对100种微球进行编码；B. 第三色染料加入，可3D编码500种微球（本图片由Luminex公司提供，经许可使用）

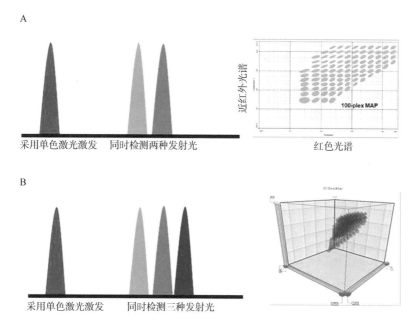

图6-16　不同染料配比的发射光谱图

A.两种染料配比，100个不同的发射光谱；B.三种染料配比，500个不同的发射光谱（本图片由Luminex公司提供，经许可使用）

（二）100™/200™

1999年，Luminex公司推出专属小型桌式检测系统100™。该系统使用96孔板加样，一次可最多检测100种指标。检测时，微球经鞘液挤压，快速、逐一通过检测通道，双色激光系统对微球上的内部分类荧光（红色）和外部报告荧光（绿色）同时进行检测。红色激光（632nm）激发微球上的红色分类荧光，由于微球的光谱特性不同，可将微球分类，从而将各个检测指标在不同的分析反应区展示而进行定性分析（图6-16A）。绿色激光（532nm）激发的是统一的绿色报告荧光藻红蛋白分子（R-phycoerythrin，PE），通过确定微球上结合的报告荧光分子的数量，对待测指标进行定量分析。

每个反应体系中，每组颜色微球需读取一定数量，以达到统计学有效性和检测结果稳定性。报告通道读数会减去从周围分析液中提取的背景读数。通常，每孔（每个反应体系）中的每项检测指标，即每组颜色的编码微球至少读取50或100个，结果报告中位数荧光强度（median fluorescence intensity，MFI）。使用中位数可防止标本间干扰（孔与孔），同时用最少微球读取量保证检测的稳定性。

（三）FLEXMAP 3D®

2009年Luminex公司推出FLEXMAP 3D®高通量分析仪，提供更高的检测灵敏度、更好的反应动力学，提高检测通量的同时把一次分析最多指标数量提高到500个（图6-16B）。该系统拥有自动化液体处理器及实验室信息管理系统（laboratory information management system，LIMS）接口。FLEXMAP 3D®系统采用96孔板和384孔板加样。双注入系统大幅提高了检测速度，标本分析速度是100™/200™系统的2～3倍。读取一块96孔板大约需20min，384孔板分析也仅需75min。

（四）MAGPIX®

2010年Luminex公司发布MAGPIX®分析仪。不同于前两套系统的设计，MAGPIX®采用磁微球，同时使用基于流动池和CCD的成像技术，一次可检测最多50种指标。该系统中，反应后磁性微球通过流动池进入成像室，在那里产生的磁场将磁球从悬浮液中吸出并固定在光学分析区域。红色发光二极管（635nm）激发荧光，照射微球含有的荧光染料，绿色发光二极管（525nm）激发微球表面的荧光报告基团（图6-17）。MAGPIX仪器使用CCD成像，而非流式分析原理，鞘流液体消耗量较低，且LED固定在检测系统中，而不是像激光系统总需要校准。MAGPIX成本低、体积小，提供的多重解决方案经济实惠，非常适合中等检测通量和设备稳定性要求高的实验室。视频6-1展示了流式荧光xMAP技术的反应原理和技术优势（视频内容详见封底二维码）。

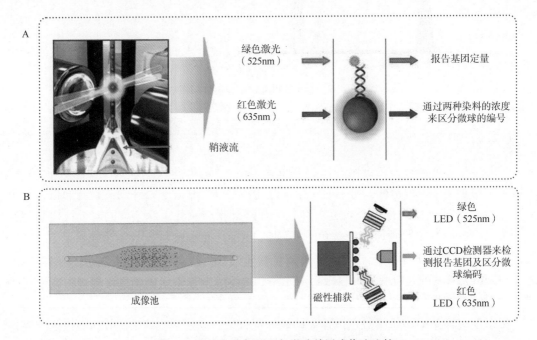

图6-17 流式细胞仪原理与微珠单层成像法比较

A. 以流式细胞仪原理为基础的检测——Luminex 100/200 & FLEXMAP 3D；B. 以LED/CCD成像法为基础的分析——MAGPIX
（本图片由Luminex公司提供，经许可使用）

xMAP技术三种自主技术平台参数比较详见表6-5。

表6-5 xMAP技术平台的特点和性能

	MAGPIX®	Luminex® 200™	FLEXMAP 3D®
软件	xPONENT®	xPONENT	xPONENT
光学系统	LED/CCD相机	流式细胞计数	流式细胞计数
微球类型	仅MagPlex®	全部	全部
通量	50重	100重（80MagPlex）	500重
检测时间	60分钟/96孔	约45分钟/96孔	20分钟/96孔至75分钟/384孔

续表

	MAGPIX®	Luminex® 200™	FLEXMAP 3D®
实验重复性	1%～4%（批内）	1%～4%（批内）	1%～6%（批内）
	2%～5%（批间）	2%～5%（批间）	2%～5%（批间）
仪器重复性	3%～5%	3%～5%	6%～8%
LOD（LOB）	100～500PE/MagPlex Bead	40～50PE/Bead_x000B_ 80～250PE/MagPlex Bead	20～225PE/Bead_x000B_
LOD观测值	约100PE/Bead	约100PE/Bead	约70PE/Bead
检测范围	3～35 000MFI，3.5log	3～20 000MFI，3.5log	2～700 000MFI，4.5log
美国FDA注册证	有	有	有
中国NMPA注册证	有	有	有

注：LOD，检测限；LOB，空白限。

三、核酸检测试剂开发及在临床实践中的应用

xMAP提供了一个灵活、开放的平台，基于该技术允许开发科研和临床检测试剂盒，包括免疫学和核酸分子检测体系，以下介绍核酸检测原理和主要应用。

（一）DNA直接杂交法

DNA直接杂交法（direct DNA hybridization）是将标记的PCR扩增产物与交联在微球上特定序列的寡核苷酸捕获探针杂交，检测形成的复合物。多数情况下用含四甲基氯化铵（tetramethylammonium chloride，TMAC）的杂交缓冲液促进多重杂交反应，因TMAC中杂交效率是完全匹配长度的函数，且碱基组成依赖性较小，可在相同杂交条件下使用不同特性的探针。

xMAP直接杂交法的早期应用之一是对具有8种多态性的基因同时检测32个SNP位点。之后，利用结核分枝杆菌（Mtb）直接重复序列（DR）位点的多态性，对Mtb分离株进行间隔区寡核苷酸基因分型。直接杂交法还用于HPV基因分型。全球HPV实验网络（Global HPV LabNet）每两年向世界各地HPV实验室发放一次室间质评的质控品（HPV DNA proficiency panel）。瑞典马尔默大学和德国癌症研究中心（DKFZ）的HPV参考实验室完成了质控品评估，两中心均采用流式荧光HPV多重分析，分别同时检测39种和52种型别的HPV。在中国，高危HPV 13重和新的HPV 27重基因分型检测试剂（流式荧光杂交法）分别于2009年和2015年获得NMPA认证。HPV 27重检测试剂可同时检测临床常见的17种高危和10种低危HPV型别。

（二）酶学反应

另一种核酸多重检测方法采用了基于溶液的酶学反应（enzymatic assay），将特定靶序列或基因型杂交结合到已交联互补序列的微球上。通常用于特定序列的酶法有等位基因特异性引物延伸（allele-specific primer extension，ASPE）、单碱基链延伸（single base chain extension，SBCE）、寡核苷酸连接（oligonucleotide ligation，OLA）。这种方法很好地利用

了液体动力学，允许同种荧光编码微球用于不同分析，只需将相应的捕获序列添加到酶学反应使用的等位基因特异性引物或探针上，就可以针对新的靶标序列进行检测。

Taylor等建立的ASPE多重检测方法，只用一个单核苷酸标记就可检测含有此特定SNP的所有等位基因。对96份标本（1440个基因型测定）的15个SNP进行基因分型，结果与OLA方法的一致性为98.7%。据测算，每个SNP检测平均成本不到0.20美元。

（三）标签标记技术

xTAG®是Luminex公司延续xMAP®技术的又一创新技术，也可在Luminex平台使用。该技术采用专属的通用分类标签，不再交联特定的捕获序列到微球上，而是微球预先连接带有xTAG的寡聚核苷酸序列（也称反标签），与特定的捕获寡核苷酸（antiTAG）交联，直接捕获任何携带互补标签（TAG）序列的靶核酸。通过标签序列与反标签序列的专一性互补配对，使核酸分子的结合更易于优化、开发和发展，进行核酸实验优化、产品开发和分子诊断。

基于xTAG®技术的多重呼吸道病毒检测（xTAG respiratory viral panel，RVP）是美国FDA批准的首个用于体外诊断的多重核酸检测试剂。RVP能在一个标本中同时检测19种呼吸道病毒及亚型。2013年FDA认证通过xTAG多重胃肠病原体检测试剂盒（xTAG gastrointestinal pathogen panel，GPP），其可一次识别可能导致感染性胃肠炎的11种病原体，包括细菌、病毒和寄生虫。

（四）miRNA分析

MAGPIX标记微球也可用于miRNA分析。Luminex开发了检测miRNA表达的分析方法，使用一种核酸酶保护的化学物质，使检测不再需要PCR扩增和探针标记。该方法在RNA制备过程中将生物素标记的嵌合探针直接与成熟的miRNA杂交。嵌合探针的5′部分含TAG标签，可与MAGPIX微球上反标记序列（antiTAG）互补结合，3′部分的RNA序列可与特定的成熟miRNA互补结合。将探针混合物添加到纯化RNA中，两者严格发生序列特异性杂交。探针-靶标miRNA复合物与MAGPIX-TAG微球杂交，采用核酸酶处理，使微球上只保留精确匹配的探针miRNA杂交产物。

四、技术特点与前景展望

液态芯片是较理想的临床应用型生物芯片，是唯一得到美国FDA批准的芯片类技术，也是唯一纳入美国临床实验室质控网络的诊断芯片。经过20年的发展，液态芯片在肿瘤标志物、自身抗体、HLA分型、HPV分型、细胞因子、传染病检测方面应用广泛。xMAP芯片技术具有三大核心优势：①高通量，一次操作可以检测100～500个指标；②既能检测蛋白，又能检测核酸；③既用于临床，也用于科研。此外，该技术需标本量少（仅10μL）、速度快（最快每小时10 000次测试）、灵敏度高（检测限10pg/mL）、线性范围广（6个数量级）、重复性好、成本低、操作方便、采用数字信号、结果客观可靠。

液态芯片存在的挑战表现在如下几方面。

（一）多重检测体系的设置与优化

与传统多指标膜杂交酶显色检测技术相比，液态芯片技术操作简便、结果可数字化。与PCR技术相比，高通量检测带来的快捷和高速无可比拟。但应注意xMAP技术用于核酸检测时，还需上游配套技术才能发挥优势。检测多个指标，涉及同步扩增即多重PCR，如何在一管内扩增几十个指标是技术难题。多重PCR通常通过调整引物浓度、比例和缓冲液组成，能扩增10个以内的指标。扩增更多的靶基因，同一体系中引物过多互相干扰，结果难以预料。多重PCR有商业化试剂可借鉴。xTAG技术统一了多种核酸探针在同一温度保持特异性杂交，应注意配套技术组合应用。

（二）免疫学检测亟须解决自动化的问题

xMAP技术广泛应用于核酸检测和免疫学检测，应用者对两种检测的操作便利性结论相反。核酸检测中，相比于膜反向杂交多指标检测技术，xMAP技术一次检测指标数无论是1还是96，杂交反应时间均短且固定，无须洗涤，阅读信号自动化，使用者操作方便和快捷。免疫学检测，则由于仪器仅是自动阅读，仪器不包含加样步骤，尽管加样次数大幅减少，但与全自动发光分析仪相比，使用者仍感觉操作不够方便。实际应用需额外添加前处理设备。国外有公司研发出基于Luminex核心技术的全自动高通量整合式检测仪，但价格高昂，推广受限。2019年，完全拥有中国自主知识产权的流式荧光高通量检测仪TESMI F4000获得NMPA认证。TESMI F4000采用了先进模块化设计，可与其他化学发光单机设备串联，也可自身串联形成小规模免疫学检测岛，TESMI F4000还可接入日立临床生物化学免疫学检验流水线。

（三）通量冗余或不足

免疫学检测和核酸检测对xMAP检测通量需求不同。主流机型100/200一次可检测100个指标。免疫学检测开发的试剂包含100个指标，虽理论上可行，但实际临床用途有限。目前包含指标最多的商品化免疫学检测试剂是检测27个指标的细胞因子试剂盒，临床上应用最多的免疫学检测一般一次检测15个以内的指标。对于核酸检测，有必要提高检测通量，100个指标有时可能不足，如分辨HLA 1000多个等位基因，miRNA 600多种。继2005年推出Luminex 100/200，2009年Luminex公司推出了一次可以检测500个指标的液体芯片仪器和配套的编码微球系统FLEXMAP 3D。2010年，推出用于50个指标检测的MAGPIX®系统，其采用更加稳定的CCD成像技术，检测更快速。

（四）相关知识产权严格控制或放松管制

国内外众多厂家都在开发基于xMAP技术平台的检测试剂。然而，在大部分重要市场，xMAP的部分关键原材料都受专利保护。即使在专利未覆盖区域，Luminex公司也严格限制供应仪器和编码微球。因此，利用该平台可自由进行科学研究，但开发商品试剂会涉及艰难的知识产权许可或商业合作谈判。国外目前有70余家企业与Luminex公司签订了试剂开发许可协议，并推出应用于不同领域的试剂，目前国内仅少数几家企业与Luminex

公司签订了试剂开发合作协议。

综上所述，以"编码微球+流式技术"为核心的xMAP高通量检测技术，凭借其优异的检测重复性、灵敏性逐渐广泛使用，伴随仪器自动化不断升级，更便捷的操作、更多样的试剂选择，临床和科研工作者将会更加青睐这项技术。

第六节　荧光分子条形码多重核酸定量技术

随着医学科学的发展，对各类生物标志物的需求日渐增多，如何从有限量的标本中最大限度地获取有意义的数据，已成为生命科学、医学研究的重大问题，需解决的问题不仅有检测通量、参数，还有如何提高精确度、准确度，减少反复检测。更重要的是，对于一些具有挑战性的RNA类型，如miRNA，序列短，探针设计难度大，数据分析较蛋白质编码RNA复杂。临床常用FFPE标本，标本制备过程往往造成RNA断裂，保存多年的标本易出现RNA降解，目前常用的qPCR和RNA-Seq技术难以精确定量这类标本。

美国NanoString Technologies公司利用分子条形码和单分子成像分析研发了可对基因表达直接进行多重计数，检测及统计每个反应体系中特定转录本数量的技术，称为数字荧光分子条形码技术（nCounter digital barcode analysis，简称nCounter技术），该技术具有较高的灵敏度、精确度，可在标本中一次性检测800个基因。整个系统包括全自动标本处理工作站、数字化成像分析仪、分子条形码（CodeSet）和相关试剂。该技术无须使用酶，实验过程无须逆转录、扩增及建库，避免了qPCR和NGS由酶促反应导致的偏差，敏感性和准确性可与qPCR媲美，中等通量（100～800个靶标）定量分析基因表达谱具有较大优势。该技术人员操作时间仅15min，其余流程均实现自动化，48h内可检测12个标本，每个标本可读取800个基因，有利于在短时间内对大量标本进行高通量生物标志物筛选。不同于RNA-Seq，数字化基因定量技术不需要专业的生物信息分析，可满足临床分子检测通量、周转时间、操作流程方面的需求。

一、基本原理

荧光分子条形码技术采用不同颜色编码的"条形码"（barcode）和核苷酸探针对靶标进行准确定量。条形码的独特性来源于4种不同颜色荧光在6个位置上排列组合。该荧光亦是下游成像的主要信号来源。其中，报告探针（reporter probe）由5′端带一个荧光条形码的50个核苷酸组成，捕获探针（capture probe）同样由50个核苷酸组成，3′端带一个生物素（biotin）分子，以便杂交后的复合物固定在覆盖着抗生物素蛋白（avidin）的标本夹上，供数据采集。每个荧光条形码标记对应着某特定mRNA/DNA序列，同一标本最高可测800个不同条形码，所需标本量低至100ng RNA。荧光分子条形码技术捕获目标不是通过引物，而是探针与目标直接杂交。只要两个探针和目标互补序列中有差异的核苷酸不超过5个，两个探针与靶物就可形成稳定的复合物，从而固定在标本夹上。只需利用单分子成像系统直接测量探针上的荧光分子条形码，即无须通过酶反应进行逆转录和扩增，就可以高度精准和灵敏地检测每个目标（图6-18）。

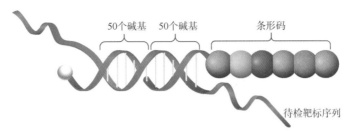

图6-18　nCounter技术核苷酸探针结构示意图
本图片由NanoString Technologies公司提供，经许可使用

二、操作流程

（一）标本制备

不同于qPCR及NGS需提纯RNA进行逆转录及扩增，nCounter技术无须依靠酶促反应，处理不同种类的标本具有更大的适应性和多样性，特别是FFPE标本、全血，甚至细胞裂解液，对本身含大量干扰物的标本也能游刃有余。

用于nCounter分析的临床标本经RNA提纯，mRNA通常占总RNA量的5%～10%。大部分情况下，nCounter标准上样量为5μL，RNA含量应控制在25～300ng。假如RNA样本是纯化RNA，最低浓度应在20～60ng/μL。若样本RNA浓度过低，应考虑色谱法或乙醇沉淀法提高样本浓度。对于总RNA丰度较低的样本，可适度扩增后再杂交。这种情况下，样本中RNA可低至1ng。上样前需评估RNA质量。纯化RNA样本A_{260}/A_{280}值应为1.7～2.3，A_{260}/A_{230}值应接近1.8～2.3。由于NanoString的报告探针和捕获探针可识别相对较短的靶区域（100个碱基），因此，即使部分mRNA降解，数据质量通常也不受影响。但是，若样本中长度超过200个核苷酸的RNA不到50%，则需增加标本量以获取合格数据。

FFPE标本制备较新鲜冷冻标本和细胞株标本影响因素更多，包括从外科手术移除到组织固定的时间、组织类型、切片面积及厚度、细胞密度、核酸提取方法等。标本储存年限对RNA质量有重要影响，储存时间越长，RNA降解程度越严重。

为保证RNA含量，一般建议切片厚度10～20μm，标本量受限时，可考虑5μm切片。组织中细胞密度与RNA含量呈正相关，不同组织类型细胞密度差异极大，制备组织切片和提取RNA前了解组织的细胞密度组成，对nCounter实验成功至关重要。有条件者建议使用经组织学或病理学评估的连续切片用于核酸提取。

除mRNA外，nCounter技术还可用于检测非转录RNA，如miRNA等。全血和多数组织中，90%的RNA是核糖体RNA，mRNA占9%～10%，miRNA不到1%。血浆和血清由于含高浓度核酸酶，可提取或测量的miRNA水平降低。另外，不同细胞类型乃至细胞外的循环miRNA具不同表达谱，少量溶血造成的细胞裂解会释放miRNA，对血浆和血清的miRNA表达谱造成偏差。因此，测量血液miRNA时，应避免明显溶血的标本。

（二）探针杂交、纯化与固定

1. 杂交 报告探针主要用于信号读取，捕获探针用于特异复合物固定。待测核酸分子与报告探针、捕获探针通过互补序列特异性结合。只要序列中差异不超过5个碱基，两个探针即可与靶物杂交成功。该过程一般在4℃环境经过24h孵育完成。

2. 纯化 杂交24h后，在nCounter®样本制备平台上进行纯化。该过程采用两步磁珠纯化原理，将多余的探针冲洗掉，磁珠上连接有分别与所有捕获探针或所有报告探针互补的短核酸序列的核酸。首先，带有与捕获探针互补的短核酸序列的磁珠与杂交混合物结合，而过量的捕获探针，以及非目标靶物的核酸序列、细胞碎片被清洗移除。然后，捕获探针和靶标形成的杂交复合物从磁珠上洗脱出来，再和与报告探针互补的磁珠杂交，进一步通过清洗移除多余的捕获探针。此时，捕获探针和靶标形成的杂交复合物经两步纯化，固定于标本夹。

3. 固定 把杂交成功的复合物转移到标本夹中，此时，捕获探针上的生物素与标本夹表面的抗生物素蛋白结合。杂交成功的探针与靶标形成稳定的复合物而被固定在成像表面。

（三）信号收集与数据分析

1. 扫描 利用单分子成像技术对标本中的荧光条形码进行计数分析。每个标本夹上有12个标本室，每个标本室分为几百个成像部分，这些成像部分被称为视场（field of view，FOV）。成像数目与可检测的分子靶标成正比。nCounter系统分别对这些FOV进行单分子成像，并对单个通道中所有FOV的条形码求和计数，形成每个独立条形码的最终原始数据计数。最后，系统将成功成像的FOV数量报告为FOV Counted（图6-19）。

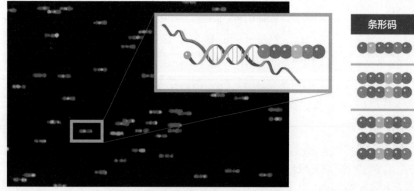

条形码	计数	基因
	1	*INSULIN*
	2	*FOX5*
	3	*XLSA*

图6-19 nCounter荧光条形码扫描及计量示意图

本图片由NanoString Technologies公司提供，经许可使用

2. 探针计量 nCounter根据标本室中通过成像捕获到的荧光编码探针计算每个目标分子的数量。只有当两个荧光编码探针可以完全独立成像时，这两个探针才会计入最终计数。当某一区域捕获的探针数目过高时，部分荧光条形码可能出现重合，这种情况下，系统无法分辨单独的探针，而这些重合的探针不会被计入最终计数。

3. 数据分析 扫描结果通过nSolver进行分析。获取探针原始计数数据后，在nSolver

中可快速对nCounter的结果进行初步质量监控（QC）和结果标准化。此外，nCounter还提供热图、散点图、主成分分析（principle component analysis，PCA）图等可视化结果。除常见的数据图表外，nSolver还具有高阶功能：可根据具体需求对细胞类型进行自定义分析。此外，还可将数据直接导入BioDiscovery、Partek® Genomics Suite™ 系统等第三方数据分析软件进行分析。

三、注意事项

（一）试剂验证

需保证设计的每个探针与靶标的互补性，最大限度地减少脱靶可能性。

（二）质量控制

数据质量控制是nCounter数据分析的关键，对下游统计学分析有重要影响。首先，需统计成功成像的视场。若标本间视场成像数目差异巨大，可能造成靶标数目捕获不平衡，最终导致统计学偏差。若成功成像的视场数目低于75%，则该标本被认为不符合统计标准而被剔除。视场成像数目过低可能由于标本夹上有灰尘，标本夹倾斜造成成像失败，可通过清洁标本夹重新扫描解决。

nCounter成像计数的基础是计算每个FOV中的独立荧光条形码，重合的条形码不计入。少部分荧光条形码出现重合时，对最终结果的计算影响少之又少。假如由于标本中转录子浓度过高而导致标本夹上捕获的探针数目远远超过上限，就会出现成像饱和。这是由于过多的荧光条形码被捕获，重合的荧光条形码数据不被计入，造成严重数据损失。因此，nCounter数据质量控制测量每平方微米的条形码密度是重要步骤。超过密度上限，出现成像饱和，条形码计算有偏差。影响条形码密度的因素可能是标本浓度过高或标本某些高表达基因，因条形码数目与密度成正比，测量800个基因较测量200个基因的实验更可能出现成像饱和。

四、检测适用范围

（一）转录子/mRNA检测

应用最广泛的nCounter技术是基因表达谱分析，目前有超过60种mRNA基因表达谱产品，覆盖肿瘤学、免疫学、神经生物学及传染病学等领域，基因表达谱分子分型已广泛应用于乳腺癌、髓母细胞瘤、淋巴瘤等。根据生物学内容，大部分基因表达谱产品含400～770个靶标基因。由于单次成像最多可检测830个独立荧光条形码，因此可在现有基础上根据需要加30～60个定制基因。

相比qPCR、二代测序和微阵列，nCounter转录子基因表达谱兼顾了高通量检测，工作流程简易和适用标本类型广，特别是FFPE标本。通过探针直接杂交，不会由于标本质量欠佳而无法检测。

（二）miRNA检测

与mRNA不同，miRNA序列短，探针设计难度大，数据分析复杂。基于miRNA极具挑战性的结构，NanoString设计了一个桥接寡核苷酸（bridge oligo），一半序列与靶标miRNA序列对应，另一半则与一个序列独特的miRtag标记对应。首先，桥接寡核苷酸中的一半序列与靶标miRNA形成一个RNA/DNA杂交子；随后miRtag再与该RNA/DNA杂交子进行第二步杂交。由于每个miRtag标记有独一无二的对应荧光探针，nCounter平台一次可以测定多达800个miRNA，无须转录和扩增。

近年研究聚焦细胞外相对稳定的miRNA。这些细胞外miRNA存在于血清、血浆及尿液中。有研究使用nCounter分析血清和血浆中的外泌体miRNA表达水平，用于开发膀胱癌、糖尿病等相关生物标志物（图6-20）。

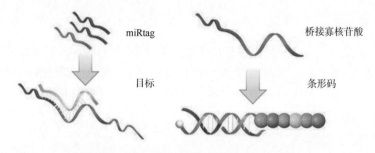

图6-20　nCounter miRtag探针设计示意图
本图片由NanoString Technologies公司提供，经许可使用

（三）拷贝数变异检测

DNA可用nCounter技术检测，临床上常见拷贝数变异分析。已证明基因拷贝数变异与许多疾病，特别是肿瘤发生紧密相关。FISH是临床上最常用的检测手段，但每次可检测的基因数有限。研究发现基因拷贝数变异越来越多，FISH难以短时间内大量检测多个基因拷贝数。NGS和微阵列可增加检测量，但检测和分析流程较长。基于nCounter技术的拷贝数变异分析，手动操作时间最短，可减少FFPE标本制备导致降解引起的误差。24h内分析多达800个基因座（loci）。

（四）基因融合检测

基因融合指由于基因组变异导致两个不同基因的部分序列或全部序列融合在一起，形成了一个全新的基因。一般来说，基因组融合会带来转录组融合，即两个不同基因转录产生的RNA形成新的融合RNA。假如该RNA属于蛋白编码基因，会产生一个全新的蛋白，但也不是所有基因融合事件都导致新型蛋白的出现。基因融合是不少癌症发生的直接诱因，基因融合成为当前组学大数据分析的重要研究内容之一。以非小细胞肺癌为例，主要有四类基因融合：ROS1、ALK、RET、NRTK1。这四类基因主要与细胞增殖相关基因酪氨酸激酶的表达有关。正常情况下，这些基因的表达量非常低，发生基因融合后，酪氨酸激酶与一个高表达的基因启动重组形成一个全新基因，保留酪氨酸激酶活性的同时，表达量由于高表达基因启动的存在而增加。因此，出现基因融合的酪氨酸激酶通过不正常表达和下游信号通路激活导致细胞异常增殖，从而导致癌症发生。临床上基因融合一般通过PCR或FISH进行检测。随着新发现基因融合类型和数目不断增长，PCR和微阵列渐渐不能满足临床对于基因融合检测的需求，无法有效分析FFPE标本。NGS虽可一次检测大量基因融合，但烦琐的生信分析和高昂的成本限制了其临床广泛使用。nCounter技术通过针对融合事件连接区域设计一个或多个探针，可高精度定量分析基因融合。而且，nCounter技术可在单一标本中同时检测成百个基因融合事件，显著提高检测速度。

五、在临床实践中的应用

（一）肿瘤炎症指数检测

肿瘤炎症指数（tumor inflammation signature，TIS）是由NanoString与默沙东联合开发的一款肿瘤免疫微环境基因表达谱标志物，包含了γ干扰素（IFN-γ）信号通路、T细胞与NK细胞丰度在内的18个与免疫检查点抑制剂临床反应高度相关的基因，能更好地反映肿瘤微环境中免疫细胞浸润程度。该标志物已在多个癌种研究数据中被验证与程序性死亡蛋白1（PD-1）/程序性死亡蛋白配体1（PD-L1）治疗疗效相关，为晚期肿瘤患者提供免疫治疗疗效评估整体解决方案，助力肿瘤个体化精准治疗。

首先，研究人员在接受帕博利珠单抗治疗的19名黑色素瘤患者的FFPE标本中提取RNA，应用nCounter技术对680个与肿瘤免疫反应高度相关的基因进行定量。研究发现帕博利珠单抗临床效果良好反应组，除常见的PD-L1表达之外，干扰素、趋化因子及抗原表达相关基因水平远高于非反应组。该发现与细胞毒性T细胞活性相符。研究确认了10个与干扰素信号通路高度相关的基因后，在62名接受帕博利珠单抗治疗的黑色素瘤患者中验证了10个基因表达水平在nCounter临床效果反应良好组明显高于临床效果差的非反应者组，这10个基因被定义为干扰素指数。

得益于紫外线作用下高肿瘤突变负荷（TMB）和特定靶点，黑色素瘤向来是肿瘤免疫疗法的优势"战场"，西方人群该肿瘤发病率更高，亚洲人群相对较低。受生活环境因素和基因背景影响，亚洲人群与饮食、人类EBV或幽门螺杆菌病原体相关癌症发病率高。为使不同肿瘤人群受益于干扰素指数，研究人员检查了亚洲人群高发的头颈部癌和胃癌的干扰素指数的临床效果。果然，干扰素指数同样表现出反应组远远高于非反应组。

为反映肿瘤微环境中免疫细胞浸润程度，在干扰素信号通路基础上，加入另外8个与肿瘤微环境免疫细胞浸润和丰度有关的基因，最终组成了肿瘤炎症指数（TIS）。该生物标志物包括18个免疫检查点抑制剂临床反应高度相关基因，包括IFN-γ信号通路基因、T细胞与NK细胞丰度相关基因。通过测定和分析这18个基因，在96名头颈部癌患者标本中发现，TIS比PD-L1蛋白表达更能有效预测患者的临床效果。

此外，不少研究团队尝试在肿瘤免疫疗法中结合TMB与TIS，如2018年哈佛大学和默沙东的一项研究，在超过300个不同癌种，接受帕博利珠单抗治疗的患者标本中，同时检测TMB与TIS两个指标。结果显示当TMB和TIS共同升高时，患者对帕博利珠单抗治疗反应最佳；而当两个指数均偏低时，对帕博利珠单抗治疗反应最差。

目前，TIS已在多个肿瘤免疫疗法临床试验中大显身手，除头颈部癌和胃癌，TIS开始应用于三阴性乳腺癌，同样表现出强大的临床获益。在高度复杂的实体瘤肿瘤微环境中，单一生物标志物已不能满足需求。不仅期待一个全面并准确的生物标志物，同时希望标志物可应用于更多种类的癌症。TIS不仅有望作为单一生物标志物，更可与TMB等结合，对患者分组做出更精准的判断与预后指导。

（二）PAM50/Prosigna乳腺癌分型及预测检测

肿瘤具高度异质性。乳腺癌不同亚型间的差异甚至比不同器官来源癌症差异更大。传统病理学通过单个或少数几个基因或蛋白表达量对癌症进行最简单分类。以乳腺癌为例，雌激素受体（estrogen receptor，ER）、雄性激素受体（progesterone receptor，PR）及人表皮生长因子受体2（human epidermal growth factor receptor 2，HER2）表达量是最常见的分类标准。当三个基因均不表达时，将其归类为较恶性的三阴性乳腺癌。对于ER、PR和HER2表达量的检测传统上主要通过免疫组化染色实现。随着精准医疗的发展，希望对每种分类的亚型进行细化，免疫组化染色逐渐不能满足个体化诊疗方案需求。PAM50是采用Affymetrix微阵列针对HER2阳性或阴性乳腺癌开发的一种多基因标记检测模式。通过对50个基因表达的富集分类，将乳腺癌分为五种亚型：管腔A型、管腔B型、类正常乳腺型、HER2型和基底细胞样乳腺癌。除类正常乳腺型外，四个病理组的患者诊疗方案和预后差异极大。根据基因表达的差异，临床上按照乳腺癌分子分型采取对应的个体化治疗。例如，管腔A型通常只需激素治疗，管腔B型需考虑联合化疗。HER2型需采用抗HER2单抗如曲妥珠单抗，但如果属于基底细胞样乳腺癌（即三阴性乳腺癌），化疗是唯一治疗手段。值得注意的是，管腔A型和管腔B型分属于ER阳性的两个不同亚型，传统免疫组化染色对该组别进行了细化。

乳腺癌分型及预测检测系统Prosigna是在nCounter技术和PAM50多基因标记检测模式的基础上研制开发的。通过利用nCounter技术分析50个基因的表达水平并结合病理学信息，Prosigna可为ER阳性早期乳腺癌患者提供未来十年的预后判断。医生可根据Prosigna检测结果制订诊疗方案。Prosigna分析软件将所测样本PAM50与预设标准样本比较，确定所检测样本分型，再通过内含的33个分子标志物，分析不同乳腺癌亚型个体的内在肿瘤生物学状态、异质性信息，为乳腺癌精准治疗、新药机制提供更全面深入的信息。

Prosigna分析软件根据所检测的PAM50基因的表达，综合肿瘤大小等信息，对术后10年内复发概率进行评分，分值0~100，根据评分，结合淋巴结转移情况对复发风险进行分级，为医生制订临床治疗方案提供指导。2013年，Prosigna乳腺癌诊断试剂盒获得FDA批准。获批以来，对该产品已有多个大型临床试验进行验证。2015年，五年随访结果报告在四个分子亚型组PAM50可有效判断预后和预测复发风险，Prosigna检测可有效预测十年复发风险。

（三）淋巴癌分子亚型检测

弥漫性大B细胞淋巴瘤（diffused large B cell lymphoma，DLBCL）为一种非霍奇金淋

巴瘤。根据细胞起源，DLBCL分为生发中心亚型（GCB）和活化B细胞亚型（ABC）。两个亚型预后及诊疗方案有较大差异，生发中心亚型预后较好，5年生存率60%；活化B细胞亚型预后较差，治愈率仅40%。因此分子分型对于DLBCL诊疗方案设计至关重要。有小部分DLBCL病例属于高度异质性的第三类未分组，虽然分子病理不属于ABC和GCB，但临床结果与ABC接近。过去，病理学家主要通过免疫组化染色和微阵列对DLBCL进行分组，但两种方法都有局限性。微阵列对标本RNA数量和质量要求较高，需新鲜切除或冷冻标本，不利于用FFPE标本进行诊断或研究。免疫组化染色可分析FFPE标本，但易出现操作和主观判断偏差。开发新型分子病理分型方法对DLBCL治疗有重要意义。

淋巴瘤亚型检测（lymphoma subtyping test，LST）是根据Lymph2Cx基因表达模式开发出来的。Lymph2Cx源自美国国立卫生研究院国家癌症研究所淋巴瘤/白血病分子分型项目（lymphoma/leukemia molecular profiling project，LLMPP），包含20个基因，首先对51个FFPE DLBCL标本行LST分析校准，然后对64个FFPE标本进行nCounter分子分型和独立病理分析。通过比较nCounter的LST分子分型结果和病理分析，>95%的DLBCL标本可通过LST检测进行准确的细胞起源分型。随着ABC和GCB靶向疗法的发展，LST将进一步广泛用于药物开发的临床研究。

（四）新冠病毒及传染病检测

新冠疫情暴发流行初期，NanoString公司根据新冠病毒刺突蛋白及人类血管紧张素转换酶2（ACE-2）等10个基因迅速开发出一套探针，为更好地区分新冠病毒与其他冠状病毒，2020年7月更新了探针设计，从10个探针增加至20个靶点。此外，美国Veracytes和MaviDx公司也积极开发基于nCounter系统的超高通量检测试剂。该技术基于荧光数字条形码捕获新冠病毒RNA。新冠病毒nCounter技术可短时间内检测4万个标本，简易的操作流程和自动化工作平台，能极大地降低检测中心的压力。

（五）器官移植相关风险基因检测

慢性疾病如糖尿病、心血管疾病和肾病等患病率升高导致器官移植需求日渐增加。然而，健康器官供应有限，而且接受器官移植的患者时刻面临排斥反应和移植器官衰竭的风险，急需能更好监控高排斥风险患者的工具。2019年开发了适于人类器官移植的基因表达产品，覆盖了770个基因和37个信号通路，可高效发现适用于器官移植排斥的生物标志物，剖析心脏、肾脏、肝脏、肺及皮肤组织损伤分子机制，控制免疫抑制药物带来的细胞毒性。此外，还增加了三种器官移植常见病毒（多瘤病毒、CMV和EBV）和免疫细胞丰度检测的基因，有利于监控移植前后的免疫反应。

六、技术特点及前景展望

自人类基因组计划开展以来，基因组学技术高速发展，为精准医学奠定了坚实基础。微阵列技术、NGS技术和多重检测技术相继问世，体现了医学对分子诊断工具的热切期待。然而，人体组织标本较细胞株和小动物模型标本检测难度更高，因为疾病种类多，个体间差异大；标本处理和储存易出现DNA、RNA碎片化现象，对依靠引物和酶促反应的传统分子诊断技术提出了挑战。数字化定量技术基于杂交原理，无须转录、扩增或文库构建，精简了实验程序和人力成本，最大限度降低了潜在偏差；同时省去了RNA提取操作，对于量少的临床标本尤其有利；且该技术对标本兼容性高，尿液、痰液、肺泡灌洗液、粪便标本等均可检测；对于长期保存的FFPE标本，即使RNA严重降解，系统仍可准确检测标本粗提物的转录本水平。

数字化基因定量技术人工操作时间仅需15min，其余流程均实现自动化。48h内可检测12个标本，每个标本读取800个基因，适于对大量标本进行生物标志物高通量筛选。

nCounter技术平台使用者无须生物信息学专业培训，配套的nSolver软件可完成数据分析、提供报告。数据分析简单、直观，研究人员可根据需要直接从数据分析界面生成高质量图表。

第七章

基因测序技术

第一节 概 述

基因测序（DNA sequencing）技术，是指获得目标DNA片段碱基[包括腺嘌呤（A）、胸腺嘧啶（T）、胞嘧啶（C）与鸟嘌呤（G）]排列顺序的技术。基因测序技术是基因组学研究的核心技术，是现代生命科学研究中最广泛应用的重要技术之一。测序技术的发展使得人们对生物体有了进一步了解，科学家提出了基于基因组学的两个重要理念："生命是序列的"和"生命是数据的"。测序技术的发展，迄今经历了从"前直读"到"直读"、从手工到自动化、从平板电泳到毛细管凝胶电泳再到大规模并行高通量测序几个阶段，这些技术发展使得测序通量不断提升，测序费用快速降低，并逐步应用于多种疾病的辅助诊断。

1953年DNA双螺旋的发现，让破解生命源代码的基因测序在原理上成为可能，此后测序技术不断迭代升级。20世纪70年代，分子克隆技术、凝胶电泳技术、放射自显影三种技术日趋成熟。Maxam和Gilbert开创了化学降解法测序技术，Sanger和Coulson则发明了双脱氧链终止测序技术，并测定了首个基因组序列：全长5375个碱基的噬菌体X174。"直读法"的最大突破在于不再需要根据反应后产物中可能重叠的序列间接推导可能的核苷酸完整序列，而是可以直接在凝胶上按顺序直观读出测序模板，判断DNA分子每个碱基位置，从而获得完整序列信息。1986年，加州理工学院的Leroy Hood发明了以四种荧光物质标记测序反应产物的"四色荧光法"，利用荧光物质在不同波长激光照射下呈现不同颜色标记不同的核苷酸，在测序技术发展史上首次彻底抛弃了放射性物质的使用，使自动化测序成为可能。据此，美国应用生物系统公司（Applied Biosystems Inc，ABI，成立于1981年）在1986年推出了第一台商品化的平板电泳全自动测序仪——ABI 370A，为启动人类基因组计划（HGP）提供了重要技术依据。尽管平板凝胶电泳技术实现了自动化序列读取，但是依然存在大量手工环节。1998年，美国ABI公司推出ABI3700毛细管电泳测序仪，使用毛细管代替平板胶，毛细管电泳测序技术的出现实现了从上样、数据收集到质检、初步分析的全面自动化。同时期美国Molecular Dynamics公司的MegaBACE1000也是毛细管电泳测序仪的典型代表，为人类基因组计划的完成做出了巨大贡献。

毛细管电泳测序技术在实现自动化和规模化上仍存在重大的缺陷，测序成本高昂，远不能满足基因组学发展的需要，高通量测序应运而生。高通量测序（high-throughput sequencing）技术亦称为大规模并行测序（massively parallel sequencing，MPS）或二代测序（next generation sequencing，NGS）技术，能同时完成测序模板互补链的合成和序列数据的获取，可一次对几百万到几十亿条核酸分子进行序列测定。高通量测序技术有效克服了Sanger测序技术成本高、通量低、对人力需求大等缺点。基于焦磷酸测序技术的454 GS20是第一台市场化的高通量测序仪，2005年由美国454公司开发，后被美国罗氏公司收购。目前，高通量测序技术主要包含三种主流方式：以Illumina公司为代表的桥式PCR扩增与边合成边测序结合的测序技术、以Thermo Fisher公司为代表的乳液PCR与半导体合成测序技术、以华大基因为代表的DNA纳米球与联合探针锚定聚合技术结合的测序技术。针对高通量测序技术的短读长和需要扩增模板的特点，美国太平洋生物（Pacific Bioscience）的单分子实时测序（single-molecule real-time sequencing，SMRT）技术和英国牛津纳米孔（Oxford Nanopore Technology）公司的纳米孔测序技术则实现了无须对DNA模板进行扩增的单分子测序。

Sanger测序技术、高通量测序技术和单分子测序技术在成本、读长、通量和准确率等性能指标上具有不同的优劣势。Sanger测序技术读长较长、准确率较高，但灵敏度低、通量低、成本较高。高通量测序技术通量高，大幅降低了测序成本的同时又保持了较高的准确性。单分子测序技术读长较长，但成本较高。表7-1列出了不同测序技术读长和通量等的比较。

表7-1　不同测序技术的读长和通量比较

测序技术类型	Sanger测序技术	高通量测序技术			单分子测序技术	
	毛细管电泳法	桥式PCR扩增与边合成边测序	乳液PCR扩增与半导体合成测序	DNA纳米球与联合探针锚定聚合技术	零模波导孔技术	纳米孔测序技术
所属公司	ABI（已被Thermo Fisher收购）	Illumina	Thermo Fisher	华大智造	Pacific BioSciences	Oxford Nanopore
读长	几百至1×1000bp	1×36bp 至2×300bp	1×200bp 至1×600bp	1×50bp 至1×400bp	几十kb	几十kb
最大通量/运行	240kb	6Tb	24Gb	72Tb	120Gb	7Tb
准确率	＞99.9%	＞99%	＞99%	＞99%	＞90%	＞90%

第二节　Sanger测序技术

一、基本原理

双脱氧链终止法又称为Sanger测序，或第一代测序技术，其原理是DNA模板在DNA聚合酶、引物、4种dNTP存在下进行复制时，在四管反应体系中分别按一定的比例引入4种双脱氧核苷三磷酸（ddNTP）。由于ddNTP缺乏延伸所需要的3′-OH基团，当ddNTP掺入链的末端时，该链就会停止延伸。如此每管反应体系中就产生了一系列长度不等的以ddNTP为3'端的DNA片段。反应终止后，分4个泳道进行凝胶电泳以分离长短不一的DNA片段，相邻的片段长度相差一个碱基。经放射自显影后，根据片段3'端的双脱氧核苷，便可获得合成片段的碱基排列顺序。

二、技术起源和发展史

1977年弗雷德里克·桑格（Frederick Sanger）和艾伦·库尔森（Alan Coulson）发表了双脱氧链终止法。由于准确度高，Sanger测序依然作为测序技术的金标准。Sanger测序采用双脱氧链终止法，该方法的原理：核酸模板在DNA聚合酶、引物、4种dNTP（其中一种用放射性^{32}P标记）存在条件下复制时，在四管反应系统中分别按比例引入4种ddNTP，因为双脱氧核苷没有3'-OH，所以只要双脱氧核苷掺入链的末端，该链就停止延长，若链端掺入单脱氧核苷，链就可以继续延长。如此每管反应体系中便合成以各自的双脱氧碱基为3'端的一系列长度不等的核酸片段。反应终止后，分4个泳道进行凝胶电泳，分离长短不一的核酸片段，长度相邻的片段相差一个碱基。经过放射自显影后，根据片段3'端的双脱氧核苷，便可依次阅读合成片段的碱基排列顺序。Sanger测序因操作简便得到广泛的应用，并在此基础上发展出多种一代DNA测序技术，其中最重要的是毛细管荧光自动测序技术。

从Sanger测序方法的发明，到人类基因组计划时代商业化测序仪，出现了三项技术改进方法，即使用荧光标记物取代了放射性标记物来标记终止碱基；使用毛细管电泳（capillary electrophoresis，CE）取代了传统的平板凝胶电泳；建立了末端配对测序法（paired-end sequencing）来对质粒、F黏粒（fosmid）、细菌人工染色体（bacterial artificial chromosome，BAC）等短片段序列进行测序，解决了测序长度带来的限制问题。同时，大量使用自动化液体分装技术以减少人工试管操作，可以用自动化的方式在微量滴定板上装载待测序样本（质粒等），极大地降低了测序的费用和劳动强度。

从第一代Sanger技术发展至今，在技术发展的更迭历程中，测序仪公司也在经历发展与变迁。测序技术的每一次变革和突破，伴随着测序序列读长和数据通量的改变，都会对基因组研究、疾病诊断和药物研发等领域产生巨大的推动作用。下面列举主要的Sanger测序仪。

20世纪80年代早期，加州理工学院的Leroy Hood发明了四色荧光标记，使得一条电泳道可以分析一个标本的4种测序反应产物，显著提高了测序反应效率。基于这一技术，美国ABI公司于1986年推出了第一台商品化的平板电泳全自动测序仪ABI 370A。随后开发了毛细管凝胶电泳技术，并于20世纪90年代早期推出了ABI Prism 310、3100等机型。1998年，其推出的ABI Prism 3700毛细管测序仪则真正实现了测序规模化。此后，在ABI 3700基础上发展出的3730，至今仍是一代测序的主力机型，应用于临床疾病检测和司法领域，同时，这台机器也被作为进行测序技术评价的金标准。美国ABI公司后续被美国Thermo Fisher公司收购，在2017年推出了其新的毛细管电泳系统Applied Biosystems™ SeqStudio™遗传分析仪，新的SeqStudio基因分析仪采用独特的一体式盒式磁带，结合了毛细管阵列、聚合物储存器和阳极缓冲液，极大地简化了准备，缩短了实际操作时间。

美国Molecular Dynamics公司于1997年推出了测序仪MegaBACE1000。这款测序仪与ABI 3700在原理、自动化程度和通量方面都比较相似，但性价比更高，是人类基因组计划成功实施的重要机型。1998年，Molecular Dynamics被英国公司安玛西亚（Amersham）收购。2004年，后者又被美国通用电气公司（GE）收购。其间，MegaBACE型号由1000升级为4000，毛细管数量增加到了384道，随后推出了略有改进的4500。

瑞典法玛西亚（Pharmacia）公司也推出过第一代自动化测序仪ALF（全自动激光荧光DNA测序系统），其由欧洲分子生物学实验室（EMBL）的Wilhelm Ansorge发明。该公司1997年与安玛西亚合并，改名为安玛西亚-法玛西亚生物技术公司。

三、技术平台特点

ABI3730全自动测序技术平台是基于Sanger法的毛细管电泳和荧光标记技术的DNA测序仪。其3730XL测序仪拥有96道毛细管，并用荧光标记代替了同位素标记，从而显著提高了DNA测序的速度和准确性。4种ddNTP的碱基分别用不同的荧光进行标记，在通过毛细管时不同长度的DNA片段上的4种荧光基团被激光激发，发出不同颜色的荧光，被CCD检测系统识别，并直接翻译成DNA序列。

ABI3730全自动测序技术平台具有以下技术特点：①双光束双侧激光激发，光栅分光装置和后置超薄CCD检测成像系统；②自动灌胶、上样、电泳分离、检测及数据分析，可连续运行24h，无须人工干预；③一次电泳测定96个样本，一天可跑12轮，每天的测序产率是1152个样本；④自动碱基识别、基因型分析与质量评分判定；⑤最新POP-7液体分离胶，动态内镀毛细管壁，使读序长度达1000bp以上，精确读序达800bp；⑥良好的温控装置提供了更大的温控范围（18～70℃），电泳温度可达70℃，有助于去除二级结构的影响；⑦高灵敏度减少DNA和测序试剂的使用量；⑧更高的自动化减少劳力成本及人为失误的成本。

四、在临床实践中的应用

（一）遗传病检测

Sanger测序已广泛应用于已知单基因病致病基因或热点致病位点的遗传检测。对于具有典型特征的临床表型、疾病候选基因单一或致病变异位点已明确的疾病病例，可选择PCR加Sanger测序；但Sanger测序的通量有限，适合检测已知基因的变异，常作为致病基因或致病位点明确的单基因病的检测手段或作为NGS结果的验证技术。

（二）感染性疾病检测

Sanger测序在病毒和病原微生物测序中有着广泛的应用。HBV耐药基因突变检测能精准发现未知耐药，病毒分型和耐药可一次检测，含20个耐药位点，涉及六大核苷酸类药物。Sanger测序法的HCV基因分型检测是临床现有检测方法中最精准的，可一次检测所有6种型别、几十种亚型，对HCV基因型的检测有助于判断治疗难易程度、制订个体化抗病毒治疗方案。此外，用Sanger测序，在临床上通过16SrDNA等基因测序，实现各种微生物感染性疾病的病原学精确诊断，比传统的形态学鉴定具有方法简单、结果准确的优势。

（三）肿瘤检测和耐药性检测

Sanger测序技术已应用于肿瘤诊断、病情监测、预后和治疗等临床实践中，如*p53*基因、*BRCA*基因、*APC*基因的检测分析，可用于早期发现某些肿瘤的易感人群，如乳腺癌、结肠癌，对这些人群采取必要的生活方式调整、早期诊断及其他干预措施，从而达到预防医学治未病的效果。Sanger测序可以助力癌症患者个体化用药，应用Sanger测序法对肿瘤靶向治疗药物相关基因的突变位点进行检测，结果直观、可靠。例如，*KRAS*基因、*C-kit*基因、*EGFR*基因序列的突变检测分析，是判断肿瘤患者靶向治疗有效人群必不可少的。又如，非小细胞肺癌，靶向药吉非替尼（易瑞沙）/埃罗替尼（特罗凯）/埃克替尼（凯美纳），用药前需检测*EGFR*基因突变；西妥昔单抗（爱必妥）/帕尼单抗（维克替比），用药前需检测*KRAS*突变、*EGFR*突变情况。

五、技术特点及展望

Sanger测序技术为合成终止测序，主要特点是测序读长可达1000bp，准确性高达99.999%，但其测序成本较高、通量较低，检测周期长，制约了其大规模应用。Sanger测序优势是使用的测序技术准确度高于二三代测序；每个反应可以得到700～1000bp的长序列，序列长度大于二代测序。劣势是一个反应只能得到一条序列，测序通量低；另外是测序成本较高。Sanger测序作为"金标准"可对已知和未知序列进行测定，可以进行病毒基因组溯源比对、HLA配型分析、基因编辑效率评价等。片段分析功能板块，可以进行基因扩增和缺失分析，DNA个体识别、疾病辅助诊断和分类，如可同时检测MSI、InDel、SNP、CNV、STR等常见的分子标记。因此，Sanger测序技术可广泛应用于靶基因测序、二代测序验证、HLA分型（骨髓移植、器官移植）、线粒体DNA测序、病原微生物测序及物种鉴定等方面。Sanger测序技术的各种应用场景与领域包括肿瘤靶向药物基因突变检测、法医DNA鉴定、生殖遗传、传染病病原微生物检测、心脑血管药物指导多重基因检测、精神疾病的药物指导等。目前基于Sanger测序技术在我国已获批可用于临床的主要基因测序仪产品如表7-2所示。

表7-2 我国已获批临床应用的基于第一代Sanger测序技术的基因测序仪产品

序号	产品名称	型号	注册证编号	批准日期	有效期至	注册人名称
1	基因分析仪	3130/3130xl	国食药监械（进）字2008第2401012号	2008-04-26	2012-04-25	Applied Biosystems
2	基因分析仪	3500Dx	国食药监械（进）字2011第2403292号（更）	2011-10-19	2015-10-18	Life Technologies Holdings Pte Ltd
3	基因分析仪	3500xl Dx	国食药监械（进）字2013第2400644号	2013-02-08	2017-02-07	英潍捷基（上海）贸易有限公司

序号	产品名称	型号	注册证编号	批准日期	有效期至	注册人名称
4	基因分析仪	3500Dx	国械注进20162400211	2016-01-25	2021-01-24	Life Technologies Holdings Pte Ltd
5	基因分析仪	3500xl Dx	国械注进20162404933	2016-12-07	2021-12-06	Life Technologies Holdings Pte Ltd

第三节　高通量测序技术

一、基本原理

高通量测序（high-throughput sequencing）又称二代测序（next-generation sequencing，NGS），是基于PCR和基因芯片发展而来的DNA测序技术。一代测序为合成终止测序，而二代测序开创性地引入了可逆终止末端，从而实现了边合成边测序。高通量测序在DNA复制过程中通过捕捉新添加的碱基所携带的特殊标记（一般为荧光分子标记）来确定DNA的序列。由于在高通量测序中，单个DNA分子必须扩增成由相同DNA组成的基因簇，然后进行同步复制，以增强荧光信号强度，从而读出DNA序列；而随着读长增长，基因簇复制的协同性降低，导致碱基测序质量下降。高通量测序适合扩增子测序（如16S、18S、ITS的可变区），而基因组、宏基因组DNA则需要使用鸟枪法打断成小片段，测序完毕后再使用生物信息学方法进行拼接。

二、技术起源和发展史

在20世纪人类基因组计划启动后，科学家一直致力于探索新测序技术，提升测序通量和降低测序成本。2000年后，大规模并行测序技术使测序进入高通量时代。高通量测序技术对比Sanger测序，摒弃了"一个模板、一个泳道"，以芯片实现了大规模、多模板并行测序。一块芯片可以集成数亿个模板的高密度分子簇（cluster），每一个分子簇为一个裸露的测序反应。测序通量提升了几个数量级。从标本制备的角度看，更是一场革命，高通量测序能够一次实现百万甚至上亿个DNA分子并行测序。此外，相比成熟毛细管电泳测序仪600nt的读长，大规模并行高通量测序仪刚问世时读长仅为35个碱基，后续逐步提升到几百个碱基，对生物信息处理能力提出了更高的要求。

高通量测序技术发展在前十年是以瑞典罗氏454、美国Illumina、美国Life Technologies等公司主导，其高通量测序平台快速应用于科学研究和临床检测。在2010年之后我国以华大智造、华因康等为代表的企业开始逐步实现高通量测序仪国产化，经过多年发展，国产测序仪在科研机构、临床机构等都广泛使用。相比于Sanger测序技术，高通量测序技术更快应用于分子诊断中。

2015年454测序技术正式商业化，这也是第一个成功规模化应用的高通量测序技术，后被罗氏收购。其测序技术原理也称为焦磷酸测序,是由瑞典皇家理工学院的 Mathias Uhlen、Mostafa Ronaghi 和 Pål Nyrén 于1996年发明的,通过读取 dNTP 在 DNA 聚合反应时释放出的焦磷酸(pyrophosphate,PPi)信息而进行规模化测序。在每一轮测序反应中,分别加入四种 dNTP 中的任何一种,若该 dNTP 与模板上的碱基配对,聚合酶就可以催化该 dNTP 整合到延伸的 DNA 链中并释放 PPi;收集的 PPi 和底物 APS 在 ATP 硫酸化酶催化下转化成 ATP;ATP 促使荧光素酶介导荧光素向氧化荧光素转化,氧化荧光素发出与 ATP 量呈正相关的可见光信号。光信号由 CCD 检测得到峰值,每个峰的高度与反应中掺入的核苷酸数目呈正相关。通过循环依次逐个加入 dTTP、dCTP、dATP、dGTP,读取信号峰值来确定 DNA 序列。基于该技术原理的测序仪454系统自推出以来进行了多次升级,推出了 GS FLX、GS Junior 等系列测序仪,可以实现每个反应超过700Mb 数据产出,平均序列读长达到700bp,准确性可以超过99%以上,但是受到测序通量和测序成本限制,2013年罗氏正式关闭454测序业务。

美国 Illumina 公司推出的高通量测序技术,其核心技术来源于2007年收购的美国 Solexa 公司,在完成桥式扩增后采用可逆末端终止法进行测序,也称为边合成边测序。其核心原理是利用四种带荧光标记和可逆末端终止子的 ddNTP 在 DNA 合成过程中不能形成磷酸二酯键而中断 DNA 的合成反应进行信号读取,在化学反应上通过碱基3′-OH 的修饰和去修饰实现"末端循环(合成)测序",以及"可切割"的荧光标记实现"循环可逆"的信号读取;在信号读取上采用 DNA 模板的分子簇的"裸露"DNA 合成来实现测序,提升了通量,采用 CCD 光学检测系统来一次读取视野内所有模板的测序信号。美国 Illumina 公司最早的测序仪为 Genome Analyzer,后续发布了包括 HiSeq 系列、MiSeq、NextSeq 及 NovaSeq 等系列测序仪,其测序通量为144Mb~3Tb,测序准确度达到99%以上。

SOLiD(sequencing by oligo ligation and detection)测序技术,又称为边连接边测序(sequencing by ligation,SBL),由美国哈佛大学 George Church 实验室于2005年发明,后由 ABI 公司进行开发和产品商业化推广(即后续 Life Technologies 及 Thermo Fisher 公司)。该技术以 DNA 连接酶取代了 DNA 聚合酶,并采用了双碱基编码(two-base encoding)技术,该技术具有误差校正功能,因为它是通过两个碱基来对应一个荧光信号而不是传统的一个碱基对应一个荧光信号,这样每一个位点都会被检测两次,因此出错率明显降低。SOLiD 测序技术在模板制备环节也和454测序技术一样采用微乳液 PCR 方法扩增模板片段,通过微乳液滴实现大规模 DNA 模板均匀扩增。基于这一技术原理,美国 ABI 公司陆续推出了 SOLiD 5500 和5500xL 等测序仪,每次运行数据产出达到320Gb 以上,读长上最长达到双端75bp,准确度达到99.9%以上,但是由于测序时间长且操作复杂,后续也停止了销售。

Ion Torrent 半导体测序技术的核心原理与454测序技术相似,不同之处是 Ion Torrent 没有采用焦磷酸信号检测,而采用半导体元件装置来检测测序反应过程中的氢离子(H$^+$)浓度变化,因此又称半导体测序技术。Ion Torrent 测序技术的核心是一块创新的半导体芯片,采用非金属氧化物的半导体元件制成。芯片上布满小孔,就是一个个测序反应池,孔底部带有感应器。单链 DNA(ssDNA)模板固定在离子珠状颗粒(ion sphere particle,ISP)上并以乳液 PCR 扩增,每个反应池可以容纳一个 ISP 珠子,对应一个 DNA 分子,即一条特定的 DNA 序列。芯片被置于一个离子敏感层和离子感受器上,以检测 DNA 合成链延长时释放出的氢离子信号。整个测序仪由电子读取器、微处理器和流体系统组成，没有光学组件，无须光学检验和扫描系统，不需要激发光光源、CCD成像仪或任何荧光标记，因此测序仪成本相对较低。美国Life Technologies公司先后推出Ion Torrent PGM、Ion Proton和Ion S5/S5xl，每次运行数据产出达到10Gb以上，读长达到200bp以上，准确度达到99%以上，目前被用于小基因组测序、外显子测序等。

DNA纳米球测序技术是2006年由Radoje Drmanac等发明的，于2013年被华大集团收购，并于2016年由华大智造实现规模化量产。该测序技术利用环化单链DNA（cssDNA）和DNA纳米球（DNA nanoball，DNB）技术获得高准确率数据结果。最主要的核心技术为DNA单链环化和DNA纳米球的制备和加载、CoolMPS高通量测序技术、双色测序（two-color sequencing）技术，以及与上述核心技术配合的流体和光学检测技术及碱基识别算法等。华大智造已发布七款不同通量测序仪，分别是BGISEQ-500、BGISEQ-50、MGISEQ-200、MGISEQ-2000、DNBSEQ-T7、DNBSEQ-Tx及DNBSEQ E系列。其测序通量为100Mb～20Tb，测序准确度达到99%以上。华因康测序系统HYK-PSTAR-ⅡA是另外一款专为临床应用而设计的国产基因测序仪，配备4种规格反应体系模块，还可以根据用户需求定制反应模块，极大方便了临床测序的应用，上机标本数低至4个。此外，真迈生物、菲鹏生物等公司也在研制自产测序仪。在国产测序仪领域，我国虽然起步较晚，但是已经逐步达到国际先进水平。

三、主要测序技术平台

高通量测序技术在全球范围主要包括以Illumina为代表的桥式PCR扩增与边合成边测序结合的技术路线、以Thermo Fisher为代表的乳液PCR扩增与半导体测序结合的技术路线和以华大智造为代表的DNA纳米球与联合探针锚定聚合（combinatorial probe anchor synthesis，cPAS）相结合的技术路线三大技术流派。上述三大技术流派在基因测序领域主要技术参数上各有特点，居于领先地位，具有一定的技术优势。

1. 基于桥式PCR扩增的测序技术平台　其固态扩增不通过乳化PCR直接在载玻片上扩增，载玻片表面结合随机或规则排列的正向和反向引物，这些引物与单链DNA（ssDNA）模板互补末端结合。对模板浓度的精确控制使得模板能够扩增成局部的、非重叠的克隆簇，从而保持空间完整性。将制备好的DNA文库经过变性解旋，以使文库DNA均呈单链状态，将这些单链DNA加入测序芯片中，桥式PCR技术能够确保每个纳米井中仅进入一条序列，由于每个纳米井中只进入一条序列，经过桥式PCR扩展后每个纳米井中最终都只生成一个序列簇，从而使每一个纳米井在测序时所有单链DNA发出的荧光都是相同的，实现对一个纳米井中荧光检测的结果对应一条序列测序的结果。

2. 乳液PCR扩增与半导体测序结合的Ion Torrent技术平台　以半导体芯片为载体，通过检测DNA链在合成时释放的H^+引发的pH变化，把化学信号转变成电信号从而获取碱基信息的边合成边测序技术。乳液PCR又称油包水PCR，目的是将目标DNA数量放大，达成测序反应所需信号强度的模板量。乳液PCR扩增技术是基于珠子的模板扩增，接头与固定在珠子上的寡核苷酸片段互补，通过乳化PCR扩增DNA模板，使得多达100万个克隆DNA片段固定在单个珠子上。这些珠子可以分布在玻璃表面或排列在测序反应板上。基于乳液PCR和扩增子富集技术制备文库时,对起始样本量要求较低,10～20ng即可满足实验需求。同时,在测序过程中无须检测荧光信号,无须拍照,直接记录碱基合成时的H^+信号,因此测序速度很快,基本上只取决于待测片段的长度。并且,由于无须特殊修饰碱基和昂贵的激光器、成像等设备,极大降低了测序成本。

3. DNA纳米球与联合探针锚定聚合测序技术平台 使用一种经过特殊表面修饰的规则阵列芯片,每个修饰位点仅固定一个DNA纳米球,阵列芯片修饰位点的间距均一,可保证不同纳米球的光信号不会互相干扰,从而大幅提高信号处理的准确性。通过仪器液路系统将测序试剂和带有不同发光波长的荧光标记探针泵入测序芯片流动室,每个DNA纳米球每个测序周期只结合一种荧光标记物,再由激光器激发荧光基团发光,不同荧光基团所发射的光信号被相机采集。之后规则阵列芯片上的光信号经过处理后由随机软件转换成数字信号,传输到计算机进行处理,获取待测样本的碱基序列信息。

四、操作流程

从严格定义上来说,测序技术包括标本收集、标本制备、测序、生物信息学分析及报告和数据库管理等环节。以DNA纳米球测序技术为例,具体步骤如下:①对不同来源标本进行采集和保存。②采用核酸提取试剂盒提取核酸,包括DNA或RNA。③在建库环节,将待测的DNA碎片化,并将接头添加到DNA片段两端,环化得到单链环状DNA;其次是扩增,通过单链环状DNA的滚环扩增,将DNA待测序列进行无损复制并形成DNA纳米球。④测序环节,将DNA纳米球固定在阵列化的测序芯片上,通过每轮与特定的酶和荧光探针反应,可发出不同的荧光信号并被高分辨率成像系统采集和识别,从而获得单个碱基序列。重复以上反应数百次,可获得大量DNA片段的碱基序列。⑤通过生物信息处理,主要为去重和拼接,获得待测DNA片段的序列,进行变异分析。⑥对比数据库进行分析,形成报告,对标本结果进行分析解读。下面将对主要环节进行详细介绍。

(一)标本收集

标本可以为人体标本(如体液、组织、排泄物等)或病原微生物分离培养物(如血培养物、痰培养物等)。标本的获取及预处理方式、保存条件及期限(短期、长期)、运输条件等应遵循通用的技术规范或指南,保证标本的质量,并且防止标本间的混淆与交叉污染。不同类型的标本所抽提的核酸质量可能有所差异,对于每一种类型的标本,应明确检测所需标本的用量。

(二)标本制备

1. 核酸提取、分离及纯化 标本中核酸的提取、分离及纯化的主要目的是富集核酸并保证核酸序列的完整性。核酸提取过程中应设立核酸抽提及抽提后质量控制的书面标准操作流程,并依据性能验证结果给出用于扩增试验的核酸溶液浓度范围要求,以保证核酸标本的质量与浓度符合要求,并且防止标本间的混淆与交叉污染。同时对抽提的每一次核酸标本的各种质控参数（如核酸体积、质量、浓度、纯度及完整性等）有详细的记录。

2. 靶向序列富集及测序文库构建　靶向序列富集是指靶向性扩增一定大小的核酸片段，企业应对富集原理及方法进行详细描述。实验过程中应制定标准操作流程及质量控制方案，记录包括靶向序列片段的浓度、纯度及大小等参数。根据具体的测序平台的性能特点，对核酸序列进行片段化处理，片段的长短应符合后续测序的要求，片段化方法包括但不限于超声法、酶切法等。

3. 添加接头（条码或标签）　测序文库中的短核酸片段需要与测序载体连接后才能进行测序反应，这一连接过程需要先给短核酸片段添加接头。NGS技术可以将多个来源不同的标本混合后在一个测序反应中同步检测，为了区分这些标本，通常采用在每一个原始标本的测序文库中加上唯一的寡核苷酸标签的方法进行标记，这些寡核苷酸标签被称为条码或标签。条码和标签可以包含于接头序列内，也可以独立于接头序列。添加接头可以是独立的步骤，也可以在靶向序列富集过程添加。建库过程中使用条码或标签时，应充分验证并满足测序所需的质量要求，如测序深度、覆盖度等条件。同时，研究人员应对潜在的问题进行充分研究，包括但不限于条码检出率的均匀性、条码互换比率及条码间相互污染或干扰等因素。

（三）测序

1. 测序前准备　DNA纳米球技术：目的基因富集结束之后进行dsDNA的解链变性，环化引物（splint oligo）与解链之后的ssDNA的两端互补配对，在连接酶的催化下，单链DNA的首尾相连接，最后形成的ssCirDNA将作为后续DNA纳米球（DNA nanoball，DNB）生成的原始模板。在DNA聚合酶的作用下，利用滚环扩增（rolling circle amplification，RCA）将单链环状DNA扩增到100～1000个拷贝，生成测序使用的基本单元DNA纳米球。DNA纳米球以规则排列吸附方式被加载到测序载片。

2. 测序及碱基读取　研究人员应根据所选用的测序平台，选择合适的参数指标对测序质量进行监控，制定相应的管理制度及质量标准，并明确失控情况下的纠正措施。同时应根据具体应用情况，如测序区域的大小及序列特征等因素确定测序所需要的覆盖度及深度。在测序过程中，也应建立标准操作流程及质量控制方案监控整个测序过程中的测序质量。碱基读取是指识别一段基因序列片段每一个位点的核苷酸的过程。不同测序平台具有不同的测序偏好性，可影响碱基读取过程中的错误类型与比率。应用软件可以消除或部分抵消测序偏好性的影响，提高碱基读取的准确性。碱基读取后，研究人员应对每个碱基读取的质量进行评估。若碱基读取质量有通用标准，则应遵循并引用；若没有通用标准，可根据具体应用情况制定碱基读取质量评价标准及分析方法，并提供充分的理论依据及验证结果。

（四）生物信息学分析及报告

建立生物信息学分析标准操作流程及质量控制方案，能保证测序数据的分析、解读及报告的准确性与严谨性，同时生物信息学分析应报告具有明确临床指导意义的结果。

1. 序列比对拼接 是指利用生物信息学软件，将短的测序片段与参考序列进行比对后完成拼接的过程。参考序列应具有明确的溯源性，可以是全基因组序列或基因片段序列。若预期用途为检测未知病原微生物，难以提前确定参考序列，可以将测序结果进行互相比对，在此基础上完成长序列的拼接。

不同的序列比对软件的准确性、特异性及比对速度等方面均有差异，研究人员需根据具体需要进行选择。评估序列比对的质量时，若比对质量有通用的标准，则应遵循并引用；若没有通用的标准，则应自行建立标准，以保证比对结果的准确性。

2. 待测基因序列的确认 决定检测结果准确性的因素包括但不限于测序均匀度、覆盖度和测序深度等。一般，测序均匀度越好，覆盖度越广，深度越深，待测基因序列的拼接结果越准确。待测基因序列中某些特殊区域的测序深度可能很低，可据此设置产品的最低检测限。研究人员需要对标本测序结果各个位点的测序覆盖度和深度有明确的计算方法和详细的描述。

3. 文件格式 生物信息学分析结果的输出格式有很多种，但是无论何种格式的文件必须包含文件结构和数据组织形式的说明，以及其他格式文件和生物信息学分析软件的兼容性说明。建议使用通用的文件格式，如比对结果使用".bam"文件或其他，测序结果使用".fastq"文件或其他。如果采用自己内部的标准格式文件，应建立该标准格式的详细说明，并注明该文件格式与其他格式的兼容性及相互转换的方法。

4. 检测结果解读与报告 若预期用途为检测人源基因，报告中应明确报告说明书中预期用途与检测范围涵盖的变异位点与变异类型及相应的遗传注释。建议基因名称应与国际上通用的HUGO基因命名委员会命名规则（http://www.genenames.org）一致。

若预期用途为检测病原微生物，检测结果应明确测序标本中是否含有待测病原微生物。如果是分型检测试剂和耐药突变检测试剂，还要明确报告病原微生物的型别及耐药突变位点信息。

报告中建议包括但不限于明确的检测结果、检测方法及局限性等内容。原则上禁止报告中出现超出产品预期用途的检测项目及结果。应制定明确的检测结果解读与报告的标准操作流程，对不明确的检测结果及非预期检测结果应有详细明确的处置方案。

（五）数据库（参考序列）及数据存储

数据库（参考序列）的易用性、准确性及全面性等因素对于检测结果的正确解读极为重要，应结合产品的具体使用情况选择数据库（参考序列）并明确其溯源性。若使用自建的数据库，应制订完整的维护方案（实时和定期维护方案）对数据库内容进行增补或剔除，从而确保数据库的准确性及全面性。

高通量测序检测产生的数据量巨大，应当制订合适的数据存储方案。数据存储方式可为本地或云存储，无论选择哪种方式，应充分考虑数据存储的时限性、安全性及稳定性等因素。对于已存储数据的重新访问与分析，应进行详细记录（如访问时间、访问人员、访问内容及访问目的等信息）。对于已存储的数据，原则上允许对其进行基于新预期用途的重复分析，但禁止出具新的检测报告。

五、临床应用

随着全基因组测序（WGS）及全外显子组测序技术的成熟和成本下降，高通量测序技术已经进入临床实验室，与其他临床分子诊断方法结合使用，为临床医生提供了更精确的诊断信息。目前这些技术已经用于遗传病诊断、生育健康、肿瘤诊断、感染性微生物的快速鉴定及司法领域等。

（一）遗传病检测

通过测序技术可以对与遗传病相关的基因进行序列分析，明确致病位点。Sanger测序和高通量测序都被广泛应用于遗传病基因检测，与Sanger测序通常都是针对明确疑似基因或位点进行分析的特点不同，高通量测序可以通过全外显子组测序甚至全基因组测序进行分析。Sanger测序分析有的放矢，而高通量测序技术较为简单，分析较为直接，全外显子组测序通过分析一个或几个遗传方式明确的家系，便有可能鉴定出与性状（疾病）相关的基因变异。高通量测序技术的出现，解决了传统测序的通量低、成本高的问题。使用高通量测序技术可以完成全部4000种疾病3000多个基因甚至是全外显子组测序分析。结合临床数据分析技术，就可以在海量基因变异中精准筛选出患者的致病突变，实现低成本高效率的疾病筛查。这种精准辅助诊断模式阳性率高、诊断周期短，是医生和患者的福音。用高通量测序技术诊断筛查遗传病，操作简便，而难点在于数据分析。患者做一次高通量测序可能得到上百万个基因变异，但致病突变可能只有一两个，临床级数据分析的目的就是在这上百万个突变中精准锁定那一两个致病突变，这样才能真正达到辅助诊断的目的。目前对遗传病诊断的高通量测序主要针对明确表型的疾病相关基因进行靶向区域测序，常见可进行多靶标（Panel）检测的疾病包括免疫缺陷、骨髓衰竭综合征、致盲或致聋缺陷、线粒体病、肾脏疾病、神经疾病、结缔组织疾病、心肌疾病等。

（二）生育健康检测

无创产前筛查（NIPT）是高通量测序技术的一个成熟的临床应用场景，已经成为降低出生缺陷的有效手段。相比于传统的产前检测/诊断技术，NIPT具有检出率高、检测周期短、操作简便等诸多优势。此外，基于高通量测序技术的胚胎植入前遗传学筛查（PGS）与诊断（PGD），也已经开始应用于辅助生殖领域。PGS用于在胚胎植入着床之前对早期胚胎进行染色体数目和结构异常的检测，主要通过检测和比对胚胎的23对染色体结构、数目来分析胚胎是否有遗传物质异常。PGD主要用于检查胚胎是否携带有遗传缺陷的基因。高龄、高危家庭需要进行PGS/PGD，以降低自发性流产，提高妊娠率。利用高通量测序技术进行PGS/PGD可以同时检测单基因病和染色体非整倍性，其准确率已经超过99%。随着测序技术成本大幅度降低、遗传学机制研究的推进及生物信息数据分析的深入，高通量测序技术在生殖/辅助生殖领域将具有更大的临床应用价值。

（三）肿瘤基因检测

基因测序可以应用于肿瘤的筛查、预防及诊断，目前肿瘤诊断和精准治疗是高通量测序技术临床应用中发展较快的一个细分领域。肿瘤基因测序可以辅助临床医生对癌症患者进行分型，以制订合理的治疗方案；同时能够帮助确定哪些患者最有可能受益于特定的药物，支持肿瘤精准治疗。针对遗传性肿瘤，提取人体细胞内的遗传物质后，通过测序检测人体内的肿瘤致病基因或易感基因，可评估受检者罹患肿瘤的风险，如通过 *BRCA1/2* 基因分析乳腺癌和子宫癌风险。癌症体细胞突变分析，可以进行患者分群、疾病预后预测、靶向治疗选择及耐药性分析。肿瘤的早期筛查对提升患者的生存率至关重要。外周血循环肿瘤 DNA（ctDNA）测序，作为一项液体活检技术，可实现肿瘤基因低频突变检测，也开始应用于肿瘤早期辅助诊断以指导临床用药、靶向药物伴随诊断、实时疗效监测、肿瘤进展与不良预后早期预警及耐药机制探索。基因测序相比于传统检测手段的优势在于它可以通过无创的方法在血液中寻找到一些非常微量的基因突变，敏感性和特异性很高。

（四）病原体基因检测

高通量测序由于其快速、敏感、特异性及不依赖于微生物培养过程的特点，可全面了解病原体的基因多样性、突变性及流行病学特征等信息，正在改变临床微生物学和公共卫生实验室的前景，高通量测序在医学微生物实验室中已经作为分子诊断技术应用于感染性疾病诊断及传染病疫情监测与防控。

宏基因组测序是继显微镜之后，打开微生物世界大门的又一重要工具，特别是对难以分离、培养、纯化的寄生、共生、聚生微生物的类群分析，一次能够对标本中所有的微生物进行分析鉴定，能够极大地提升病原微生物的检测效率。2019 年新冠病毒也是通过宏基因组测序在临床检测实验室中检测到的，高通量测序通过文库制备、上机测序及与数据比对分析，能够及时发现病毒是否变异。在应对公共卫生突发事件，尤其是新发突发传染病时，病原体的准确分型及疾病传播链的快速溯源对制定疫情防控策略至关重要。本次新冠疫情中，高通量测序技术便为揭示病毒传播途径与追溯传染源头提供了强有力的支撑。

（五）司法检测

DNA 测序技术同样推动了司法领域检测技术的发展，主要包括 DNA 建库、亲子鉴定、法医 DNA 检测等。通过人类基因组上特定标签序列可以构建每个人的 DNA 身份标签，目前全球司法领域都使用 Sanger 测序技术构建了庞大的 DNA 数据库。现阶段在法医实践中，基于 PCR Sanger 测序技术的鉴定技术能满足大部分鉴定的需要，但在处理某些特殊问题时依旧存在着局限性。对比传统测序技术，高通量测序技术具有高测序深度、高并行性及高准确性的特点，能够更充分挖掘有效的遗传信息以提高个案效能，同时为遗传标记的筛选提供了高效的途径。随着测序技术的发展，高通量测序也被应用于司法领域，包括微量或痕量降解标本的基因组分析、无创亲子鉴定、DNA 建库等。对比传统技术，高通量测序平台可明确分辨 DNA 序列，精细展示 STR 等位基因重复单元等的真实情况；此外，高通量测序在微量、降解检材方面的分辨率更好，扩增效率更高，测序深度更深。

（六）基因测序技术临床应用推广

经过短短十几年的发展，高通量测序平台已经实现了从科学研究到临床应用的突破。目前，共有20款国产高通量测序仪获得国家药品监督管理局（NMPA）批准的医疗器械注册证，3款进口测序仪（系统）获批，详见表7-3。

表7-3　我国已获批可临床应用的高通量基因测序仪产品

序号	产品名称	型号	注册证编号	批准日期	有效期至	注册人名称
1	基因测序仪	BGISEQ-1000	国食药监械（准）字2014第3401126号20180111注销	2014-06-30	2019-06-29	武汉华大基因生物医学工程有限公司
2	基因测序仪	BGISEQ-100	国食药监械（准）字2014第3401127号20180111注销	2014-06-30	2019-06-29	武汉华大基因生物医学工程有限公司
3	基因测序仪	DA8600	国械注准20143401961	2014-11-04	2024-09-24	中山大学达安基因股份有限公司
4	基因测序仪	HYK-PSTAR-ⅡA	国械注准20143402171	2014-12-10	2023-08-19	深圳华因康基因科技有限公司
5	基因测序仪	BioelectronSeq 4000	国械注准20153400309	2015-02-13	2020-02-12	博奥生物集团有限公司
6	基因测序仪	NextSeq CN500	国械注准20153400460	2015-03-20	2024-11-06	杭州贝瑞和康基因诊断技术有限公司
7	基因测序仪	BGISEQ-500	国械注准20163402206	2016-10-27	2021-10-26	深圳华大基因生物医学工程有限公司
8	基因测序仪	NextSeq 550AR	国械注准20173400330	2017-03-03	2022-03-02	安诺优达基因科技（北京）有限公司
9	基因测序仪	BGISEQ-50	国械注准20173401605	2017-12-28	2022-12-27	武汉华大智造科技有限公司
10	基因测序仪	MGISEQ-200	国械注准20183400258	2018-06-25	2023-06-24	武汉华大智造科技有限公司
11	基因测序仪	MGISEQ-2000	国械注准20183400257	2018-06-25	2023-06-24	武汉华大智造科技有限公司
12	基因测序仪	MiSeqTMDx	国械注进20183400291	2018-07-30	2023-07-29	Illumina，Inc.
13	基因测序系统	PGM Dx	国械注进20193220192	2019-04-16	2024-04-15	Life Technologies Holdings Pte Ltd
14	基因测序仪	Gene+Seq-2000	国械注准20193220614	2019-08-29	2024-08-25	苏州吉因加生物医学工程有限公司
15	基因测序仪	Gene+Seq-200	国械注准20193220609	2019-08-29	2024-08-25	苏州吉因加生物医学工程有限公司
16	基因测序仪	GENETRON S5	国械注准20193220820	2019-11-13	2024-10-31	重庆泛生子生物科技有限公司
17	基因测序仪	GENETRON S2000	国械注准20203220081	2020-01-22	2025-01-21	重庆泛生子生物科技有限公司
18	基因测序系统	DNBSEQ-T7MGIDL-T7	国械注准20203220061	2020-01-26	2025-11-26	武汉华大智造科技有限公司

续表

序号	产品名称	型号	注册证编号	批准日期	有效期至	注册人名称
19	基因测序仪	KM MiniSeqDX	国械注准 20203220340	2020-04-10	2025-03-29	广州市金圻睿生物科技有限责任公司
20	基因测序仪	BioelectronSeq 4000	国械注准 20203220502	2020-05-19	2025-05-18	成都博奥晶芯生物科技有限公司
21	基因测序仪	NextSeq 550Dx	国械注进 20203220453	2020-10-26	2025-10-25	Illumina，Inc.
22	基因测序仪	USCISEQ-200	国械注准 20213220064	2021-01-26	2026-01-25	北京优迅医疗器械有限公司
23	基因测序仪	AmCareSeq-2000	国械注准 20213220560	2021-07-28	2026-07-27	嘉检（广州）生物工程技术有限公司

在过去十年中，高通量测序技术比以往任何时候都进步更快、更便宜，得以迅速地在临床实践中应用，包括实体瘤、血液恶性肿瘤、遗传病和感染性疾病检测，NIPT，PGD和（或）PGS。伴随而来的是高通量测序技术在临床实践中应用的监管需求与挑战。2014年1月，国家食品药品监督管理总局和国家卫生和计划生育委员会（NHFPC）推出了一系列监管措施与规范。国家食品药品监督管理总局明确基因分析仪为第三类医疗器械，属于最高级别、严格监管的医疗器械。2014年2月，国家食品药品监督管理总局要求高通量测序商业诊断系统的所有组件，包括打包销售给实验室的试剂、仪器和软件，在临床环境中使用之前都必须获得批准。于2014年6月30日获批的BGISEQ-1000、BGISEQ-100及其用于胎儿的染色体非整倍体（21三体、18三体和13三体）检测试剂盒是该类产品中首次获批产品。NHFPC于2014年4月启动试点方案，即向高通量测序实验室发放许可证。有9个实验室被批准用于NIPT，6个用于PGD/PGS，26个用于肿瘤学，18个用于遗传性疾病。试点项目中的实验室必须遵守NHFPC法规文件《医疗机构临床基因扩增管理办法》及其他所有适用的临床试验管理规定。实验室应建立标准操作规程（SOP），遵循所有质量控制（QC）指标，并记录每个测试的性能。基于SOP和QC指标，应验证高通量测序流程，以建立每个实验室的预期性能特征。为保证高通量测序结果的安全性和可靠性，国家卫生健康委员会临床检验中心（NCCL）提出了外部质量评估（EQA）的概念。2014年NCCL启动了大规模平行测序检测21三体、18三体和13三体临床实验室的EQA试点；2015年发起高通量测序技术检测体细胞突变有效性的全国性EQA试点。

截至2023年3月，通过医疗器械注册的基因检测试剂盒仅有42种产品。其中肿瘤伴随诊断试剂盒为19种、遗传性疾病检测试剂盒为11种，其他疾病检测试剂盒为12种。虽然目前多家企业在积极申报检测试剂盒，但由于试剂盒注册的长周期与高投入，我国目前基于高通量的基因检测业务仍主要采用注册试剂盒及临床实验室自建检测方法（LDT）相结合的方式。高通量测序技术的快速发展，以及高通量测序与传统分子检测的不同，给监管带来了很大挑战。我国监管机构已启动对高通量测序临床检测的监管监督，并大力规范高通量测序诊断性检测，积极寻求适当的评价方法，以确保高通量测序的安全性和有效性，同时促进这一领域的创新、发展。

第四节 单分子测序技术

一、基本原理

目前市场上长读长单分子测序又称为第三代测序技术，其主流代表分别为美国太平洋生物科学公司（Pacific Bioscience，PacBio）和英国Oxford Nanopore公司开发的三代测序技术。PacBio测序技术是利用4种荧光分别标记4种dNTP，在测序芯片的底部做出许多与入射光波长相应的小孔，特定的孔径保证了入射光在小孔中只行进很短的距离，只够照到正好与酶在相互作用的荧光dNTP底物，把聚合酶锚定在测序芯片的底部；让DNA链与酶结合，进行测序；测序时，荧光dNTP与酶+DNA模板形成复合物，短暂结合；荧光dNTP被激光照射，发出荧光，荧光被检测到；酶反应过程中一边使链延伸，一边使dNTP上的荧光基团脱落，进行聚合反应的同时测序持续进行。而Nanopore测序技术核心是利用一个纳米孔，孔内共价结合分子接头，将纳米孔蛋白固定在电阻膜上后，再利用动力蛋白牵引核酸穿过纳米孔。当核酸通过纳米孔时使电荷发生变化，从而引起电阻膜上电流的变化。由于纳米孔的直径非常细小，仅允许单个核酸聚合物通过，而ATCG单个碱基的带电性质不同，因此不同碱基通过蛋白纳米孔时对电流产生的干扰不同，通过实时监测并解码这些电流信号便可确定碱基序列，从而实现测序。

二、技术起源和发展史

在高通量测序之外，单分子测序也是一个重要发展方向。单分子实时测序方法与短读取高通量测序方法的不同之处在于不依赖扩增的DNA片段的克隆群来产生可检测到的信号，也不需要为每个添加的dNTP进行化学反应循环，单分子测序对比高通量测序准确度低、成本高，但能够获得十几kb甚至几百kb序列，在解决结构变异等临床问题上有其优势。

2008年，美国Helicos Bioscience公司推出了世界第一款单分子测序平台，该系统采用超敏感荧光检测，不再依赖扩增得到的分子簇来增强信号，但本质上还是基于合成的测序。2009年，斯坦福大学Stephen Quake采用该测序仪完成了自身基因组的测序。相比已有技术，Helicos的读长、通量和成本都不占显著优势。昙花一现后，2012年底Helicos正式提出申请破产保护。

PacBio是第一个实际应用单分子实时（SMRT）测序技术的测序平台，并于2011年推出了第一款商业化设备PacBio RS，2013年推出升级版PacBio RS Ⅱ。其在2015年推出Sequel，读长较RS Ⅱ有了显著提升。2019年其又发布了PacBio Sequel Ⅱ测序平台，通量是Seque Ⅰ平台的8倍，虽存在较高的错误率，但依然成为市场上三代测序仪中最主力的机型。

英国Oxford Nanopore公司于2012年推出了应用基于纳米孔技术的迷你型测序仪MinION（仅U盘大小，产量在40Gb左右，每秒可读取500个碱基），其因小巧的设计 与便捷的操作，成功引起了市场关注。2016年，美国宇航员在国际空间站内利用MinION成功完成了微重力条件下的DNA测序。2018年，针对不同通量需求，又推出了Flongle、GridION、PromethION等高通量集成机型。

三、主要技术平台

（一）PacBio单分子测序平台

PacBio是第一个实际应用SMRT测序技术的测序平台，通过纳米技术、现代光学系统对单分子合成中碱基磷酸基团上的荧光信号进行识别，并转换为碱基信息，产出的平均读长在kb级别。PacBio使用固相酶，并引入了零模式波导（zero-mode waveguide，ZMW）技术，DNA聚合酶被固定在芯片上纳米小室底部。在合成反应时，DNA聚合酶沿着DNA模板前进，由于聚合酶固定在纳米小室底部，故DNA链通过ZMW前进。单分子模板结合到聚合酶上，高浓度的荧光dNTP被加入纳米小室。当单个脱氧核苷酸通过合成反应特异性掺入、DNA聚合酶催化生成3′-5′磷酸二酯键的同时，这个脱氧核苷酸上的荧光基团被激活而发光，由超速显微照相检测系统读取、记录。荧光基团随焦磷酸被切掉，继续下一轮合成反应。当DNA链合成结束时，DNA测序完成。SMRT测序平台还采用独特的圆形模板，允许每个模板在聚合酶反复穿过圆形分子时进行多次测序。虽然DNA模板的长度超过3kb很难多次测序，但较短的DNA模板可以多次测序，这些多次测序得到的一致性序列，称为循环一致序列（circular consensus sequence，CCS）。

（二）纳米孔单分子测序平台

纳米孔测序技术被认为是测序技术的发展方向，主要根据核酸链模板分子通过纳米孔引起的信号变化进行实时测序，速度快、成本低。Oxford Nanopore纳米孔测序仪与其他平台不同，纳米孔测序仪不监测由模板DNA链引导的核苷酸掺入或杂交，也不采集、识别由此产生的次级信号（光、颜色或pH），纳米孔测序仪直接检测天然ssDNA分子的碱基组成。纳米孔的基本工作原理：在充满电解液的腔内，带有纳米级小孔的绝缘防渗膜将腔体分成2个小室，当电压作用于电解液室时，离子或其他小分子物质可穿过小孔，形成稳定的可检测的离子电流。掌握纳米孔的尺寸和表面特性、施加的电压及溶液条件，可检测不同类型的生物分子。由于组成DNA的四种碱基——腺嘌呤（A）、鸟嘌呤（G）、胞嘧啶（C）和胸腺嘧啶（T）的分子结构及体积大小均不同，ssDNA在核酸外切酶的作用下被迅速逐一切割成脱氧核糖核苷酸分子，当单个碱基在电场驱使下通过纳米级的小孔时，不同碱基的化学性质差异导致穿越纳米孔时引起的电流的变化幅度不同，从而得到所测DNA的序列信息。MinION平台采用蛋白质纳米孔，与SMRT测序采用圆形模板相似，MinION采用"leader-hairpin"结构，当正向DNA链穿过蛋白孔后，随之是连接两条链的发夹结构，最后是反向链。在获取正向和反向两条1D链序列的同时，对齐两条1D链可以产生DNA 2D序列。

四、在临床实践中的应用

在疾病检测方面，第三代测序基于单分子检测和长读长测序的特点，在基因结构变异、短串联重复/微卫星、单体型分析、真假基因辨别、甲基化检测等相关应用方面具有独特的优势。比如，目前很多基于高通量测序技术的基因诊断产品已经基本成熟；但第二代测序技术由于阅读长度、基因覆盖不均匀等限制，SNV 和 InDel 的检测尚可，对结构变异的检测无能为力。第三代测序技术用于遗传病和肿瘤基因检测，具有长读长、无 PCR 和无 GC 偏好等优点，可以检测结构变异，如缺失、重复、倒位和易位，可进一步提高疾病的检出率，弥补高通量测序技术在结构变异检测方面的不足。

五、技术特点及展望

单分子测序具备五个显著优势：①长片段测序。单分子测序无读长限制，现有水平可获得 Mb 级读长，在后续基因组装上具有极大优势。②修饰直接检测。由于无须分子扩增，单分子测序技术能保留核酸分子上的原始修饰特征，从而直接测定功能化修饰。③丰度测定。在单分子测序过程中，可同时对修饰碱基进行计数，从而真实反映其丰度信息。④测序速度快。单分子测序可实现每秒数十个至数百个碱基测序，相较合成法测序速度提升 3～5 个数量级。⑤数据实时读出。单分子测序时，产生的连续光、电信号被实时转换为碱基序列信息，从而可即时进行后续生物信息分析与结果判断。

单分子测序近十年来飞速发展，但仍在测序精度、通量、成本三个方面有所不足。①单分子测序原始准确率通常在 90% 上下，与高通量测序 99% 的标准尚有较大差距，如何通过生化、硬件、算法的优化提升准确率，是单分子测序的核心议题。②通量上，单分子测序单次运行可产生数百 Gb 至数 Tb 的数据，但对于大人群、大队列样本等大规模测序场景，该测序通量仍捉襟见肘，需进一步提升。③目前单分子测序每 Gb 费用为上百人民币或更高，严重限制了其应用范围，试剂、耗材成本的大幅降低，也是单分子测序急需解决的问题。

单分子测序由于其长读长、修饰直接定量测定、快读速、数据实时读出等技术优势，可在复杂基因组组装、转录组全长测序、表观遗传修饰检测等科学研究中发挥重要作用，同时为疫情防控、海关检疫等现场快检领域提供了新的工具。此外，DNA、RNA、蛋白分子由于其线性序列的共性，原理上可通过一种通用技术实现多种生物大分子的检测。从 DNA、RNA 测序延伸到蛋白质及各种功能化修饰，将提供更全面的生命图谱。

长读长的第三代测序平台与第二代测序相比，阅读长度增加了 10 000 倍，但由于误差率高，成本高，样本要求高，算法软件和数据库等配套技术有待研发，因此目前仍处于科研项目的应用阶段。随着第三代测序平台的不断发展，未来其在医学领域的转化和应用可以有效弥补目前基于结构变异、短串联重复/微卫星和单体型分析的基因相关疾病检测方法的空白。

第五节　基因测序技术发展现状及前景展望

测序技术经过几十年的发展，已经成为分子诊断中非常重要和关键的技术。随着高通量测序技术的大规模使用，人类全基因组测序的成本快速降低，在2009年降至10万美元左右，在2015年已降至1000美元左右。而目前已可实现测序成本降至约500美元。目前不同测序技术已经能够实现高通量、低成本的基因组学数据产出，但是操作依然较为复杂，仪器和试剂费用依然比较高，数据分析和解读难度较大。未来测序技术的发展将面向"小型化"、"超高通量"和"整体化"方向逐步解决上面的几个关键问题，使得测序技术能够被更普遍地应用于不同场景中。

小型化测序仪主要应用于中低深度全基因组测序、外显子组测序、肿瘤基因测序和宏基因组测序等项目，仪器小型化可以使价格更低、使用更灵活，可以满足基因普及检测需求，简单、小巧和经济的测序仪适合检测机构的配备需求。大型和超大型测序仪主要应用于国家基因组、消费者基因组等大型基因测序项目。随着临床产品逐步成熟稳定，将自动化、测序仪和数据分析存储进行整合实现从标本到数据报告全套自动化也是未来的重要趋势，解决操作复杂和数据分析等问题，使得测序技术能够像生化免疫检测一样逐步实现标准化和自动化。基于上面的几种发展趋势，目前大部分测序设备体积较大，需要配套标本制备设施及数据存储和处理的计算机系统，这类测序仪属于精密设备，一般安装好就在固定位置长期使用，不轻易搬动，可满足通用测序需求，称为通用机。但是也逐步出现满足不同应用场景需求的专用机，只需要简单的操作，就能够在很短的时间内回答用户想知道的问题，如是否存在某些病毒感染，或者某种异常核酸分子（如ctDNA）数量的多少等。从通用机到专用机也是测序技术发展的方向。

在适配应用上，目前测序技术主要用于基因组学研究，随着多组学技术发展和单细胞测序技术发展，基因组、转录组、表观组学等多维度数据分析，可进一步结合质谱技术将蛋白质组或代谢组（糖类、脂类及其他化合物）整合后全面分析一份标本的多组学数据。

对比其他分子检测技术，测序技术依然属于发展早期，无论是仪器设备还是使用场景依然存在巨大发展潜力。

第八章

飞行时间核酸质谱检测技术

第一节 概 述

一、技术起源与发展现状

（一）技术起源

基质辅助激光解吸电离飞行时间质谱（matrix assisted laser desorption ionization time of flight mass spectrometry，MALDI-TOF MS）是一种生物大分子分析技术。20世纪80年代末，Hillenkamp和Karas发现基质辅助激光解吸电离（MALDI）现象。基于此，日本Koichi Tanaka等开发了激光电离仪器，结合飞行时间质谱仪，可对蛋白质和聚合物等大分子进行解吸、电离和分析。美国科学家John Fenn和日本科学家Koichi Tanaka因将软电离离子化方法用于生物大分子质谱分析方面做出的贡献，共同获得了2002年诺贝尔化学奖。

MALDI属于软电离技术，在激光照射下，基质转移离子给生物大分子物质。该能量转移过程发生时间极短，为纳秒（ns）级，所以生物大分子不易发生热分解，解吸出来的离子并不被激光所打碎或少量被激光打碎。MALDI技术联合高质量飞行时间（TOF）质谱仪，建立了一种全新的生物大分子鉴定方法。基于激光解吸电离辅助技术，可电离的DNA片段长度可达500个碱基，且不会断裂。美国Sequenom公司将多重PCR扩增-单碱基延伸技术与MALDI-TOF相结合，实现了对基因组不同位置的多种SNP的精确分型，该应用已从科研步入临床，应用范围包括SNP基因分型、DNA甲基化检测、超敏ctDNA检测、病原微生物分型等多个领域。

（二）国内外发展现状

美国Sequenom公司率先推出基于MALDI-TOF技术平台的核酸质谱系统，随后其核酸质谱业务在2014年独立并更名为Agena Bioscience，该检测系统已推广到世界各国。2018年核酸质谱专家共识正式发布，2020年基于核酸质谱的新冠病毒检测相继获得欧洲CE-IVD认证和美国紧急授权，核酸质谱的临床应用逐步受到重视。达瑞生物、先声诊断、迪谱诊断等相继启动核酸质谱临床应用注册。目前，TOF质谱的关键元器件及物料主要依赖进口，仪器价格高昂，产品研发和市场应用受到较大限制。检测应用多为实验室自建方法和自配试剂，在室内质量控制的质控品制备、检测系统性能验证、实验室间比对等方面有较大难度。达安基因、华大基因、天瑞质谱、禾信质谱等正通过关键元器件国产化、医疗器械注册和LDT规范化应用，促进核酸质谱在国内临床诊断的应用。

二、基本原理

（一）离子化

1. MALDI-TOF MS核心元件　MALDI-TOF MS包括离子源、质量分析器和离子检测器三个核心元件。在离子源处，样本分子被电离产生离子，随后通过电磁学原理在质量分析器中按质荷比（m/z）进行分离排序，最终在离子检测器处检测其强度从而确定质量。MALDI是一种软电离技术，广泛用于较难电离的蛋白质、肽、核酸等大分子。MALDI离子源尤其适合质量分析器，它通过离子的质荷比来分离离子，通常与TOF质量分析器搭配使用，得到无明显碎裂的带单电子的离子产物。离子检测器可记录不同质量的离子到达检测器的时间，同时还具有离子倍增器的作用，通过二次发射，把检测到的电子数量进行几何倍数增加，并且转化为电子信号，收集电子信号转化成质谱峰图。

2. 离子形成机制　MALDI是质谱常用的电离技术，通过使用特定的基质试剂与样本混合后均匀分散，再对基质试剂与分析混合物的表面进行激光脉冲照射，使目标样本离子化。解吸附过程是十分必要的，因为解吸附只在高温下发生，所以总是发生热诱导反应。热诱导质子转移在MALDI电离过程中起着至关重要的作用，目前仍不能完全解释MALDI电离机制，但离子的形成过程基本上可以分为4个阶段。

第一阶段，能量的吸收：激光能量被MALDI的基质吸收并转移到分析物分子中；第二阶段，激发：激光的能量会激发基质分子，这是基质分子进一步电离的基础；第三阶段，初级电离：涉及从激发态/离子化的基质中质子化分析物分子离子；第四阶段，质子、阳离子和电子转移反应产生分析物分子母离子，在高压电场中飞行，最终到达检测器。

3. 基质　基质对于解吸附的过程十分重要。基质相当于样本分子的"溶剂"，样本分子被基质分开，这种分离作用削弱了样本分子间的相互作用。然后，基质分子从激光脉冲中吸收能量并转化为固态溶体体系的激发能，使微量样本产生瞬间相变。在形成离子过程中有两个临界值，低的是表面解吸，高的是本体解吸，后者给出离子信号。除了基质类型，结晶行为还受到基质浓度和干燥速度等环境条件的强烈影响。

此外，加合物的存在会影响质谱分析的灵敏度。寡核苷酸的MALDI分析由于单个分子中存在大量H^+而变得更加复杂。在MALDI分析之前需进行脱盐，一般可以使用阳离子交换树脂进行脱盐。阳离子交换树脂脱盐并不能完全清除Na^+，导致在主峰质量加22Da处出现Na^+加合物的加合峰。分析核酸时常用的基质材料是3-羟基吡啶甲酸（3-hydroxypicolinic acid，3-HPA）和柠檬酸二铵（ammonium citrate dibasic，DAC）的混合物。用于促进样本分析物电离的另一种基质材料是2,5-二羟基苯甲酸（2,5-dihydroxybenzoic acid，DHB）。DHB的使用也面临形成加合物进而产生干扰样本的化学噪声问题。除Na^+、K^+、NH_4^+等离子外，基质材料也可能形成加合物。降低加合物，尤其是碱和氨加合物的数量和概率，可以提高核酸质谱分析的准确性、灵敏度和通量。在吡啶甲酸（picolinic acid，PA）/3-HPA作为基质时，抗坏血酸及其异构体、草酸铵等可作为加合物的抑制剂。

（二）检测过程

离子的实际飞行时间与其质荷比之间的关系较复杂。离子在离子源中的停留时间相对于漂移时间更短。部分紫外激光能量转化为离子的动能，因此离子有初始速度。不同离子的初始速度不同，因此即使是具有相同质荷比的离子，其在TOF方向上的最终速度也会不同。这种不同会导致仪器的分辨率降低，需要采取额外措施来减少TOF中的这种误差。离子的横向速度导致离子束的发散。部分离子可能错过离子检测器，降低仪器的灵敏度。由于样本具有一定的厚度，离子初始位置的不同会导致离子在真空管中的飞行时间不完全一致。

为了使离子在TOF中的延展最小，当激光击打在基质晶体上时，解吸附后的离子会向上自由飞行。在4000ns之后，电容开关闭合，形成约3kV的压差，使离子加速飞行，该加速过程在纳秒之内完成，非常短暂（图8-1）。离子在经过聚焦器时，因为高压作用而聚焦在同一个飞行路径上，使离子运行路径一致。通过拉平所有离子的运行路径和运动方向，保证在同一时间到达检测器的离子质量相同，进而确保检测结果的准确性。

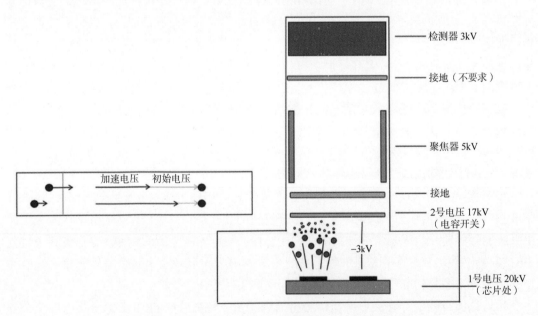

图8-1　分析物在飞行时间质谱真空管中飞行示意图

（三）离子检测和信号处理

1. 离子检测　检测器负责检测通过TOF管到达的离子，并对离子的信号进行放大。在MALDI-TOF质谱中，电子倍增管负责放大和检测单离子信号。电子倍增管将入射带电粒子的信号放大成可测量的信号。当粒子（如离子）以足够的能量撞击一个表面（或穿过一个材料）时，它们可能会引起二次粒子（如电子）的发射。在核酸质谱中通过二次发射现象，可检测的离子数量以几何倍数增加，可达到放大检测信号、提高检测灵敏度的效果。

2. 信号处理　在质谱检测过程中，由于标本分子会分布在基质的各个位置，因此需对基质的多个位置进行激光检测。舍弃不好的数据，保留质量好的数据并进行叠加处理。为了提高对信号的识别能力，即找到正确离子的位置，需要对采集信号进行基线去除。因信号的振幅是可变的，需要识别谱峰的位置，同时计算距离上一个峰的位置、分辨率等。合适的算法可以识别目标峰，去除目标峰周围的干扰峰。由于寡核苷酸容易吸附离子而影响检测，所以在质谱检测前，需用阳离子交换树脂去除反应过程及标本带来的离子干扰，使检测产物尽量单一，提高检测的准确性和灵敏度。

三、注意事项和质量控制

（一）使用注意事项

飞行时间核酸质谱检测仪器容易受到灰尘粒子的干扰，因此要经常清洁仪器的外表面，维修搬运前应断电并清洁仪器的外表面，以防止任何可能干扰仪器功能的灰尘粒子。清洁仪器时须确保无液体流入分析模块中，也不要在分析模块中插入芯片以外的物体。

在检测过程中，飞行时间核酸质谱仪对电源稳定性要求较高，仪器应连接在稳定的电源环境中。为保证检测结果的稳定性，仪器所处室温不宜过高，以免影响质谱仪散热，进而影响检测结果。在仪器使用过程中，应定期进行维护和校准。

（二）质量控制

为避免环境中核酸的污染影响检测结果，检测实验室应遵守PCR实验室质量管理的要求，建立试剂准备、标本制备及PCR扩增等独立分区，注意各个区域的气压设置，并定期进行消毒以去除污染。实验过程中，操作人员应严格按照标准操作流程进行标本处理，将污染风险降至最低。应按照试剂盒说明书进行操作，设立阴性质控品和阳性质控品。对于自建试剂应充分验证其检出率、检测限、干扰物质等性能指标。在进行基因分型分析的同时，进行一些质量控制反应，以评估质谱中可能出现的假峰：①包含其他曾经做过质谱实验且反应表现良好的已知DNA标本。评估"最佳"DNA标本在本次实验中的结果。②设置一个反应孔，在PCR阶段不加入PCR试剂。评估在没有发生目标DNA序列扩增的情况下，DNA、引物在PCR和延伸反应下产生的背景峰谱。

第二节　飞行时间核酸质谱技术检测单核苷酸多态性

单核苷酸多态性（single nucleotide polymorphism，SNP）主要是指在基因组水平由单个核苷酸变异所引起的DNA序列多态性。它是人类可遗传变异中最常见的一种，占所有已知多态性的90%以上。SNP在人类基因组中广泛存在。部分SNP会造成编码蛋白质的提前终止、影响编码蛋白质的构象和功能、影响mRNA的表达、形成新的剪切体等，因而具有一定的致病性。SNP在地中海贫血、血友病、遗传性耳聋、肝豆状核变性、糖尿病、肥胖症、高血压、肿瘤和精神性疾病等研究和临床诊断中得到了广泛应用。另外，SNP还会造成同一药物在不同个体间效果和毒副作用的差异。

飞行时间核酸质谱技术可以高通量和低成本的方式进行SNP基因分型。通过兼容性多重PCR设计，SNP靶点可被设计成单反应孔多达30~40重PCR Panel，在大约3h内，最多可以对192个标本进行40重基因分型，从而产生多达7680个基因型的数据。

一、单核苷酸多态性检测

（一）检测原理

电离后的大部分寡核苷酸分子带单一电荷，飞行时间与离子质量成正比，离子质量越小，飞行时间越短，离子质量越大，则飞行时间越长，因此可区分不同质量的离子，与目标寡核苷酸的理论分子质量进行对比，从而获得模板序列信息。

飞行时间核酸质谱技术集PCR技术的高灵敏度、芯片的高通量、质谱技术的高精确度于一体，是一种低成本、高通量、可扩展的已知SNP位点基因分型检测平台，位点检测准确率高达99%以上。同时具有广泛的标本适用性，适用于干血片、口腔拭子、唾液、外周血、石蜡组织、血浆、脱落细胞等多种标本类型。

（二）检测流程

飞行时间核酸质谱实验先进行多重PCR反应、去除dNTP反应、单碱基延伸反应等前处理反应，随后进行树脂脱盐、点样、质谱检测（图8-2）。已有自动化一体机可全自动完成树脂脱盐、点样和质谱分析。

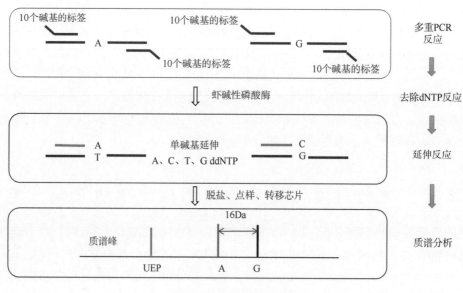

图8-2　SNP分型实验流程
UEP指未发生延伸反应的引物

1. 多重PCR反应 在SNP位点上下游设计特异性PCR引物，进行多重PCR扩增反应，可富集目标片段，提高检测灵敏度。单孔反应检测可高达40重，反应重数越多，引物之间存在的干扰就越大。因此在进行多重PCR引物设计时，除遵循一般PCR引物设计原则，更要注意避免引物相互之间的干扰，消除非特异性扩增、扩增效率不均一等影响。

2. 去除dNTP反应 多重PCR反应后的产物中含有剩余的dNTP，会对后续单碱基延伸反应造成干扰，需用虾碱性磷酸酶降解剩余的dNTP。

3. 单碱基延伸反应 单碱基延伸反应体系中以修饰的ddNTP类似物替代dNTP，并在靠近SNP位点上游或者下游设计延伸引物，从而使延伸引物在酶的催化下延伸SNP位点所在的一个碱基即终止反应。因模板SNP位点的碱基不同，可产生具有不同分子质量的延伸产物，质谱仪只需检测分子质量的差异，综合延伸引物和反应后的分子质量差异可获得多个SNP位点的序列信息。因此不同SNP位点，延伸引物和延伸产物的分子质量相互间不能重叠，且需设计合理间隔避免互相干扰。目前使用的反应体系中修饰前后4种碱基分子质量的差异见表8-1和表8-2。

表8-1 修饰前4种碱基分子质量之间的差异 （单位：Da）

	A	C	G	T
A	0	24	16	9
C	24	0	40	15
G	16	40	0	25
T	9	15	25	0

表8-2 修饰后4种碱基分子质量之间的差异 （单位：Da）

	A	C	G	T
A	0	24	16	56
C	24	0	40	80
G	16	40	0	40
T	56	80	40	0

在设计延伸引物时，延伸引物及反应后的产物需在仪器检测分子质量范围内，一般为4000～10 000Da。延伸引物相互之间无干扰，引物自身不能形成二聚体、发夹结构等。

4. 质谱分析 在延伸反应后，会在溶液中加入阳离子交换树脂纯化，去除反应液中的Na^+、K^+等多种离子，点样仪将样本转移到载有基质的芯片上。核酸质谱结果简单直观，使用配套的自动分析软件，无须复杂的生物信息学分析即可得到分型结果。由于质谱是检测物质的分子质量，因此延伸引物的峰图及相关信息也会被呈现，延伸引物可用于质谱反应过程的质量控制和问题分析。图8-3是标本杂合突变（CT或GA）示例，两个延伸产物的质谱峰都存在（5408.6Da和5488.5Da），5161.4Da是未发生延伸反应的引物（unextend primer，UEP）。如检测C和T碱基处没有峰，延伸引物峰较高，则提示可能无PCR产物或未发生延伸反应，可通过电泳分析等方法进一步排查原因。

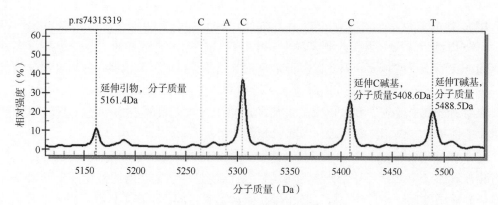

图8-3　延伸引物和延伸产物质谱峰

二、在临床实践中的应用

（一）新生儿遗传性疾病筛查

1. 遗传性耳聋基因突变检测　我国新生儿耳聋的发病率约0.1%，其中约60%的患儿与遗传因素相关。分子流行病学分析表明，中国人群中 *GJB2*、*SLC26A4*、*GJB3* 和线粒体DNA 12S rRNA四个基因突变较为常见，仅筛查这几个基因的热点突变就能得到较高的阳性率。*GJB2* 基因突变所致的耳聋在散发性耳聋中占30%～40%。*GJB2* 的突变位点多，在不同人群和种族突变谱不同。在中国人群，*GJB2* 235delC人群携带率较高，约占1.4%，而在欧美人群中 *GJB2* 235delG较为常见。中国人中除了235delC为常见突变位点，其他突变位点299_300delAT、176_191del16等在人群中也有较高的比例，占 *GJB2* 基因突变人群的80%以上。*SLC26A4* 会导致大前庭水管综合征性耳聋。*SLC26A4* 基因突变的患儿出生时可能有残余听力，多在1～3岁发病。*GJB3* 基因是中国本土发现的耳聋相关基因，其c.547G＞A和c.538C＞T为显性遗传。耳聋基因热点突变检测平台众多，如芯片法、导流杂交法、Sanger法测序、高通量测序、荧光PCR法、核酸质谱等。核酸质谱属于中等通量的平台，单孔可检测20～30个突变位点，适合大规模人群筛查和部分耳聋患者基因检测。

2. 地中海贫血基因突变检测　地中海贫血致病基因主要是人类珠蛋白基因，人体内正常血红蛋白是由两条α珠蛋白和两条β珠蛋白组成的四聚体。α或β珠蛋白基因发生突变，导致α或β珠蛋白合成减少，两类珠蛋白比例失衡，形成无效造血，导致红细胞被破坏，进而导致贫血或病理状态。α基因突变导致α地中海贫血，β基因突变导致β地中海贫血。α基因常见的突变类型有6种，包括3种大片段缺失和3种点突变。中国人常见的β珠蛋白基因突变有17种，这些突变的外显性不完全相同，造成的β珠蛋白合成效果也不完全相同。基于飞行时间核酸质谱，可以实现单个反应孔检测α和β珠蛋白基因突变，准确性高、操作简便、成本低廉。采用目标基因模板多重PCR富集扩增及位点特异性质谱探针单碱基延伸策略，建立同一反应体系同步检测各类型热点突变的地中海贫血基因快速分型方法，符合大规模人群分子筛查和常规基因诊断的要求。相比目前临床常规使用的PCR反向斑点杂交技术、gap-PCR技术等，极大地简化了操作流程，同时降低了反向斑点杂交技术人工判读对检测结果的影响。

3. G6PD缺乏症基因突变检测　葡萄糖-6-磷酸脱氢酶（glucose-6-phosphate dehydrogenase，G6PD）缺乏症是最常见的一种遗传性酶缺乏症，是一种X染色体连锁不完全显性遗传性疾病。G6PD缺乏会导致蚕豆病、新生儿黄疸、药物性溶血、感染诱发溶血、先天性非球形红细胞溶血性贫血等。*G6PD*基因检测可以有效提高女性杂合子的检出率。在急性溶血发生期，使用生化方法检测酶活性，可能会导致假阴性。在网织红细胞增多时，也会导致假阴性，因为网织红细胞中的G6PD酶活性是红细胞的6倍。因此，*G6PD*基因检测是对生化检测的有效补充。在中国人群中发现的突变有30多种，其中1388G＞A、1376G＞T和95A＞G是最常见的突变类型。飞行时间质谱技术适用于*G6PD*基因热点突变检测，单孔检测可覆盖*G6PD*基因的大部分突变位点，相比于常用的ARMS-PCR法、高分辨率熔解曲线（HRM）法、多色探针熔解曲线分析（MMCA）、Sanger测序等*G6PD*基因检测方法，可显著提高检测效率。

4. 脊髓性肌萎缩症（SMA）基因突变检测　SMA是一组由脊髓前角细胞变性所致肌肉无力和萎缩的严重的遗传性神经肌肉疾病，是常见的常染色体隐性致死性疾病，人群携带率约1/42，活产婴儿中发病率为1/10 000～1/6000。SMA致病基因位于5q13.3区域，包含运动神经元生存（*SMN*）基因、神经元凋亡抑制蛋白（*NAIP*）基因、编码基本转录因子IIH亚单位2号多肽（*GTF2H2*）基因和人类4F5（*H4F5*）基因。*SMN1*是SMA的致病基因，95%的患者是由*SMN1*基因纯合缺失致病，5%的患者由于一个*SMN1*基因缺失、一个*SMN1*基因发生点突变而丧失功能。*SMN2*基因与*SMN1*基因高度同源，仅有5个碱基的差异，其作为*SMN1*的修饰基因，表达少量具有生物活性的SMN蛋白，会随着拷贝数增加而出现累积效应。*SMN2*基因拷贝数的增加，会减轻部分临床症状。其端粒端的*NAIP*、*GTF2H2*和*H4F5*等基因的纯合缺失会加重临床症状。所以同时分析*SMN1*、*SMN2*、*NAIP*、*GTF2H2*、*H4F5*五个基因目的片段的缺失、多拷贝的数量，不仅可以准确诊断SMA，而且对分析估测SMA的临床表型也十分必要。

目前主要检测*SMN1*和*SMN2*缺失及拷贝数，以辅助诊断SMA疾病。传统的PCR-限制性片段长度多态性（RFLP）方法，检测灵敏度低、稳定性差，且仅能检测纯合缺失，并未在临床上大规模使用。SMA基因诊断临床上常用荷兰MRC公司的多重连接探针扩增技术（MLPA），该方法操作复杂，检测费用高昂。可应用实时荧光定量PCR技术检测*SMN1*基因的缺失，但因为*SMN2*的高度同源性，同时检测*SMN1*和*SMN2*的开发难度大，较难建立稳定的实验室体系。基于飞行时间核酸质谱技术检测的多重性，对*SMN1*、*SMN2*基因相关序列拷贝数进行定量检测，分析是否有缺失、缺失数量和多拷贝，从而能够直接推断临床表型严重程度；具有良好的灵敏度、特异性、稳定性与准确性，有效解决了假阴性及假阳性等技术瓶颈；易于实现自动化和规模化检测，适合大规模人群筛查；还能对*SMN*上的常见点突变进行基因分型；满足SMA防治中大规模人群筛查、产前诊断和常规辅助分子诊断的需求。

5. 肝豆状核变性基因突变检测　肝豆状核变性（hepatolenticular degeneration，HLD）是一种与铜代谢障碍相关的常染色体隐性遗传病，是由*ATP7B*基因突变导致机体铜代谢异常，过量的铜沉积在肝脏和脑等组织中所引起的一系列临床表现的综合征。该基因定位于13q14.3，含有21个外显子和20个内含子。肝豆状核变性的发病率为1/100 000，致病基因携带率约为1/70。该疾病在全球范围均有分布，发病年龄不等，好发于儿童及青少年。*ATP7B*基因主要在肝脏表达，如果该基因发生致病性突变，则会导致Cu^{2+}无法正常排泄，过量的Cu^{2+}在肝脏、大脑及角膜等部位沉积导致相应的病理表现。

由于本病早期症状复杂多样，而实验室铜代谢检查等存在假阳性或假阴性结果，本病的早期诊断特别是症状前期和产前诊断较为困难，国内外众多学者也一直在探索采用各种基因技术诊断。*ATP7B*基因突变的筛查可能有助于肝豆状核变性患者的早期诊断和治疗，能有效改善患者的生存状态，延缓疾病进展。飞行时间核酸质谱已用于肝豆状核变性*ATP7B*基因热点突变的检测和流行病学调查。此技术目前可实现单孔检测29个突变位点，可以解释90%以上的患者病因，因此可用于肝豆状核变性患者的辅助诊断，亦适用于大规模人群的流行病学调查。

（二）肿瘤靶向药物的伴随诊断及疗效监控

1. 肺癌个体化用药 肺癌靶向治疗可以延长患者的生存期，一定程度上减轻患者的痛苦，在肺癌的治疗中发挥越来越重要的作用。靶向治疗针对驱动基因突变，不同的突变类型对靶向药物的敏感性不同，根据基因的变异情况选择靶向药物至关重要。飞行时间核酸质谱是一种较为经济的基因分型技术，尤其是对已知热点突变的检测。其有开源的设计软件和试剂优化平台，允许不同的客户根据自己的临床检测需求快速、高精度地自建试剂盒。可同时检测多个基因的多种突变，无须复杂的建库流程和测序流程，无须复杂的生物信息学分析。该方法比较适合FFPE标本，且可重复性高。飞行时间核酸质谱在临床应用中稳定且易于实施，美国国家综合癌症网络（national comprehensive cancer network，NCCN）指南2017版推荐美国西格诺的核酸质谱可用于检测评估非小细胞肺癌靶向药物治疗方案密切相关的表皮生长因子受体（*EGFR*）基因突变状态。

2. 结直肠癌个体化用药 在非小细胞肺癌中，*EGFR*第19号外显子缺失突变的患者可从酪氨酸激酶抑制剂（TKI）中受益；而在结直肠癌中，具有*KRAS*或*NRAS*突变患者则不能从EGFR抑制剂中获益。在结直肠癌中，*RAS*和*RAF*基因突变率分别为30%～60%（*KRAS*）、5%～20%（*BRAF*）和1%～3%（*NRAS*）。*KRAS*或*NRAS*突变可导致EGFR下游RAS-RAF通路的连续激活，从而导致抗EGFR抑制剂治疗的耐药性。*KRAS*（G12D）、*NRAS*（G12V）、*BRAF*（V600E）等多个突变位点与EGFR抑制剂耐药性相关。飞行时间核酸质谱技术通过提高ddNTP中突变型碱基的比例，可以有效提高突变型产物的量，同时抑制野生型产物的生成，从而将体细胞突变检测灵敏度提高到5%，可用于结直肠癌患者靶向用药前的基因突变检测。

（三）药物基因组学

1. 高血压用药基因检测 高血压是一类需要长期服药控制的疾病。2017年发布的《高血压合理用药指南（第2版）》新增药物基因组学内容，推荐将个体的基因型考虑在内，量身定制用药方案，避免用药不当，真正做到精准的个体化用药。目前已有较多关于利尿剂、β受体阻滞剂、钙通道阻滞剂（calcium channel blocker，CCB）、血管紧张素转换酶抑制剂（angiotensin converting enzyme inhibitor，ACEI）、血管紧张素受体拮抗剂（angiotonin receptor blocker，ARB）等药物代谢酶、转运体、药物作用受体基因多态性的研究报道。与高血压用药相关的基因和位点数目众多，飞行时间核酸质谱平台具有较好的竞争优势。

2. 精神类药物基因检测　越来越多的研究表明，遗传因素可能是影响药物差异反应的最重要因素。基因突变可能导致酶活性下降，也可能导致酶活性升高。携带功能下降的等位基因时，其在药物代谢方面的预期结果就会低于普通人；携带功能增强的等位基因时，在药物代谢方面的结果会高于普通人。与精神药物代谢有关的基因包括*CYP2D6*、*CYP2C19*、*SLC6A4*、*HTR2A*、*BDNF*、*GNB3*、*FKBP5*、*HLA-B*和*ABCB1*等。药物代谢酶位点检测可辅助确定合适的药物和药物剂量，减少不良反应的发生，实现精神障碍患者的个体化用药。飞行时间核酸质谱可以同时检测药物基因组学中常见的单核苷酸多态性（SNP）、拷贝数变异（CNV）、插入缺失（InDel）等遗传变异，是一个非常适合药物基因组学应用的平台。

（四）病原微生物鉴定及分子分型

1. 呼吸道病原检测　MAID1-TOF MS在呼吸道感染病原体检测中的应用可追溯至2014年，2015年彭俊平团队基于飞行时间核酸质谱平台建立了一种检测21种常见呼吸道病原体的方法（CRV-MS），并用临床标本证实了该方法在常见呼吸道病毒感染的大规模流行病学研究的有效性和可行性。随后，还基于飞行时间核酸质谱平台建立了多种冠状病毒的检测方法（mCoV-MS），检测结果与宏基因组分析、PCR测序等方法有非常好的一致性。2018年该团队建立了检测细菌性病原体的方法（BP-MS），该方法涉及与肺炎和脑膜炎相关的11种关键性细菌。BP-MS方法是一种灵敏度高、特异性好的多重分子检测技术，具有较高的样本检测通量。

2. 人乳头瘤病毒（HPV）基因分型　飞行时间核酸质谱技术还可用于HPV分型检测。有研究报道采用MAIDI-TOF MS进行HPV分型检测，并发现MAIDI-TOF MS在HPV分型检测中具有较好的灵敏度和特异性。随着飞行时间核酸质谱技术的升级和成熟应用，市场对采用飞行时间核酸质谱技术进行HPV分型的接受和认可程度也越来越高。基于MALDI-TOF MS的检测方法可以鉴定18种HPV高危亚型，具有较宽的高危型HPV检测谱优势和较高的灵敏度。

三、技术特点及发展前景展望

MALDI-TOF MS技术因其高通量、高灵敏度、高准确度、便捷的特性而被广泛应用于多种疾病的分子诊断和研究，特别在药物基因组学、肿瘤易感基因、遗传学及遗传性疾病诊断、细菌病毒分型及耐药等多个领域的应用日益深入。MALDI-TOF MS能够实现在一个反应孔中对多个不同位点同时进行检测，单孔反应最多高达40重。除了对基因突变位点的定性检测，根据图谱中检测峰的面积与该分子质量核酸片段的含量成正比的关系，还能够计算出标本中该位点野生型和突变型的比例，可检出最低0.1%的突变比例。

核酸质谱检测技术完美地整合了PCR技术的高灵敏度、芯片技术的高通量、质谱技的高精确度和计算机智能分析的强大功能，已成为对测序和芯片技术发现的大量候选SNP和DNA甲基化标志物进行大样本量验证的重要工具。飞行时间核酸质谱检测系统检测的是分子最本质的特征——分子质量，其反应体系为非杂交依赖性，无须荧光标记或凝胶电泳就能检测到一个碱基的差异，准确度大于99.9%，灵敏度高，可以弥补Sanger测序灵敏度不足的问题。

飞行时间核酸质谱在国外的应用以LDT模式为主，全球范围内应用核酸质谱系统开发的LDT超过1500种，覆盖肿瘤、遗传病、药物基因组学等多个领域。2018年，国内出版了核酸质谱专家共识，同时达瑞MassARRAY飞行时间质谱系统通过了NMPA审核，成为国内首次获批的IVD核酸质谱检测系统，批准其在SNP临床检测方面的应用，如耳聋基因检测等，由此开启了核酸质谱检测技术进入临床应用的新篇章。

第三节　飞行时间核酸质谱技术对DNA甲基化的检测

甲基化是一种重要的表观遗传调控机制，可在不改变基因序列的前提下，对基因序列中的碱基进行甲基基团修饰，以此抑制或促进基因的表达而影响机体功能。通过识别疾病特异性甲基化特征，有助于对无法基于序列变化的基因检测诊断的疾病（如神经发育障碍）做出诊断。尤其基因CpG岛甲基化是调节细胞基因表达的重要表观遗传机制，甲基化程度可作为多种疾病的生物标志，可用于疾病筛查、诊断、疗效监测和预后评估。2020年，NMPA批准了国内第一家基于荧光定量PCR检测血浆中*SPET9*、*RNF180*的甲基化检测试剂盒用于胃癌检测。2020年11月NMPA批准了一款结直肠的癌症筛查试剂盒，根据*KRAS*基因突变、*BMP3*和*NDRG4*基因甲基化、隐血检测等多个指标的综合评分来提示受检者是否有患结直肠癌的风险。

目前甲基化检测方法有焦磷酸测序、甲基化特异性PCR、荧光定量PCR、高通量测序、核酸质谱等。飞行时间核酸质谱技术可对DNA的甲基化水平进行定量检测，实现单孔检测多个甲基化位点，减少标本DNA用量，节约成本，也可用于血液游离DNA的甲基化检测。

一、飞行时间核酸质谱检测DNA甲基化

（一）检测原理

DNA甲基化分析技术结合了碱基特异性酶切反应和MALDI-TOF检测。基因组DNA经亚硫酸盐处理后，未甲基化的胞嘧啶转化为尿嘧啶（C→U），而甲基化的胞嘧啶保持不变，甲基化的胞嘧啶和未甲基化的胞嘧啶（转变成U）由于分子质量不同，可以区分。设计5'端含有T7启动子序列的引物扩增双链DNA，扩增片段最长可到500bp，扩增产物经虾碱性磷酸酶混合液处理去除反应体系中游离的核苷酸，再加入T7 RNA聚合酶等进行体外转录和碱基特异性的酶切反应，最终生成不同分子质量的小核苷酸片段，经MALDI-TOF MS

检测，进一步依据参考序列的信息，通过计算序列的分子质量改变并搜索相应的参考序列，发现序列的变化，获得结果。由于C→T变化致使反义链中产生G→A变化，含有甲基化CpG位点的片段与不含甲基化CpG位点的片段每个CpG位点之间分子质量相差16Da（图8-4）。

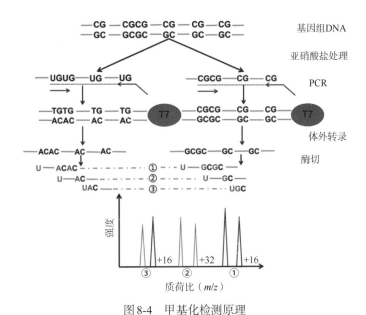

图8-4 甲基化检测原理

（二）检测流程

1. 亚硫酸盐处理 甲基化水平的检测要求基因组DNA模板必须是高纯的，紫外分光光度计在260nm和280nm波长下的读数比值应在1.7和2.0之间（A_{260}/A_{280}为1.7～2.0）。紫外分光光度计不能区分单链和双链DNA，因此建议采用定量更为准确的方法进行DNA定量，如荧光染料法等。经过亚硫酸盐处理后，DNA中未甲基化的胞嘧啶（C）转变为尿嘧啶（U），而甲基化的胞嘧啶则保持不变。

2. PCR扩增 扩增引物需特殊设计，一条引物包括T7启动子识别的反向互补序列、8个碱基的插入片段和特异性引物序列，另一条引物包含10个碱基的标签序列和特异性引物序列，得到带有T7 RNA聚合酶启动子识别序列的扩增产物（图8-5）。

3. 去除dNTP 使用虾碱性磷酸酶处理扩增产物中多余的dNTP，使之灭活，不干扰后续的聚合酶催化反应。

4. T切或C切反应 由于扩增产物中带有T7 RNA聚合酶启动子的识别序列，因此可以利用T7 RNA聚合酶将扩增产物转录为RNA片段。利用RNase A将RNA片段切割成携带有CpG位点的小片段。在切割反应中，反向链在U或C处被RNase A切割。在T切反应中（在DNA中被称为T），甲基化和非甲基化区域在每个U位点均裂解以产生片段。在C裂解反应中，甲基化的区域在每个C位点处裂解，形成至少包含一个CpG岛的片段。对于T和C切反应，甲基化和非甲基化DNA产生裂解产物，它们分别具有相同的长度，只是核苷酸组成不同。DNA富含CG的区域，如CG簇和CpG岛，T切反应通常比C切反应能提供更多的信息，而对于高AT、低CG的区域，则与之相反。

逆转录的PCR引物对

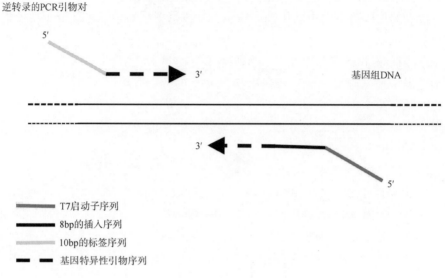

基因组DNA

T7启动子序列
8bp的插入序列
10bp的标签序列
基因特异性引物序列

图8-5　PCR扩增原理示意图

5. 质谱检测　使用飞行时间核酸质谱检测酶切后的产物。由于同一片段中，只有CpG和CpA之间16Da的分子质量差别，即质谱图中两者峰的差距。通过同一片段中含G峰和含A峰的面积比较，可以推断出原标本中的DNA甲基化比例。

二、在临床实践中的应用

（一）肿瘤研究和诊断

DNA甲基化异常是涉及肿瘤发生的重要表观遗传调控因子，可作为癌症高危人群早筛、早诊、疗效检测和预后评估的生物标志物，并具有较高的特异性和敏感性。中山大学孙逸仙纪念医院林天歆教授团队基于飞行时间核酸质谱，针对26个特异性甲基化位点，建立了尿液标本中双标志物的诊断模型utMeMA（urine tumor DNA methylation MassARRAY）检测，该模型在鉴别膀胱癌患者方面具有较高的准确率、敏感性和特异性。与传统的尿液细胞学和FISH相比，在早诊及极小肿瘤、肿瘤残留和复发诊断方面具有较大优势。随后进行的前瞻性、多中心、盲法研究进一步证明utMeMA是一种高通量、无创、快速、高灵敏度的检测方法，可应用于膀胱癌的无创筛查、早期诊断、手术后残留肿瘤评估和肿瘤复发等。

O^6-甲基鸟嘌呤-DNA甲基转移酶（recombinant human 6-O-methylguanine-DNA methyltransferase，MGMT）启动子甲基化、*TERT*启动子区域突变、染色体1p/19q的杂合缺失、H3K27M突变都与脑胶质瘤患者治疗方案选择、预后预测有关。常规胶质瘤分子检测需要四种平台共同完成，而飞行时间核酸质谱可同时检测*IDH1*、*IDH2*、*TERT*、*BRAF*等基因突变，以及1p/19q缺失和*MGMT*启动子区甲基化状态。飞行时间核酸质谱适用于对多种标本来源的DNA进行甲基化分析，如FFPE标本、体液细胞、血液游离DNA，可在满足临床甲基化需求的同时，完成对突变检测的需求。

（二）基于孕妇血浆胎儿游离DNA的染色体非整倍体筛查

胎儿游离DNA和母亲外周血单核细胞基因组甲基化模式不同。这种表观遗传学差异可以用来建立一种以血浆中胎儿游离DNA为目标的分析方法。2010年Agena等建立了基于甲基化的胎儿游离DNA定量方法，这是一种不依赖于胎儿性别和SNP的方法。适用于无创检测的甲基化位点需要具备以下条件：第一，母体和胎儿之间有较大的差异化，理想的是母体无甲基化，胎儿完全甲基化，或母体完全甲基化，胎儿无甲基化。第二，甲基化的差异需要稳定，最好在整个孕期都存在。第三，在不同人群中稳定存在，至少在不同年龄的孕妇中稳定存在。可基于母体DNA和胎儿DNA甲基化程度差异，对胎儿游离DNA进行富集，降低无创DNA检测的假阴性率，提高检测的准确性。对孕妇游离DNA甲基化处理后，通过检测胎儿21、18、13号染色体上的DNA甲基化差异位点的比率，可无创判断胎儿是否发生染色体数目异常。

位于人类21号染色体上的*PLAC4*是胎盘特异性表达基因。可以基于飞行时间核酸质谱对母体血浆中*PLAC4*的RNA-SNP进行无创产前21三体检测。这种基于RNA-SNP等位基因比例的策略基本上适用于所有孕妇，而且可以扩展到18和13号染色体。可以通过增加更多胎盘特异性RNA-SNP位点而增加RNA-SNP检测方法的准确性和拓展其覆盖范围。

三、技术特点及发展前景展望

飞行时间核酸质谱技术检测DNA甲基化相较于传统的Sanger测序、甲基化特异性PCR和实时荧光定量PCR等方法，其引物设计、检测成本及数据分析等更便捷、快速且准确，无须荧光标记和纯化产物，单个反应可定量检测600bp核酸片段的多个CpG位点的甲基化频率；并可对CpG岛进行甲基化定位、定量分析，检测低至5%的甲基化程度差异，特异性好。

飞行时间核酸质谱技术的不足在于只能检测DNA片段中单个碱基对改变，难以检出更复杂的突变和多态性。碱基特异性裂解得到的寡核苷酸片段成分复杂，实际应用时可由于不同片段分子质量接近而无法分辨判断结果；此外，CG位点是常见突变位点，甲基化的胞嘧啶经脱氨基变成胸腺嘧啶，该多态性不能被亚硫酸盐处理所辨别，导致DNA甲基化检测错误。

飞行时间核酸质谱具有较高的灵敏性、特异性和准确性，且检测通量高、效率高和成本低。自2014年美国FDA批准其用于临床核酸检测以来，受到了国内IVD行业较多关注。目前临床应用聚焦于遗传病基因检测、药物基因组学、肿瘤早筛等方面，检测项目灵活组合，可满足不同的临床和科研需求。但是，由于目前以进口设备和试剂为主，其核心技术和试剂原料依赖国外，导致设备价格偏高、售后服务响应慢、维修保养成本高，以及试剂原料采购周期长，影响了核酸质谱技术的应用、普及和推广。目前飞行时间核酸质谱仪器和试剂国产替代仍处于初步阶段，除个别厂家已攻克专利壁垒，实现仪器和试剂完全自主研发外，绝大多数厂家在仪器研发、生产、配套试剂上依然存在专利壁垒的限制。加快国产仪器和试剂替代，有效降低成本，建立和完善售后服务体系，可让飞行时间核酸质谱技术更广泛地应用于临床检测。另外，核酸质谱技术仍主要以LDT的形式在医院和第三方检测机构开展。因此，核酸质谱仪和配套试剂的国产化，LDT模式向IVD模式转化仍是核酸质谱技术的重点发展方向。

第九章

分子诊断POCT技术

第一节　概　　述

随着医学科学发展和新技术进步，具有设备小型化、操作便捷化、结果报告即时化特点的现场快速检验（point-of-care testing，POCT）技术越来越受青睐。经中国医学装备协会POCT装备技术专业委员会多次论证，POCT定义为，在采样现场进行的、利用便携式分析仪器及配套试剂快速得到检测结果的一种检测方式。POCT包括三个要素：即时，即快速得出结果；即地，将试剂盒和小型检测设备放在患者身边现场检测；操作者，可以是专业或非专业检验人员。

核酸检测是诊断感染性疾病的最主要方法之一。但常规核酸检测方法耗时较长，且对实验室和人员的要求较高，在医疗卫生基础薄弱或医疗资源匮乏的地区，核酸检测的能力和可及性有限。面对需要便捷、快速获得结果的核酸检测场景，分子诊断POCT应运而生。分子诊断POCT将分子生物学技术与POCT相结合，简化了传统核酸检测的复杂步骤，加快了核酸检测速度，缩短了报告时间，降低了污染风险，适用于多种场景，具体体现在以下几方面。

（一）缩短标本检测时间

分子诊断POCT系统多采用实时荧光定量PCR技术，通过扩增体系的优化、温控系统的设计来加快反应速度，实现快速核酸扩增检测。此外，核酸等温扩增技术的应用，如环介导等温扩增（LAMP）技术、重组酶聚合酶扩增（RPA）技术等，由于无须复杂的热循环系统，可进一步缩短标本检测时间。

（二）降低生物安全风险

检验人员在操作受检者血液、尿液、粪便等各类标本时，可能受标本产生的气溶胶中的病原体污染。分子诊断POCT产品多采用全封闭一体化的检测系统，这意味着核酸扩增和检测步骤均发生在封闭空间内，且废弃物同样被密封处理，可有效控制生物样本及其遗传物质的污染风险。

（三）便捷、高效、适用于多种场景

在满足检测准确性前提下，分子诊断POCT可突破实验室条件的限制，将核酸检测的

多个步骤整合到一个系统，将核酸检测从专业实验室转移到现场，与传统的强调大样本、高通量、专业化的检验科或中心实验室相比，分子诊断POCT构建小通量（应急）-大通量（常规）检测体系，具有特定场景的应用优势。基层医疗卫生机构及移动环境中可将分子诊断POCT产品作为常备设备，高等级医疗机构也可将其作为辅助设备，弥补常规PCR实验室的不足。

（四）实现居家自测

近年来，分子生物学检测新技术不断发展。例如，基于等温扩增技术结合侧流层析技术构建的可视化核酸检测试纸条，在不依赖复杂的仪器和专业判读人员的条件下，可在居家检测这类非专业场景实现PCR级别的高质量核酸检测，显著降低了产品使用门槛，使居家自测成为可能。

综上所述，分子诊断POCT技术，是一种对环境要求更低、操作更便捷、使用更安全的核酸检测迭代技术，在拥有接近于传统核酸检测方法准确性的前提下，突破了实验室条件限制，赋予了基层医疗卫生机构或特殊应用场景核酸检测能力。

第二节　分子诊断POCT技术平台

基于核酸扩增的分子检测流程通常包括三部分：标本处理与核酸提取、核酸扩增及扩增产物检测与分析。分子诊断POCT巧妙地整合了上述步骤，设计技术模块，通过特有的结果判读方式，在单一设备中进行数据解释和报告。目前已建成多个性能优良的POCT技术平台，仪器小型化，标本取样微量，无须人工通过Ct值判别结果（表9-1）。

表9-1　常见的分子诊断POCT产品及其主要技术平台

产品（厂商）	核酸提取		扩增方式	检测方式	驱动装置	预置试剂形式
	裂解方法	纯化方法				
FilmArray多重PCR系统（法国生物梅里埃）	超声	磁珠	多重巢式PCR	熔解曲线法	气动系统	液体+固体
全自动核酸分析系统（广州万孚）	裂解液	磁珠	扩增子拯救多重PCR	斑点杂交法	螺杆传动	液体
binx io核酸检测系统（美国binx health）	裂解液	膜法	PCR	电化学法	气动系统	液体+固体
GeneXpert全自动核酸检测系统（美国赛沛）	超声/玻璃珠	磁珠	实时PCR	光学法	旋转阀	固体
Revogene全自动核酸检测仪（加拿大GenePOC）	热裂解	无	实时PCR	光学法	离心	液体
ePlex数字微流控核酸检测仪（美国GenMark Diagnostics）	磁性固相萃取	磁珠	PCR	电化学法	电场控制	固体
全自动核酸分析仪（杭州优思达）	热裂解	磁珠	交叉引物恒温扩增（CPA）	光学法	磁导系统	玻璃化

区别于依赖多个操作区域和复杂仪器的中心化分子诊断，分子诊断POCT一般实现了以下几个产品特征：①全部试剂预先包装在一次性卡盒或以干燥状态、玻璃化状态预先储存在反应孔中，可降低人为移液带来的误差和污染风险；②每个标本拥有其专用的处理通道，在物理上实现标本与标本的绝对隔离，消除了潜在交叉污染的机会；③分子诊断POCT产品大多数是重量较轻、落地面积较小的台式仪器，便携，适合近距离护理诊断，其自备的能源动力系统使得该类仪器即使在资源有限的环境中，同样可以运转；④手动操作较少，能够极大程度上摆脱对专业技术人员的依赖，现场工作人员经简单培训即可完成标本上机和结果判读。

一、分子诊断POCT平台的主要技术模块

（一）标本处理与核酸提取模块

分子诊断POCT产品涉及多种类型标本处理，针对目的病原体设计对应方法完成核酸标本的精提、粗提或快速释放，是分子诊断POCT产品的关键，可直接影响产品的检测灵敏度及重复性。体液标本含多种核酸扩增抑制物，处理方式参见本书第三章和第四章。磁珠分离法是最具普适性、最适合POCT的核酸提取方法，高效环保，适用于大多数细菌和病毒检测。真菌的核酸提取，需化学修饰磁珠和优化缓冲液，尽可能去掉真菌细胞壁或荚膜，充分释放核酸，去除蛋白质。目前检测真菌的标本制备方法有多种，尚无统一的最佳方案。

（二）核酸扩增模块

POCT常用等温扩增技术，在特定温度（如30℃、37℃或62℃）扩增目标DNA或RNA，检测痕量核酸。该技术无须变换温度，对仪器的要求大为简化，反应时间缩短，更适合POCT核酸检测。目前常见的等温扩增技术有LAMP和RPA，除此之外，POCT检测中用到的核酸扩增技术还有PCR和转录介导扩增反应（transcription mediated amplification，TMA）等。近年技术改进集于提高聚合酶功能（如可处理性、保真度、稳定性），减小反应体积，改善热传递，缩短总运行时间。

用于POCT的扩增技术各有优缺点，等温扩增和PCR在搭建分子诊断POCT产品中各有建树，两种生物学方法的比较见表9-2。近来，等温扩增技术联合可视化生物传感器极受青睐，众多分子诊断POCT厂商致力于该技术的深耕。用户反馈基于等温扩增技术的产品在反应时间、仪器小型化、操作和结果判读便利度方面优势明显，但检测特异性、灵敏度和精密度的优劣尚无定论，尚需优化前端的核酸提取纯化和扩增的生物学方法。

表9-2　PCR和核酸等温扩增技术应用于分子诊断POCT产品的优缺点

参数/性能	PCR	核酸等温扩增技术
反应程序	变性、复性、延伸	开口、延伸
反应时间	40min左右	5～40min
对仪器的要求	升降温模块	无升降温需求
技术成熟度	成熟	有可突破和优化空间

参数/性能	PCR	核酸等温扩增技术
原理性差别	双链断裂及退火延伸	核酸缺口，循环延伸
多重性	可实现如四重扩增	目前无法形成多重扩增
优点	反应稳定	时间短、程序简单
缺点	时间较长，仪器中大型	特异性不如PCR

（三）扩增产物检测模块

光学检测是应用最为广泛的核酸扩增产物检测方法，其在灵敏度、稳定性和精密度上有着巨大的信号读取优势，但往往因为光学检测中使用复杂元器件，其成本相对较高。一套完整的光学检测系统一般包括光源、光学元件、反应管和检测器这四个部分，而在POCT仪器中，这些部分又是高度集成在某一单位区域，所以适配这套系统的材料需要慎重选择。光学系统中的光源对仪器的性能和成本起着决定性的作用，常用的光源包括氩离子激光、卤钨灯和发光二极管（light emitting diode，LED）。卤钨灯是光源中发射光谱范围最宽的，也是光源强度较大的，但其缺点是需要预热，且寿命相对较短，容易衰减；氩离子激光作为高强度光源，具有最好的穿透性，但其发射光谱范围过窄，且成本非常高；LED同样有发射光谱范围窄的问题，且其光源强度不如卤钨灯，但其具有冷光源、寿命长等优点，故而大部分厂家的光学检测光源选择LED。而在检测器的选择上，产品各不相同，电荷耦合器件（charge coupled device，CCD）、光电二极管（photo diode tube，PDT）和光电倍增管（photo multiplier tube，PMT）在成本、体积、灵敏度和耐用性上各有长短，但总体而言CCD的使用较为广泛。

核酸的电化学检测与光学检测一样成熟、可靠，具备灵敏、快速、准确和无放射性污染等优势，同时使用相对经济的元器件，稳定性较高。在众多分子诊断POCT厂家中，已有不少厂家使用电化学技术来检测核酸扩增产物，如binx的IO System平台目前就使用电化学检测来代替常规的光学检测，其检测的大致原理：先进行不对称PCR，产生大量单链DNA。然后单链PCR产物与电化学物质的探针结合，生成双链DNA。双链DNA产物会被核酸外切酶消化，从而释放出被标记的电化学物质。最终通过电压扫描判读结果。由于采用了电化学检测，仪器中无须复杂光学器件，仪器就能够做得足够小，同时重量减轻，以实现便携式。电化学法检测所需要的电路器件的成本也远低于光学器件，进一步降低了成本。此外，美国GenMark公司的ePlex平台采用了类似的电化学检测来取代常规的光学检测。与binx不同的是，非对称扩增产生大量单链DNA后，单链DNA跟两个探针结合。一条探针被固定在电极上，一条探针被电化学标记物标记。单链DNA一端与固定探针结合，另一端与标记的探针结合，由于标记探针靠近了电极，从而检测到了电信号改变。同样，电化学检测使得检测更灵敏，检测设备更紧凑，成本也更低。

此外，扩增产物的可视化检测也是近年来的一大热点。胶体金试纸条是一种用于检测液体样本中是否存在目标物质的便捷检测装置，其操作简单，结果易判读，但易出现假阳性。规律间隔成簇短回文重复序列（CRISPR）基因编辑技术因其便捷性为分子诊断POCT开发提供了契机。目前已有一些研究将恒温扩增技术、CRISPR技术和胶体金试纸条相结合，利用胶体金试纸条实现信号的便携化转导和输出，检测结果可借助裸眼进行快速读取。例如，Sherlock Biosciences公司开发了基于CRISPR的新冠病毒检测试剂盒，于2020年5月获得了美国FDA的紧急使用授权。Sherlock的核心是Cas13a蛋白酶和与其结合的指导RNA。利用Cas13a在指导RNA的介导下与靶序列结合时被激活的反式切割活性，对体系中的报告探针进行切割产生信号，从而对扩增产物进行特异性检测。CRISPR/Cas系统在核酸检测中的应用解决了假阳性、可视化等问题，但该系统对报告探针的切割无选择特异性，实现单管多重检测面临挑战。除CRISPR体系外，另一种新兴的Argonaute（Ago）核酸酶进入了核酸检测领域的视野。Ago核酸酶系统具备在单一反应体系中对多重待测靶标核酸进行同时检测的可行性。上海交通大学的研究人员利用Ago基因编辑酶的级联剪切机制，结合等温扩增技术，建立了新型多重快速核酸检测平台技术——MULAN，实现了新冠及流感病毒样本的高灵敏度、高特异性、快速的便携式检测。MULAN技术可结合胶体金免疫层析和蓝光激发荧光效应，直接通过肉眼观察判定检测结果，其便携性为传染病居家自检提供了新方案。

二、已上市的分子诊断 POCT 产品

分子诊断POCT产品及其一次性测试盒在一些特殊场景的使用具有得天独厚的优势，尤其适用于不具备专业PCR实验室搭建和维护条件的医疗机构及通量要求不高但是对自动化程度依赖性较大的情境。美国赛沛（Cepheid）、BioFire（后被法国生物梅里埃公司收购）等公司均已推出具有自身鲜明技术特点的分子诊断POCT解决方案。近几年，更是有越来越多的分子诊断POCT产品问世，并且几乎每家公司都有其独特的技术特点。以下介绍几款已经上市的分子诊断POCT产品系统。

（一）美国赛沛公司 GeneXpert 分子诊断系统

GeneXpert系统整合样本制备、扩增及检测三个步骤于一个独立的试剂盒中，与仪器配套使用，操作自动化。大部分的液态试剂、干燥试剂及酶等均预装在试剂盒中，最大限度简化分析前处理步骤，显著减少标本预混合操作中可能出现的人为失误。GeneXpert试剂盒可以将不同体积标本中的目标物质浓缩，提高系统检测的灵敏度。检测时，首先将标本（拭子或其他液体标本）与处理液混合，再将混合液加入试剂盒的加样孔。标本处理可在2min内完成，稍受过基础培训的人员即可完成整个测试。所有的稀释及提取步骤均在试剂盒的不同通道中完成，最大限度避免了污染的发生。而且，核酸提取结合了化学和超声波裂解，使得其在处理特殊标本（如痰液标本）时，可以获得理想的提取效率。

GeneXpert系统采用模块化设计，各模块独立，包含了温度控制、压力控制、利用阀旋转引导液体在不同分区空间内流动及检测报告软件等。这些独立模块可构成不同型号的设备，包括2模块、4模块、16模块、48模块及80模块等几种配置，根据检测量选择不同配置，适应从医生办公室到高通量实验室的应用场景。

GeneXpert系统目前的临床IVD检测菜单包括呼吸道检测、院内感染/其他感染性疾病检测、结核病/新发传染病检测、女性/性健康检测、肿瘤/遗传病检测几大类。其中，结

核分枝杆菌检测试剂盒MTB/RIF应用最为广泛,可在2h内快速检测结核分枝杆菌和利福平耐药突变。

(二)法国生物梅里埃公司FilmArray检测系统

法国生物梅里埃公司的FilmArray检测系统是典型的高通量多靶标平台,集成样本制备、扩增、检测和分析功能于一体,可以检测病毒、细菌、寄生虫、酵母菌等各种病原体靶标及抗生素耐药基因。该系统采用多重巢式PCR扩增并结合熔解曲线分析,通过独特的微流控芯片结构,可对单个样本进行多重靶标的检测,检测时间为45~60min。

目前,在其公司官方网站上已经公布多种测试条,包括呼吸道感染检测、血液感染检测、胃肠道感染检测、脑膜炎检测、肺炎检测和关节感染检测等。这些测试条是一种一次性封闭检测试剂,其中包含分离、扩增和检测所需的所有成分。测试条的硬质塑料组件内装有冻干试剂,软质塑料部分含有多个囊泡,在其中进行各个反应步骤。使用时只需将样本加载到测试条中,随后将测试条放入FilmArray系统,其余步骤由仪器自动完成。

(三)瑞士罗氏公司Cobas Liat检测系统

Cobas Liat系统是一个小型、紧凑、易用的PCR平台,适用于诊所、医院急诊等多种医疗场景。该产品结合了特殊的气压微流控芯片结构及空间温控,可极大地缩减PCR反应时间,从而实现20min快速出结果。该系统包括Cobas Liat分析仪和Cobas Liat检测管。检测管预先装有检测所需的所有试剂。将待测样本加入检测管后,即可插入分析仪进行全自动的核酸提取、纯化及PCR扩增和检测。目前该系统已有一系列检测组合,包括A族链球菌、新冠病毒、新冠和甲型/乙型流感病毒、甲型/乙型流感和呼吸道合胞病毒、艰难梭菌等。

(四)美国雅培公司ID NOW快速检测系统

美国雅培公司的ID NOW平台源自2017年收购的美艾利尔Alere i平台,是目前检测速度最快的分子诊断POCT商业化产品,最快只需5min出阳性结果。该系统采用切口酶扩增反应(nicking enzyme amplification reaction,NEAR)技术对传染病进行定性检测,预先将反应试剂冻干封装于反应管内,利用一对模板(类似于引物)对目标核酸进行特异性扩增,然后用荧光标记的分子信标特异性检测扩增后的靶标,保证扩增检测过程在短时间内完成。ID NOW系统的仪器体积小、重量轻(约3kg),便于携带,在美国应用广泛。

(五)比利时Biocartis公司全自动一体化肿瘤基因检测平台

Biocartis的全自动、实时、基于PCR的分子诊断系统,旨在提供快速分子诊断信息,该系统可以随时随地完成检测并输出结果。从加样到给出报告的整个过程用时40~150min。可以当天报告结果,便于临床医生及时获得诊断信息并做出治疗决定。Biocartis完全集成化的系统可实现临床实验室执行范围广泛的应用,包括肿瘤学、传染病和基因检测。以福尔马林固定和石蜡包埋的组织切片为例,Biocartis系统只需要将组织切片取出后加入封闭卡盒内,再将卡盒插入仪器中,即可完成上样过程,随后仪器会自动处理标本和分析数据，具备超高的准确性和重复性。最重要的是其标本用量非常少，针对微卫星不稳定性（MSI）的检测，只需要一张 10μm/300mm² 规格的组织切片即可。此外，Biocartis 可实现包括 *EGFR*、*KRAS*、*BRAF* 等多种肿瘤基因突变的检测，对肿瘤靶向治疗具有非常重要的指导意义。

（六）美国 Lucira Health 公司新冠一体化检测试剂盒

Lucira 公司基于逆转录环介导等温扩增（RT-LAMP）技术开发了"非仪器"的一次性新冠病毒核酸快速检测产品，并于 2020 年 11 月通过美国 FDA 紧急使用授权进入居家自测场景，首次将核酸检测的应用拓展到家庭。Lucira 新冠病毒检测试剂中的检测单元组件包含多个反应腔室，可检测新冠 N 基因的两个非重叠区域。拭子采集标本后，在标本管洗脱液作用下裂解释放核酸，核酸进入检测单元的不同反应腔室，进行 RT-LAMP 反应。扩增反应会导致体系 pH 改变，继而引起显色剂的颜色变化。检测单元内置的光电元件实时检测反应体系的颜色变化，从而对检测结果进行判读，约 11min 显示阳性结果，30min 显示阴性或无效结果。

（七）广州万孚生物公司 boxarray 全自动多重核酸检测分析平台

boxarray 是由万孚出品的全自动多重核酸检测平台，其将核酸提取、扩增、检测等流程全部集中在全封闭的检测卡内，相当于为每一个标本提供一套全新的一次性 PCR 实验室，将可能的交叉污染和病原传播风险都控制在检测卡内，不仅提高了检测的精准度，更保护了检测人员的安全，降低了病毒传播风险。

从产品的特性上来讲，其采用了兼具保真性和多重性的新型 PCR 方法——扩增子拯救多重 PCR（ARM-PCR）。以此生物学方法为基础，搭配预先标记好的探针，可在同一个卡盒内实现多达 30 种病原微生物的同时检出，具备极高的灵敏度和特异性。这款产品的出现也填补了国产多重核酸检测平台这一空白。

（八）北京卡尤迪公司闪测 Flash20 新冠病毒核酸快检系统

卡尤迪 Flash20 系统由实时荧光定量 PCR 仪 Flash20 和新冠病毒核酸检测试剂盒构成。Flash20 实时荧光定量 PCR 仪采用单样本孔独立温控设计，包含 4 个独立 PCR 反应模块，通量较为灵活；配套试剂无须核酸提取步骤，在同一仪器内部自动完成核酸裂解、释放、扩增、结果输出，检测时间为 30min，支持不依赖于高等级生物安全实验室的现场检测。

（九）湖南圣湘公司 iPonatic 移动分子诊断系统

圣湘 iPonatic 便携式核酸检测分析仪，基于实时荧光 PCR 技术结合一步法核酸免提取技术，并搭配快速核酸检测系统，一站式完成样本裂解、核酸提取、PCR 扩增及结果分析，15～45min 出结果；操作简便，可搭载圣湘生物新冠病毒（2019-nCoV）核酸检测试剂盒、六项呼吸道病原体核酸检测试剂盒、七项呼吸道病原菌核酸检测试剂盒等多个呼吸道病原体及其他感染性病原体项目，适用场景广泛。

（十）上海奥然生物公司 Galaxy Nano 全自动荧光 PCR 一体机

Galaxy Nano核酸扩增分析仪是奥然生物自主研发生产的专门用于实时荧光PCR检测的仪器，它集核酸提取、PCR扩增、荧光检测于一身。在密闭的环境下将待测标本进行核酸提取和扩增，同时实时检测每个试管内荧光量的增长过程，在扩增结束后，软件自动处理实验数据，对标本进行定量/定性，显示待测标本的起始浓度等实验结果。一次检测一个标本，需要1～2h给出结果。

第三节 分子诊断POCT产品在临床实践中的应用

分子诊断POCT产品临床应用极广泛，尤其在感染性疾病、遗传病和肿瘤液体活检方面，具备传统分子诊断技术不可比拟的优势：快速、准确、一体化。以感染性疾病诊断为例，常用方法是病原体培养或免疫学检测，前者耗时较长，后者难以提供耐药报告，且抗原检测灵敏度往往较低，抗体检测特异性则不够理想。相较而言，分子诊断POCT产品可越过体外培养，快速获得病原微生物检测和分子药敏结果，尤其对不能体外培养或目前培养不敏感、费用高或费时的微生物，有极大优势。

一、分子诊断POCT产品选择原则

选择POCT产品需符合国家或本地区的有关法规、政策与标准。可参考以下要求/标准：《医疗卫生机构检验实验室建筑技术导则（试行）》（2020，国家卫生健康委办公厅与国家发展改革委办公厅）、《基因检验实验室技术要求》（SN/T 1193—2003）和《实验室 生物安全通用要求》（GB/T 19489—2008）。此外，分子诊断POCT产品需经权威机构质量认证，国外仪器需经过FDA、CE认证和专门授权机构的质量测试。国产仪器则需经NMPA认证。当然，选择时还需注意伦理道德、循证医学要求，符合上述条件的备选分子诊断POCT平台，应着重评估品质控制、成本和仪器质量，主要考虑以下几方面：

首先，仪器和配套试剂必须配有质控品和质量管理软件，以保证诊断报告可信度。定期测试质控品运行效果，可有效监控仪器和试剂工作状态，及时发现检测中的问题，防止无效或不准确结果发出。

其次，质量是选择分子诊断POCT平台时最重要的参考指标。POCT平台往往集成了生物学、化学、光学、材料学和智能互联网功能模块，质量相对难以量化评估。一般着重评估底层生物学方法和仪器总体性能，评估灵敏度、特异性、反馈时间、检测通量、用途、封闭性和简易程度等特征。此外，分子诊断POCT平台需与医疗机构的实验空间、安装条件和人员配备匹配，应注意实际因素：①诊断效果，核心考察诊断结果对后续治疗是否有指导作用，是否缩短诊疗时间、节省费用和人力；②仪器性能，对于分子诊断POCT平台，最重要的两个指标是核酸检测限和精密度，此外，着重考察反馈时间和检测通量；③操作便利性，是否手工录入标本信息，是否实现自动判读等；④设置条件，设备尺寸、功率、重量、噪声和生物化学安全性能等；⑤可信性，检测精确度、故障频率和设备稳定性等。

最后，考虑分子诊断 POCT 平台的运行成本。分子诊断 POCT 产品的设计是为更及时、准确和经济地获得诊断结果，确保后续医学措施有效可靠。美国临床实验室标准化委员会（NCCLS）POCT 指导原则称"开展 POCT 是方便患者尽快而又价廉地得到检验结果。离开了这个目的，无必要做任何 POCT"。通常从仪器、试剂、运行维护和人员培训四个方面评估成本。分子 POCT 平台配套试剂包（或卡盒、试剂袋等）包含核酸提取、纯化和核酸扩增读取过程，多达十余种试剂、耗材集成，故单人份成本较高，实际评估需结合反馈时间、有效检测率，客观地评估单位测试成本。另外，需注意，缺乏经验的医疗机构，运行维护成本和人员培训成本往往受到忽视，而这两方面恰好决定了仪器寿命和结果可靠性。忽视这些方面会造成分子诊断 POCT 平台使用效果大打折扣。

二、临床实践中的应用

（一）呼吸道感染相关产品

对呼吸道病原体进行分子诊断 POCT 检测，可以减少抗菌药物的过度使用，促进抗病毒治疗的合理选择及感控措施的有效实施。法国生物梅里埃公司 FilmArray 微流控呼吸道病原体检测系统于 2011 年获美国 FDA 批准，该检测系统涵盖 20 多种病原体靶标。临床研究报告显示，除乙型流感和腺病毒灵敏度为 73% 和 83%，几乎所有病原体检测灵敏度都在 90%～100%。美国赛沛公司 GeneXpert 系统用于呼吸道病原体检测的分子诊断 POCT 产品市场接受程度也较高，与传统的 qPCR 相比，GeneXpert 检测甲、乙型流感病毒和呼吸道合胞病毒的灵敏度分别为 97%、98% 和 99%。

在新冠疫情全球大流行的背景下，出于对疫情防控的需求，国内多个分子诊断 POCT 平台通过 NMPA 应急审批，极大地推动了国内分子诊断 POCT 的发展。然而，大多数新冠病毒快速检测试剂盒的性能验证和临床应用评估有限，且检测限大多在 400～1000copies/mL，灵敏度不足。引起国际社会高度关注的雅培 ID NOW 产品，虽然检测快速，但牺牲了部分检测性能，存在漏检风险。因此，目前国内新冠病毒检测仍以实验室集中 RT-PCR 检测为主，分子诊断 POCT 定位于实验室外的实时快速筛查，需要更充分的性能验证和评估。

（二）结核病相关产品

结核分枝杆菌是结核病的病原体，是一种具有高度传染性的空气传播微生物。结核分枝杆菌快速诊断产品一直是诊断试剂开发的焦点。分子诊断 POCT 产品对诊断结核病有较大优势，灵敏度、特异性和反馈时间远优于传统细菌涂片或培养试验。2010 年，WHO 推荐美国赛沛公司 GeneXpert 系统的 MTB/RIF 作为结核病的首选快速诊断技术。GeneXpert MTB/RIF 检测结核分枝杆菌的总体灵敏度达 95% 以上，特异度接近 99%；不仅用于肺结核诊断，还可进行结核分枝杆菌药物敏感性分析，指导用药。其他优势包括操作简便，测试时间短（2h 内），无须生物安全柜，生物安全性控制好，交叉污染率低；保持极高灵敏度和特异性而无须体外培养；同时检测利福平耐药基因（rpoB基因的突变）。GeneXpert MTB/RIF检测需组织标本，限制了其在诊断肺外结核病中的应用。

（三）感染性腹泻相关产品

导致感染性腹泻的微生物有近50种，包括细菌、真菌、寄生虫和病毒等，快速、准确地鉴别病原体对疾病防治至关重要。不同病原微生物导致的感染性腹泻症状相似，难以通过临床表现确定病原体，而传统的细菌培养，显微镜检查寄生虫虫卵，需2～3天，且灵敏度低。2012年面市的法国生物梅里埃公司FilmArray微流控胃肠道感染测试系统，已成为使用最广泛的感染性腹泻POCT诊断平台，得益于底层生物学方法——巢式PCR，可从粪便中同时检测22种病原体靶标，整个过程包含2min手工操作和1h检测时间。一项采用了1556例急性胃肠炎和出血性腹泻病例的性能测试显示，检测卡盒对12种病原体有100%阳性一致率，余下的10种靶标中，7种阳性一致率高于94.5%。FilmArray胃肠卡盒对22种病原微生物的平均阳性一致率高于97.1%，灵敏度相对较高。

（四）性传播疾病相关产品

性传播疾病在世界范围内广泛流行，目前扩展到50多种致病微生物感染所致的疾病，包括5种传统性传播疾病及非淋菌性尿道炎、尖锐湿疣、生殖器疱疹、艾滋病、细菌性阴道病、外阴念珠菌病、阴道毛滴虫病、疥疮、阴虱和乙型肝炎等。沙眼衣原体（*Chlamydia trachomatis*，CT）、淋病奈瑟菌（*Neisseria gonorrhoeae*，NG）是全球引起性传播疾病第一和第二位的病原体。我国健康人群中CT/NG感染率较高，快速、准确的病原学诊断对性传播疾病防控至关重要。众多用于性传播疾病诊断的POCT产品中，美国赛沛公司GeneXpert CT/NG产品基于多重实时荧光PCR法，从阴道拭子、直肠拭子、宫颈拭子和尿液中快速、灵活、准确检测CT/NG，90min完成，减少了治疗等待时间，避免了过度治疗或治疗不足。一项对144名男性肛拭子标本的性能评估显示，GeneXpert CT/NG的CT检测灵敏度达88.2%，NG检测灵敏度达77.8%。相对而言，GeneXpert CT/NG在性传播疾病上的检测灵敏度不如该平台的其他项目，但也证明了其作为POCT诊断的潜力。

（五）中枢神经系统感染相关产品

中枢神经系统感染是指病原微生物侵犯中枢神经系统的实质、被膜及血管而导致的急性或慢性炎症。病原体包括病毒、细菌、真菌和寄生虫等，其中由病毒引起的病毒性脑膜炎是最常见的中枢神经系统感染。病原体的准确诊断对于指导用药、缩短住院时间和降低医疗成本至关重要。目前脑脊液中病原体核酸检测能在创伤最小的情况下，准确、快速地获得结果。目前商品化分子诊断POCT平台中，法国生物梅里埃公司FilmArray脑膜炎/脑炎测试卡于2015年获美国FDA批准上市。该检测试剂针对14种病原体（包括大肠埃希菌K1、流感嗜血杆菌、李斯特菌、脑膜炎奈瑟菌、无乳链球菌、肺炎链球菌、巨细胞病毒、肠道病毒、HSV-1、HSV-2、HHV-6、人类副伤寒病毒、水痘-带状疱疹病毒和新生隐球菌），采用巢式PCR方法，1h内即完成了脑脊液标本的病原微生物检测。FilmArray脑膜炎/脑炎测试卡检测脑膜炎患者脑脊液标本的临床研究显示，该测试卡14种病原体检测均实现灵敏度90%和特异度97%，证明该平台极大地提升了脑膜炎相关病原微生物的检测效率，从而有效助力和指导治疗方案。

（六）肿瘤基因检测相关产品

肿瘤早期诊断、耐药检测和用药指导，是肿瘤精准化治疗的重要组成部分，而肿瘤基因检测是精准治疗的第一步。肿瘤基因检测技术主要有 PCR、FISH、基因芯片和 NGS。其中高灵敏度、高准确度的 NGS 受到青睐，但受限于仪器和方法学，目前尚无基于 NGS 的商品化分子诊断 POCT 平台，主流的肿瘤分子诊断 POCT 平台大多以 PCR 技术搭建。

比利时 Biocartis 全自动一体化肿瘤基因检测平台是较全面的商品化肿瘤分子诊断 POCT 产品。除使用通用的肿瘤组织标本外，还可进行肿瘤液体活检，实现复发转移风险监测、疗效快速评估、高危人群辅助诊断、个体化治疗方案选择和肿瘤新药筛选。该平台一大特色是直接检测福尔马林固定和石蜡包埋的组织切片，无须任何前处理，真正实现了"切片进，结果出"。此外，平台可检测肿瘤细胞标本的 MSI 和 *EGFR*、*KRAS*、*BRAF*、*NRAS* 的肿瘤易感基因变异。只需要 2mL 血液，平台即可有效检出 ctDNA 变异。

第四节　分子诊断 POCT 产品发展现状及前景展望

随着医疗保健需求增加，对疾病风险预测、健康管理也提出了更高要求。体外诊断作为疾病监测和诊断的重要方式，受到持续关注和高度重视。尤其新冠疫情以来，分子诊断成为发展最快的体外诊断领域。POCT 是辅助分子诊断技术在医疗机构下沉的重要工具，其发展面临一些实际问题。

一、现存问题

（一）组织管理问题

我国尚未制定完全针对 POCT 管理的法规和相关规章制度。目前各省市临床检验中心负责传统的临床检验、临床生物化学和免疫学检验、临床微生物学检验、临床分子检验的质量管理，从而有力保证报告的质量。但 POCT 的管理组织尚未建立，政府部门对该领域无明确有效的监督制度，尚处于自发展状态。在美国，POCT 由认证/授权机构、POCT 委员会和 POCT 协调员（POCC）共同组织管理，同时 FDA 进行监管。随着认识的深入，目前我国也在推进建立适合自身的 POCT 管理制度。

另外，POCT 远离主流临床实验室，由于分子诊断 POCT 往往需要标本预处理（如痰液和血液），有时很难做到生物安全的监管，也容易被医院质量管理系统遗漏。

（二）人员问题

POCT 的操作人员水平不一。目前，人员资质的界定、操作规范培训及考核的标准几乎空白。医疗单位 POCT 操作人员多为医生或护士，甚至患者或家属，大多未经过医学检验专业知识培训，很难保证标准化操作，可能导致结果偏差。因此，需针对不同来源的用户和POCT操作难易程度分级培训，逐步完善机制。

（三）质量管理问题

由于POCT与临床实验室的质量控制模式不同，目前尚无针对POCT的严格的质量保证体系和管理规范，部分POCT产品难以保证一致的质量水平，试剂耗材供应、仪器维护保养、数字化管理等技术方面有欠缺。为快速、准确地提供诊疗依据，需从几个环节加以改进：生产企业在研发注册阶段需完善POCT质控物的配套技术；第三方质控品制造企业应注重适合POCT的质控物的研发；使用机构应建立系统的POCT质量管理体系。

（四）费用问题

1. 成本　与传统检验科（或实验中心）集中处理标本不同，大部分POCT产品检测通量有限，导致单个试验的成本相对较高。随着POCT快速发展，巨大的商机和利润，吸引大量POCT仪器和试剂投入市场，形成良性竞争。技术进步和质量提高，有望降低成本。

2. 收费　传统PCR产品可拆分报价，即检测试剂、核酸提取试剂和耗材分别报价，但集成化的核酸检测设备/耗材无法单独报价，导致入院采购受限，分子诊断POCT产品无法与传统PCR试剂进行价格上的竞争。

以上因素制约了分子诊断POCT技术发展，使其难以像家用血糖仪和早孕试纸一样在现场与家庭普及。材料科学与制造技术的发展将推动POCT向体积小、速度快、便携使用等方向发展。与所有新技术一样，随着技术逐步成熟、供应链逐渐完善，分子诊断POCT产品成本将下降。因为针对单个患者进行多种病原体同时分析，目标病原体的成本分摊为单个检测，为客户提供的价值将高于传统分子诊断。当前新发传染病不断涌现，人口流动带来传染病传播加剧、院内获得性感染增多及抗生素耐药等问题，要求尽量缩短住院时间，减少不必要或无效治疗，改善预后，降低医疗成本，以上因素均促使分子诊断POCT产品快速进步，尽早用于临床。

二、发展机遇与前景展望

现有分子诊断POCT产品可逐渐满足市场需求，如即时即地检测，甚至居家分子诊断，仅需普通干电池即可驱动检测系统，无须复杂操作。未来的分子诊断POCT产品需进一步实现检测易用性和便捷性，如减少人工操作，通过设置质控步骤达到采样标准化；实现信息快速传递，检测系统与互联网相连，检测结果即时传送；设置质控模块，对设备/耗材进行定时质控，记录质控信息等。

POCT的主要优势之一是快速，时效性是POCT产品追求的目标。2022年，美国FDA紧急授权了一种呼气式新冠病毒检测仪，其原理是通过气相色谱-质谱（GC-MS）分离和识别呼出气体中的化合物，3min快速检测出其中与新冠病毒感染相关的5种挥发性有机化合物。复旦大学的研究人员开发了一种基于"分子机电系统"（MolMES）的晶体管传感器，实现了新冠病毒核酸的超灵敏检测，检测新冠病毒核酸样本不需要复杂耗时的核酸提取和扩增过程，检测限最低达 10～20copies/mL，检测时间小于 4min。未来，与 mNGS、质谱、拉曼、单分子及其他技术的一体化可能成为 POCT 技术发展趋势。

分子诊断 POCT 技术的核心是实现一体化检测的同时，具有小型、快速、便捷、适用于各种场景的特点。从产品使用上，未来分子诊断 POCT 产品可做使用场景细分，家庭自测、发热门诊和即地快检，操作人员的专业性不同，对于单个测试费用及使用频率的差异，促使产品分类更加精细。家庭自测产品，要做到测试（含仪器）成本极大压缩，家庭可负担，且操作必须简单；发热门诊的分子诊断 POCT 设备可重复使用，耗材成本较低，符合收费要求，由专业医护人员取样。产品细分是未来发展方向，有助于产品推广与用户普及。

一直以来，国内企业在上游核心原材料和与流体、光学、电子、机械及软件相关的关键元器件上，对国外进口依赖度较强。要取得长足发展，应尽快摆脱核心原材料和元器件"卡脖子"的局面。目前国内部分企业已在探索国产替代，国家针对关键原材料供应链安全、"卡脖子"工程等问题也在进行布局和攻关。随着国家的重视与大力发展，分子诊断 POCT 产品的国产化进程必将不断加快。

随着国内产品不断成熟、检测项目不断增加、临床应用潜力不断扩大，未来临床实验室和民营、乡镇医疗机构等非核酸检测市场会更多使用分子诊断 POCT 产品。如果在海关、社区等场景现场检测，甚至居家检测，分子诊断 POCT 将最大化发挥其优势——灵敏度高于免疫学方法、快速、即时即地。向医学检验人员提供灵活、便捷、可靠的 POCT 产品，赋予广大体外诊断企业广阔的想象空间。相信随着技术进步和发展，分子诊断 POCT 产品借助技术创新和集成创新会越来越多地走向市场，分子诊断 POCT 未来可期。

第十章

生物信息数据库在分子诊断中的应用

第一节 常用生物信息数据库

随着基因组测序技术（特别是高通量测序技术）的飞速发展，疾病相关基因的特性鉴定取得重大进展。海量基因数据产出，基因发现的数量和复杂性需要构建结构化知识库来对这些特征进行汇编，同时数据的安全保存和开放共享也需要更加高效的管理，为此，科学家们建立了一系列的生物学信息学数据库，包括原始数据和分析后的突变数据，既包含了人类群体的变异数据，也涉及遗传病、肿瘤、病原体等疾病变异数据。这些数据库根据规划的用途进行数据收集和整理，并提供相关的数据查询、数据处理服务。这些数据库大多可以通过网络访问，或者通过网络下载。在临床上利用这些生物信息数据库资源，可以为分子诊断和精准医疗提供更准确的数据解析。

这里结合分子诊断的主要方法和疾病类型，着重梳理常用的几种数据库：①群体中变异信息数据库；②疾病相关的变异位点数据库；③药物相关的变异位点数据库；④感染性疾病（微生物）相关数据库等。

群体中变异信息数据库是指群体研究中发现的正常人群中突变位点数据库，国际上主要包括dbSNP数据库（来自NCBI）、千人基因组（1000 Genomes）数据库等，国内主要包括中国代谢解析计划（ChinaMap）数据库、百万级中国人群基因变异数据库（Chinese Millionome Database，CMDB）等。在上述数据库中临床专家可查询到群体中特定变异位点的频率信息，相对高频突变位点可以在遗传性疾病分析中排除与疾病的关联性。

疾病相关的变异位点数据库除了提供变异位点的信息，还提供与该变异位点相关疾病的信息，主要包括在线人类孟德尔遗传（OMIM）数据库、人类基因突变数据库（Human Gene Mutation Database，HGMD）、癌症体细胞突变目录（Catalogue of Somatic Mutations in Cancer，COSMIC）、疾病相关的人类基因组变异数据库（ClinVar，来自NCBI）、癌症基因组图谱（The Cancer Genome Atlas，TCGA）、中国食品药品检定研究院（简称中检院）*BRCA*基因变异解读数据库等。

药物相关的变异位点数据库除了提供变异位点信息外，还提供与变异位点相关的药物等信息，这类数据库主要包括遗传药理学和药物基因组学数据库（Pharmacogenomics

Knowledge Base，PharmGKB）、肿瘤药物敏感性基因组学数据库（Genomics of Drug Sensitivity in Cancer，GDSC）及罕见病和罕见病药物网站（Orphanet）等。

感染性疾病（微生物）相关数据库主要收录了全球感染性疾病（微生物）基因组序列，主要包括全球共享流感数据倡议组织（Global Initiative on Sharing All Influenza Data，GISAID）数据库、抗性基因数据库（Comprehensive Antibiotic Resistance Database，CARD）、VIRGO等。下面从不同分类中分别挑选几个代表性数据库进行详细介绍。

一、NCBI数据库

美国国家生物技术信息中心（National Center for Biotechnology Information，NCBI）建立的NCBI网站（https：//www.ncbi.nlm.nih.gov/）是1981年由美国国立卫生研究院（National Institutes of Health，NIH）、国家医学图书馆（National Library of Medicine，NLM）发起成立的。经过近40年的发展，凭借它在生物学基础问题上的计算方法和为研究者提供生物医学及信息学方面的在线分析工具，NCBI已经是生物信息学领域的领导者。目前有大约40个在线的文献和分子生物学方面的数据库。

NCBI分六大类（Literature、Genes、Proteins、Genomes、Clinical和PubChem）来显示检索的结果。在NCBI众多的资源和数据库中，以下几个方面的子数据库与基因和基因组的检测密切相关。

（一）核酸数据库

基因序列数据库（GenBank，https：//www.ncbi.nlm.nih.gov/genbank/）记录了所有可公开获得的DNA序列及翻译的蛋白序列。GenBank由NCBI负责维护，与日本DNA数据库（DNA Data Bank of Japan，DDBJ）和欧洲分子生物学实验室（European Molecular Biology Laboratory，EMBL）的DNA数据库每天交换数据。GenBank两个月更新一次，截至2023年3月是254.0版，其中传统的GenBank记录（EST、GSS和HTGS）中包含218 642 238条序列。研究者可以将各种数据提交到GenBank。数据包括一个基因或者mRNA的序列、系统发育研究、生态调查、全完整的基因组序列、基因组组装序列、转录组组装序列和第三方注释、表达序列标签、基因组调查序列及高通量基因组序列。GenBank对提交的数据进行审核并提供一个数据标识（accession number）。数据经审核完成并释放后，就可以通过Entrez检索、BLAST搜索和FTP下载。

由于GenBank是研究者提交的序列库，所以GenBank库中的序列存在冗余。参考序列（reference sequence，RefSeq，https：//www.ncbi.nlm.nih.gov/refseq/）数据库在GenBank的基础上针对每个基因不同的数据类型提取一个可靠的信息作为参考条目，从而得到一个全面、完整、非冗余、注释良好的序列集，为医学、功能和多样性研究奠定了基础。RefSeq针对不同类型的序列有不同的审核标准，同时也有一套自己的数据标识（表10-1）。

表 10-1　RefSeq 中的数据标识和分子类型

数据标识	分子类型	分子类型说明
AC_	基因组（genomic）	完整的或者组装基因组分子编号（complete genomic molecule, usually alternate assembly）
NC_	基因组（genomic）	完整的基因组分子，通常是参考组装编号（complete genomic molecule, usually reference assembly）
NG_	基因组（genomic）	不完整基因组区编号（incomplete genomic region）
NT_	基因组（genomic）	拼装的 contig 或者 scaffold，克隆的或者全基因组测序数据编号（contig or scaffold, clone-based or WGSª）
NW_	基因组（genomic）	拼装的 contig 或者 scaffold，原始的全基因组测序数据编号（contig or scaffold, primarily WGSª）
NZ_ᵇ	基因组（genomic）	完整基因组和未完成的全基因组测序数据编号（complete genomes and unfinished WGS data）
NM_	信使 RNA（mRNA）	编码蛋白质转录本编号（通常为校正后的）[protein-coding transcripts（usually curated）]
NR_	RNA	非蛋白质编码转录本编号（non-protein-coding transcript）
XM_ᶜ	信使 RNA（mRNA）	预测模式的蛋白编码转录本编号（predicted model protein-coding transcript）
XR_ᶜ	RNA	预测模式的非蛋白质编码转录本编号（predicted model non-protein-coding transcript）
AP_	蛋白质（protein）	完整或者组装的基因组注释的蛋白质编号（annotated on AC_alternate assembly）
NP_	蛋白质（protein）	NM_ 或者 NC_ 相关的编码蛋白质编号（associated with an NM_ or NC_ accession）
YP_ᶜ	蛋白质（protein）	基因组分子编码的无实验证实的蛋白质编号（annotated on genomic molecules without an instantiated transcript record）
XP_ᶜ	蛋白质（protein）	XM_ 相关的预测得到的蛋白质编号（predicted model, associated with an XM_ accession）
WP_	蛋白质（protein）	跨物种和菌株的非冗余的蛋白质编号（non-redundant across multiple strains and species）

a whole genomes shotgun sequence data，全基因组鸟枪序列数据。

b an ordered collection of WGS sequence for a genome，基因组 WGS 序列的有序集合。

c computed，计算的。

（二）基因和基因组数据库

截至 2023 年 3 月，NCBI 的基因组数据库（https：//www.ncbi.nlm.nih.gov/genome）已收录 76 000 多个物种或菌株的整个基因组序列和图谱数据。涉及的物种除了主要的细菌、古菌和真核生物外，还包括病毒、质粒和细胞器等。研究者可以通过 Genome 主页面的 Browse by Organism 查看所有的基因组信息。

Gene 数据库（https：//www.ncbi.nlm.nih.gov/gene）为用户提供基因序列注释和检索服务，旨在从多个角度收集基因特异性信息，包括注释、位置、编码的转录本和蛋白质、文献、表型、变异、序列、GO 注释、物种同源性和外部数据库相关等信息。Gene 数据库为每个物种分类群的基因分配一个标识符（GeneID）。截至 2023 年 3 月，Gene 数据库收录了 41 141 个物种分类群，43 240 000 多条基因记录。

（三）变异数据库

NCBI 中保存变异位置和类型的变异数据库主要包括单核苷酸多态性数据库（Single Nucleotide Polymorphism Database，dbSNP）（长度小于 50bp 的变异）、基因组结构变异数据库（Database of Genomic Structural Variation，dbVar）（长度大于50bp的变异）。这些变异信息可以从NCBI的多个子库（如Gene、RefSeq和GenBank等）获取，或者通过与多种表型之间建立关联来实现自身的价值，如ClinVar（疾病）、基因型和表型数据库（Database of Genotypes and Phenotypes，dbGap）（临床特征）及表现型-基因型整合数据库（Phenotype-Genotype Integrator，PheGenI）（基因表达）。

尽管变异的不同信息保存在不同的数据库中，但这些数据库正在被标准化以便于后续的搜索、报告、评估和分析，如变异类型（单核苷酸、插入、拷贝数增加）、变异结果（无意义、错义、移码）和功能注释结果。

ClinVar（https：//www.ncbi.nlm.nih.gov/clinvar/）是NCBI的与疾病有关的人类变异数据库，它整合了dbSNP、dbVar、PubMed、OMIM等多个数据库在遗传变异和临床表型方面的数据信息，将变异、临床表型、实证数据及功能注解与分析等四个方面的信息，通过专家评审，逐步形成一个标准、可信、稳定的遗传变异-临床表型相关的数据库。对于数据库中的位点，根据注释信息的可靠性，分成了1～4个不同的星级，星级越高，可信度越高。

dbSNP（https：//www.ncbi.nlm.nih.gov/snp/）是由NCBI与人类基因组研究所（National Human Genome Research Institute）合作建立的，收录了单碱基突变、短序列插入和短序列缺失等数据，以及其来源、检测和验证方法、基因型信息、上下游序列、人群频率等信息。dbSNP的设计初衷是与GenBank互补，因此里面记录了多个物种的遗传变异信息，而人类遗传变异信息只是其中的一部分。

常规的dbSNP查询方式是通过搜索SNP名称（reference SNP cluster ID number，rsID）或者提交的SNP登录号（submitted SNP accession number，ssID），获得详细的注释信息。人类遗传性疾病大部分与SNP相关，dbSNP作为一个提供实时更新的SNP详细注释信息的标准库，其作用就显得非常重要。可以说所有与人类遗传性疾病相关的科学研究和临床诊断都会参考dbSNP中的信息并以此作为标准。

二、CMDB

百万中国人基因组数据库（Chinese Millionome Database，CMDB，http：//cmdb.bgi.com/）是首个百万级中国人群基因变异数据库。CMDB的标本主要来源于NIPT标本，适用于获取位点变异在大规模人群中发生频率的信息。它对我国群体遗传学、罕见病、复杂疾病、肿瘤及全基因组关联分析等领域的科学研究和精准治疗、防控有着重要意义。通过查询可以得到CMDB的整体统计信息，包括基因组版本信息、变异位点在染色体上的密度分布统计、变异频率信息、突变类型及变异数量等信息。在CMDB主页的检索栏输入变异的rsID、染色体位置信息（chr：start—end）或者基因名称都可以检索，检索结果包括基因在染色体上的位置信息、对应的转录本信息、测序深度信息及变异信息。

三、ChinaMAP 数据库

中国代谢解析计划（China Metabolic Analytics Project，ChinaMAP，http：//www.mbiobank. com/）由国家代谢性疾病临床医学研究中心（上海）基于上海交通大学医学院附属瑞金医院牵头，依托转化医学国家重大科技基础设施（上海）和医学基因组学国家重点实验室实施。ChinaMAP一期数据库的构建基于分布于全国27个地区、8个民族（汉族、回族、满族、苗族、蒙古族、彝族、藏族和壮族）的10 588例40×高深度全基因组测序数据（平均40.80×），包含了1.36亿个基因多态性（SNP）位点和约1000万个插入或缺失位点（InDel），其中54.41%的突变是在国际通用的数据库dbSNP、千人基因组数据库、基因组聚合数据库（Genome Aggregation Database，gnomAD）和精准医学跨组学（Trans-Omics for Precision Medicine，TOPMed）数据库中均没有记录的新位点。ChinaMAP数据库研究队列的参与者平均年龄54岁，女性占64.8%。

整体上ChinaMAP表现出了非常大的差异性，出现了很多新的常见突变和低频突变，且个体突变数表现出了很明显的地理及民族特点，这是作为中国大人群基因组学多样性研究的一个很重要的基石。基于这些基因突变的差异性，ChinaMAP对中国人群的遗传性疾病（如先天性甲状腺功能减退症、慢性胰腺炎等）相关变异位点、营养代谢和药物代谢（如乙醇代谢能力、2型糖尿病和肥胖等）相关遗传特征等进行了全面分析。这些数据和结果对代谢性疾病的精确风险评估至关重要，对重大慢性病的预防、个体化健康管理和公共卫生决策具有重要价值。总之，ChinaMAP以覆盖中国各地区的研究队列为基础建立了高质量中国人群数据库，通过高深度全基因组数据和精细表型分析，可为疾病机制研究、预防、遗传咨询和公共卫生管理提供依据，也为汉族和少数民族群体的精确遗传结构分析和针对中国人群的精准基因组学研究提供了参考数据。

四、*BRCA* 基因变异解读数据库

中国乳腺癌易感基因（breast cancer susceptibility gene，*BRCA*）变异解读数据库（http：//exchange.cngb.org）是由中检院牵头发起的"区块链技术助力中国人群基因变异解读标准数据库"项目的阶段性成果。从多家机构收集的*BRCA1/2*突变，根据《ACMG遗传变异分类标准与指南》，结合中国人群数据，由专家团队对数据库中的每一个变异进行复核，从而形成适用于中国人群*BRCA1/2*基因变异的解读数据库。遗传变异注释解读的准确性依赖于大规模基因数据的参比验证与动态更新。"区块链技术助力共建中国人群基因变异解读标准数据库"项目（简称"标准数据库"）旨在通过区块链、密码学、可信计算等技术集合多方力量共同绘制基于中国人群的*BRCA*基因变异图谱，共同建立公开、可溯源、不可篡改、符合伦理法规要求和可审计监管的基因变异解读标准数据库。

乳腺癌和卵巢癌是当前社会的重大公共卫生问题。5%~10%的乳腺癌和10%~15%的卵巢癌为家族性或遗传性癌症。在两种遗传性癌症中，由*BRCA*基因突变引起的占据重要部分，包括*BRCA1*及*BRCA2*。借助*BRCA*基因突变解读数据库，可以评估和指导相关检

测机构对 *BRCA* 基因的解读能力，有助于医疗和遗传咨询工作的开展。

五、OMIM 数据库

在线人类孟德尔遗传（Online Mendelian Inheritance in Man，OMIM）数据库（https：//
omim.org/）是一个持续更新、关注于人类基因和遗传性疾病表型与性状之间分子关系的
综合性数据库，一直以来都是分子生物学、遗传学、基因组学和医学领域的重要数据库
之一。OMIM 数据库是在美国约翰斯·霍普金斯（Johns Hopkins）大学医学院 Victor A
McKusiek 教授主编的著作《人类孟德尔遗传》（*Mendelian Inheritance in Man*：*Catologs of
Human Genes and Genetic Disorders*，MIM）基础上发展起来的在线数据库。从 1966 年到
1998 年，MIM 公布了 12 个版本，从 1987 年开始实现在线搜索。截至 2023 年 3 月，OMIM
数据库已收录超过 26 000 条数据，包含 16 000 多条基因数据和 9000 多条表型数据。

OMIM 的结构分为基因与表型是两个独立的入口，因为同一个表型可能由不同基因导
致，同一个基因的不同突变可能导致不同的表型（图 10-1）。基因入口可与等位基因变异、
基因图谱、外部链接相关。表型入口可与临床概要、外部链接、基因图谱相关。基因图谱
与表型系列相关。表型系列是一个具有遗传异质性、跨基因组的相似表型的表格（https：//
www.omim.org/phenotypicSeriesTitles/all）。虚线表示非绝对相关，即并非所有基因都有等
位基因变异，并不是所有的表型都可形成基因图谱，基因图谱并不一定是表型系列的一部分。

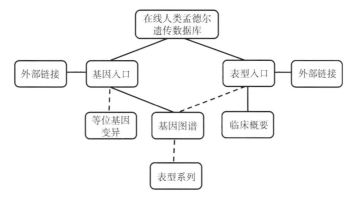

图 10-1 OMIM 结构示意图

摘自 Amberger JS，Bocchini CA，Schiettecatte F，et al. OMIM. org：Online Mendelian Inheritance in Man（OMIM），an online catalog
of human genes and genetic disorders. Nucleic Acids Research，2015，43（Database issue）：D789-D798

通过 OMIM 数据库检索可以了解相关基因-表型对应关系、基因详情、等位基因变
异、参考文献等信息，其中基因详情包括描述、克隆与表达、基因结构、位置、基因
功能、分子遗传学、基因型与表型的关系、进化、动物模型。外部链接可提供基因组、
DNA、蛋白质、基因信息、临床资源、变异、动物模型、细胞系、细胞通路方面的信息。

OMIM 数据库还通过检索一个疾病或表型获得相关疾病的表型-基因对应关系、临床
概要（clinical synopsis）、表型系列、表型详情、参考文献等信息，其中表型详情包括临床
特征、位置、遗传方式、分子遗传学、临床管理、发病机制、群体遗传学、历史。外部链

接包括蛋白质、临床资源、动物模型等。

六、COSMIC数据库

癌症体细胞突变目录（Catalogue of Somatic Mutations in Cancer，COSMIC，https：//cancer.sanger.ac.uk/cosmic）是收集所有癌症相关体细胞突变的数据库。体细胞突变是指在非生殖细胞中发生的突变，即不会遗传给后代的基因突变，在肿瘤细胞中比较常见。体细胞突变在肿瘤的发生、发展及治疗中起到重要作用，因此进行肿瘤体细胞突变的检测是肿瘤药物基因组学的重要研究方向之一。通过COSMIC数据库，研究人员可快速查找目标肿瘤基因的信息，包括单碱基突变、插入缺失突变、拷贝数变异、甲基化和基因表达情况等。截至2023年3月发布的v97版本数据库，COSMIC已包含超过151万个标本、500多万个编码突变、160 000多万个非编码突变、920多万个差异表达变异、790多万个差异甲基化CpG岛、120多万个拷贝数突变、1.9万多个融合基因突变等。

COSMIC数据库包含数千万种与癌症发展有关的体细胞突变，主要有两个方面的信息来源。一方面通过专家收集管理，从同行评审文献中收集已知癌症基因的突变；另一方面来自于基因组重测序数据，纳入来自其他癌症基因组计划中癌症标本的全基因组重测序数据，如TCGA数据库等。

COSMIC主要分为5个项目，包括体细胞突变数据库、细胞系项目、三维蛋白结构域、癌症基因调查、癌症突变调查。

（一）体细胞突变数据库

体细胞突变数据库是COSMIC的核心项目，是专家管理的体细胞突变数据库。通过在主界面中的搜索栏输入基因、突变的rsID号、癌症名称、肿瘤位置等信息进行查询，检索结果包括基因、历史突变（legacy mutation）、突变、SNP、癌症、肿瘤位置、标本、文献研究等内容。

（二）细胞系项目

细胞系项目（cell lines project）是肿瘤细胞系的突变图谱，包括最常使用的1000多种肿瘤细胞系。

（三）三维蛋白结构域

三维蛋白结构域（COSMIC-3D）是通过交互式的网页展现基因突变导致的蛋白结构域的变化的项目。COSMIC-3D旨在为精准肿瘤学的新药设计中靶点鉴定和表征提供支持。可通过假设发生驱动突变后对蛋白质结构和功能的影响，以及突变如何与药物结合位点相互作用来预测药物敏感性。

（四）癌症基因调查

癌症基因调查（cancer gene census，CGC）是对包含突变的肿瘤基因进行分类，并解释驱动基因突变导致癌症的原因和机制的项目。CGC是专家管理的癌症驱动基因项目，可被用作基础研究、医学报告和药物开发中的癌症遗传学标准。截至2023年3月，CGC已纳入736个癌症驱动基因，选择单个癌症基因可以显示详细信息。CGC将癌症基因主要分为两类：Tier1，有充分证据表明，正是由于这些基因的突变导致癌症的进一步发生；Tier2，在癌症中检测到了大量该基因的突变，但是并没有充分证据表明该基因突变对癌症发生的影响。

（五）癌症突变调查

癌症突变调查（cancer mutation census，CMC）是对COSMIC中的编码突变进行分类，并预测不同类型癌症中的驱动突变项目。CMC整合了多种数据，包括COSMIC中体细胞的编码突变、多种来源的生物学与生化信息、人工管理和计算分析获得的数据、ClinVar数据库、dN/dS比率、gnomAD变异频率和COSMIC中1500种癌症的突变频率信息。不同分类级别突变用不同颜色进行区分。

七、PharmGKB数据库

药物基因组学知识库（Pharmacogenomics Knowledge Base，PharmGKB，https：//www.pharmgkb.org/）是目前最权威、最完善的药物基因组学知识库，主要包括人类遗传变异对药物反应影响的知识。它由NIH资助，由斯坦福大学进行管理。

用户可在数据库进行信息检索，支持检索的关键词包括药物名称、基因、变异（坐标、rsID等）、临床指南、药物基因单倍型、文献等。

检索到的信息主要涵盖6个方面。

（一）处方信息

处方信息（prescribing information）主要涵盖基因组变异与药物剂量或替代药物的具体临床指南，包括临床药物遗传学实施联盟（Clinical Pharmacogenetic Implementation Consortium，CPIC）、荷兰药物遗传学工作组（Dutch Pharmacogenetics Working Group，DPWG）、加拿大药物安全药物基因组学网络（Canadian Pharmacogenomics Network for Drug Safety，CPNDS）等。

（二）药物标签注释

药物标签注释（drug label annotations）即药物监管机构要求在药品信息上标注与药物基因组相关的注释信息，已收录的药物标签信息包括美国FDA、加拿大卫生部[Health Canada（Santé Canada），HCSC]、欧洲药品管理局（European Medicines Agency，EMA）、瑞士治疗产品管理局（Swiss Agency of Therapeutic Products，Swissmedic）和日本医药品医疗器械综合机构（Pharmaceuticals and Medical Devices Agency，Japan，PMDA）。根据用户检索的药物展示所有的标签信息概览。

（三）代谢通路

代谢通路（curated pathways）是指药物在体内的代谢方式、作用方式或两者兼有的通路图。

（四）非常重要的药物基因

非常重要的药物基因（very important pharmacogene，VIP）是在药物基因组学领域中特别重要的基因概述信息，如*CYP2D6*基因，在此部分会详述其代谢原理、代谢底物、重要的变异位点、相关代谢型与个体表型、关键文献等。目前已收录的VIP基因有68个。

（五）临床注释

根据已发表的文献证据，临床注释（clinical annotations）总结了特定遗传变异与药物之间关系的所有注释信息并根据公开证据数量及该证据的质量，对它们进行评级。以*CYP2D6*基因为例，在此页面会以表格的形式展示收录的变异（如*CYP2D6*10*）、变异的等级（level 1A）、分类（efficacy，toxicity/ADR）与表型（Pain）。

（六）变异注释

变异注释（variant annotations）是单个文献中报道的单个遗传变异与药物反应之间关联的摘要。用户可以在该页面的表格中点击链接，查看更多的信息。

八、GISAID数据库

全球共享流感数据倡议组织（Global Initiative on Sharing All Influenza Data，GISAID，https：//www.gisaid.org/），总部位于德国慕尼黑。GISAID平台启动于2008年的第61届世界卫生大会（World Health Assembly，WHA），其宗旨是创建一个为科研工作者而设计的公开访问流感数据库，打破了传统科研模式对流感数据共享的限制，帮助研究人员尽快了解流感病毒的演变和传播模式，对公共卫生事件做出更迅速和有效的响应。

事实上目前GISAID数据库所保存的数据已不限于流感病毒，还包括可感染人的流感和其他冠状病毒的基因序列、与之相关的临床和流行病学数据，也包括与上述病毒相关的地理学数据，以及特定关联的其他动物病毒数据。在最近的新冠大流行中，这些数据和知识为科研和临床都提供了有力支持。

GISAID数据库中"数据库特性"（database feature）是最重要的部分，主要包含冠状病毒变异分析应用、流感病毒变异分析应用、流感病毒基因组的流行病学分析、新冠病毒基因组的流行病学分析和流感病毒数据库EpiFlu™数据上传。其中冠状病毒变异分析应用和流感病毒变异分析应用提供给用户对自行提交的冠状病毒或流感病毒序列进行变异分析的工具，下面以冠状病毒变异分析应用为例，来展示查询过程和结果。

在查询页面，用户可以粘贴或上传自己的冠状病毒序列，系统会自动辨识用户所提交的是核酸序列还是蛋白序列。检索结果除了会列出数据库中与用户所提交序列相近的序列，并给出序列一致性的百分比、比对区域占查询序列的覆盖度、变异数和变异内容等详情外，在结果页的最上端还会以旋转3D图的方式，展示变异结构的可视化结果。

流感病毒基因组的流行病学分析和新冠病毒基因组的流行病学分析，这两部分基于GISAID的数据库技术团队（Database Technical Group，DTG）所开发的重要的可视化工具NextStrain（https：//nextstrain.org/）。这一工具目前除了被用于流感病毒和新冠病毒的系统发生与传播途径的分析和展示外，在寨卡病毒、西尼罗病毒、麻疹病毒等多种病毒的数据分析上也被广泛使用。GISAID的另一个主要数据库，即冠状病毒数据库EpiCoV™在中国有官方合作伙伴——国家基因库生命大数据平台（China National Genebank Database，CNGBdb，https：//db.cngb.org/gisaid/）。通过CNGBdb用户（尤其是国内用户）可以更方便和快捷地访问EpiCoV™所收录的完整内容。

第二节 生物信息学数据库的使用简介

分子诊断中经常需要了解变异的具体信息，如突变导致的氨基酸变化、突变是否在数据库中收录、该突变在中国人群中的频率信息等。因此，对生物信息学数据库的检索也是分子诊断中必不可少的一个环节。熟悉各生物信息学数据库的检索功能，能够使工作事半功倍。本节将介绍一些常见数据库的检索方法。

一、变异相关信息检索——dbSNP

常规的dbSNP查询方式是通过在搜索界面输入rsID或者位置信息，就能从dbSNP得到该变异详细的注释信息。以rs671为例（图10-2和图10-3），即可获得该位点的关键结果信息和一些历史结果信息。通过点击该位点的关键搜索结果，可进入该位点的详细注释信息界面。NCBI详细注释信息界面主要包括三个部分。①该SNP的注释信息概要，包含了该SNP对应的物种信息、基因组中的位置、变异情况、变异类型、在各大数据库的频率信息、临床重要性（附ClinVar链接）、基因和变异结果、相关文献链接、基因组视图链接。②该SNP注释信息的详细内容：a. 频率信息（Frequency），即该变异在不同人种的突变频率信息。b. 变异具体信息（Variant Details），即该变异在不同版本基因组（GRCh37或者GRCh38）上的位置信息，以及该变异导致的基因核苷酸、氨基酸变化。c. 临床显著性（Clinical Significance），即ClinVar数据的ID及对应的疾病和临床信息。点击对应的ID可以链接到ClinVar数据库的相关内容。d. 人类基因组变异学会（HGVS）基因突变命名，即该突变的规范命名。e. 变异提交信息（Submissions）。f. 该rsID的历史ID（History）。g. 文献（Publications）。h. 上下游序列（Flanks），即通过设置碱基数，可以获得该变异上下游序列。③该SNP的Genetic Map，即第一部分的基因组视图详情。通过对已有注释信息的解读，有助于全面了解该位点在科学研究或临床诊断中的重要性和可能性。

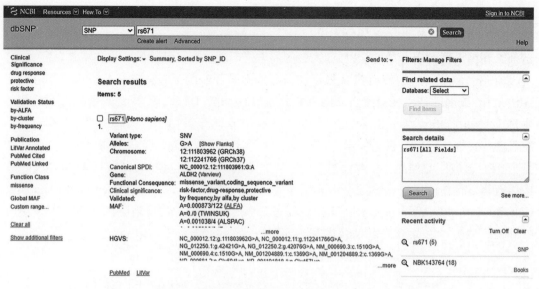

图10-2　dbSNP的检索界面及检索结果示例（以"rs671"为例）

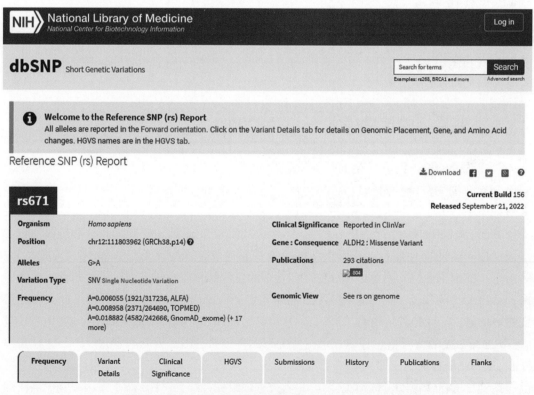

图10-3　dbSNP展示变异的详细信息（以"rs671"为例）

二、中国人群变异相关信息检索——ChinaMap

ChinaMap的检索支持基因名称、dbSNP的rsID、染色体的坐标及范围。以*ALDH2*基因为例，检索后得到的界面见图10-4。主要包括该数据库在*ALDH2*上检测到的变异，每个变异主要包括如下信息：染色体、位置、dbSNP的rsID、参考碱基、突变碱基、检测质量值、中国人群频率、对应的基因、转录本及该变异在千人基因组不同人种的频率信息。

打开ChinaMAP数据库的首页即可进行数据查询，输入基因名、突变位点的rsID或者基因坐标/范围，页面就会展示相关的突变位点信息，如可通过该数据库获悉某个基因在中国人群中的突变频率、在欧美等人群中的突变频率（来自千人基因组数据库）及突变相关氨基酸改变等注释信息。

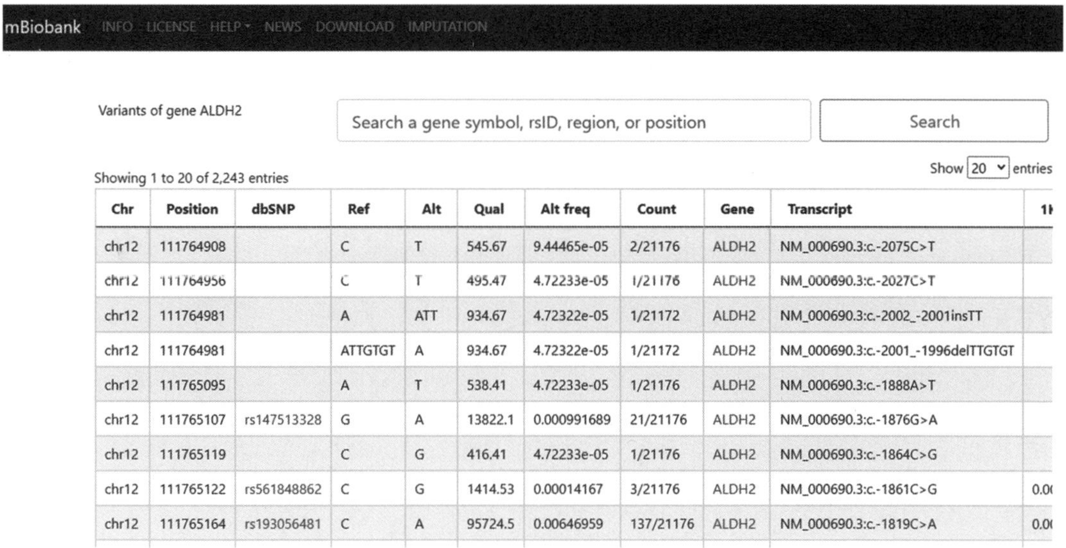

Chr	Position	dbSNP	Ref	Alt	Qual	Alt freq	Count	Gene	Transcript	1k
chr12	111764908		C	T	545.67	9.44465e-05	2/21176	ALDH2	NM_000690.3:c.-2075C>T	
chr12	111764956		C	T	495.47	4.72233e-05	1/21176	ALDH2	NM_000690.3:c.-2027C>T	
chr12	111764981		A	ATT	934.67	4.72322e-05	1/21172	ALDH2	NM_000690.3:c.-2002_-2001insTT	
chr12	111764981		ATTGTGT	A	934.67	4.72322e-05	1/21172	ALDH2	NM_000690.3:c.-2001_-1996delTTGTGT	
chr12	111765095		A	T	538.41	4.72233e-05	1/21176	ALDH2	NM_000690.3:c.-1888A>T	
chr12	111765107	rs147513328	G	A	13822.1	0.000991689	21/21176	ALDH2	NM_000690.3:c.-1876G>A	
chr12	111765119		C	G	416.41	4.72233e-05	1/21176	ALDH2	NM_000690.3:c.-1864C>G	
chr12	111765122	rs561848862	C	G	1414.53	0.00014167	3/21176	ALDH2	NM_000690.3:c.-1861C>G	0.0
chr12	111765164	rs193056481	C	A	95724.5	0.00646959	137/21176	ALDH2	NM_000690.3:c.-1819C>A	0.0

图10-4 ChinaMAP检索结果展示（以“*ALDH2*”为例）

三、癌症相关变异信息检索——TCGA

癌症基因组图谱（The Cancer Genome Atlas，TCGA，https：//www.cancer.gov/ccg/research/genome-sequencing/tcga）是由美国国家癌症研究所（National Cancer Institute，NCI）和美国国家人类基因组研究所（National Human Genome Research Institute，NHGRI）于2006年联合启动的项目，收录了各种人类癌症（包括亚型在内的肿瘤）的临床数据、基因组变异、mRNA和miRNA表达、甲基化等数据，是癌症研究者很重要的数据来源。

在TCGA主页上点击Exploration，进入后在中间有“Cases”、“Gene”、“Mutation”和“OncoGrid”四个窗口。按照需求可以点击“Gene”或者“Mutation”进行相关变异查询。以“Gene”窗口为例，该窗口列出所有癌症相关基因的信息（包括受影响的病例数目和比例、突变的数目及CNV的数目和比例，以及生存曲线）。点击突变数目（以TP53为例），得到如图10-5所示结果。主要包括突变的位置信息、突变类型、人群频率、软件预测的该突变影响力及生成曲线。所有结果提供下载功能。

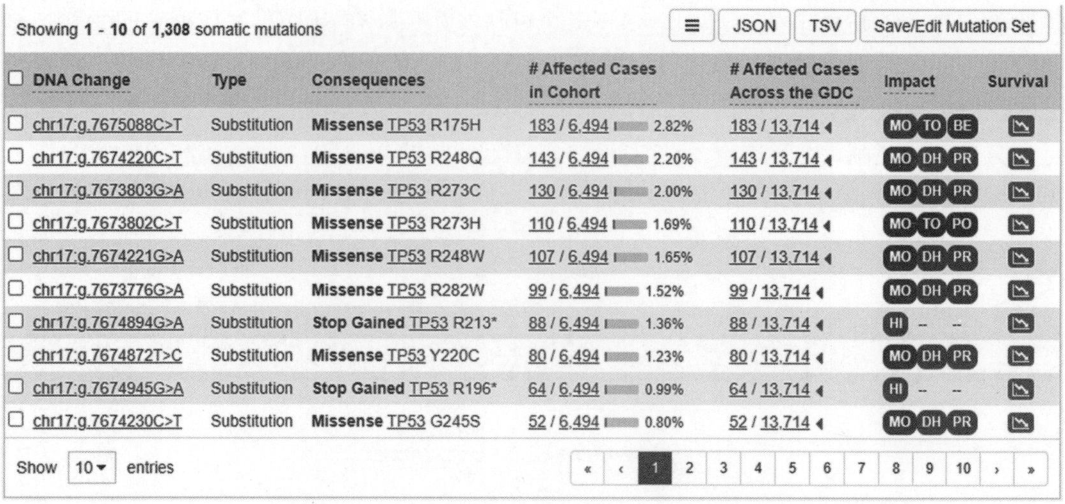
Showing 1 - 10 of 1,308 somatic mutations

≡ JSON TSV Save/Edit Mutation Set

DNA Change	Type	Consequences	# Affected Cases in Cohort	# Affected Cases Across the GDC	Impact	Survival
chr17:g.7675088C>T	Substitution	Missense TP53 R175H	183 / 6,494 2.82%	183 / 13,714	MO TO BE	
chr17:g.7674220C>T	Substitution	Missense TP53 R248Q	143 / 6,494 2.20%	143 / 13,714	MO DH PR	
chr17:g.7673803G>A	Substitution	Missense TP53 R273C	130 / 6,494 2.00%	130 / 13,714	MO DH PR	
chr17:g.7673802C>T	Substitution	Missense TP53 R273H	110 / 6,494 1.69%	110 / 13,714	MO TO PO	
chr17:g.7674221G>A	Substitution	Missense TP53 R248W	107 / 6,494 1.65%	107 / 13,714	MO DH PR	
chr17:g.7673776G>A	Substitution	Missense TP53 R282W	99 / 6,494 1.52%	99 / 13,714	MO DH PR	
chr17:g.7674894G>A	Substitution	Stop Gained TP53 R213*	88 / 6,494 1.36%	88 / 13,714	HI -- --	
chr17:g.7674872T>C	Substitution	Missense TP53 Y220C	80 / 6,494 1.23%	80 / 13,714	MO DH PR	
chr17:g.7674945G>A	Substitution	Stop Gained TP53 R196*	64 / 6,494 0.99%	64 / 13,714	HI -- --	
chr17:g.7674230C>T	Substitution	Missense TP53 G245S	52 / 6,494 0.80%	52 / 13,714	MO DH PR	

Show 10 entries « ‹ 1 2 3 4 5 6 7 8 9 10 › »

图10-5　TCGA检索结果展示（以“TP53”为例）

第三节　生物信息数据库在分子诊断中的应用

近年来，多种新型的分子诊断技术应用到临床中，特别是在遗传性疾病诊断、肿瘤基因检测、感染性疾病检测等中。生物信息数据库作为分子诊断的基础，在分子变异的筛选、功能判断和疾病关系解读等方面的重要作用日益凸显。本节将结合分子诊断在遗传性疾病诊断、肿瘤基因检测、感染性疾病检测三个方面的应用，详细介绍生物信息数据库的具体用途。

一、遗传性疾病诊断的生物信息数据库

遗传性疾病诊断是针对个体基因组生殖细胞变异结果进行测定和解读的过程，从而实现遗传性疾病基因的准确检测。随着高通量测序技术的发展和测序成本降低，临床分子诊断也得到了广泛的应用，但是大量的变异结果产出也给临床变异解读带来了不小的挑战。针对这一挑战，美国医学遗传学与基因组学学会（ACMG）于2015年在*Genetics in Medicine*发表了《ACMG遗传变异分类标准与指南》，首次规范了遗传变异分类和解读，根据遗传证据的强弱定义28种分类标准，并将变异分为致病的、可能致病的、良性的、可能良性的和意义不明的五大联合分类。目前该指南已经普遍成为分子诊断机构遗传变异解读的重要参考标准，图10-6便是依据该指南的变异解读全流程图，将变异解读分为变异命名验证、群体数据评估、文献/数据库检索和内部证据分类、变异类型差异化分析。

在变异解读的过程中生物信息数据库作为证据的“承载者”扮演着重要的角色。首先，变异会通过序列数据库进行结构功能注释，定位到变异所在基因和转录本上，从而支撑起后续功能性预测等进一步解读。其次，由于绝大部分遗传性疾病相关的变异在人群中

是低频率的，在解读过程中会利用大规模人群变异频率库中的频率信息进行致病相关位点的筛选。最后，我们也会在内部与外部的变异和疾病关系数据库中进行查找，如果找到相关致病变异，便可以直接根据数据库中的证据信息进行解读；而针对没有证据的变异位点，需要通过文献数据库检索到相关变异的文献，并收集相应证据信息进行后续的解读工作。

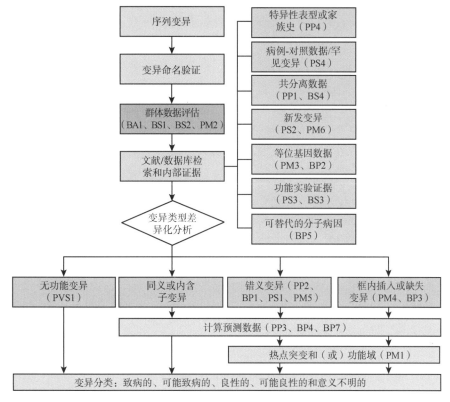

图10-6　ACMG变异解读全流程

基因注释最常用的基因数据库有NCBI的RefSeq Genes和EBI的Esembl Genes，不过往往会注释太多的转录本，使得下游的解读工作变得复杂和困难，一方面针对特定疾病的解读筛选疾病相关的转录本，另一方面转录本应该经过审核从而避免错误。因此，ACMG推荐使用人类基因突变致病注释数据库——基因座参考基因组序列（locus reference genomic，LRG）数据库进行转录本注释，LRG数据库进行了RefSeq Genes和Esembl Genes的整合，以及人工审核，保留了和临床最相关的转录本；另外DiStefano等针对耳聋相关基因转录本进行审核和筛选，从而增加了临床解读的准确性，这也进一步说明针对特定疾病解读，应审核和筛选后构建高准确度基因转录本数据库。

在人群数据评估中最常用的数据库包括gnomAD、CMDB、ChinaMAP和1000 Genomes等大人群数据库，需要注意的是这些数据库并不是所有的都是"正常参考"标本，另外这些数据库的人群分布和数据产出形式也有不同，在使用时需要根据其特点来综合考虑。首先，在使用这些数据库的时候需要确保自己所解读的疾病不在数据库中，从而保证数据库中的变异频率不存在疾病偏向性，如 gnomAD 和 ChinaMAP 包含了部分疾病标本；其次，不同的民族存在群体变异频率差异，应尽量使用与解读标本相同或者接近的群体变异频率结果来消除人群差异的影响，如 CMDB 和 ChinaMAP 都是中国人群的标本，更适合对中国人群标本的解读；最后，数据测序的特点，如 CMDB 的标本是来自 NIPT 标本，虽然标本量大，但测序深度极低，可以进一步结合高深度数据的 ChinaMAP 等数据库进行综合考虑。同时，需要注意的是并非所有的疾病相关变异在人群都是低频的，如变异 NM_004004.6（GJB2）：c.109G＞A 是一个耳聋相关致病基因，但其在东亚人群中的变异频率为 0.083 45，故应结合多方面的因素进行人群数据评估工作。

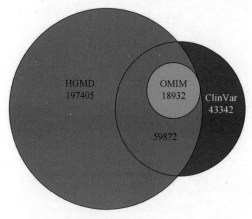

图 10-7　ClinVar、OMIM、HGMD 包含关系

作为变异解读中最重要的数据库，目前比较常用的基因和疾病关系数据库包括 ClinVar/ClinGen、OMIM、HGMD 等，这些数据库中往往经过人工审核并包含了丰富的变异信息、变异与疾病相关证据信息、大致的致病性分类和打分信息等，其大致包含关系详见图 10-7。针对能够在数据库找到的致病性相关证据，需要专业人员结合专业知识和《ACMG 遗传变异分类标准与指南》等进行变异的解读和报告工作，不过不同的分子诊断实验室仍然可能会有部分解读结果差异。另外，由于变异解读的复杂性，数据库的定期更新和重新审核是非常重要的一个步骤，能够通过不断修正保证变异解读的准确性，为分子诊断的发展提供良好循环。

二、肿瘤基因检测的生物信息数据库

肿瘤本质上是一个具有个体特异性的"基因病"，肿瘤基因检测主要是通过测定肿瘤组织体细胞变异进行精准诊断、针对性治疗方案制订和治疗效果监控。高通量测序技术的应用显著提升了获得肿瘤组织变异数据的能力，但是也为变异的解读带来了挑战，细节标准的不同导致不同实验室解读结果存在较大差异。因此，建立肿瘤变异解读标准和指南能够让不同实验室尽量得到更加一致和正确的结果，目前国内外也发布了多项肿瘤变异解读相关指南，如 2016 年中国肿瘤驱动基因分析联盟（Chinese Alliance for Cancer Drive Gene Analysis，CAGC）和中国临床肿瘤学会（Chinese Society of Clinical Oncology，CSCO）发布了《二代测序（NGS）技术应用于临床肿瘤精准医学诊断的共识》，2017 年美国临床肿瘤学会（American Society of Clinical Oncology，ASCO）与美国病理学家协会（College of American Pathologists，CAP）联合发布了《癌症序列变异解释与报告标准指南》。以《癌症序列变异解释与报告标准指南》为例，该指南根据肿瘤变异的临床意义将变异分为四大类分级进行报道：Ⅰ类，具有显著的临床意义；Ⅱ类，具有潜在的临床意义；Ⅲ类，临床意义不明；Ⅳ类，良性的或可能良性的变异。同时，根据其来源可信度将Ⅰ类和Ⅱ类分为 4 个等级，分别是 A、B、C、D 级，具体如图 10-8 所示。

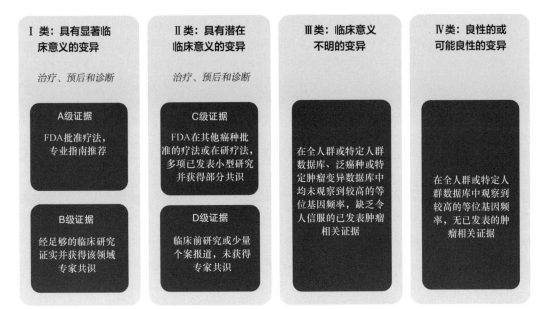

图10-8 肿瘤变异分级定义

肿瘤变异整体解读流程同体细胞变异解读基本一致，首先是通过数据库进行变异注释、预测软件计算的致病性打分和人工查找收集的疾病相关证据，然后再参考专家知识和指南进行变异的解读与报告工作。在数据库使用方面，肿瘤体细胞变异解读涉及序列数据库、人群数据库、生殖细胞变异与疾病关系数据库，以及肿瘤相关体细胞变异和疾病关系数据库。其中，序列数据库用于进行基因和转录本的注释，主要包括NCBI RefSeq Genes、Esembl Genes和LRG等；人群数据库用于去掉人群多态性位点，主要包括gnomAD、CMDB、ChinaMAP和1000 Genomes等；生殖细胞变异与疾病关系数据库用于患者本身遗传性突变解读，主要包括ClinVar/ClinGen、OMIM和HGMD等。

肿瘤变异解读会额外使用到肿瘤相关的变异数据库，包括COSMIC、My Cacner Genome、cBioPortal等数据库，这些数据库提供了不同类型肿瘤/癌症相关的体细胞突变、代谢通路、相关文献、临床试验、药物抗性和治疗方案等信息。需要注意的是，由于病理诊断报告和临床级别的文献审核的部分缺乏及数据提交的宽松条件，这些数据库的数据并非完全可信，需要结合专业知识进行判断。因此，往往需要临床检测机构进一步根据检测需求构建自己的内部肿瘤变异解读相关数据库，提供统一的变异数据库注释结果，并结合临床结果迭代形成更好的解读共识。最后，以上内部数据的分享是逐步提高行业肿瘤变异解读能力的重要一环，但是涉及数据隐私、分享流程的标准化等问题，目前行业也在完善和推进临床检测机构之间的数据分享，如中检院于2019年牵头基于区块链构建了中国人群基因变异解读标准数据库来支持在线的临检机构之间的解读数据库共享。

三、感染性疾病检测的生物信息数据库

感染性疾病分子诊断主要是通过对病原微生物（包括细菌、病毒、真菌、寄生虫等）的测定来支持感染性疾病的定性和定量诊断、精准用药和治疗、流行防控等。从检测手段

上目前主要有培养基检测、抗原抗体检测、PCR检测、基于高通量测序的mNGS等方法。在使用中，培养的方法多用于细菌和真菌的检测；抗原抗体和PCR检测主要是针对少数确定的病原微生物（特别是病毒）进行快速检测；而基于高通量测序仪的mNGS能够捕获所有病原基因序列信息，因此主要应用于混合感染、罕见感染或者其他需要更全面病原信息的场景。

以上检测方法中，PCR检测和mNGS检测是最常用的分子检测手段，能够直接根据病原微生物核酸序列来确定病原微生物，甚至根据变异信息来解读用药抗性等信息。不过由于病原微生物数目庞大，病原微生物数据库的建设是检测、设计和解读不可缺少的重要组成部分，在病原微生物分子检测中需要使用到的数据库一般包括病原微生物序列数据库、病原微生物和疾病关系数据库、病原用药和药物抗性数据库等。不过病原微生物相关数据库还在快速发展中，涉及的相关数据库非常多，所以目前不同分子诊断机构在病原微生物检测（特别是mNGS）解读中往往会建立属于自己的数据库。

常用的病原微生物序列数据库包括NCBI Assembly、Esembl Genomes等基因组和基因相关序列库，另外还有诸如京都基因与基因组百科全书（Kyoto Encyclopedia of Genes and Genomes，KEGG）数据库中的病原相关微生物序列、GSIAID数据库中的病毒序列数据、SILVA数据库中针对物种鉴别的序列数据库、人类口腔和肠道等部位微生物数据序列库VIRGO和HOMD等，这些数据库包含病原微生物的基因组序列和结构功能等信息，能够最直接地指导病原微生物的分子检测。例如，在PCR病原检测中一般采用目标微生物基因组中的保守序列作为靶向序列进行引物设计，然后采用多重PCR等方法进行快速检测；在mNGS检测中会利用生物信息学方法将测序数据与微生物序列库进行比对来鉴定病原微生物。

在病原微生物和疾病用药方面目前还缺少统一和完整的数据库，根据不同物种分类会有不同的分类数据库：KEGG数据库的病原数据库包含了感染性疾病、用药抗性等代谢通路信息；PHI-base数据库包含了经过人工审核的病原微生物和宿主的感染关系；CARD数据库包含了丰富的病原变异和抗生素抗性等数据。这些数据库能够丰富临床解读的结果，为临床治疗提供更好的病理学依据，如CARD中记录了特定病原变异会导致的具体药物的抗药性结果，再结合PCR或者mNGS方法测定变异情况下指导医生开出更有效的药物。

本章介绍了在分子诊断中用到的一些生物信息数据库，包括NCBI、ChinaMAP、CMDB、OMIM、COSMIC、PharmGKB、GISAID、CNGBdb等，这些数据库是人类对疾病认识的积累。近年来，随着高通量测序技术的不断发展，它在临床分子诊断中的应用越来越广泛。海量的数据越发显示出数据库的重要性。国外在这方面起步比较早，建立了不少专门的数据库（如Clinvar、dbSNP、1000 Genomes、OMIM和COSMIC等）。虽然这些数据库是开放的，但有些数据库的数据主要来自西方人群。由于东西方人群遗传背景的差异，我们在使用这些数据库时需要谨慎，有些结果可能在东西方人群中存在差异，所以构建中国人群的数据库是非常有必要的。随着国家的越发重视，国内也启动了大规模的基因组计划，包括CMDB、ChinaMAP、中国十万人基因组计划等，这些中国人群体和疾病数据库建设的不断完善，必将促进分子诊断技术能力的进一步提升，支持我们朝着健康中国的目标迈进。

第三篇

分子诊断技术的临床应用

第十一章

感染性疾病的分子诊断

随着分子生物学理论与相关技术的迅速发展，分子诊断学应运而生。感染性疾病的分子诊断是以感染病原体生物分子为靶标，利用分子诊断技术，从分子水平进行相关指标的检测，用于感染性疾病的诊断、治疗监测和预后判断等。随着各种病原体基因结构的阐明，核酸扩增技术、核酸杂交技术、基因芯片技术和核酸测序技术等分子诊断技术已被广泛用于感染性疾病的诊断。

第一节　感染性疾病概述

感染性疾病（infectious disease，ID）是由病毒、细菌、真菌、衣原体、支原体、螺旋体、立克次体和寄生虫等病原体侵入机体而引起的一类疾病。感染性疾病中具有传染性并可导致不同程度流行的被称为传染病（communicable disease，CD）。近年来，一些已被控制的传染病又重新流行，被称为再发传染病（reemerging infectious disease，RID）。同时，还出现了数十种新发现的传染病，被称为新发传染病（emerging infectious disease，EID），如严重急性呼吸综合征（severe acute respiratory syndrome，SARS）、新型冠状病毒感染及中东呼吸综合征、埃博拉病毒病、高致病性禽流感和寨卡病毒病等。EID给人类健康、社会稳定、经济发展和国家安全等造成严重破坏，已成为全球重大公共卫生问题。

感染性疾病的临床症状相似，主要包括发热、疼痛和皮疹等。依靠实验室检测明确病原体是感染性疾病确诊的主要依据。传统的病原体检测方法主要包括血清学检测（抗原、抗体检测）、分离培养鉴定、查找病原体或病毒包涵体等，但传统病原体检测方法受灵敏度和特异性的限制，在明确病因、判断潜在感染、早期诊断、病原体分类或分型鉴定和耐药性检测等方面存在一定的局限性。

感染性疾病的分子诊断主要用于：①检测不能或不易培养、生长缓慢的病原微生物，如结核分枝杆菌、苍白螺旋体和病毒等；②鉴定新发和再发传染病的病原体；③进行病原体感染的早期诊断，确定感染的病原体；④定量检测病原体核酸以动态监测疾病进展；⑤病原体感染的分子流行病学调查；⑥进行病原体基因分型；⑦检测病原体的耐药基因；⑧进行病原体毒力分析、进化分析和基因突变分析等。综上所述，分子诊断为感染性疾病的临床诊治、疗效观察、流行病学调查等提供了科学依据，具有快速、特异和灵敏等优点。

第二节　感染性疾病的分子诊断策略与技术

感染性疾病的分子诊断是对病原体核酸（DNA 或 RNA）进行检测。检测所用的标本类型包括组织、体液、血液、器官、分泌物和排泄物等，其选择主要取决于相关感染性疾病的临床病程与病理机制。临床标本的正确收集、运输和处理，是保持核酸完整性和确保分子检测结果可靠的基础。

一、感染性疾病的分子诊断策略

感染性疾病的分子诊断策略分为一般性检出策略和完整检出策略。

一般性检出策略只需要确定样本中是否存在病原体，是单重感染还是多重感染。常用核酸扩增、核酸杂交和基因芯片技术检测病原体核酸。对于不明原因感染性疾病、疑似新发或再发传染病、传统检测技术反复阴性、抗感染治疗效果不佳等情况，可采用高通量测序技术对样本进行检测，以明确可能的病原体。

完整检出策略不仅需要确定样本中是否存在病原体，还要进行病原体基因型（包括亚型）、耐药基因和相关的人类基因多态性检测。常采用核酸扩增、核酸杂交、基因芯片和核酸测序等技术。如需获取更多的病原体信息（包括基因型、亚型、耐药基因等），建议采用完整检出策略。

二、感染性疾病常用的分子诊断技术及选择策略

感染性疾病常用的分子诊断技术主要包括核酸扩增技术、核酸杂交技术、基因芯片技术和核酸测序技术等。前三种检测技术只能检测已知病原体，不能检测未知病原体。核酸扩增技术因其快速、灵敏、特异、简便、可单重和多重检测等特点，成为最常用的技术。其中使用最为广泛的是实时荧光定量 PCR（qPCR）技术，它既具有前述技术的特点，又兼具实时、可定量检测的特点。核酸杂交技术的检测灵敏度低于核酸扩增技术，常与核酸扩增技术联合应用，以提高检测灵敏度。基因芯片技术具有检测通量高、特异的特点，也常常与核酸扩增技术联合应用，以提高检测灵敏度。若病原体发生基因突变，而突变位置不在被检测的基因区段，核酸扩增技术、核酸杂交技术、基因芯片技术均可能导致漏检，而核酸测序技术可弥补此缺陷。高通量测序技术在病原体的鉴定、分型、耐药基因检测，尤其是新发病原体鉴定方面发挥了重要作用，其显著优势是可以检测未知病原体，已较多用于感染性疾病病原体的检测。高通量测序技术具有操作复杂，影响因素多，需要昂贵的测序仪、有经验的专业技术人员和生物信息分析人员，成本高，检测结果需要结合临床资料综合分析判断等特点。

综上，对于已知病原体检测，优先考虑采用核酸扩增技术。对于多种病原体的联合检测或多种型别病原体检测，可考虑采用核酸扩增技术、核酸杂交技术和基因芯片技术。对于疑难、危重和特殊人群的感染性疾病，可考虑采用高通量测序技术。

第三节 常见病毒的分子诊断

全球约75%的人类感染性疾病由病毒引起。例如，肝炎、脑炎、脊髓灰质炎、流行性感冒、狂犬病和艾滋病等，均可由病毒引起。病毒直径在20～300nm，完整成熟的病毒颗粒称为病毒体，其核心为核酸，外围有蛋白质外壳，称为衣壳。衣壳与核酸在一起称为核衣壳。有些病毒的核衣壳就是病毒体。有许多病毒，其核衣壳外常有包膜。根据病毒具有的核酸成分，可将其分为DNA病毒和RNA病毒两大类。对感染病毒的快速早期诊断和治疗监测，有助于病毒感染性疾病的早期诊断和规范化治疗，对提高治愈率、降低暴发性传播有重要意义。采用分子诊断技术检测病毒较其他传统方法有显著优势，具有快速、灵敏和特异等优点，同时可通过对耐药基因突变的检测辅助判断病毒对治疗药物的敏感性，广泛用于临床。

一、乙型肝炎病毒

乙型肝炎病毒（hepatitis B virus，HBV）引起人类乙型病毒性肝炎（简称乙型肝炎），呈全球性流行。2019年全球一般人群乙型肝炎流行率为3.8%。乙型肝炎在我国流行广泛、危害性严重，与肝硬化和肝细胞癌（hepatocellular carcinoma，HCC）的发生、发展密切相关。目前我国一般人群HBsAg流行率为6.1%，慢性HBV感染者约8600万例，其中慢性乙型肝炎患者为2000万～3000万例。采用免疫学技术检测乙型肝炎患者的乙型肝炎表面抗原（HBsAg）、乙型肝炎表面抗体（抗HBs，HBsAb）、乙型肝炎e抗原（HBeAg）、乙型肝炎e抗体（抗HBe，HBeAb）、乙型肝炎核心抗体（抗HBc，HBcAb）等血清标志物简便快速，已被广泛应用。但由于HBV基因序列具有多变性，免疫学检测常常不能达到满意的效果。

HBV属嗜肝DNA病毒科，其基因组为部分双链环状DNA，编码HBsAg、HBcAg、HBeAg、病毒聚合酶和HBX蛋白。HBV至少有9种基因型（A型至I型）和1种未定基因型（J型）。我国以B型和C型为主。

（一）HBV的分子诊断

应用分子诊断技术检测HBV DNA、HBV RNA、基因型及耐药突变，可早期诊断HBV感染，判断病毒复制水平、病情和预后，进行治疗监测，判断治疗终点，监测耐药性和指导临床合理用药等。

1. HBV DNA定量检测 HBV DNA定量是判断HBV复制及传染性的最直接指标，可用于抗病毒治疗适应证选择和疗效判断。进行定量检测，最常用的方法是qPCR。引物是PCR扩增的关键，决定扩增的特异性和敏感度。PCR引物常根据HBV基因组中S、C、P和X基因的高度保守序列来设计。在扩增时应严格设置阴性和阳性对照，确保实验结果准确可靠。考虑到临床上检测HBV DNA主要用于治疗监测，最好进行高灵敏度HBV DNA定量检测。2022年我国国家药品监督管理局在《乙型肝炎病毒脱氧核糖核酸定量检测试剂注册技术审查指导原则》中指出，HBV DNA定量检测的最低检测限应不高于30IU/ml。2015年中华医学会肝病学分会和中华医学会感染病学分会发布的《慢性乙型肝炎防治指南（2022年版）》指出，应尽可能采用高灵敏且检测线性范围大的HBV DNA检测方法(定量下限为10～20IU/mL)。

2. HBV RNA定量检测　HBV RNA被认为与肝细胞内共价、闭合、环状DNA分子（covalently closed circular DNA，cccDNA）的转录活性有关，并可能与患者病毒学应答、预后和治疗终点的判断有关。cccDNA是指在HBV的复制过程中，病毒DNA进入宿主细胞核，在DNA聚合酶的作用下，两条链的缺口均被补齐，形成超螺旋的特殊DNA分子。可采用RT-PCR、实时荧光恒温扩增检测（simultaneous amplification and testing，SAT）等技术定量检测HBV RNA。

3. HBV基因型检测　常用qPCR、PCR-反向斑点杂交（PCR reverse dot blot，PCR-RDB）、限制性片段长度多态性（RFLP）分析技术、DNA测序和基因芯片技术进行HBV基因型检测。PCR-RDB法根据HBV S、C、P和X基因中的高度保守序列来设计特异性引物及型特异性探针，利用PCR及RDB技术，将生物素标记的扩增产物与尼龙膜上的型特异性探针进行反向斑点杂交，然后使用结合有碱性磷酸酶的亲和素，通过底物酶促反应，在探针和PCR扩增产物特异性结合的区域出现肉眼可见的斑点，以此来检测HBV基因型。该法结果准确，操作较为简便，可检出混合型。自动化测序技术可用于HBV基因型检测，将测序结果与参考序列进行比对，从而得到分型结果。测序方法较准确，但需要专门的测序设备。

4. HBV耐药突变检测　主要是针对HBV DNA聚合酶P基因的检测，最常见的是在拉米夫定抗病毒感染治疗中HBV发生YMDD（酪氨酸-甲硫氨酸-天冬氨酸-天冬氨酸）变异，这些变异发生在DNA聚合酶的YMDD模体中，包括552位的甲硫氨酸被缬氨酸所替代（M552V）、552位的甲硫氨酸被异亮氨酸所替代（M552I），根据HBV耐药变异的表示方法（以国际通用的氨基酸单字母加变异位点标记），表示为rtM204V/I。其他常见的耐药突变位点为rtV173L、rtL180M、rtS213T、rtV207I/L、rtA181V、rtN236T、rtV214A、rtQ215S、rtP237H、rtN238I/D和rtI169T等。体外实验表明突变耐药性强弱顺序依次为rtM204I＞rtL180M＋rtM204V＞rtM204V＞rtL180M，通过耐药突变检测可判断HBV耐药性强弱。由于HBV前C区启动子变异的患者对一些药物的敏感性下降，因此检测HBV DNA前C区基因突变也有利于指导临床用药。HBV耐药性检测常用的方法有qPCR、核酸杂交（如线性探针反向杂交法）、基因芯片和核酸测序等技术。

（二）HBV分子诊断的临床意义

采用分子诊断技术检测HBV DNA、HBV RNA，并进行基因型和耐药性检测，在乙型肝炎诊断、治疗监测及预后判断等方面发挥重要作用，已在临床得到越来越广泛的应用。

1. HBV感染的早期诊断　针对HBV的检测，临床上有多种免疫学指标可供选择，如HBsAg、抗HBs、HBeAg、抗HBe和抗HBc，它们的敏感性及特异性已经能够满足一般的临床要求，为乙型肝炎的检测提供了一种简便快速的工具。但是免疫学检测的抗体是表型指标，只能提供HBV存在的间接证据，并且免疫学指标的出现晚于核酸分子指标，

HBV核酸检测可早期诊断HBV感染。用高灵敏度的实时荧光定量PCR技术可检测到低至2.8IU/mL的HBV DNA。对于隐匿性HBV感染（occult hepatitis B virus infection，OBI），同样需要依靠HBV核酸检测对其进行诊断。OBI表现为血清HBsAg阴性，但血清和（或）肝组织中HBV DNA阳性。OBI患者血清或肝组织HBV DNA水平可能很低，无明显肝组织损伤，也可能血清HBV DNA水平较高，只是因HBV S区基因变异，导致HBsAg不能被现有商品化试剂盒检测到，这种情况可能伴有明显的肝脏组织病理学改变。

2. 判断病毒复制水平　HBV DNA定量检测是判断病毒复制水平的重要指标。HBV DNA载量越高，病毒复制越活跃，传染性越强，肝脏病理损害程度越高，肝组织炎症反应越重。

3. 判断是否进行抗病毒治疗　依据血清HBV DNA（推荐使用高灵敏度检测技术）、丙氨酸转氨酶（alanine aminotransferase，ALT）水平和肝脏疾病严重程度，同时结合年龄、家族史和伴随疾病等因素，综合评估患者疾病进展风险，决定是否需要启动抗病毒治疗。血清HBV DNA阳性的慢性HBV感染者，若其ALT持续异常（高于正常上限）且排除其他原因导致的ALT水平升高，建议抗病毒治疗。临床确认为代偿期和失代偿期乙型肝炎肝硬化患者，不论ALT、HBV DNA和HBeAg水平如何，均建议抗病毒治疗。对于血清HBV DNA阳性、无论ALT水平高低，有下列情况之一者建议抗病毒治疗：①有乙型肝炎肝硬化或乙型肝炎肝癌家族史；②年龄＞30岁；③无创指标或肝组织学检查，提示肝脏存在明显炎症或纤维化；④HBV相关肝外表现（如HBV相关性肾小球肾炎等）。

4. 监测治疗效果　当患者接受抗病毒治疗需要对临床疗效进行监测时，动态监测HBV DNA载量是抗病毒治疗的直接监测指标。当患者经抗病毒药物治疗后，HBV DNA载量持续下降，然后维持在低水平，或低至高灵敏度方法能检出的下限，说明治疗有效。在治疗过程中，对于部分适合的患者应尽可能追求慢性乙型肝炎的临床治愈，即停止治疗后持续的病毒学应答，HBsAg持续阴性，伴或不伴抗-HBs出现，HBV DNA低于检测下限，肝脏生物化学指标正常，肝细胞核内可能仍存在乙型肝炎病毒共价闭合环状DNA（hepatitis B virus covalently closed circular DNA，HBV cccDNA）。在抗病毒治疗过程中，获得持续病毒学应答（sustained virological response，SVR）可显著控制肝硬化进展和降低原发性肝细胞癌发生风险。定期定量检测HBV DNA，还可及时发现病毒学突破，及时给予挽救治疗。

5. 指导制订合理的治疗方案　耐药突变株检测有助于临床医生判断耐药发生并尽早调整治疗方案。根据病毒载量、耐药基因和基因型检测结果可指导临床制订合理的治疗方案。

6. 预测疗效和判断预后　检测HBV基因型有助于预测干扰素疗效，判断疾病预后。B型和C型HBV感染者的母婴传播发生率高于其他基因型，C型与较早进展为原发性肝细胞癌相关。HBV基因型与疾病进展和干扰素治疗应答有关。HBeAg阳性患者对干扰素治疗的应答率，B型高于C型，A型高于D型。

7. 进行分子流行病学调查　通过检测HBV基因型或测序了解HBV基因序列的变化，可了解不同国家、地区或人群中流行的HBV基因型、HBV的变异情况等，为指导临床合理用药、治疗监测等提供依据。

二、丙型肝炎病毒

丙型肝炎病毒（hepatitis C virus，HCV）属黄病毒科肝炎病毒属，引起丙型肝炎。丙型肝炎呈全球性流行，不同性别、年龄、种族人群均对HCV易感。全球HCV感染率约为2.8%，我国约为0.43%，属于低流行地区。HCV感染者初期多无明显症状，55%～85%的急性感染者会发展成慢性，易发展为肝硬化和肝癌。HCV主要通过血液传播，包括经输血和血制品、单采血浆回输血细胞传播和经破损的皮肤及黏膜传播。静脉药瘾者共用注射器和不安全注射是目前新发感染最主要的传播方式。

HCV基因组为单股正链RNA。HCV基因易变异，目前可至少分为8个基因型和57个亚型。HCV基因1b型和2a型在我国较为常见，其次为2型和3型。HCV的免疫学标志包括抗-HCV和HCV核心抗原。感染HCV后至抗体产生平均需要经过4～8周时间，部分人感染后甚至不产生抗体，而病毒清除后抗-HCV仍可呈阳性，因而用免疫诊断技术检测该病毒的感染状态效果欠佳。暴露于HCV后1～3周，在外周血可检测到HCV RNA。如抗-HCV阳性，或HCV核心抗原（HCV RNA检测不可进行时），应进一步检测HCV RNA，以确定是否为现症感染。采用分子诊断技术可以在极低病毒含量的肝脏和血浆标本中检测到HCV RNA，且能分型和动态反映病毒的复制状态，因而该技术已成为丙型肝炎临床诊断、治疗方案制订和治疗监测的有力工具。

（一）HCV的分子诊断

HCV的分子诊断主要包括HCV RNA的定量检测、基因型检测、耐药突变检测和与疗效相关的宿主基因型检测。

1. HCV RNA定量检测 HCV RNA可直观反映病毒的存在，应进行定量检测，常用的检测方法是逆转录-实时荧光定量PCR（RT-qPCR）法，多选用5′ UTR的高度保守序列设计引物，也可针对C区、NS3或NS5区保守序列扩增。该方法灵敏度高、特异性好、线性范围广。因HCV病毒载量与疾病的严重程度、转归、治疗监测和预后有直接关系，因此对HCV RNA进行高灵敏度定量检测十分必要。2022年中华医学会肝病学分会和中华医学会感染病学分会发布的《丙型肝炎防治指南（2022年版）》明确指出，应采用灵敏度高的检测方法（检测下限≤15IU/mL）检测HCV RNA。检测时技术要求较高，标本应低温处理，以-70℃最多保存1个月为宜，在裂解HCV颗粒、提取RNA、沉淀RNA和逆转录时均需注意技术关键，尤其应防止RNase污染。另外，被检样本不能溶血，否则因血细胞破裂释放大量RNase会导致模板RNA降解。

2. HCV基因型检测 采用基因型特异性直接抗病毒药物（direct antiviral agent，DAA）方案治疗的感染者，需要先检测基因型。采用泛基因型DAA方案的感染者，且当地基因3b型流行率>5%的地区，也需要检测基因型。常用RT-PCR、PCR-RDB、PCR-RFLP、PCR-SSP、核酸测序和基因芯片等技术进行HCV基因型检测，检测的目标序列主要是5′ UTR、E1、NS5b和C区。PCR-RDB法根据HCV基因中的高度保守序列来设计特异性引物和各型特异性探针，利用PCR及反向斑点杂交技术检测HCV基因型。该法结果准确，操作较为简便。RT-qPCR法使用一对能够发生荧光共振能量转移的探针，根据熔解温度的不同将HCV分为不同的基因型。采用RT-qPCR还可进行突变分析。核酸测序技术用于HCV基因型的分析，将测序结果与参考序列进行比对，从而得到分型结果。测序方法较准确，但需要专门的测序设备。在DAA出现的时代，优先考虑可检测出多种基因型、基因亚型和耐药相关替代突变（RAS）的检测方法，如Sanger测序法和二代测序（NGS）技术。

3. HCV耐药突变检测　使用DAA单药治疗HCV感染，易导致HCV发生耐药相关替代突变，影响DAA敏感性，并可能与治疗失败有关。常用核酸测序法、PCR-RDB、基因芯片和qPCR法等检测HCV耐药突变。目前已确定的耐药相关突变位点有三类。①NS3/4A靶点相关：V36M、T54A、Q80K、R155K、A156T和D168V；②NS5A靶点相关：M28T、Q30E/H/R、L31M、H58D和Y93H/N；③NS5B靶点相关：S282T、C316N/H/F、M414T、A421V、P495L/S和S556G等。采用2022年版《丙型肝炎防治指南》推荐的DAA方案治疗时，不再需要检测RAS。

4. 与疗效相关的宿主基因型检测　宿主基因多态性可能对病原体的清除和治疗产生影响。已发现宿主IL-28B的SNP与患者对干扰素的应答反应密切相关。IL-28B的rs12979860的CC基因型、rs8099917的TT基因型及rs12980275的AA基因型与HCV感染的自发清除和干扰素治疗应答良好具有相关性。常用核酸测序法、TaqMan SNP探针法及基因芯片技术等检测宿主IL-28B基因型。

（二）HCV分子诊断的临床意义

1. 诊断HCV感染　虽然抗-HCV并不是保护性抗体，临床上可以根据抗-HCV判断患者是否感染HCV，但由于患者免疫功能的差异，仅有部分患者出现抗-HCV，且抗-HCV尚会呈时阴时阳的表现。一些自身免疫性疾病患者可出现抗-HCV假阳性；血液透析和免疫功能缺陷或合并人类免疫缺陷病毒（human immunodeficiency virus，HIV）感染者可出现抗-HCV假阴性；急性丙型肝炎患者可因为处于窗口期出现抗-HCV阴性。因此，采用分子诊断技术检测到HCV RNA的存在是HCV感染的确证标志。检测HCV RNA可对丙型肝炎进行早期诊断，解决了免疫学检测的"窗口期"问题。对于抗体阳性者，应进一步检测HCV RNA，以确定是否为现症感染。怀疑HCV急性感染时，即使抗-HCV阴性，也需要检测HCV RNA。

2. 监测治疗效果和评估病情　定量检测HCV RNA，可判断HCV的传染性、病毒复制情况和治疗效果。进行HCV基因型检测，可进行病情评估、判断患者预后。基因型2、3多与重症肝炎有关；基因型1b更易引起肝纤维化和肝癌。疗效监测时，应采用灵敏度高的实时荧光定量PCR试剂（检测下限≤15IU/mL）进行检测。建议在治疗的基线、治疗第4周、治疗结束时、治疗结束后12或24周检测HCV RNA。

3. 指导制订合理的治疗方案　所有HCV RNA阳性的患者，不论是否有肝硬化、合并慢性肾脏疾病或者肝外表现，均应接受抗病毒治疗。慢性HCV感染者的抗病毒治疗已经进入DAA的泛基因型时代。优先推荐无干扰素（IFN）的泛基因型DAA方案，其在已知主要基因型和主要基因亚型的HCV感染者中都能达到90%以上的SVR。

基因型特异性方案仍然推荐用于临床，因其在中国的可负担性优于泛基因型方案。HCV基因型很大程度上影响了患者对治疗的反应性。HCV型别不同对治疗的应答也不同，如2、3、6型较易获得SVR，而1、4型应答较差。1型和4型对治疗的耐药性比2型和3型高，3型对干扰素的治疗效果良好。1型，尤其是1b型比2、3型对干扰素治疗有更强的抗性，预后较差。因此，可根据基因型结果制订个性化的治疗方案，指导临床合理用药。

急性丙型肝炎患者可以给予索磷布韦/维帕他韦（泛基因型）、格卡瑞韦/哌仑他韦（泛基因型）、格拉瑞韦/艾尔巴韦（基因型1b或4）、来迪派韦/索磷布韦（基因型1、4、5和6），或者奥比帕利联合达塞布韦（基因型1b）治疗8周。

4. 判断治疗终点　治疗终点定义为抗病毒治疗结束后12周，采用敏感方法（检测下限≤15IU/mL）检测血清或血浆HCV RNA检测不到。抗病毒治疗的目标是清除HCV，获得治愈，清除或减轻HCV相关肝损害和肝外表现，逆转肝纤维化，阻止进展为肝硬化、失代偿期肝硬化、肝衰竭或肝细胞癌，改善患者的长期生存率，提高患者的生活质量，预防HCV传播。

5. 协助判断传播风险　HCV传播的危险因素与基因型有关。HCV 1b型主要经血液传播，1a、3a型主要经静脉注射传播。检测HCV基因型可了解其传播途径，为预防其传播、改进输血方案和研制疫苗提供依据。

6. 进行分子流行病学调查　通过检测HCV基因型或测序了解HCV基因序列的变化，可了解不同国家、地区或人群中流行的HCV基因型、HCV变异情况等，为指导临床合理用药、治疗监测等提供依据。

三、人乳头瘤病毒

人乳头瘤病毒（human papilloma virus，HPV）属乳多空病毒科的乳头瘤病毒属，呈球形，是一种嗜上皮性、无包膜的小DNA病毒，具有高度的组织和宿主特异性，可致人和多种高级脊椎动物如兔、牛及犬等的皮肤黏膜产生疣和乳头状瘤。目前已发现220多种不同的型别，其中超过40种可以感染人生殖器官，约30种与肿瘤有关。HPV通常经性接触传染。HPV感染的后果与HPV的型别有密切关系。根据危险度可将HPV分为低危型和高危型两类。低危型HPV包括6、11、42、43和44型等，可引起尖锐湿疣、扁平疣、寻常疣和跖疣等良性病变。在良性损害中，HPV DNA以环状DNA游离体存在于宿主细胞染色质外。高危型HPV包括16、18、31、33、35、39、45、51、52、56、58、59和68型等，与肿瘤如宫颈癌、肛门癌、外阴癌和喉癌等的发生发展密切相关，其HPV DNA常整合到宿主细胞基因组中。研究发现，高危型HPV持续感染是宫颈癌的主要病因。

（一）HPV的分子诊断

由于HPV的体外培养尚未成功，且缺少合适的动物模型，过去常用细胞学方法辅助诊断，还可用电镜法检测。由于电镜法较麻烦，细胞学检查又不能对HPV感染的危险度进行分级，因此HPV的分子诊断方法在HPV检测中具有显著优势。HPV的分子诊断主要包括HPV DNA检测、基因型检测，以及HPV E6、E7 mRNA检测，采用的标本类型为宫颈拭子。

1. HPV DNA检测 联合HPV DNA检测和细胞学检查筛查宫颈癌的敏感性显著提高，灵敏度可达98%～100%，阴性预测值可达99%～100%。常用的检测方法有杂交捕获（hybrid capture，HC）技术、PCR、PCR-RDB和液相基因芯片等，检测方法的灵敏度高、特异度好、简便、高效、重复性好，适合大样本筛查。

可用PCR、qPCR、多重巢式PCR、竞争性PCR和免疫杂交PCR等方法检测HPV DNA，灵敏度高，可检测低至10～400个拷贝的HPV。所用引物序列均设计在HPV DNA的高度保守区，以保证检测结果的特异性。可在HPV基因序列中选择同源性高的共同保守区，设计一对共同引物检测HPV，也可设计型特异性引物对HPV进行分型。多重巢式PCR根据13种高危型HPV的L1基因序列设计一组高度特异性的引物和探针，能在同一检测体系中检测到13种高危型HPV DNA。cobas HPV检测获得美国FDA许可，用于临床宫颈分泌物HPV DNA检测，该方法采用内标法多重荧光定量PCR一次检测14种高危型HPV，能对HPV 16、18型进行准确分型，其他12种高危型不分型，包括HPV 31、33、35、39、45、51、52、56、58、59、66和68型。

采用核酸杂交法检测HPV DNA，特异性高，可分型，敏感性低于PCR法，可检测纳克水平的DNA。第二代杂交捕获（HC2）技术采用信号扩增技术检测13种高危型HPV DNA，包括HPV 16、18、31、33、35、39、45、51、52、56、58、59和68型，是最早获得美国FDA许可进行临床宫颈分泌物HPV检测的方法，不分型。在宫颈高度病变时，由于病毒整合时容易发生目标片段（L1、E1、E2）的缺失或变异，可能存在漏诊的风险。

2. HPV基因型检测 常用核酸杂交、PCR-RDB、qPCR、核酸测序和基因芯片等技术进行HPV基因分型，可检出常见的高危型和低危型HPV。核酸杂交技术可检测多重感染，特异性与敏感度高，操作简便。

3. HPV E6、E7 mRNA检测 可采用转录介导的扩增技术（如TMA、NASBA技术）、核酸扩增技术和支链DNA（branched DNA，bDNA）信号放大技术等检测HPV E6、E7 mRNA，可定性和定量检测。HPV E6、E7 mRNA检测的特异性和阳性预测值高于HPV DNA检测，可分别达70%～90%和55%～80%。

（二）HPV分子诊断的临床意义

1. 进行宫颈癌筛查 HPV感染早于细胞学异常的出现，HPV DNA检测发现宫颈高度病变的敏感度为97.7%～100%。若联合细胞学检测，其敏感度可达100%，可早期发现宫颈癌，指导临床医生更早地对宫颈癌进行预警（图11-1）。HPV E6、E7 mRNA检测可提高对宫颈癌筛查的特异性和阳性预测值。

2015年1月美国阴道镜和宫颈病理学协会（American Society for Colposcopy and Cervical Pathology，ASCCP）和妇科肿瘤学协会（Society Of Gynecologic Oncologists，SGO）联合刊发HPV DNA初筛过渡期指南，指出：①HPV DNA初筛的起始年龄为25岁；②初筛阴性后再次筛查的间隔时间为3年；③HPV16/18阳性者，在将来有高度的病变风险，应立即进行阴道镜检查；④HPV16/18除外的其他高危型HPV阳性者应结合细胞学分流，若细胞学检测结果为未见上皮内病变（negative for intraepithelial lesion and malignancy，NILM），则12个月后随访；若细胞学检测结果为未明确诊断意义的非典型鳞状上皮（atypical squamous cell of undetermined significance，ASC-US）以上的结果（包括ASC-US、LSIL、CIN Ⅰ、HSIL、CIN Ⅱ、CIN Ⅲ和CIS等）时，则进行阴道镜检查；⑤应使用获得FDA初筛适应证批准的HPV检测方法（如cobas HPV检测）。注：LSIL，低度鳞状上皮内瘤变，low grade squamous intraepithelial lesion；HSIL，高度鳞状上皮内瘤变，high grade squamous intraepithelial lesion；CIN，宫颈上皮内瘤变，cervical intraepithelial neoplasia；CIS，原位癌，carcinoma *in situ*。

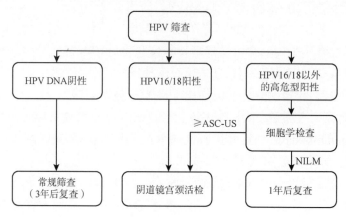

图 11-1　HPV筛查流程

2019年ASCCP刊发宫颈癌筛查指南，提出基于风险的管理，HPV初筛后进行细胞学分流，决定转诊阴道镜或直接治疗。根据既往筛查和此次筛查结果，若发生CIN Ⅲ+的风险为4%～24%，建议进行阴道镜检查。若发生CIN Ⅲ+的风险为25%～59%，建议立刻进行治疗或接受阴道镜检查。若发生CIN Ⅲ+的风险为60%～100%，首选立刻进行治疗。如果即刻CIN Ⅲ风险＜4%，则评估其5年内发生CIN Ⅲ+的风险，以确定患者是否应在1年、3年或5年后进行随访。若5年内发生CIN Ⅲ+的风险≥0.55%，则每年进行复查。若5年内发生CIN Ⅲ+的风险为0.15%～0.54%，则每3年进行一次复查。若5年内发生CIN Ⅲ+的风险＜0.15%，则每5年进行一次复查。

2021年7月，WHO发布《预防宫颈癌：WHO宫颈癌前病变筛查和治疗指南（第二版）》，推荐基于HPV DNA的检测技术为宫颈癌筛查的首选方法。建议普通女性从30岁开始，采用HPV DNA检测进行初筛，每5～10年定期筛查一次；HIV感染女性从25岁开始，采用HPV DNA检测进行初筛，每3～5年定期筛查一次。

2. 判断疾病的危险度　不同型别HPV具有不同的患病风险，不同型别HPV的致病性也有差异，根据HPV分型结果可预测感染部位上皮病变和患病的风险。HPV 16和18型致恶性病变的能力最强，其他高危型致恶性病变的能力之间也存在差异。

3. 区分感染类型　根据分型结果可区分持续、反复或多重感染，从而有效监测HPV感染的变化。

4. 疗效评估及术后跟踪　可监测宫颈癌治疗后HPV是否仍持续感染，预测治疗效果。若术后或治疗后的6个月HPV分型结果为治疗前或术前不同的亚型，提示患者出现新的HPV感染；若HPV分型结果为阳性，且感染型别与之前相同，提示有残留病灶或有复发的可能；若HPV分型检测结果为阴性，提示手术或治疗成功。

5. 预防控制及疫苗研发 HPV感染具有地域性差异，检测HPV基因型可分析不同地区HPV感染的流行情况，有利于各地HPV感染的预防控制和针对性地研发HPV预防性疫苗。疫苗使用只针对没有感染过HPV相应型别的人群，疫苗注射前应进行HPV分型检测。

四、流行性感冒病毒

流行性感冒病毒（influenza virus）简称流感病毒，是引起流行性感冒的病原体，属正黏病毒科。根据感染对象的不同，流感病毒可分为人流感病毒、猪流感病毒、马流感病毒和禽流感病毒等类群。根据人流感病毒核蛋白抗原性的不同，可将其分为甲（A）、乙（B）和丙（C）3个型别。此外，根据病毒颗粒表面血凝素（hemagglutinin，HA）和神经氨酸酶（neuraminidase，NA）蛋白抗原性的不同，甲型流感病毒又可进一步分为不同的亚型。迄今所发现的甲型流感病毒有17个HA亚型（H1～H17），10个NA亚型（N1～N10）。它们之间组合可形成多种亚型，如H1N1、H3N2，各型之间无交叉免疫力。甲型流感病毒的表面抗原容易发生变异，致病力最强，多次引起世界性大流行。乙型和丙型流感病毒的抗原性比较稳定，乙型流感病毒对人类致病性较弱，丙型流感病毒只引起人类不明显的或轻微的上呼吸道感染，很少造成流行。

感染鸟类、猪等其他动物的流感病毒，其核蛋白的抗原性与人甲型流感病毒相同，但由于甲型、乙型和丙型流感病毒的分类只是针对人流感病毒，因此通常不将禽流感病毒等非人类宿主的流感病毒称作甲型流感病毒。至今发现能感染人的禽流感病毒亚型有H1N1、H5N1、H7N1、H7N2、H7N3、H7N7、H7N9、H9N2和H10N8等，其中H1、H5和H7亚型为高致病性，H1N1、H5N1和H7N9尤为值得关注。

流感病毒属于有包膜的单股负链RNA病毒，易变异。

（一）流感病毒的分子诊断

1. 流感病毒RNA检测 可采用RT-PCR、qPCR、环介导等温扩增、基因芯片、核酸杂交、NASBA等技术检测患者咽拭子、下呼吸道分泌物及血浆中的流感病毒RNA。所用引物常按流感病毒保守的非结构基因NS基因区序列设计。RT-qPCR法是最常用的方法。进行定性PCR时，为证实PCR扩增产物的特异性或提高检测的灵敏度，可用限制性内切酶分析法、斑点杂交法和Southern印迹法等方法分析。

2. 流感病毒分型 可采用RT-PCR、qPCR、NASBA、核酸杂交和基因芯片等技术进行流感病毒分型检测，检测的目的片段常常是高度保守的核蛋白和M蛋白基因编码区。如果进行甲型流感病毒的亚型检测，检测的目的片段常常是编码表面抗原基因5′端和3′端的保守序列。

3. 流感病毒耐药基因检测 编码包膜蛋白M2的基因或编码NA的基因发生突变是流感病毒耐药的主要原因，可采用基因芯片法、核酸测序技术和滚环扩增（RCA）技术等检测M2、NA耐药基因突变。

（二）流感病毒分子诊断的临床意义

流感病毒的诊断过去主要靠鸡胚羊膜腔培养和血清学血凝抑制试验，这些方法比较费时、灵敏度低，且难以做出早期诊断。采用免疫学技术检测流感病毒的抗原或抗体，双份血清检测抗体效价升高4倍以上，可做出诊断。而采用分子诊断技术检测流感病毒具有敏感、特异、简便和快速的特点，适用于流感病毒的早期检测、分型和流行病学调查，可预测病情及其发展进程。若在血浆中检测到流感病毒RNA，提示患者有病毒血症，病情进展为重症或危重症，应积极采取治疗措施和防控措施。

五、人类免疫缺陷病毒

人类免疫缺陷病毒（human immunodeficiency virus，HIV）是引起人类获得性免疫缺陷综合征（acquired immunodeficiency syndrome，AIDS，即艾滋病）的病原体，自1983年首次分离出第一株HIV以来，现已发现引起AIDS的病毒主要有HIV-1和HIV-2两型，其中全球广泛传播且毒力较强的是HIV-1型。HIV主要通过性接触（包括同性恋和异性接触）传播。此外，输血、输注血液制品和注射有污染的药剂及母婴间传播（宫内感染、母乳传播）也是重要途径。

HIV属逆转录病毒科，该科病毒带有以RNA为模板合成DNA的逆转录酶。HIV颗粒的核心是两条相同的单股正链RNA，两个单体通过5′末端的氢链结合形成二聚体。

（一）HIV的分子诊断

临床上常用血清学和分子生物学方法诊断和监测HIV感染。常采用第四代酶免疫分析法或快速法检测血清中的HIV抗原或抗体以初诊HIV感染，随后通过蛋白印迹试验进行确诊。因P24抗原量少，其检测阳性率通常较低。采用分子生物学方法检测HIV已成为HIV感染的常规检测手段，具有快速、高效、敏感和特异等优点，可补充或代替病毒分离。

1. HIV核酸检测　尽管HIV是RNA病毒，但其感染细胞后会自我逆转录成cDNA，并整合到宿主细胞基因组中复制，故可用感染细胞的DNA为模板进行PCR扩增，通过检测HIV前病毒DNA对患者进行诊断，也可用RT-PCR扩增HIV RNA。HIV是一个多态性RNA逆转录病毒，不同AIDS患者体内分离出的病毒基因结构有一定的差异，因此RT-PCR扩增时需选择病毒基因组中的高度保守序列作为引物，如gag、长末端重复序列（LTR）、tat、env和pol区段中的保守区。采用巢式PCR可进一步提高PCR检测的灵敏度。RT-PCR法特别适用于无症状HIV感染者，其外周血细胞中只有极少量的病毒，用常规核酸杂交法或抗原、抗体测定方法均极难检测出，而用RT-PCR方法则能得到很高的阳性反应。RT-PCR检测HIV RNA的检测限可达40copies/mL。

可采用bDNA技术进行HIV RNA定量检测。该方法未扩增样本中的目的核酸，避免了由PCR非特异性扩增而引起的假阳性。针对HIV RNA特异性基因序列设计多个标记探针，分别与基因的不同位置进行杂交，一方面避免了基因变异引起杂交效率不高的缺点，另一方面可提高检测灵敏度。不需要特殊仪器和设备，重复性好，能区分三倍数量的变化，检测限可达75copies/mL，但所需血浆量大。

可采用NASBA技术扩增HIV RNA。其操作简便，不需要特殊仪器，扩增效率高于PCR，特异性好，线性范围宽（51～5 390 000copies/mL），是在HIV感染的早期阶段检测血液中HIV载量非常敏感的方法。

HIV感染者在体内组织和细胞中带有HIV的RNA或整合入细胞基因组中的原病毒，用标记的HIV cDNA探针与患者血细胞或组织切片进行核酸杂交，经检测即可显示病毒感染细胞的原始部位。该方法不需要特殊仪器，操作较烦琐，特异性高，敏感性低于PCR法。

2. HIV基因型检测 常用基因芯片技术、qPCR、多重PCR、核酸杂交技术、异源双链泳动分析（heteroduplex mobility assay，HMA）和核酸测序等技术进行HIV基因型检测。目前使用较多的是直接测序分型法，它是在血清学检测确认的基础上，分离HIV阳性者外周血单个核细胞，从中提取HIV前病毒DNA，特异性扩增其基因片段或全长，而后直接对扩增产物测序，最终利用软件完成亚型鉴定和种系分析。直接测序可检测逆转录酶和蛋白酶基因的突变。该方法特异性好、准确率高，是最可靠的基因分型方法。目前只有通过测序才能准确鉴定发现新亚型，其他的分型方法都以直接测序为基准，因此该方法有"黄金标准"之称。基因芯片技术因其操作简单、自动化程度高、检测靶分子种类多、成本低、效率高和结果客观性强等特点，在近年来应用广泛。HMA是样本与参考亚型的相应序列借助变性复性过程形成异源双链，在非变性聚丙烯酰胺凝胶电泳（PAGE）中泳动速率最快的样本亚型为与之相应的参考亚型。HMA不能发现新亚型，因此提供的参考亚型必须符合当地亚型的流行特点，否则会降低鉴定的可信度。在HIV遗传异源性较高地区使用该方法进行HIV分型，结果可能会有偏差。采用多重PCR可直接区分多种HIV亚型。

3. HIV耐药基因检测 目前HIV耐药性检测方法主要有三种：表型耐药检测、基因型耐药检测和虚拟表型耐药检测。表型耐药检测利用体外药敏分析方法，在逐渐增加的药物浓度下对HIV复制能力进行直接评价，其结果以50%抑制浓度（IC_{50}）表示，并与野生株的IC_{50}或临界值（cut-off值）相比，通过其倍数改变来评估HIV耐药程度。基因型耐药检测可采用基因芯片技术，也可采用核酸测序技术、等位基因探针杂交和寡核苷酸连接分析技术。虚拟表型耐药检测技术先用RT-PCR对蛋白酶和逆转录酶基因进行扩增，再将扩增产物转入一个经过修饰的HIV-1载体中，后者用一个荧光素酶报告基因代替病毒的衣壳（外壳）基因，根据对荧光素酶表达的定量分析来反映病毒的复制情况。耐药性试验结果可指导临床制订合理的抗病毒治疗方案。

（二）HIV分子诊断的临床意义

1. AIDS的早期诊断 可在其他血清学和病毒学标志（如抗体、P24抗原）出现前检测出HIV核酸，使窗口期缩短6～11.5天，可用于急性感染期患者、抗体检测不确定等情况的辅助诊断、早期诊断或血液筛查。

2. 诊断HIV阳性母亲产下的婴儿是否感染HIV 对于新生儿，通过检测HIV前病毒

DNA，可排除来自母体的抗体和确诊HIV感染。即可通过PCR检测HIV前病毒DNA，判定婴儿出生后18个月内其血液中的HIV IgG抗体是否来自母体，婴儿是否感染HIV。前病毒DNA PCR检测法对出生48h内婴儿的检测敏感度为38%，出生14天婴儿的检测敏感度可达93%。

3. 预测病程与监测抗病毒疗效和病毒水平　HIV血浆病毒载量检测与CD4细胞计数已常规用于开始治疗时间判断、治疗监测和病情判断。HIV RNA定量检测可预测AIDS临床进程和患者生存期，监测抗病毒治疗效果和病毒水平。在临床上，经过1个月的有效治疗，病毒载量应至少下降1lg。通过4～6个月的治疗，病毒载量应下降到检测限以下，一般少于50～75copies/mL。一般认为治疗前后HIV血浆病毒载量小于3倍的变化（$0.5\log_{10}$）为方法学或生物学差异，大于10倍（$1\log_{10}$拷贝数）的变化才具有临床意义。

4. 指导临床制订合理的抗病毒治疗方案　根据HIV耐药基因和分型检测结果指导临床制订合理的抗病毒治疗方案。

5. 进行分子流行病学调查　在人群中开展HIV基因型检测和持续监测，可对HIV感染情况进行分子流行病学调查，了解AIDS疫情变化。

六、新型冠状病毒

2019年底发现的新型冠状病毒（2019 novel coronavirus，2019-nCoV）导致人急性传染性呼吸道综合征，部分患者进展为肺炎，少数患者进展为重症肺炎、多器官功能衰竭甚至死亡。2020年2月11日国际病毒分类委员会（International Committee on Taxonomy of Viruses，ICTV）的冠状病毒研究小组发表声明，将2019-nCoV正式命名为严重急性呼吸综合征冠状病毒2（sever acute respiratory syndrome coronavirus 2，SARS-CoV-2），将SARS-CoV-2引起的疾病称为COVID-19。

从分类学的角度来看，SARS-CoV-2与严重急性呼吸综合征冠状病毒（sever acute respiratory syndrome coronavirus，SARS-CoV）是近亲。与人类疾病相关的冠状病毒（coronavirus，CoV）主要有7种，包括人冠状病毒229E（human coronavirus 229E，HCoV-229E）、人冠状病毒NL63（human coronavirus NL63，HCoV-NL63）、人冠状病毒OC43（human coronavirus OC43，HCoV-OC43）、人冠状病毒HKU1（human coronavirus HKU1，HCoV-HKU1）、SARS-CoV、中东呼吸综合征冠状病毒（Middle East respiratory syndrome coronavirus，MERS-CoV）和SARS-CoV-2。前4种主要引起感冒等轻症呼吸道感染，SARS-CoV和MERS-CoV引起人严重呼吸综合征和重症肺部感染，新冠疫情早期SARS-CoV-2致病力较强，临床上大部分感染者有肺炎表现。随着新冠病毒不断变异，奥密克戎毒株成为主要流行株后，病毒致病力明显减弱，感染人体后主要表现为咳嗽、发热、咽痛等，仅有少部分感染者进展为肺炎或重症肺炎。

SARS-CoV-2传染性强，其原始毒株基本传染数（basic reproduction number，RO；衡量病毒传播能力的最重要指标）介于2～3，与1918年西班牙大流感的传染性相当。奥密克戎毒株成为主要流行株后，其RO值升高甚至达20以上。部分COVID-19患者病情严重，甚至死亡。SARS-CoV-2引起全球大流行，对人类的公共卫生安全构成了严重威胁，2020

年1月30日WHO宣布将SARS-CoV-2疫情列为"国际关注的突发公共卫生事件"（public health emergency of international concern，PHEIC）。

（一）SARS-CoV-2基因组结构特征

SARS-CoV-2是新发现的可感染人类的冠状病毒，属于套式病毒目（Nidovirales）冠状病毒科β-冠状病毒（β-CoV）属，为单股正链有包膜的RNA病毒。SARS-CoV-2呈圆形或椭圆形，常为多形性，直径60～140nm。外膜有蘑菇状蛋白刺突（spike），使病毒形如王冠。其基因组大小和结构与其他冠状病毒相似。SARS-CoV-2基因组序列已通过测序完成，其基因组大约由29 000个核苷酸组成。从1例COVID-19患者分离的SARS-CoV-2全长29 903bp（GenBank：MN908947.3），从16例COVID-19患者中分离的SARS-CoV-2核酸序列相似性高达99.9%。

SARS-CoV-2基因组序列与蝙蝠SARS样冠状病毒bat-SL-CoVZC45和bat-SL-CoVZXC21株序列同源性达85%以上，S刺突蛋白含SARS-CoV相似的受体结合结构域。与2003年引起SARS的SARS-CoV同源性为79.5%，但在全基因组水平上与一种蝙蝠冠状病毒的同源性高达96%。采用β-CoV基因组中一个互补回文序列进行分析，发现SARS-CoV-2可能来自菊头蝠（*Rhinolophus*），但与SARS-CoV差异较大，存在大量可变翻译，提示SARS-CoV-2变异快并有较强的宿主适应性。

SARS-CoV-2基因组有12个开放阅读框（ORF），包括1ab、S、3、E、M、7、8、9、10b、N、13、14。其中ORF 1ab为RNA依赖的RNA聚合酶基因（*RdRp*）所在区域，编码RNA聚合酶，负责病毒核酸复制；S区编码刺突蛋白，与病毒感染能力相关，通过与细胞表面血管紧张素转换酶2（angiotensin-converting enzyme 2，ACE-2）受体结合进入宿主细胞；E区编码囊膜蛋白，负责病毒包膜及病毒颗粒的形成；M区编码膜蛋白；N区编码核壳蛋白，与病毒基因组宿主RNA互相识别。由于SARS-CoV-2的*RdRp*基因在进化树上与SARS-CoV的*RdRp*基因显著不同，故被列为一种全新的β-CoV。

随着SARS-CoV-2在全球的广泛传播，SARS-CoV-2不断发生变异并导致突破性感染病例的发生。目前WHO将SARS-CoV-2变异株分为令人关切的变异株（virus of concern，VOC）和值得关注的变异株（variant of interest，VOI）两大类。VOC包括5株，分别是B.1.617.2（Delta）变异株、B.1.1.529（Omicron）变异株、B.1.1.7（Alpha）变异株、P.1（Gamma）变异株和B.1.351（Beta）变异株。VOI包括2株，分别是C.37（Lambda）变异株和B.1.621（Mu）变异株。

2020年10月在印度发现B.1.617变异株，2021年2月中旬B.1.617变异株占全部印度病例的60%，后经过突变有多个B.1.617亚型，其中包括WHO关注的Delta变异株（B.1.617.2）。目前在世界100多个国家和地区均发现Delta变异株。Delta变异株具有强传染性、可能使部分单克隆抗体治疗病毒中和减少、使接种疫苗后血清中和抗体减少等特点，是2021年全球主要流行的新型冠状病毒变异株。2021年11月在南非发现Omicron变异株。Omicron变异株迅速在南非流行，在2022年为全球主要流行变异株。Omicron变异株具有极强的传染性，可增加ACE-2受体亲和力，逃避中和抗体结合和接种新型冠状病毒疫苗后的保护作用。2020年12月在英国发现Alpha变异株，其是英国主要流行的变异株。Alpha变异株的病毒学特性是击破免疫。2020年11月在巴西发现Gamma变异株。Gamma变异株的病毒学特性是显著降低巴尼韦单抗（bamlanivimab）和埃特司韦单抗（etesevimab）治疗COVID-19患者的敏感性，降低COVID-19康复期患者及新型冠状病毒疫苗接种后患者中和抗体作用，对中和抗体具有一定的抗性。2020年12月在南非发现Beta变异株，该变异株在南非具有主导地位。Beta变异株的病毒学特性是增加ACE受体亲和力、对COVID-19恢复期患者再感染和新型冠状病毒疫苗接种后的保护效力下降。2020年12月在秘鲁发现Lambda变异株。2021年4月Lambda变异株在秘鲁具有主导地位，占所有变异株的90%。Lambda变异株的病毒学特性是传染性增强、逃避中和抗体、接种新型冠状病毒疫苗后抗体效力降低。2021年1月首次在哥伦比亚报告Mu变异株，在2021年1月Mu变异株占据哥伦比亚感染病例的39%，2021年9月超过20个国家检测出Mu变异株感染病例。Mu变异株的病毒学特性是增加ACE-2受体亲和力和逃避接种新型冠状病毒疫苗后的保护作用。Delta变异株和Lambda变异株具有极强的危险性，Omicron变异株具有极强的传染性和免疫逃逸机制，部分变异株可以影响该病毒的传播力、疾病严重程度、保护性疫苗有效性、特异性诊断工具及其他公共卫生和社会预防措施的有效性。

（二）SARS-CoV-2的分子诊断

SARS-CoV-2是高致病性、高传染性病原体，其培养应在生物安全三级实验室进行，对实验室和操作人员有很高的要求，不适合临床检测。可采用免疫学方法进行病毒抗原或抗体的检测，但是在感染之初，病毒抗原含量低，不容易检测到。另外，感染病毒后机体抗体产生需要一段时间，即窗口期，在窗口期检测不到抗体。窗口期一般从几天至几周不等。同时，有些免疫功能低下患者可能不产生抗体或产生的抗体量很少，也容易造成抗体检测的假阴性，不适于疾病早期诊断。而分子生物学方法检测具有灵敏和特异的特点，在病毒感染机体的早期即可检测到SARS-CoV-2核酸，是病毒存在的确诊方法。因此，各版SARS-CoV-2防控指南均指出，核酸检测是SARS-CoV-2感染的确诊方法，并且可以用于早期诊断，感染后1～2天即可检测到核酸。

1. SARS-CoV-2核酸检测　常采用实时荧光RT-PCR法检测SARS-CoV-2核酸，也可采用等温扩增法、杂交捕获法或基因测序法检测。实时荧光RT-PCR法与测序法相比，具有准确、特异、快速、简单、易操作、通量高、成本低和不需要昂贵仪器等特点，被各级疾病预防控制中心、医疗机构和第三方检测中心广泛采用，在SARS-CoV-2感染者的诊断、流行病学调查等方面发挥了非常重要的作用，是目前最常用的方法。已有全封闭一体化的分子检测系统用于SARS-CoV-2核酸检测，达到快速[通常实验室的检测报告时限（TAT）小于1h]、安全、灵敏和特异的检测效果，能满足临床对急诊、发热门诊患者的及时检测。目前，这种全封闭系统的不足之处在于检测通量低，还不能实现高通量检测。核酸扩增技术常检测的靶基因包括ORF1ab、N、E、S等，商品化的试剂盒常检测双靶标甚至三靶标，同时扩增内标基因，如人源性内标RNase P基因，起到对样本质量和实验室检测质量的监控作用。也有试剂盒采用外源性内标基因监控实验室检测质量。

2. SARS-CoV-2基因突变检测　可采用实时荧光RT-PCR法检测SARS-CoV-2基因突变，也可采用基因芯片法或基因测序法检测。

（三）SARS-CoV-2分子诊断的临床意义

1. SARS-CoV-2感染者的筛查和早期诊断　可在血清学标志出现前检测到SARS-CoV-2核酸，缩短窗口期，用于SARS-CoV-2感染者的筛查和早期诊断。

2. 预测疾病进程和预后　可根据患者SARS-CoV-2载量水平预测疾病进程和预后等。

3. 进行分子流行病学调查　在人群中开展SARS-CoV-2分子检测是进行SARS-CoV-2感染的分子流行病学调查、了解疫情变化及病毒是否发生变异的重要手段。

第四节　常见细菌的分子诊断

细菌广泛分布于自然界。在人的体表和与外界相通的口腔、鼻咽腔、肠道和泌尿生殖道等存在着不同种类和数量的细菌。细菌是临床感染性疾病的主要病原微生物，由于抗生素及其他抗菌药物的广泛应用，细菌感染已得到迅速控制。然而，与此同时，细菌的耐药性也迅速发生。细菌通过其染色体基因表达的固有耐药性已给治疗带来了一定的困难，而由质粒介导的耐药性的变化更多、更快，迫使人们需要更经常地掌握细菌的分布、毒力及耐药情况。

过去，病原菌的诊断方法有直接涂片镜检、分离培养、生化试验、血清学试验和动物试验等，但由于细菌培养周期较长、其他方法敏感性特异性不足等原因，尚不能令人满意。分子诊断技术的应用使细菌感染的诊断出现了质的飞跃，同时可将分子诊断技术用于细菌分型和耐药性检测。

一、结核分枝杆菌

结核分枝杆菌（*Mycobacterium tuberculosis*，TB）简称结核杆菌，1882年由Robert Koch发现，对人致病的主要是人型结核分枝杆菌，引起结核病。现在，全球范围内的TB感染病例数量仍然居高不下，是导致死亡的主要传染病之一。据估计，全球约1/3的人口感染TB，每年新增感染病例约1000万，约200万人死于结核病。TB感染的危险因素主要包括营养不良、医疗条件落后和居住环境拥挤等。伴随艾滋病的流行和免疫抑制剂的应用等，结核病发病率逐年上升，免疫力低下个体特别是HIV感染者更易感染TB。尽管存在有效短程化学疗法和卡介苗接种等防治方法，TB仍然是威胁人类生命最严重的感染性病原菌。1993年，WHO宣布了结核病的全球性暴发危机。基因组学和生物信息学的结合将有助于阐明TB不同寻常的生物学特性并探索新的防治方法。

在过去5年，TB的耐药性以惊人的速度上升，已成为一个全球性的难题。根据耐药程度的不同，分为多重耐药结核分枝杆菌（multi drug-resistant TB，MDR-TB）和泛耐药结核分枝杆菌（extensively drug resistant TB，XDR-TB）。MDR-TB至少对两种一线抗结核药物耐药，如异烟肼和利福平，XDR-TB对一线和二线抗结核药物都表现出耐药。在全球范围内，MDR-TB检出率约为3.6%。印度、中国和俄罗斯是MDR-TB最多的国家，全球约50%的MDR-TB分布在印度和中国。

目前TB常规检测方法包括痰涂片检验、培养法、结核菌素试验、血清抗体检测和γ干扰素释放试验等。痰涂片法阳性率低，只有20%～80%，且易受其他抗酸性分枝杆菌的影响。培养法被认为是结核病诊断的"金标准"，但TB生长缓慢，不利于临床及时诊断和治疗。结核菌素试验如果呈阳性，也仅表示TB感染，并不一定代表患病。血清抗体检测由于分枝杆菌属各菌之间抗原有着广泛的交叉，特异性不强。γ干扰素释放试验是用于TB感染的免疫检测新方法，可灵敏、特异地检测TB特异性抗原刺激细胞产生的γ干扰素，不受卡介苗和大多数非致病分枝杆菌的影响，越来越多地被用于TB感染的诊断，但免疫功能缺陷或低下、接受免疫抑制剂治疗等情况下可能出现假阴性结果。虽然TB常规检验方法可对大多数患者做出正确的临床诊断，但对部分患者可造成误诊或漏诊。采用分子诊断技术进行TB核酸、基因型和耐药基因的检测，具有灵敏、快速、准确和特异的特点，尤其适用于需要快速诊断以便及时隔离和需及时治疗的患者。

（一）TB的分子诊断

可采用分子诊断技术直接从临床标本中检测TB DNA和TB RNA，还可进行TB分型和耐药基因检测。

1. TB核酸检测　可采用PCR、qPCR、竞争性PCR、免疫杂交PCR、链替代扩增（strand displaced amplification，SDA）、线性探针检测（line probe assay，LiPA）、基因芯片技术和DNA测序等技术检测标本中的TB DNA。PCR扩增所选靶序列主要有65kDa抗原基因、MPB 64蛋白基因、16S rRNA基因、TB IS6110插入序列和染色体DNA的重复序列等。扩增产物可用核酸杂交法进一步鉴定其特异性。采用基因芯片技术检测TB，在对TB进行种属鉴定的同时还可检测TB耐药基因突变，如某基因芯片包括了82个独特的16S rRNA序列探针，可鉴别54种分枝杆菌，检测51个*rpoB*突变基因。该方法操作简便、结果可靠、重复性好、快速。

可采用全自动核酸检测平台如GeneXpert检测TB DNA，该平台可同时检测利福平耐药基因*rpoB*，其检测原理为半巢式实时荧光定量PCR，具有快速、自动化和灵敏的特点。

可采用核酸探针技术检测TB RNA，先将TB rRNA经过超声和高温处理后释放提取，再用种特异性DNA探针与rRNA杂交形成DNA-rRNA复合体，最后检测标记的复合体。也可用共价标记的碱性磷酸酶寡核苷酸探针检测rRNA，用于TB和鸟-胞内分枝杆菌复合体培养物的鉴定。也可采用SAT技术检测TB RNA。该方法在逆转录酶、T7 RNA聚合酶的作用下，在42℃对TB RNA进行扩增，实时检测，灵敏、特异。因细菌mRNA半衰期很短，因此TB mRNA是活菌检测的理想分子标志物，常用的检测靶基因是编码TB α抗原85B（Ag85B）蛋白的mRNA。

2. TB基因型检测　可采用RFLP、依赖核酸序列的等温扩增（nuclear acid sequence-based amplification，NASBA）技术、间隔寡核苷酸分型（spoligotyping）技术、可变数目串联重复序列（variable number of tandem repeat，VNTR）分析、基因芯片技术和核酸测序技术等对TB进行基因型检测。使用重复序列IS6110为探针的RFLP被认为是TB分型的"金标准"。该技术提取基因组DNA后用特定的限制性内切酶消化，再利用电泳技术分离限制性片段。RFLP有一定的局限性，需要从临床标本培养的分枝杆菌菌落中提取大量高纯度的DNA，并且分枝杆菌所含IS6110应高于6个拷贝，否则难以检出。间隔寡核苷酸分型是一种以PCR为基础的分型方法，针对位于TB染色体上DR序列之间不同的间隔序列，设计各自特异的寡核苷酸探针，并固定在尼龙膜上。带标记的扩增产物与膜上的探针进行反向杂交并检测杂交信号，从而检测TB型别。VNTR是具有高度多态性、高度重复出现的DNA片段，具有种类多、分布广的特点，VNTR在TB中的分布表现出高度的个体特异性，其分型方法简单、重复性好，分型结果可用数字表示，便于不同实验室间的结果进行比较，可进行TB感染的流行病学研究。

3. TB耐药基因检测　TB耐药基因的检测方法主要是PCR-SSCP法、qPCR、LiPA、PCR-RDB、PCR-异源双链形成分析法、基因芯片技术和核酸测序技术等。*rpoB*基因点突变检测法（Inno-Lipa Rif TB）是线性探针分析法，PCR扩增出靶序列后，采用不同的探针杂交以鉴别*rpoB*基因突变的类型。核酸测序技术是检测TB耐药基因的主要方法和"金标准"。PCR-SSCP法已广泛用于检测TB对利福平和异烟肼的耐药突变情况，成本低廉，操作简便、快速，适合大批量标本的分析。PCR-异源双链形成分析法是基于*rpoB*基因扩增和*rpoB*基因突变检测技术，可直接从痰标本中灵敏而快速地检测TB的耐利福平基因型。qPCR和基因芯片技术也被广泛用于检测TB耐药性，包括利福平和异烟肼相关的耐药基因突变等。

（二）TB分子诊断的临床意义

1. 早期诊断TB感染　克服了TB培养时间长、痰涂片检查阳性率低的缺点，提高了临床检测的阳性率和准确性，能快速、早期诊断TB感染。

2. 辅助诊断结核病　痰或支气管灌洗液TB DNA或RNA检测可辅助诊断肺结核。血标本TB DNA或RNA检测可辅助诊断播散性结核和各脏器的结核病。脑脊液TB DNA或RNA检测可辅助诊断中枢神经系统结核。宫颈拭子或尿道拭子TB DNA或RNA检测可辅助诊断泌尿生殖道结核。

3. 进行分子流行病学调查　在人群中开展TB检测、分型和持续监测，可进行TB感染的分子流行病学调查、疫情监控和抗结核疗效评价。

4. 制订治疗方案　通过菌株分型、耐药基因检测有利于临床制订相应的治疗方案。

5. 评价抗结核治疗效果　通过定期监测TB载量，可评价抗结核治疗药物的疗效。

二、淋病奈瑟菌

淋病奈瑟菌（*Neisseria gonorrhoeae*，NG）为淋病的病原菌，是一种严格人体寄生的常成双排列的革兰氏阴性球菌，寄居在尿道黏膜。淋病主要是通过与淋病患者或NG携带者的性接触而引起，也可以因接触经污染的用具而间接感染。NG在男性中可引起尿道炎、慢性前列腺炎、精囊炎、副睾丸炎等，在女性中可引起阴道炎、宫颈炎、子宫内膜炎等，胎儿经过淋病性阴道炎的产道可发生淋病性结膜炎、幼女阴道炎等。NG的慢性感染常是不育症的原因，侵入血液可致关节炎、心内膜炎和脑膜炎等，甚至危及生命。据估计，每年有70万例新发NG感染。

由于淋病的临床表现缺乏特异性，其确诊主要依靠实验室检查。传统的诊断NG感染的实验室检查方法：①涂片染色法，该法敏感度低，在女性患者中检出率仅50%左右，且不能确诊；②分离培养法，该法对标本和培养基营养要求高，检测时间长，且阳性检出率受影响因素多，难以满足临床要求；③免疫学方法，无论是荧光法还是酶染法，由于分泌物标本中的非特异性反应严重及抗体方法间的稳定性和条件限制，推广应用受限。而分子诊断方法敏感、特异，可直接从临床标本中检出含量很低的病原菌，适于NG的快速检测。

（一）NG的分子诊断

1. NG核酸检测　常用核酸杂交技术、PCR、连接酶链反应（ligase chain reaction，LCR）、杂交捕获技术、SDA技术等检测NG DNA，也可采用SAT技术和TMA技术检测NG RNA。SAT是等温扩增靶核酸的技术，兼具实时荧光定量PCR的特点，具有高灵敏度、高特异性、低污染、反应稳定等优点，常用的标本类型为拭子和尿液。用尿液检测NG核酸具有与拭子相当的效果。常使用在所有NG中普遍存在的编码外膜蛋白Ⅲ的结构基因（*omp*Ⅲ）、多拷贝的16S rRNA基因、*cppB*基因（同时存在于染色体DNA和隐蔽质粒上）、*proA*假基因和透明蛋白（*opa*）基因作为核酸扩增的靶序列。*proA*假基因和*opa*基因适合作为针对阳性核酸扩增试验进行的确认实验的目标扩增区域。为提高检测的敏感性可用巢式PCR。LCR连接反应温度接近寡核苷酸的熔解温度（T_m），因而识别单核苷酸错配的特异性极高。LCR的扩增效率与PCR相当，用耐热连接酶进行LCR只用两个温度循环，变性和复性连接，循环30次左右，其产物的检测也较方便、灵敏。

在低发患者群，假阳性与阳性预测值下降可能是一个问题。疾病预防控制中心建议在阳性预测值低于90%时使用确认实验。分子水平的确认实验包括：①使用针对不同靶标或不同方法的不同试剂检测原始样本；②重复使用原始试剂检测原始样本；③通过使用阻断抗体或竞争探针检测原始样本；④使用针对不同靶标的不同试剂检测同一个患者的第二份样本。

2. NG耐药基因检测　由于抗菌药物的广泛和不规范使用，NG对抗菌药物的耐药率越来越高。常用PCR、qPCR、核酸杂交技术等检测其耐药基因，如与氟喹诺酮类药物耐药相关的*gyrA*、*parC*基因，与青霉素耐药相关的*penA*、*ponA*基因，与大环内酯类药物耐药相关的*erm*基因等。

（二）NG分子诊断的临床意义

淋病如未经及时治疗或治疗不彻底，可扩散至生殖系统形成慢性感染。胎儿经产道在分娩过程中可被感染而患淋病性急性结膜炎。因此，淋病的快速诊断对该病的及时治疗具有重要意义。由于分子诊断技术操作简单、快速、敏感度高、特异性强，适用于淋病的快速诊断和流行病学调查，可用于以下方面：①对分离培养的菌株进行鉴定和进一步分析；②用于抗生素治疗的疗效观察及监控；③提高临床标本检测的阳性率和准确性；④对NG菌株进行分子流行病学分析；⑤对疑为NG引起的疾病进行诊断和鉴别诊断。

第五节 常见真菌的分子诊断

真菌（fungus）是一类真核细胞型微生物，广泛存在于自然界，种类庞大而多样。据估计，全球有真菌约150万种，已被描述的约7万种。约400余种真菌是人类和动物的致病菌，如白念珠菌（*Candida albicans*）和光滑念珠菌等。随着广谱抗菌药物、皮质激素、免疫抑制剂和抗肿瘤药物的使用增多，器官移植、导管手术和AIDS等使机会致病性真菌感染显著增加。真菌感染性疾病根据真菌侵犯人体的部位分为四类：浅表真菌病、皮肤真菌病、皮下组织真菌病和系统性真菌病。前两者合称为浅部真菌病，后两者合称为深部真菌病。真菌感染的日益增多对实验室诊断提出了更高的要求。特别是系统性真菌感染，其早期、特异的诊断方法是挽救患者生命的关键。传统真菌的实验室检查主要采用微生物学（包括真菌培养和显微镜检查）和病理学方法，需时较长。目前，已广泛采用分子诊断技术对病原真菌进行鉴定、分型和亲缘性关系研究等，可早期、快速、特异、灵敏地诊断真菌感染。本节以白念珠菌为例介绍常见真菌的分子诊断。

念珠菌是一种重要的机会致病菌，可在人的多个系统或器官与宿主共栖生存，最常见的是人的口腔和阴道。白念珠菌是医学中研究得最为深入的真菌，一般在正常机体中数量少，不引起疾病，为机会致病性真菌，可引起皮肤念珠菌病、黏膜念珠菌病（如鹅口疮、口角炎、阴道炎）和内脏及中枢神经念珠菌病（如肺炎、心内膜炎、脑膜炎和败血症等）。

一、白念珠菌的分子诊断

传统的白念珠菌的检查方法有直接涂片镜检法、革兰氏染色镜检法、培养法和免疫学方法等。涂片镜检法易漏检，培养法耗时，免疫学方法检测真菌抗原，如1, 3-β-D葡聚糖，方法简单、快速，但不能区别真菌的菌种。采用分子诊断技术检测白念珠菌，具有快速、灵敏、特异的特点。可采用PCR、巢式PCR、多重PCR、核酸杂交、随机扩增多态性DNA（random amplification of polymorphic DNA，RAPD）分析、RFLP、单链构象多态性（single-strand conformational polymorphism，SSCP）分析和DNA测序等方法检测白念珠菌。

PCR法检测真菌的引物通常有两类：一类为通用引物，即引物序列为真菌的保守序列，可用于定性试验，即确定有无真菌感染，多采用核糖体蛋白基因（rDNA）及其内转录间隔区（ITS），比较成熟的引物有NS1、NS3、NS5、NS6、NS9、ITS1、ITS2、ITS3和ITS4等。一类为属种特异性引物，根据属种间高变区或者特异基因设计而成，用于鉴定特异的种属或类群，如根据热休克蛋白、酸性蛋白酶基因序列设计的引物可特异性扩增白念珠菌的相应蛋白。根据核糖体蛋白基因转录间隔区的高变区设计种特异性引物，可直接鉴定到种。

核酸杂交技术是近年来用于真菌检测的方法之一。在临床真菌检测中，待测核酸序列为真菌基因组DNA，将核酸从细胞中分离纯化后或经PCR获得的基因片段在体外与探针在膜上进行印迹杂交，也可以在细胞内进行原位杂交。印迹杂交的特异性和敏感性均较高，可进行真菌感染的诊断和感染真菌的分型，还可用于检测耐药菌株的变迁和流行病学分型。原位杂交法的特异性高，可对感染真菌进行准确定位，近年来越来越多地用于真菌病的活体组织检查中。目前，越来越多的特异性探针逐渐问世，给临床真菌检测带来了极大的方便。

RAPD分析采用单个随机引物在低严谨条件下通过PCR扩增互补双链上引物结合位点内侧的区域，产生复杂基因组的指纹图，是一种新的DNA多态性分析技术，已广泛用于念珠菌、隐球菌、皮肤癣菌和曲霉的分类鉴定与分型。RFLP分析主要用于真菌的分类和分型研究，也可对临床分离株进行鉴定和分子流行病学调查。SSCP分析常用于检测单个基因的突变，近年来已用于病原真菌的检测和鉴定，对于判定致病株和非致病株、耐药株和非耐药株及鉴定相近属种等均有一定的意义。DNA测序是通过测定核酸一级结构中核苷酸序列组成来比较同源分子之间相互关系的方法，主要用于了解真菌的基因结构、表达及系统进化关系等。

二、白念珠菌分子诊断的临床意义

采用分子诊断技术检测白念珠菌，具有特异性好、灵敏度高、快速、便捷、可早期诊断疾病的优点，能迅速鉴定到种，为制订合适的治疗方案提供依据，可进行白念珠菌的分类研究和白念珠菌致病、耐药机制的研究。

第六节　其他病原体的分子诊断

引起人类感染性疾病的病原体除病毒、细菌、真菌外，还有衣原体、支原体、螺旋体、立克次体和寄生虫等。随着分子诊断技术的发展及临床的需要，这些病原体也多可利用分子诊断技术进行检测，并且分子诊断技术在疾病的诊断、治疗监测和预后判断等中显示出传统检测方法所不及的优势。本节主要介绍目前临床上应用较多的几种病原体的分子检测。

一、沙眼衣原体

沙眼衣原体（*Chlamydia trachomatis*，CT）是严格细胞内寄生的原核微生物，分为沙眼生物变种和性病淋巴肉芽肿生物变种，在人体内长期生存又广泛传播，常导致人泌尿生殖道疾病如非淋菌性尿道炎、附睾炎、直肠炎、宫颈炎和盆腔炎及眼病。无论男性还是女性，无症状感染均非常普遍。CT有18种血清型，CT的沙眼生物变种血清型A、B、Ba、C引起的沙眼可致盲，在亚洲和非洲的一些国家和地区目前仍是致盲的主要原因；血清型D、E、F、G、H、I、J、K可致包涵体眼结膜炎、新生儿肺炎，同时也是非淋菌性尿道炎的主要病原菌，而血清型L1、L2、L3则可引起性病淋巴肉芽肿。我国的流行病学调查显示CT感染占非淋菌性尿道炎病例的60%左右。

CT基因组为1.45Mb的双链DNA，属于基因组最小的原核生物之一，它在宿主细胞内繁殖时，有特殊的原体——始体的发育周期，始体是衣原体在宿主细胞内发育周期中的繁殖型，不具有感染性。决定CT血清型的是主要外膜蛋白（major outer membrane protein, MOMP）的抗原部分。

实验室检测CT的主要方法：①细胞培养法检测衣原体包涵体，该法费时费事、成本高；②荧光抗体法或酶标抗体法，易与金黄色葡萄球菌、链球菌、NG等发生交叉反应而特异性差且阳性率低，不能满足临床要求。而分子诊断方法简便快速、敏感性高、特异性强，在CT的临床检测方面具有较大的优势。

（一）CT的分子诊断

可采用PCR、qPCR、竞争性PCR、PCR-RFLP、LCR、RAPD和DNA序列分析检测CT DNA，也可采用SAT检测CT RNA。常用的标本类型为拭子和尿液。用尿液检测CT DNA或RNA具有与拭子相当的检测效果。PCR扩增所选靶序列主要有MOMP基因、隐蔽性质粒DNA和CT rRNA基因序列。以MOMP设计引物扩增CT DNA，其敏感度为0.1pg总DNA，更适用于CT分型。以CT隐蔽性质粒DNA设计引物扩增，敏感性和特异性更高，敏感性可达0.1fg质粒DNA或10fg总DNA。rRNA检测的敏感度高，且16S rRNA在衣原体死后存在时间比DNA短，故在治疗的效果观察上更有价值。LCR的扩增效率与PCR相当，用耐热连接酶进行LCR只用两个温度循环，变性和复性连接，循环30次左右，其产物的检测也较方便、灵敏。可用PCR-RFLP、RAPD和核酸测序技术对CT进行分型，也可采用核酸测序技术对CT进行型别和耐药基因检测。

（二）CT分子诊断的临床意义

CT广泛寄生于人、哺乳动物及鸟类。CT感染常缺乏特异症状，且易形成隐匿感染，使临床诊断颇为困难。用分子诊断技术诊断CT感染，敏感性和特异性高，为CT的临床诊断和确诊提供了准确可靠的方法，尤适用于CT的早期诊断和无症状携带者的检查，也可用于CT感染的分子流行病学调查，为性传播疾病的监控提供依据，还可进行基因型和耐药基因检测，为临床制订合理的治疗方案提供依据。

二、解脲支原体

解脲支原体（*Ureaplasma urealyticum*，UU）是支原体中的一属，是在无生命培养基中能独立生长繁殖的最小原核细胞微生物，无细胞壁，因能分解尿素而得名。其基因组为环状双链DNA，分子质量小。目前其有14个血清型，在分类上属于柔膜菌纲支原体科。UU可引起非淋菌性尿道炎、阴道炎、子宫内膜炎、前列腺炎等，并与男性不育有密切关系。非淋菌性尿道炎患者中，10%～15%由UU引起，40%～50%由CT引起。

临床上UU的检测方法有免疫荧光抗体法、培养法、直接染色法、间接血凝法、乳胶凝集法、酶联免疫吸附测定等。这些方法具有敏感性低、特异性不高、操作复杂、检测时间长、需要特殊设备等缺点，而分子诊断的方法因敏感性高、特异性好、简便快速而备受临床欢迎。

（一）UU的分子诊断

可采用PCR、qPCR、免疫杂交PCR、核酸杂交等方法检测UU DNA，采用SAT检测UU RNA。也可用限制性内切酶分析法、Southern杂交法、核酸测序技术进行扩增产物特异性鉴定和分型。可用核酸测序技术进行耐药基因检测。在UU PCR检测中，多以脲酶基因和16S rRNA基因中的高度保守区域为靶序列设计引物。UU核酸检测采用的标本类型为拭子和尿液，用尿液检测UU核酸具有与拭子相当的效果。

（二）UU分子诊断的临床意义

UU的培养较为困难，检出阳性率远较分子诊断方法低，并受多种因素影响。用分子诊断技术检测UU具有操作简便、快速、特异、敏感等优点，可为临床提供可靠的诊断依据，在UU感染的早期诊断和治疗中具有重要意义；同时也适用于UU分型、耐药基因检测、流行病学研究和药物治疗的评价研究，适于临床标本的大量检测。

三、梅毒螺旋体

梅毒螺旋体（*Syphilis spirochete*）又称苍白密螺旋体（*Treponema pallidum*，TP），是细长、柔软、弯曲呈螺旋状、运动活泼的原核细胞微生物，是人类梅毒的病原体。梅毒是性传播疾病中危害较为严重的一种，虽然采用青霉素等抗生素治疗梅毒十分有效，但至今梅毒仍是一个重要的全球公共卫生问题。

TP菌体纤细，长5～15μm、宽0.09～0.18μm。TP只感染人，主要通过性直接接触感染，TP感染后潜伏2～3周发病，可侵犯皮肤黏膜、内脏器官，可致心血管及中枢神经系统损害。在梅毒一期、二期损伤部位含大量TP，此时传染性极强，三期梅毒病灶中TP极少，传染性低。孕妇感染梅毒后可通过胎盘或产道引起胎儿先天性感染。

（一）TP的分子诊断

可采用PCR、qPCR、PCR-RFLP、核酸杂交等技术扩增TP DNA，扩增的靶序列有*tpp47*、*bmp*、*tpf1*、*tyf1*和*tmpA*等基因。可用同位素或非同位素（如生物素、地高辛）标记探针后与待测标本的DNA或扩增后的DNA进行斑点杂交。用PCR-RFLP检测23S rRNA基因是否存在基因突变，可进行耐药性分析。

（二）TP分子诊断的临床意义

TP不能在体外培养，过去主要靠暗视野显微镜检查和血清学试验诊断。血清学试验对确定TP感染和治疗很有意义，但对早期梅毒诊断不敏感，对先天性和神经性梅毒的诊断特异性差。而采用分子诊断的方法可早期诊断梅毒感染的患者，尽早根治梅毒，防止蔓延及病情恶化；可用于了解先天性梅毒的发病机制，如PCR方法了解婴儿TP血症是否持续存在、血清和脑脊液中TP存在的关系；可通过检测新生儿脑脊液中TP来诊断新生儿神经性梅毒，还可进行TP耐药基因检测和流行学研究。

第七节　病原体的高通量测序

随着高通量测序（high throughput sequencing）技术，也称为NGS的迅猛发展，其操作流程不断简化，检测通量不断增长，检测成本显著降低，在感染性疾病病原体检测中呈现出较大的技术优势，可用于病原体的鉴定、分型和耐药突变基因检测等方面，已得到越来越广泛的应用。

一、病原体高通量测序的策略

采用NGS技术对临床标本直接进行病原体检测的策略包括靶向基因测序（targeted next-generation sequencing，tNGS）和宏基因组测序（metagenomics next-generation sequencing，mNGS），前者只能检测已知病原体，后者可以检测已知和未知病原体。

tNGS利用特异性引物对靶标基因进行PCR扩增，然后对扩增产物进行测序分析。靶标基因通常包括原核生物的16S rRNA基因、真菌5S rRNA基因两端的ITS1及ITS2和25～28S rRNA基因中的D1及D2区，以及特定病原微生物靶基因等，主要用于病原体的鉴定、分型和耐药突变基因的检测等。mNGS是针对病原微生物的全基因组测序方法，通过分离纯化临床标本中的核酸，利用酶切或超声破碎等方法将基因组序列片段化，构建文库，然后通过高通量测序技术结合病原微生物数据库及特定算法，无偏倚检测标本中的病原微生物，包括病毒、细菌、真菌、寄生虫及非经典微生物等，主要用于病原体的鉴定、分型、耐药突变基因的检测、溯源、毒力分析甚至药物敏感性分析等。高通量测序技术可以同时检测出标本中存在的多种病原体。

二、病原体高通量测序检测的方法及结果分析

tNGS的检测流程包括标本前处理、核酸提取、PCR扩增富集靶基因序列、上机测序、数据库比对、生物信息学分析、报告生成及结果解读等过程。mNGS的检测流程比靶向测序相对复杂，包括标本前处理、核酸提取、文库制备、上机测序、数据库比对、生物信息学分析、报告生成及结果解读等过程。

高通量测序技术检测病原体对技术平台及人员素质要求高。在核酸提取的过程中应引入经验证的减少人源核酸处理方法，标本液化、浓缩及去除宿主核酸、真菌和（或）分枝杆菌等特殊微生物的破壁处理等前处理方法和设备使用应标准化。使用经性能验证的核酸提取试剂和设备。可采用超声波打断建库、酶切建库及转座酶建库的方法制备文库。应建立起始核酸质量标准（纯度、浓度）及文库产出标准（文库浓度、片段大小等）。采用Qubit荧光染料法检测文库浓度，qPCR检测文库中有效连接接头的核酸浓度，生物分析设备如Agilent 2100 Bioanalyzer检测文库片段大小及峰型，文库片段大小为插入片段和接头

序列的总长度，合格文库插入片段长度应＞100bp。通常tNGS的数据量应≥3万条序列，mNGS鸟枪法测序数据量应≥2000万（20million，20M）高质量序列，准确度Q30比例≥85%。提高测序数据量可显著提高检测的灵敏度。实验室应对不同类型的临床标本和不同类型微生物建立不同的判读标准。

生物信息学分析的数据库应包括微生物检测数据库和人源数据库。微生物检测数据库应包含细菌、真菌、病毒、寄生虫、支原体、衣原体、螺旋体和立克次体的基因组序列信息，人源数据库包含染色体基因组、线粒体基因组及转录组等序列信息，用于对测序数据进行比对去除标本中的人源序列。mNGS可能含有多种微生物信息，其中包括正常菌群、污染微生物及背景微生物。应建立人体不同部位正常种群数据库和试剂背景微生物序列数据库，并纳入报告分析解读流程。对于检测结果中与疾病无关的微生物，如正常菌群、污染微生物或背景微生物，应在报告中去除或加以说明。

对检测结果及其应用价值的考察和评价应从以下几项技术指标进行：测序深度、检出序列数、覆盖度、可信度、微生物丰度、离散度和RPM（reads per million mapped reads）比值等。实验室可根据基因组覆盖度、序列特异性等参数计算病原微生物检测可信度（%），便于临床判断。实验室应设置阳性阈值，该值与检出序列数、检出序列的特异性、特异序列的基因覆盖度、该物种同源性复杂程度及检测灵敏度有关。结果的可靠性与基因组覆盖度成正比，低于阳性阈值的病原微生物不可轻易放过，需结合临床或复检或重留标本再测。针对某些特殊传染病病原微生物，在排除污染的前提下，即使检出1条序列也应视为阳性，如结核分枝杆菌、流行性出血热病毒和鼠疫耶尔森菌等。此外，也可使用NGS数据对病原生物学特性（如药物敏感性）进行分析，其已在结核分枝杆菌等病原体的检测中得到良好的应用。

NGS检出或未检出某物种的核酸片段，提示患者标本中含有或不含有该物种核酸，但不能明确该物种与感染的关系，即测序阳性的微生物不一定是病原微生物。另一方面，受临床采样、标本运送、保存、疾病病程变化、测序方法的灵敏度、测序深度、实验室检测能力、生物信息学分析水平和数据库等的影响，NGS检测的阴性结果也需结合临床进行综合判断。

三、病原体高通量测序的适应证

高通量测序技术用于病原体检测有其适应证，要避免临床送检的盲目性和随意性，避免该技术被滥用。对于常规微生物学检查容易明确病原体的感染，不建议进行NGS。高通量测序技术检测病原体的适应证：①患者疑似感染或不除外感染，病因未明确，规范性经验抗感染治疗无效；②各种原因导致患者急危重症表现，不除外感染所致，或考虑继发或并发危及生命的严重感染；③免疫受损患者疑似继发感染，常规病原学检查未能明确致病原和（或）规范性经验抗感染治疗无效；④疑似局部感染，病原学诊断未明确、不及时处理则后果严重时；⑤慢性感染，或慢性疾病不除外感染，病情严重或抗感染疗效不佳需要明确病因等情况下，在完善常规病原学检测的同时进行NGS检测。

四、病原体高通量测序的临床意义

采用高通量测序技术检测病原体，无须对病原体进行培养即能明确标本中微生物的种类和相对数量，对于临床高度怀疑感染性疾病，而常见病原微生物检验阴性、经验治疗失败、不明原因的急危重症感染的病原学诊断等具有重要意义，可以解决部分疑难急危重症感染性疾病的病原学诊断，可以缩短感染性疾病诊断时间，促进目标性抗感染，改善患者预后。

mNGS技术还能发现新发突发传染病病原体，已成为未知病原微生物检验的重要手段。通过高通量测序，还可对病原体进行分型、耐药突变、溯源、毒力分析甚至药物敏感性分析。未来，NGS在检测技术、检测流程、检测性能、检测结果应用等方面的快速发展将为临床感染病原体检测带来巨大的技术和应用革新。

受高通量测序技术灵敏度、测序深度、测序成本及数据库等影响，常规NGS策略常无法获得样本中所有微生物的序列，临床标本中低浓度致病微生物可能会漏检。应建立规范的操作流程、结果分析和报告解读规则等，并采取恰当的质量控制措施，保证结果准确可靠。

第八节　感染性病原体分子诊断的发展现状与前景展望

因分子诊断检测的靶标是病原体核酸（DNA或RNA），检测到阳性是病原体存在的证据，是确诊感染性疾病的重要手段。病原体的分子检测扩大了传统微生物检测技术的病原谱，使很多传统微生物学、免疫学技术不能准确检测的病原体能够通过分子技术检测。因分子生物学技术具有灵敏、特异、快速、高通量等特点，不仅可以使病原体得到早期、快速、灵敏、特异的检测，还可检测病原体基因型亚型、耐药性、毒力等，在疾病管理过程中可全程监测病原体载量，帮助判断疗效和预后，并可进行分子流行病学研究，为疾病的早期诊断、治疗监测、预后判断和防控提供依据。

所用检测方法的灵敏度决定了病原体能否被检出，低于检测方法灵敏度的检测结果存在两种可能，一是未感染病原体，二是感染了病原体，但病原体载量低于检测方法的检测下限，不能被检测出。因此要研发和使用高灵敏度的检测试剂，避免漏检。

要注意避免临床假阴性和临床假阳性问题。临床假阴性是指临床高度怀疑是感染性疾病，而检测结果多次阴性。其原因与检测方法是否恰当，检测试剂的灵敏度是否足够，检测试剂的检测靶标是否涵盖感染的病原体，标本类型是否恰当，标本的采集、运送和保存是否恰当，检测是否规范有效，病原体是否发生变异等因素有关。临床假阳性是指某种病原体经治疗后已死亡，但因分子技术的高敏感性而被检测出。因此，为了评估感染性疾病的治疗效果，应间隔一段时间后再采集标本进行检测。

高通量测序技术已较多地用于感染性疾病病原体的检测，在疑难、急危重症感染性疾病病原体检测中发挥了独特的作用。根据已出版的各类专家共识，不建议无条件普遍性进行mNGS检测，原则上mNGS检测前须感染病学和（或）临床微生物学专家会诊。不建议在容易明确病原体的感染部位和开放性部位采集标本进行mNGS检测。mNGS的优化方法包括减少人源宿主干扰，富集病原体，提高检测灵敏度；提高胞内菌和厚细胞壁病原体如分枝杆菌、真菌和RNA病毒检出率；进一步完善生信分析与数据库，提升鉴定准确度；优化报告解读，区分定植微生物与感染病原体。

因分子检测常常采用核酸扩增技术或与核酸扩增技术联用，在实验室设置上要遵循国家的相关管理规定，做好临床基因扩增检验实验室的管理和全过程质量管理，避免检测的假阳性和假阴性，避免误导临床。

感染性疾病分子检测的发展方向是全自动化检测系统和一体化快速便捷的检测系统。随着经济的发展和技术的进步，更多的全自动化核酸检测系统、床旁快速检测系统将用于感染性疾病的快速、早期诊断，造福于人类。

第九节　案例分析

患者，男，40岁，因白细胞计数升高1月余入院。

病史：1月余前因左侧腹部隐痛于当地医院就诊，无发热、畏寒，无咳嗽、咳痰，无胸闷、胸痛，无腹痛、腹泻，无皮肤、黏膜出血点等，检查发现白细胞计数升高。自起病以来，精神、睡眠可，大小便可，体重未见明显改变。

个人史及家族史：已婚，平素身体健康状况良好，否认高血压、糖尿病、冠心病病史。否认肝炎、结核等传染病史。否认外伤、手术、输血史。无食物、药物过敏史。预防接种史不详。无长期外地居住史。否认疫区、疫水接触史，否认苯等化学药品、工业毒物及放射性物质接触史。无吸烟、饮酒等不良嗜好。性病冶游史不详。否认家族遗传病、传染病等类似疾病史。

体格检查：体温（T）36.2℃，脉搏（P）84次/分，呼吸（R）20次/分，血压（BP）136/85mmHg。发育正常，营养中等，无贫血貌，神志清楚，自主体位，查体合作。全身皮肤无发绀、黄染、苍白，全身弥漫性多发淋巴结肿大。头颅五官无畸形，巩膜无黄染，睑结膜无出血、水肿，双侧瞳孔等大等圆，直径3mm，对光反射及调节反射均存在，耳鼻未见异常分泌物，口腔黏膜光滑，无皮疹、溃疡，咽部无充血，双侧扁桃体无肿大。颈软，气管居中，甲状腺不肿大，未闻及血管杂音。胸廓无畸形，左右对称。双侧呼吸运动度一致，双侧触觉语颤一致，双肺叩诊呈清音。双肺呼吸音清，双肺未闻及干湿性啰音。心前区无隆起，未见异常心尖搏动，心尖搏动位于第5肋间左锁骨中线内0.5cm，搏动范围1cm×1cm，各瓣膜区未触及震颤，叩诊心界不大，听诊心率：84次/分，律齐，各瓣膜区未闻及病理性杂音。未闻及心包摩擦音；腹部平坦，未见胃肠型及蠕动波，未见腹部静脉曲张。腹部平软，无压痛及反跳痛，未触及腹部肿块，肝肋下未触及，脾大，肋下8cm。麦氏点无压痛及反跳痛，胆囊未触及，Murphy征阴性，脾脏肋下5cm可触及，肝浊音界存在；双肾无明显叩击痛，移动性浊音阴性。听诊肠鸣音正常，4次/分，未闻及血管杂音。肛门及外生殖器未查。脊柱生理弯曲存在，四肢无畸形，四肢活动自如，无杵状指、趾，双下肢无水肿。生理反射正常，病理反射未引出。

实验室检查结果如下：

血常规：白细胞（WBC）63.01×10^9/L，中性粒细胞（NEUT）8.56×10^9/L，红细胞（RBC）4.76×10^{12}/L，血红蛋白（Hb）137g/L，血小板（PLT）141×10^9/L。

骨髓穿刺：粒系占25.5%，红系占10%，淋巴细胞比例增高，见1.5%幼稚淋巴细胞，可见巨核细胞56个，幼稚巨核细胞6个，颗粒巨核细胞50个，血小板不少，为慢性淋巴细胞增殖性疾病骨髓象，骨髓活检示骨髓组织内呈片状或散在分布的淋巴样细胞，细胞小至中等大小，核不规则，病变未除外为肿瘤。

穿刺淋巴结组织活检：淋巴细胞弥漫分布，未见明确的滤泡结构，免疫组化显示CD20、CD79a大部分细胞（＋），并显示多个滤泡样结节，CD3、CD5背景小淋巴细胞（＋），CD10（＋），Bcl-6滤泡样结节（＋），Bcl-2大部分细胞及滤泡样结节（＋），细胞周期蛋白D1（cyclin D1）（－），多发性骨髓瘤致癌蛋白1（MUM1）（－），Ki-67约30%，CD21示局部滤泡树突状细胞支架被破坏，IgD未显示明显套区，结合HE及免疫组化结果，病变符合（肠系膜淋巴结）B细胞性淋巴瘤，滤泡性淋巴瘤可能性大。

流式细胞学检测：CD5（－）、CCND1（－）、CD103（－）、CD123（－）、CD11C（－）、CD10（＋）。

乙肝两对半（化学发光法）：HBsAg 0.00IU/mL，抗-HBs 22.15IU/mL，HBeAg 0.6，抗-HBe 1.91，抗-HBc 0.11。

生化检测：K 4.41mmol/L，ALB 37g/L。

出凝血常规：凝血酶原时间（PT）11.6s，活化部分凝血活酶时间（APTT）28.4s，纤维蛋白原（Fbg）3.21g/L。

乙型肝炎病毒DNA定量检测：1.67×10^{2}IU/mL。

免疫球蛋白四项：免疫球蛋白A（IgA）0.71g/L↓，免疫球蛋白M（IgM）0.52g/L↓，免疫球蛋白G（IgG）8.77g/L↓。

急诊生化、尿酸检测未见明显异常。

诊断：①非霍奇金淋巴瘤（滤泡性淋巴瘤3级Ⅳ期）；②隐匿性HBV感染。

隐匿性HBV感染（occult hepatitis B virus infection，OBI）是患者HBsAg阴性，但血清和（或）肝组织中HBV DNA阳性，其特点是HBV DNA载量低，常低于200IU/mL甚至低于20IU/mL，其发生机制是S基因突变导致HBsAg的表达和分泌减少，HBV整合潜伏和HBV在免疫压力下以极低水平复制。在OBI患者中，80%可有血清抗-HBs，抗-HBe和（或）抗-HBc阳性，称为血清阳性OBI，本病例即为血清阳性OBI。有1%~20%的OBI患者HBV血清学标志物均为阴性，称为血清阴性OBI。

第十节 规范报告格式与结果分析

规范的病原体分子诊断报告应包含患者姓名、性别、年龄、标本类型、诊疗卡号、条码号、科别、床号、检测方法、检测下限、检测靶标、检测的局限性、标本采集时间、标本接收时间、报告时间、检测者和审核者签名等。

如某医院的乙型肝炎病毒DNA检测报告如下（图11-2）：

×××医院医学检验报告
LABORATORY MEDICAL SCIENCE REPORT

地址：×××		邮编：×××	电话：×××	网址：×××

姓名：×××	性别：男	年龄：38岁	诊疗号码：×××	标本类型：血清
科别：肝胆科	床号：×××	申请医生：×××	临床诊断：腹痛查因	联系电话：×××

序号	检验项目	结果	单位	检测下限
1	乙型肝炎病毒DNA检测（实时荧光PCR法）	2.5×10^6	IU/mL	20IU/mL

采集时间：2021-02-03 08:30	接收时间：2021-02-03 09:01	报告时间：2021-02-03 11:27
申请者：×××	检验者：×××	审核者：×××

图11-2 乙型肝炎病毒DNA检测报告示例

该报告显示患者乙型肝炎病毒DNA为2.5×10^6IU/mL，为乙型肝炎病毒感染者。若未检测到乙型肝炎病毒DNA，则检测结果报告为低于检测下限。

第十二章
遗传性疾病的分子诊断

随着分子诊断技术的发展，遗传性疾病的分子诊断进入了一个全新的时代。遗传性疾病不仅出现了更加快速、灵敏、准确和高通量的单基因病的基因诊断技术，而且可以在分子水平对染色体病和多基因病等进行诊断及风险预测，特别是植入前诊断更是能够使有遗传缺陷的夫妇获得正常后代。本章主要介绍常见的单基因病和线粒体遗传病的基础知识及分子诊断。

第一节　遗传性疾病概述

遗传性疾病是指由遗传物质发生改变而引起的疾病，完全或部分由遗传因素决定。遗传性疾病具有家族聚集的特点，常为先天性的，也可后天发病。传统上遗传性疾病分为单基因病、染色体病、多基因病、线粒体遗传病和体细胞遗传病五大类。近年来又发现了由表观遗传修饰发生改变而引起的疾病。随着分子生物学和基因组学分析技术的发展，人类对疾病发病机制的认识也不断深入，推动着遗传性疾病诊断和防治技术的飞跃。

一、单基因病

单基因病（single-gene disorder）是由单个基因突变所导致，突变基因可以位于一对同源染色体的一条或者两条上。遗传方式包括常染色体显性、常染色体隐性、X连锁和罕见的Y连锁。目前，已经报道约6000种单基因病，虽然每种单基因病相对少见，但累加起来，单基因病占遗传性疾病发生率和死亡率的很大一部分，严重的单基因病在活婴中的发病率为1/300。

二、多基因病

多基因病（multifactorial disorder）又称复杂性疾病，是由多对基因共同控制的遗传性疾病。多基因病在遗传方式上不遵循孟德尔遗传规律，受遗传因素和环境因素的双重影响，具有家族聚集现象。多基因病在儿童中的发病率约为5%，在总人群中超过60%，为常见病、多发病，如大多数原发性高血压、冠心病、糖尿病、无脑儿、先天性心脏病和精神分裂症等。

三、染色体病

染色体病（chromosome disorder）是由染色体结构或数目异常引起的一类疾病。这类疾病涉及多个基因结构或数量的变化，对个体的危害大于单基因病和多基因病，其中最常见的染色体病为唐氏综合征（Down syndrome）。染色体病可分为常染色体病（如唐氏综合征、猫叫综合征等）和性染色体病[如克兰费尔特综合征（Klinefelter syndrome）和特纳综合征（Turner syndrome）等]。

四、线粒体遗传病

线粒体遗传病（mitochondrial disorder）是由线粒体基因突变导致的疾病，伴随线粒体传递，呈细胞质遗传。由于精子的细胞质含量极少，受精卵的线粒体DNA几乎全部来自卵子，所以线粒体遗传病呈现出母系遗传的特点。常见的线粒体遗传病包括莱伯（Leber）遗传性视神经病变、线粒体脑肌病和线粒体糖尿病等。

五、体细胞遗传病

单基因病、多基因病和染色体病的遗传变异常发生在人体所有细胞包括生殖细胞DNA中，并能传递给下一代，而体细胞遗传病的突变只在特定的体细胞中发生，不涉及生殖细胞，所以此类疾病一般不会遗传给后代，如某些肿瘤、自身免疫性疾病和衰老等。虽然在经典的遗传病概念中并不包括这一类疾病，但是体细胞中的基因突变或染色体畸变形式与其他遗传性疾病类似，可以通过基因诊断技术进行分析，有助于疾病的诊断和治疗。

第二节　常见遗传性疾病的分子诊断

本章所讲的遗传性疾病分子诊断，以单基因病为主。目前已知的单基因病有6000多种，在不同的种族、国家和地区，常见遗传性疾病的分布有差异。2018年5月我国发布了《第一批罕见病目录》，包括121种疾病，这些罕见病绝大多数为遗传性疾病，确诊需要进行基因检测。另外，我国也有12种常见单基因病的说法，包括进行性假肥大性肌营养不良、甲型血友病、乙型血友病、α/β地中海贫血、遗传性耳聋、脊髓性肌萎缩症、半乳糖血症、苯丙酮尿症、肝豆状核变性、先天性肾上腺皮质增生症、糖原累积病Ⅱ型、常染色体隐性多囊肾。尽管许多实验室开发了多种疾病的基因检测方法，但是到目前为止，获得NMPA注册证的诊断试剂盒种类和数量并不多，主要有α/β地中海贫血、葡萄糖-6-磷酸脱氢酶缺乏症、血友病、脊髓性肌萎缩症和苯丙酮尿症等。本节结合临床实践介绍分子诊断技术在部分遗传性疾病诊断中的应用。

一、地中海贫血

地中海贫血（thalassemia）是血红蛋白病的一种，又称为珠蛋白生成障碍性贫血，简称地贫。地中海贫血是由于组成血红蛋白的某种肽链的合成减少或肽链异常，而另一种珠蛋白链的合成相对过剩，导致红细胞中的血红蛋白四聚体组成和结构发生改变，进而引起的溶血性贫血。根据合成障碍的血红蛋白链的种类不同，可以将地中海贫血分为 α、β、γ、δ、$\delta\beta$、$\gamma\beta$ 等类型，其中临床上最常见的是 α 地中海贫血和 β 地中海贫血。

地中海贫血在全球广为流行，主要分布在热带和亚热带疟疾高发地区，至少有5亿人携带血红蛋白变异基因，WHO的人类遗传病计划将地中海贫血列为在发展中国家开展人群预防的六大疾病之一。我国长江以南的广大地域为该病的高发区，尤以两广地区为甚，其中广西地中海贫血变异基因携带率高达23.98%（α 地中海贫血17.55%，β 地中海贫血6.43%），广东地中海贫血携带率为11.07%（α 地中海贫血8.53%，β 地中海贫血2.54%）。

α 和 β 地中海贫血属常染色体隐性遗传病，杂合子为基因携带者，通常无临床表现，但血液学检查呈现小细胞低色素贫血。重型 α 地中海贫血（也称为 Hb Bart 胎儿水肿综合征）为致死性疾病，重型 β 地中海贫血患儿只能靠输血维持生命，虽然基因治疗展现出很好的前景并在开展临床试验，但是，目前除造血干细胞移植外，尚无其他有效的治疗方法。通过遗传筛查和产前诊断，对于孕期检查发现为重型地中海贫血胎儿者及时终止妊娠是目前最有效的疾病防控手段。

（一）α 地中海贫血

α 地中海贫血（α thalassemia）是由于 α 珠蛋白基因缺失，或非缺失突变导致 α 珠蛋白肽链结构异常，或合成减少而引起的一种遗传性溶血性疾病。

1. 分子基础与临床表现　引起 α 地中海贫血的突变形式主要为基因缺失，目前已经报道20多种不同的缺失型，中国人群主要有三种缺失型。东南亚缺失型：缺失范围包括 $\psi\alpha_2$、$\psi\alpha_1$、α_2、α_1 和 θ_1 基因的3'端可变区（3'HVR），缺失长度约为20kb，单倍体基因型为 $--^{SEA}/$。右侧缺失型：缺失 α_2 珠蛋白基因的3'端和 α_1 珠蛋白基因的5'端，形成了由 α_1 的3'端和 α_2 的5'端构成的融合基因，缺失片段的长度约为3.7kb，基因型为 $\alpha^{-3.7}/$。左侧缺失型：整个 α_2 珠蛋白基因缺失，但是 α_1 珠蛋白基因保持完整，缺失片段长度为4.2kb，基因型为 $\alpha^{-4.2}/$。

除 α 珠蛋白基因的缺失是导致 α 地中海贫血最主要的分子机制外，也发现一些 α 珠蛋白基因的点突变可引发 α 地中海贫血，这类 α 地中海贫血称为非缺失型 α 地中海贫血（α^T）。在中国已报道12种非缺失型 α 地中海贫血，最常见的突变类型有3种，即 Hb Constant Spring（Hb CS 或 α^{CS}）[HBA2：c.427T＞C]，Hb Quong Sze（Hb QS 或 α^{QS}）[HBA：c.377T＞C] 和 Hb Westmead（Hb WS 或 α^{WS}）[HBA2：c.369C＞G]。

根据基因型和临床表现，临床上 α 地中海贫血可以分为4种型别：

（1）静止型 α 地中海贫血：基因型为 $\alpha\alpha/-\alpha$ 或 $\alpha^T\alpha/\alpha\alpha$，由于只有一个基因缺失或突变，故临床上无症状。

（2）标准型α地中海贫血：基因型为--/αα或α^T-/αα；或是α$^+$地中海贫血的纯合子，基因型为-α/-α，有2个α珠蛋白基因缺失或突变，临床上无症状，但是血液学检测出现平均红细胞体积和平均红细胞血红蛋白水平降低。

（3）HbH病：是3个α珠蛋白基因缺失（基因型为--/-α）或突变，α珠蛋白合成受到严重影响，导致β链过剩而形成β四聚体HbH（β$_4$），HbH会形成包涵体使红细胞膜受损，导致慢性贫血。HbH病患者出生时无明显症状，只有轻度贫血，Hb Bart含量可高达25%。发育过程中，Hb Bart逐渐被HbH取代，患儿1周岁左右出现轻中度贫血，伴有肝脾大及轻度黄疸，少数患者病情较重。

（4）Hb Bart胎儿水肿综合征：4个α珠蛋白基因全部缺失，基因型为--/--。胎儿不能合成α链，γ链积聚形成四聚体（γ$_4$），称为Hb Bart。Hb Bart胎儿全身水肿，肝脾肿大，四肢短小，腹部隆起。胎儿多于妊娠30~40周死亡或早产，早产儿多在产后0.5h内死亡。

2. 分子诊断与临床意义　引起中国人α地中海贫血的基因突变主要是α珠蛋白基因的缺失。Southern印迹杂交曾是诊断α珠蛋白基因缺失的金标准，但由于Southern印迹杂交技术操作烦琐和耗时，难以作为临床诊断实验室的常规检测手段。目前，临床上用于α珠蛋白基因缺失的分子诊断技术最成熟的是gap-PCR，已经有多款gap-PCR试剂盒用于临床。

gap-PCR技术原理：以检测东南亚缺失型（SEA）为例（图12-1），以健康人基因组DNA为模板，引物A1能与引物B1配对扩增长度为980bp的DNA片段，引物A1与引物B2配对由于跨度太大而不能扩增出任何片段。而在东南亚缺失型地中海贫血纯合子（--^{SEA}/--^{SEA}），由于基因片段的大范围缺失，引物A1可与引物B2配对扩增出长度660bp的片段，与引物B1配对后不能扩增出980bp片段。而东南亚缺失型地中海贫血杂合子（--^{SEA}/αα），应用3个引物进行PCR后，可产生980bp和660bp两种扩增片段。

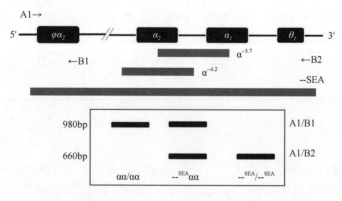

图12-1　利用gap-PCR检测α珠蛋白基因缺失原理示意图

根据不同的α珠蛋白基因缺失类型，可以设计不同的引物配对。目前，一种商品化的gap-PCR试剂盒选取人基因组中编码α珠蛋白的α基因的编码区为扩增靶区域，针对--^{SEA}、α$^{-3.7}$、α$^{-4.2}$三种α地中海贫血缺失区段设计特异性引物，PCR后通过电泳能准确、简便、快速地检测出这三种常见的缺失，同时设计了一对能扩增出2200bp片段的内标引物，以监控DNA提取和PCR扩增过程，根据图12-2电泳结果可以判断基因型。

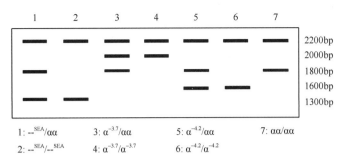

图12-2 缺失型α地中海贫血gap-PCR基因检测结果示意图

1: --^{SEA}/αα   3: α$^{-3.7}$/αα   5: α$^{-4.2}$/αα   7: αα/αα

2: --^{SEA}/--^{SEA} 4: α$^{-3.7}$/α$^{-3.7}$ 6: α$^{-4.2}$/α$^{-4.2}$

对于α基因缺失还可以利用qPCR技术，采用$2^{-\Delta\Delta Ct}$值相对定量方式，同时分析ζ、α$_1$、α$_2$基因相对拷贝数，获得目的基因的缺失数目，从而实现缺失型α地中海贫血基因快速检测。

非缺失型α地中海贫血的诊断可采用PCR-反向斑点杂交技术、qPCR熔解曲线法、PCR-导流杂交法和微阵列芯片法，其中最常用的为PCR-反向斑点杂交技术。该方法选取人基因组中编码α珠蛋白的α$_2$基因的编码区为扩增靶区域，针对α^{CS}、α^{QS}、α^{WS}三种α地中海贫血点突变区段设计特异性引物及探针，结果如图12-3所示。

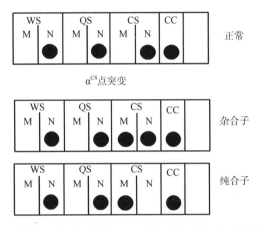

图12-3 非缺失型α地中海贫血（α^{CS}）反向斑点杂交结果示意图

（二）β地中海贫血

β地中海贫血（β thalassemia）是以β珠蛋白基因突变导致β链合成减少（β$^+$）或缺失（β^0）为特征的一类遗传性溶血性疾病。

1. 分子基础与临床表现 β地中海贫血除极少数是由基因缺失引起以外，绝大多数是由β珠蛋白基因点突变（包括单个碱基的取代、个别碱基的插入或缺失）所致。这些点突变分别导致转录受阻、mRNA前体剪接加工错误或合成不稳定的珠蛋白肽链等，这些分子缺陷最终使体内β链合成减少或缺失，引起与α/β链不平衡，出现溶血性贫血。在中国β地中海贫血患者中已发现了β珠蛋白基因50余种突变类型，其中c.124_127 del TTCT、c.316-197C＞T、c.52A＞T、c.–78A＞G、c.216_217 insA、c.79G＞A和c.92+1 G＞T等7种突变占中国人所有β地中海贫血的90%以上，这些突变的发生频率在不同地区和不同民族之间存在差异（表12-1）。因此，根据不同地区、不同民族的β地中海贫血基因类型和分布频率，制定相应的基因诊断、产前诊断和遗传咨询等策略具有重要的意义。

表12-1　中国人常见β地中海贫血基因突变位点

突变名称	β链合成	突变描述	HGVS命名（HBB）
Codons 41/42（-TTCT）；TTCTTT（Phe-Phe）>----TT	β^0	41～42（-TTCT）；修饰C端序列	c.124_127delTTCT
Codons 71/72（+A）；TTT AGT（Phe Ser）>TTT AAGT	β^0	72（+A）；修饰C端序列：（72）Lys-COOH	c.216_217insA
IVS-Ⅱ-654（C>T）；AAGGCAATA>AAG^GTAA	β^+（严重）	1149C>T	c.316-197 C>T
Codon 17（A>T）；AAG（Lys）>TAG（终止密码子）	β^0	17（A14）Lys>Stop	c.52A>T
-28（A>G）	β^+	-28A>G	c.-78A>G
Hb E	N/A	26（B8）Glu>Lys	c.79G>A
Codon 31（-C）；CTG>-TG	β^0	31（-C）；修饰C端序列	c.94delC
Codons 27/28（+C）；GCC CTG（Ala Ser）>GCC C CTG	β^0	28（+C）；修饰C端序列	c.84_85insC
IVS-Ⅰ-1（G>T）；AG^GTTGGT>AGTTTGGT	β^0	143G>T	c.92+1G>T
Codon 43（G>T）；GAG（Glu）>TAG（终止密码子）	β^0	43（CD2）Glu>Stop	c.130G>T
-32（C>A）	β^+	-32C>A	c.-82C>A
-29（A>G）	β^+	-29A>G	c.-79A>G
-30（T>C）	β^0或β^+	-30T>C	c.-80T>C
Codons 14/15（+G）；CTG TGG（Leu；Trp）>CTG G TGG	β^0	15（+G）；修饰C端序列	c.45_46insG
5′UTR；+43～+40（-AAAC）	β^+	40～43碱基缺失	c.-11_-8delAAAC
起始密码子ATG>AGG	β^0	起始密码子Met>Arg	c.2T>G
IVS-Ⅰ-5（G>C）	β^+（严重）	147G>C	c.92+5G>C

临床上β地中海贫血一般分为重型、中间型和轻型三种类型。

（1）重型患者为β^0地中海贫血纯合子（β^0/β^0）、β^0和β^+地中海贫血复合杂合子（β^0/β^+）及部分β^+地中海贫血纯合子（β^+/β^+）。患儿出生时无症状，出生后6～9个月开始发病，呈慢性进行性贫血，面色苍白，肝脾大，发育不良，常有轻度黄疸，重型β地中海贫血的症状随年龄增长而日益明显。由于骨髓代偿性增生导致骨骼变大、髓腔增宽，先发生于掌骨，以后为长骨和肋骨。1岁后颅骨改变明显，表现为头颅变大、额部隆起、颧高、鼻梁塌陷、两眼距增宽，形成特殊的"地中海贫血面容"。

（2）中间型β地中海贫血的发生主要由β地中海贫血杂合子复合α珠蛋白基因拷贝数增多，β地中海贫血纯合子复合α地中海贫血、β^0地中海贫血与β^+地中海贫血复合杂合子，地中海贫血复合遗传性胎儿血红蛋白持续存在（HPFH）或δβ地中海贫血和β地中海贫血纯合子复合KLF1突变等原因所致。临床表现介于轻型和重型之间，中度贫血，脾脏轻度或中度增大，黄疸可有可无，骨骼改变较轻。

（3）轻型β地中海贫血为β^0或β^+杂合子，无临床症状，通过实验室检查才能确诊，虽然轻型β地中海贫血本身并不具有重要的临床意义，但是轻型β地中海贫血个体之间婚配就有较高的概率出生重型患儿，因此在高发地区的轻型β地中海贫血的检测和筛查具有重要意义。

2. 分子诊断与临床意义　PCR-反向斑点杂交技术是当前对β地中海贫血进行基因诊断的首选方法。该技术方便、快速、准确、实用，并有一定的检测通量。目前已有可同时检测14种、17种或24种突变的商业化试剂盒用于临床。其中，检测17种突变的试剂盒（包含c.124_127 del TTCT、c.316-197 C＞T、c.52A＞T、c.216_217insA、c.−78A＞G、c.79G＞A、c.94delC、c.84_85insC、c.92+1 G＞T、c.130G＞T、c.−82C＞A、c.−79A＞G、c.−80T＞C、c.45_46insG、c.−11_−8delAAAC、c.2T＞G和c.92+5G＞C），可对中国人β地中海贫血99%的点突变做出明确的基因诊断。对于应用PCR-反向斑点杂交技术未能检测到突变类型但临床表型非常符合β地中海贫血者，则可通过对全长β珠蛋白基因的测序来鉴定患者的突变类型。

多色探针高分辨率熔解曲线（high resolution melting，HRM）分析技术检测β地中海贫血突变及突变类型，简便、快速，无PCR后处理，检测通量高，且可以实现自动化，适合临床使用。利用该技术，可以检测中国人群21种常见突变（c.−140C＞T、c.−123A＞T、c.−78A＞G、c.−79A＞G、c.−80T＞C、c.−81A＞C、c.−82C＞A、c.45_46insG、c.48_49insG、c.52A＞T、c.79G＞A、c.91A＞G、c.92+1G＞T、c.92+5G＞C、c.84_85insC、c.113G＞A、c.216_217insA、c.130G＞T、c.124_127delTTCT、c.315+5G＞C、c.316-197C＞T）。

由于导致中间型β地中海贫血的分子基础较为复杂，因此对此类患者进行基因诊断时必须从多方面考虑，除了对β地中海贫血的突变类型做出鉴定外，还需系统分析包括α珠蛋白基因突变和重复变异（拷贝数）、β珠蛋白基因簇缺失及*KLF1*基因突变等，才能对中间型β地中海贫血做出准确的基因诊断。

二、非综合征性耳聋

非综合征性耳聋（nonsyndromic hearing loss，NSHL）属于遗传性耳聋的常见类型，是由基因组一种或多种异常导致听觉通路（尤其内耳）发生病变从而导致的听力障碍，同时不伴有其他系统异常的耳聋。

根据世界卫生组织2014年估计，全球因聋致残人数高达3.6亿，其中约80%生活在中、低收入发展中国家。根据第二次全国残疾人抽样调查主要数据，中国的听力残疾人数为2054万，占总残疾人数的24.16%，比例仅次于肢体残疾。中国6～14岁学龄听力残疾儿童11万人，占学龄残疾儿童的4.47%。

（一）分子基础与临床表现

先天性耳聋原因有遗传、药物、感染、环境噪声及意外事故等，其中遗传因素导致的听力丧失占50%以上。遗传性听力丧失根据是否伴有耳外组织的异常或病变可分为综合征性和非综合征性耳聋，其中NSHL占70%以上。

NSHL根据遗传方式可以分为常染色体隐性遗传性耳聋、常染色体显性遗传性耳聋、X连锁遗传性耳聋、Y染色体遗传性耳聋和线粒体遗传性耳聋，其中75%～80%为常染色体隐性遗传，10%～20%为常染色体显性遗传，X连锁和线粒体遗传不到2%。据Hereditary Hearing Loss（https：//hereditaryhearingloss.org/）统计（2021年8月更新），已确定124个NSHL致病基因，包括51个常染色体显性位点，78个常染色体隐性位点，5个X连锁位点。另外，Y染色体和线粒体基因组也存在耳聋基因位点。

在NSHL致病基因中，*GJB2*、*SLC26A4*、12S rRNA等基因的研究比较深入，是我国最主要的致聋基因和基因检测的主要内容，在不同种族和不同人群中的突变形式及突变频率不同。另外，需要提及的是，*GJB3*基因是我国本土克隆的第一个致病基因（表12-2）。

表12-2 中国人群非综合征性耳聋常见基因突变位点

基因及染色体定位	相关突变位点
GJB2（13q11—q12） 正常人群2%～3% 耳聋患者比例＞21%	c.35delG 或 c.35dupG
	c.176_191del16
	c.235delC
	c.299_300delAT
	c.508_511dupAACG1
	c.167delT
SLC26A4（7q22—q31.1） 正常人群1%～2% 耳聋患者比例约14%	c.919-2A＞G（IVS7-2A＞G）
	c.2168A＞G
	c.281C＞T
	c.589G＞A
	c.1174A＞T
	c.1707+5G＞A（IVS15+5G＞A）
	c.1226G＞A
	c.1229C＞T
	c.1975G＞C
	c.2027T＞A
	c.2162C＞T
12S rRNA（mtDNA 12S rRNA） 正常人群0.3% 耳聋患者比例约4%	m.1555A＞G
	m.1494C＞T
GJB3（1p33—p35） 中国人特有，罕见	c.538C＞T
	c.547G＞A

NSHL的临床表现主要为听力损失，常见的类型如下：

（1）*GJB2*相关性耳聋：过去常认为*GJB2*所致耳聋为听力筛查即可明确的先天性耳聋，多累及双侧，是对称的重度学语前耳聋。近年来逐渐发现个别病例可表现为不对称或单侧听力受损，听力损失程度变异较大，不同患者的表现可从轻度至极重度不等。*GJB2*导致渐进性、出生后才发生的耳聋也并不少见。

（2）*SLC26A4*（*PDS*基因）相关性耳聋：与内耳结构前庭水管扩大密切相关。不同种族突变热点不同。在我国最为常见的2个热点突变为IVS7-2A＞G和c.2168A＞G。前庭水管扩大的患儿临床表型往往为迟发型波动性、渐进性听力损失，出生时听力可为正常或减退。对震荡高度敏感，在内耳压力改变的情况下，如坠床、头部磕碰、撞击类运动、反复感冒高热等出现明显听力下降，多影响言语发育。

（3）*GJB3* 相关性耳聋：1998 年，我国夏家辉院士最早报道了两个引起显性遗传高频听力下降的 *GJB3* 突变，可累及中年后，也可能是个别频率的听力下降，极少影响婴幼儿听觉和言语发育。

（4）线粒体相关性耳聋：最常见的是线粒体 12S rRNA 基因 1555A＞G 突变和 1494 C＞T 突变，携带此突变的病例的母系家族成员同样是药物性耳聋敏感个体，接触治疗剂量的氨基糖苷类药物即可诱发严重听力损失。临床观察到不同个体在接触庆大霉素等药物后听力表型差异很大，考虑取决于突变异质率及核基因的修饰作用。此外，线粒体基因相关性耳聋除药物致聋表型外，也可在无药物接触史的情况下出现成年后听力损失，可以作为一个单独的 NSHL 类型。

（二）分子诊断与临床意义

耳聋的分子诊断对于耳聋的预防、诊断和治疗均具有重要意义，国家已经制定了三级预防策略。通过分子诊断，不仅可以确定耳聋病因，以提早治疗，达到最佳治疗效果；还可以指导抗菌药物使用，降低药物性耳聋致聋率。新生儿耳聋基因检测，可减少耳聋漏检率；在人群中进行普筛，可以发现致病基因携带者，进行针对性生育指导。

对于耳聋患者的基因诊断，建议第一步完成常见基因热点突变的筛查。筛查结果阴性或不足以解释耳聋症状者可考虑行高通量测序，后经 Sanger 测序复核，家系验证，最终明确诊断。需要提示的是，有部分 NSHL 患者在高通量测序后仍无法确诊。

目前用于耳聋热点突变位点筛查和基因诊断的技术包括微阵列芯片法、ARMS-PCR 法、qPCR 法和 PCR-导流杂交法等。其中微阵列芯片法最为常用，目前可以同时检测与遗传性耳聋相关的 15 个突变位点，包括 *GJB2*（35delG、176_191 del16、235delC、299_300delAT）、*GJB3*（538C＞T）、*SLC26A4*（IVS7-2A＞G、2168A＞G、1174A＞T、1226G＞A、1229C＞T、IVS15+5G＞A、1975G＞C、2027T＞A）、线粒体 12S rRNA（1555A＞G、1494C＞T）。

三、血友病 A

血友病（hemophilia）为一组遗传性凝血功能障碍的出血性疾病，其共同的特征是活性凝血活酶生成障碍，凝血时间延长，临床表现为反复自发性或轻微损伤后出血不止、血肿形成及关节出血等。

血友病分为血友病 A（甲型血友病）、血友病 B（乙型血友病乙）及血友病 C（丙型血友病）三种类型。血友病 A（OMIM #306700）与血友病 B（OMIM #306900）为 X 连锁隐性遗传病，虽然两者临床表现相似，但是前者为凝血因子Ⅷ（FⅧ）缺乏，后者为凝血因子Ⅸ（FⅨ）缺乏，由相应的凝血因子基因突变引起。血友病的发病率无明显种族和地区差异，在男性人群中，血友病 A 的发病率约为 1/5000，而血友病 B 的发病率约为 1/25 000，女性患者罕见。血友病C（OMIM #612416）为常染色体不完全隐性遗传，凝血因子XI（FXI）缺乏，男女均可发病，自发性出血少见。我国1986～1989年在全国24个省市所进行的流行病学调查显示我国的血友病患病率为2.73/10万。

（一）分子基础与临床表现

血友病A是由于FⅧ即抗血友病球蛋白（antihemophilic globulin，AHG）缺乏所导致的凝血机制异常的遗传性疾病。*F8*基因位于X染色体长臂末端（Xq28），全长186kb，包括26个外显子和25个内含子，编码2332个氨基酸残基，蛋白质分子质量300kDa。该基因涉及的突变包括核苷酸取代、插入、缺失、倒位等，已经发现的突变位点在500个以上，1/3为新发突变。在重型血友病A（FⅧ活性＜1%）中，点突变占50%，第22号内含子倒位占45%，基因缺失占5%。

血友病A的临床特点为延迟、持续而缓慢地渗血，出血部位以皮肤、肌肉最常见，关节腔次之，内脏少见但病情常常较重；出血频率与部位取决于患者体内的凝血因子水平，根据FⅧ的水平将血友病A分为四型：

（1）重型：FⅧ的水平＜1%，在日常活动中呈现无明显创伤出血，常见反复严重的关节出血，若无有效的替代治疗，则在患者成年前出现慢性血友病性关节炎。出血发作呈间歇性特点，除脑出血外，因出血引起突然死亡并不多见。

（2）中型：FⅧ的水平在1%～5%，可有血肿和关节出血，且常常由明确的创伤所引起。少数可有关节畸形，但很少在成年前出现。

（3）轻型：FⅧ的水平在5%～25%，极少有关节出血，无关节畸形，出血也不易发生，常因手术引起出血而得到诊断。

（4）亚临床型：FⅧ的水平在25%～45%，无出血症状，可在手术和较大创伤后出血。

（二）血友病A的分子诊断方法

血友病A的确诊需要先进行FⅧ活性检测。由于引起血友病A的基因突变种类不同，因此在诊断中所使用的诊断方法也不尽相同。由于45%～50%的重型血友病A是由*F8*中第22号内含子倒位引起的，所以基因倒位的检测成为对患者进行基因诊断的首选策略。长距离PCR（long distance PCR，LD-PCR）是检测基因倒位的主要方法。

如图12-4（A为正常基因；B为倒位基因）、图12-5所示，引物P和Q与因子*F8*基因和侧翼int22h-1内的序列特异性杂交。引物A和B与int22h-2和int22h-3两侧的序列特异性杂交。因此，正常的*F8*基因会产生P＋Q（12kb）和A＋B（10kb）的扩增产物。第22号内含子的倒位导致引物Q的杂交位点移向端粒，而来自末端或近端int22h同源物的引物B的杂交位点（取决于哪一个参与了导致倒位的同源重组，此处显示为末端）与引物P结合。因此，倒位基因产生了LD-PCR产物P+B（11kb）、A+B（10kb）和Q+A（11kb）。因为int22h同源物的一个拷贝不受倒位的影响，所以总是获得A+B产物。如果检测对象是女性携带者，则扩增产物中包括10kb、11kb、12kb三条区带。基于上述PCR扩增特点，在实际应用中常常仅使用B、P、Q三条引物进行PCR扩增对可疑患者进行诊断，无第22号内含子倒位时得到12kb的P和Q扩增产物，发生倒位时得到11kb的B和P扩增产物，但无法诊断女性携带者。

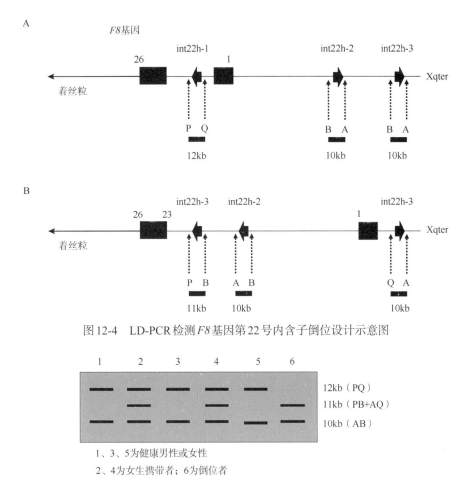

图12-4 LD-PCR检测 *F8* 基因第22号内含子倒位设计示意图

图12-5 LD-PCR分析血友病A的基因倒位电泳示意图

点突变是非基因倒位引起血友病A的主要原因，但 *F8* 基因的突变研究显示，数百种突变所处的位置十分分散，无明显的突变热点。可以通过经典的PCR-Sanger测序或高通量芯片捕获测序对 *F8* 基因26个外显子及两侧区域突变进行筛查，可检测编码区碱基突变、小片段缺失和插入。还可以利用 *F8* 基因与特定的多态性遗传标记紧密连锁的特点，通过家系连锁分析来诊断家系成员或开展产前诊断。目前选用的遗传标记检测技术主要是RFLP、STR和VNTR。运用这些标记可使98%以上的血友病A家系得到诊断。上述三类遗传标记的检测都可以结合PCR技术，经PCR扩增后再检测这些扩增片段的长度（其中包括多态性位点的重复次数），以了解被检样本的基因型，从而判断是否与致病基因连锁。

四、假肥大性肌营养不良

肌营养不良症（muscular dystrophy，MD）是一类常见的骨骼肌变性的遗传性疾病。临床表现为骨骼肌进行性萎缩和肌无力，主要累及肢体的近端肌肉，极少数累及远端肌肉，腱反射消失、肌肉假性肥大。根据患者的临床表现、累及肌肉的分布、遗传方式等可分为多种类型：假肥大性肌营养不良（pseudohypertrophic muscular dystrophy，PMD）、埃默里-德赖弗斯肌营养不良（Emery-Dreifuss muscular dystrophy，EDMD）、肢带型肌营养不良（limb-girdle muscular dystrophy，LGMD）、远端型肌营养不良（distal muscular dystrophy）、先天性肌营养不良（congenital muscular dystrophy，CMD）和强直性肌营养不良（myotonic muscular dystrophy）等，其中PMD是最常见的肌营养不良。PMD主要有迪谢内肌营养不良症（Duchenne muscular dystrophy，DMD；OMIM 310210）和贝克肌营养不良症（Becker muscular dystrophy，BMD；OMIM 300376）。

（一）分子基础与临床表现

DMD、BMD均为常见的X连锁隐性遗传病，主要发生于男性。本病发病率在不同国家、地区和人种间无明显差异，每出生3600～6000个男婴中有1例发病。我国的发病率约为1/3853，估算全国患者约70 000人。DMD在儿童期起病。表现为运动发育轻度迟滞，骨骼肌进行性无力萎缩，影响肢体运动功能，逐渐出现步态异常、上肢活动受限，自然病程常在10岁左右丧失行走能力。此后出现脊柱侧弯、关节挛缩、呼吸肌无力、扩张型心肌病，20岁左右因呼吸衰竭、心力衰竭死亡。查体可见双侧腓肠肌假性肥大，同时可有双前臂及舌肌假性肥大，高尔（Gower）征阳性、腰椎前凸等。BMD为同一疾病的相对良性表型，但DMD基因功能未完全丧失，病情较轻；可青年甚至成年起病，部分患者生存期不受影响。假肥大体征明显，部分患者在肢体无力尚轻时，先出现明显的扩张型心肌病。

DMD基因定位于Xp21.2，是目前已知最大的人类基因，包括79个外显子，总长度2.4Mb。导致DMD/BMD的基因突变既有大片段缺失或重复，也有点突变。基因缺失是DMD发生的主要原因（占60%～70%），基因重复占5%～10%，点突变占20%，微小缺失和插入约占8%。DMD基因缺失集中在两个热点区域：一个在该基因的5′端；另一个在中央区。前者累及第1～11号外显子，占总缺失的22%～27%；后者累及第44～53号外显子，占总缺失的54%～60%。

当DMD基因突变后肌萎缩蛋白合成缺乏，该复合物无法有效形成，使细胞膜不稳定，最终造成肌细胞因通透性增加而变性或坏死，BMD也是由DMD基因突变引起的，然而BMD通常是由维持翻译阅读框的突变或缺失引起的，该患者只有部分抗肌萎缩蛋白产生，但数量减少或分子大小发生改变。

（二）分子诊断与临床意义

DMD可能由染色体易位或缺失引起，早年对DMD基因的定位与克隆正是利用了一位女性患者X染色体与21号染色体的易位，以及在一名伴发3种其他X连锁隐性遗传病的男性患儿中发现的Xp21.2缺失。

对于缺失引起的DMD/BMD的早期基因检查技术是用基因组探针或cDNA探针的Southern印迹杂交技术，其探针数量达10多种，缺失检出率不尽相同。Southern印迹杂交技术操作复杂，实验周期长，因而在临床上的应用受限。对于非缺失引起的DMD/BMD，采用RFLP连锁分析进行诊断，但该方法只能用于完整的家系分析，因此在散发病例中无法应用，另外技术难度较大，方法烦琐，现在临床上已经很少应用。

多重PCR（multiplex PCR）是诊断DMD最常用的技术方法，根据DMD基因的结构特点和热点变异区的存在，Chamberlain设计了9对引物，通过多重PCR技术同时扩增第4、8、12、17、19、44、45、48和51号外显子，可检测出80%的缺失患者。Beggs增设9对引物，可同时扩增启动子及第3、6、13、43、47、50、52和60号外显子。这18对引物的多重PCR扩增可以检测出DMD基因的98%缺失患者。

近年来，多重连接探针扩增技术（multiplex ligation-dependent probe amplification，MLPA）逐渐取代了多重PCR。MLPA可以针对每个外显子设计探针，同时进行检测。如图12-6所示，患者出现第3、4、5、6、7号外显子的缺失。

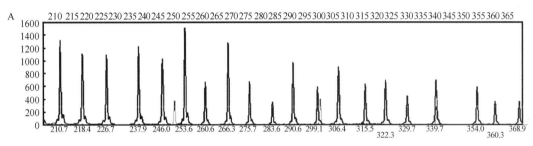

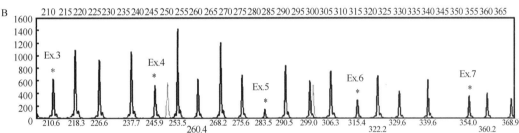

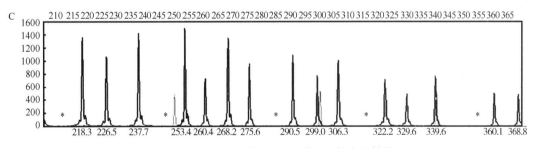

图12-6　利用MLPA检测DMD外显子缺失的结果

注：A为正常人的DNA检测结果，B为女性携带者，C为男性患者。Ex: exon，外显子

基因检测对DMD/BMD诊断具有重要价值。针对疑诊DMD/BMD的患者，一般先用MLPA检测DMD基因大片段缺失或重复，如果未发现此类拷贝数异常，再用高通量测序技术检测微小突变。对于女性患者，因其有一条正常的染色体存在，应用缺失的检测方法进行诊断有一定的难度。使用短串联重复序列（STR）连锁分析可以做出明确的判断。同时也可以对患者的女性亲属进行是否为携带者的判断。在DMD基因内发现了13个STR位点，分布于5′端、3′端和中央区，可以借助PCR技术扩增后进行连锁分析。

五、脊髓性肌萎缩症

脊髓性肌萎缩症（spinal muscular atrophy，SMA）是由运动神经元存活基因1（survival motor neuron gene 1，*SMN1*）突变导致SMN蛋白功能缺陷所致的遗传性神经肌肉病。SMA为常染色体隐性遗传。SMA发病率为1/10 000～1/6000，携带率为1/50～1/40。中国尚无SMA发病率的大规模流行病学资料。患儿临床表现差异性大，发病可以从出生前（宫内发病）开始，也可以在成年后。

（一）分子基础与临床表现

1995年SMA的病因被确定是由位于5号染色体上的*SMN1*突变所致。*SMN1*位于5q13.2反向重复区域，其中包含一个同源基因*SMN2*。SMN是一个广泛表达的管家蛋白。SMN作为亚单位与Sm蛋白结合，以SMN复合体形式募集Sm核蛋白和核小核糖核酸（snRNA）组装成核糖核蛋白复合体（snRNP）。snRNP的主要功能是参与pre-mRNA加工，调节mRNA的转运、代谢和翻译。约96%的SMA患者由*SMN1*基因第7、8号外显子纯合缺失导致，或只存在第7号外显子纯合缺失。大多数患者的缺失遗传自父母，有2%的患者*SMN1*两个等位基因中的一个出现了新发缺失。有3%～4%的病例，*SMN1*一个等位基因缺失，而另一个则出现了其他类型的突变。目前未在SMA患者中发现*SMN2*纯合缺失，在一般人群中，每个5号染色体上*SMN2*的拷贝数从0到4个不等，SMA患者通常至少携带一个*SMN2*拷贝。

SMA以脊髓前角运动神经元退化变性和丢失导致的肌无力和肌萎缩为主要临床特征。根据发病年龄、获得的运动功能及病情进展速度，SMA可分为4型。

1型：又称韦尔德尼希-霍夫曼（Werdnig-Hoffman）病，即婴儿型，约占全部SMA病例的45%。1/3患者在宫内表现为胎动减少，出生时为松软儿。患者在6个月内发病，平均在出生后1个月发病，表现为全身松软无力，严重肌张力低下。由于舌、面和咀嚼肌无力，大多数患儿出现吸吮和吞咽困难，可见舌肌萎缩和震颤。肋间肌受累可以出现呼吸困难、腹式呼吸。胸部呈钟形外观。下肢较上肢受累重，近端较远端严重。严重躯体中轴部位肌无力使患儿不能控制头部运动，不会抬头或翻身，没有独坐能力。卧位时，双下肢呈髋外展、膝屈曲的"蛙腿"体位。肌肉萎缩多不明显，部分患儿轻度关节畸形。患儿智力正常，腱反射消失，四肢感觉正常。患儿肌无力进行性加重，最终失去所有自主运动能力，需要鼻饲喂养，常因反复呼吸道感染而发生呼吸衰竭。80%患儿1岁内死亡，很少活过2岁。

2型：也称杜博维兹（Dubowitz）病，即中间型，占30%～40%。患儿出生后6个月内发育正常，可以获得从卧位到独坐的能力。之后出现运动发育停滞，通常在出生后18个月内出现症状，表现为缓慢加重和近端为主的全身性肌无力及肌张力低下，导致运动发育落后。查体可见四肢肌肉无力及舌肌萎缩和震颤，50%的患者可见手部震颤。患儿可以独坐，但始终不能独立行走。随着时间推移，出现脊柱侧弯，可快速发展并严重影响呼吸功能。早期可以出现大关节挛缩。一般可存活至10～20岁，智力正常。

3型：又称库格尔贝格-韦兰德（Kugelberg-Welander）病，即青少年型。出生后1年内运动发育正常。从幼儿期至青少年期均可发病，可以获得独立行走的能力。根据发病年龄，该病又可以分为3a和3b两个亚型，3a型发病在3岁前，3b型发病在3岁后。50%的3a型患儿在14岁左右失去独立行走的能力，伤残程度较3b型重。患儿肌无力呈缓慢加重，近端肢体为主，早期可以呈节段性分布。预后相对较好，患者可以行走多年，后期可能出现脊柱变形。可以存活至中年，智力正常。

4型：晚发型，又称成人型。多在30～60岁发病，表现出显著的四肢近端无力，尤其是肢带肌无力，病情进展缓慢，寿命不受影响。

（二）分子诊断与临床意义

SMA的诊断以分子遗传学检测为基础。当患者因典型临床症状被怀疑为SMA时，应首先考虑进行基因检测。基因检测结果明确的无须再进行肌活检。SMA基因检测的金标准是通过MLPA、qPCR或基因测序法对*SMN1*和*SMN2*基因进行定量分析。*SMN1*纯合缺失也可通过PCR结合限制性内切酶酶切消化的方法检测。这种方法的优势在于检测速度快、检测费用低，不过此法无法获得*SMN1*或*SMN2*拷贝数。

杂合缺失的检测和*SMN1*拷贝数有关，*SMN2*拷贝数则与患者预后评估和治疗方法的选择相关。*SMN1*两个拷贝的纯合缺失即可诊断SMA。如果发现患者只有1个*SMN1*拷贝，且临床表型与SMA相符，则需对剩余的*SMN1*基因进行测序，检测是否存在其他微小突变。如果发现两个完整*SMN1*拷贝，基本可以排除SMA的可能性，但如果患者临床表型非常典型或有家族史，则仍需对*SMN1*基因进行测序。如果测序结果未发现*SMN1*致病性变异，临床表现提示SMA，肌电图检测结果提示神经源性损害，则应考虑其他运动神经元疾病的可能性。

目前，临床可采用实时多重荧光定量PCR分别对*SMN1*基因第7号外显子和第8号外显子进行扩增并对拷贝数进行相对定量检测。

六、葡萄糖-6-磷酸脱氢酶缺乏症

葡萄糖-6-磷酸脱氢酶缺乏症（glucose-6-phosphate dehydrogenase deficiency，G6PDd）是由编码葡萄糖-6-磷酸脱氢酶的基因突变导致酶活性降低所致，属X连锁不完全显性遗传病。全球约4亿人受累，主要分布在东南亚、非洲、中东和地中海沿岸。中国是本病的高发区之一，在海南、广东、广西、云南、贵州、四川等南方地区高发，呈南高北低的分布特点，且男性发病率高于女性，不同地区发病情况差异极大。其发病常由误食蚕豆诱发，故又称"蚕豆病"。患者在感染、氧化应激、食物或药物诱发等情况下，均可发生急性溶血性贫血、高胆红素血症，严重者可致核黄疸，甚至危及生命。本病重在预防，通过新生儿疾病筛查及时发现G6PDd患者。避免接触食物、药物等诱发因素，是对该病进行预防的主要措施。

（一）分子基础与临床表现

G6PDd的致病原因是*G6PD*基因突变，*G6PD*基因位于Xq28，长约20kb，包含13个外显子和12个内含子，编码515个氨基酸的蛋白酶，起始密码子位于第2号外显子，第1号外显子不参与翻译。目前已报道的致病性突变有224种（http：//www.hgmd.cf.ac.uk/ac/gene.php?gene=G6PD）。而不同的基因突变类型可以导致G6PD结构不同，酶活性有差异，即使*G6PD*基因没有功能缺失，也有可能存在不同程度缺乏。

G6PDd男性多于女性，因为男性只有一条X染色体，一旦发生突变则*G6PD*基因功能缺失，表现为G6PD重度缺乏；女性有两条X染色体，如果仅有一条X染色体*G6PD*基因功能缺失，则为杂合子，表现为中度缺乏，两条X染色体均缺失*G6PD*基因才表现为重度缺乏。

将G6PDd的致病性变异分为Ⅰ～Ⅳ类：Ⅰ类致病性变异导致酶活性严重缺乏，伴先天性非球形细胞溶血性贫血，主要位于第6、10和13号外显子，这些致病性变异所编码的氨基酸多位于底物结合区、烟酰胺腺嘌呤二核苷酸磷酸（NADP$^+$）辅酶结合区等重要结构域；Ⅱ类致病性变异导致酶活性严重缺乏；Ⅲ类致病性变异导致酶活性轻中度缺乏；Ⅳ类致病性变异导致酶活性轻度降低或正常（主要为第5和9号外显子的致病性变异）。大部分导致G6PDd的致病性变异属于Ⅰ、Ⅱ、Ⅲ类，极少数为Ⅳ类。

已报道的中国人群突变类型有40余种，绝大多数属于Ⅱ类或Ⅲ类，分布有种族和地区特异性。我国常见的致病性突变有9种，c.95A＞G、c.392G＞T、c.487G＞A、c.493A＞G、c.592C＞T、c.1024C＞T、c.1360C＞T、c.1376G＞T、c.1388G＞A这9种突变占总变异的90%以上，而其中3种类型c.95A＞G、c.1376G＞T、c.1388G＞A最为常见，占总变异的70%～80%（表12-3）。因此，基因诊断推荐首先进行热点变异检测的策略。

表12-3　中国人群*G6PD*突变位点

突变位点	氨基酸置换
c.95A＞G	H32R
c.196T＞A	F66I
c.202G＞A	V68M
c.274C＞T	P92S
c.392G＞T	G131V
c.442G＞A	E148K
c.487G＞A	G163S
c.493A＞G	N165D
c.517T＞C	F173L
c.519C＞G	F173L
c.563C＞T	S188F
c.592C＞T	R198C
c.703C＞T	L235F
c.835A＞G	T279A
c.835A＞T	T279S

续表

突变位点	氨基酸置换
c.871G＞A	V291M
c.871G→A/c.1311C＞T	V291M/Y437Y
c.1004C＞A	A335D
c.1024C＞T	L342F
c.1311C＞T	Y437Y
c.1360C＞T	R454C
c.1376G＞T	R459L
c.1381G＞A	A461T
c.1387C＞T	R463C
c.1388G＞A	R463H
c.1414A＞C	I472L

（二）分子诊断与临床意义

G6PD 基因突变检测是G6PDd确诊的重要依据，尤其是对女性杂合子、临床疑诊而生化诊断不明确或有家族史的患者。女性杂合子其X染色体可随机失活，导致部分女性可发病。由于G6PDd的突变类型以点突变为主，因此对其进行基因诊断可以采用直接点突变的检测技术。由于不同人群中存在*G6PD*突变热点，因此可以采用qPCR-熔解曲线法、反向斑点杂交法、PCR-导流杂交法和基因芯片法，这些方法目前均有相应的临床应用产品。

七、苯丙酮尿症

苯丙酮尿症（phenylketonuria，PKU）是由于苯丙氨酸羟化酶（phenylalanine hydroxylase，PAH）缺乏引起血苯丙氨酸（phenylalanine，Phe）浓度增高，并引起一系列临床症状的常染色体隐性遗传病。非经典型PKU则是由PAH的辅酶四氢生物蝶呤（BH4）缺乏造成的，这里主要介绍经典型PKU。PKU是高苯丙氨酸血症的主要类型。PAH缺乏症发病率在不同种族和地区有差异，爱尔兰约为1/4500，北欧、东亚约为1/10 000，日本约为1/143 000。我国平均发病率为1/11 800。

（一）分子基础与临床表现

PAH 基因变异导致PAH活性降低或缺乏是PKU的主要病因。Phe是人体必需氨基酸，其代谢所需的PAH活性降低或缺乏，使Phe不能转化为酪氨酸，酪氨酸及其他正常代谢产物合成减少，血液中Phe含量增加，影响中枢神经系统发育。同时次要代谢途径增强，生成苯丙酮酸、苯乙酸和苯乳酸，并从尿中大量排出，苯乳酸使患儿的尿液具有特殊的鼠尿臭味。

根据血Phe浓度将PAH缺乏症分为轻度高苯丙氨酸血症（120～360μmol/L）、轻度PKU（360～1200μmol/L）、经典型PKU（≥1200μmol/L）。PKU患儿在新生儿期多无临床症状，出生3～4个月后逐渐出现典型症状，1岁时症状明显。出生数月后因黑色素合成不足，其毛发和虹膜色泽逐渐变浅，为黄色或棕黄色，皮肤白。由于尿液、汗液含有大量苯乳酸而有鼠尿臭味。婴儿期常出现呕吐、湿疹等。随着年龄增长，逐渐表现出智力发育迟缓，主要为认知发育障碍或小头畸形、癫痫发作，也可出现行为、性格等异常，如多动、自残、攻击、孤独症、自卑、抑郁等神经系统表现。

*PAH*基因定位于染色体12q23.1，所在区域长度约为1.5Mb。*PAH*基因全长171 266bp，包含有13个外显子和12个内含子，转录产物1353bp，编码451个氨基酸。至今已经报道全球近500多种基因突变类型（http://www.pahdb.mcgill.ca及www.biopku.org），具有高度异质性，存在显著的地区和人种差异。在中国人群中发现的PAH致病突变也超过100种，且各地患者*PAH*基因突变的分布不同。就汉族而言，发生率高于3%的高频突变位点有R243Q、EX6-96A＞G、IVS4-1G＞A、R413P、Y356X、R111X、R241C及V399V，这些常见突变位点发生频率可达80%，其中R243Q在多个地区发生率均最高。中国人群中常见突变位点与亚洲邻国的常见突变位点相似，与其他地区有明显差异，显示了*PAH*突变的种族特异性。

（二）分子诊断与临床意义

对于PKU的基因诊断，建议常规进行*PAH*基因突变检测。针对*PAH*基因的13个外显子进行测序，可以寻找到95%的遗传病因，但仍有5%的遗传病因尚不清楚。测序结果表明，40个热点*PAH*基因突变可以解释80%以上的遗传病因，这也为针对突变位点检测PKU遗传病因的方法提供了优势（表12-4）。目前，报道的检测*PAH*基因突变的方法主要包括PCR-DGGE、PCR-SSCP、PCR-RFLP、PCR-STR、荧光高分辨率熔解曲线分析、微阵列芯片、SNaPshot基因分型技术、Sanger测序和二代测序技术等。虽然测序法可以对*PAH*基因的外显子同时进行测序，但是开发简便、快速和高通量的适合临床筛查及检测的技术仍是必要的，目前已有使用基因芯片法检测*PAH*基因突变的临床应用产品。据报道，高分辨率熔解曲线分析可以在三个四色荧光PCR体系中对48种突变位点进行检测和基因分型，具有很好的开发应用前景。

表12-4　中国人群*PAH*基因突变位点

突变位点	氨基酸改变	突变在基因的位置
c.158G＞A	R53H	第2号外显子
c.168G＞A	E56D	第2号外显子
c.194T＞C	I94T	第3号外显子
c.208-210delTCT	S70del	第3号外显子
c.331C＞T	R111X	第3号外显子
c.441+3G＞C	IVS4+3G＞C	第4号内含子
c.442-1G＞A	IVS4-1G＞A	第4号内含子
c.460T＞C	Y154H	第5号外显子
c.466G＞C	A156P	第5号外显子

突变位点	氨基酸改变	突变在基因的位置
c.470G＞A	R157K	第5号外显子
c.473G＞A	R158Q	第5号外显子
c.498C＞A	Y166X	第5号外显子
c.526C＞T	R176X	第6号外显子
c.611A＞G	EX6-96A＞G	第6号外显子
c.617A＞G	Y206C	第6号外显子
c.671T＞C	I224T	第6号外显子
c.833C＞T	T278I	第7号外显子
c.838G＞A	E280K	第7号外显子
c.842+2T＞A	IVS7+2T＞A	第7号内含子
c.721C＞T	R241C	第7号外显子
c.722 delG	R241Pfs	第7号外显子
c.724C＞T	L242F	第7号外显子
c.728G＞A	R243Q	第7号外显子
c.740G＞T	G247V	第7号外显子
c.764T＞C	L255S	第7号外显子
c.770G＞T	G257V	第7号外显子
c.782G＞A	R261Q	第7号外显子
c.853C＞T	H285Y	第8号外显子
c.977G＞A	W326Y	第10号外显子
c.1024delG/G＞A	A342T	第10号外显子
c.1045T＞G	S349A	第10号外显子
c.1066-3C＞T	IVS10-3C＞T	第10号内含子
c.1068C＞A	Y356X	第11号外显子
c.1070G＞A	C357Y	第11号外显子
c.1162G＞A	Y388M	第11号外显子
c.1197A＞T	Y399V	第11号外显子
c.1199G＞A/C	R400K/T	第11号外显子
c.1223G＞A	R408Q	第12号外显子

八、脆性X综合征

脆性X综合征（fragile X syndrome）是由*FMR1*全突变或功能丧失突变引起的人类最常见的一种遗传性智力低下疾病。男性患者的特征是面部异常，包括面部狭长伴有突出的前额、下颌和耳，90%青春期后出现巨睾、中到重度智力低下。女性的表现通常要轻。患病率男性为1/1250，女性为1/2500，各种族人群都可受累。女性携带者占比高达1/700～1/354，占智力低下人群的1%～10%。

（一）分子基础与临床表现

*FMR1*位于Xq27.3，长38kb，包括7个外显子和6个内含子，可编码一个RNA结合蛋白。*FMR1*第1号外显子内存在CGG三核苷酸的重复序列，正常等位基因的重复次数为5～44。中间型等位基因重复次数为45～54，不会引起脆性X综合征。但大约14%的中间型等位基因不稳定，当由母亲传递时可以扩增形成前突变，还没有发现会扩增至全突变，因此，后代患病的风险没有增加。前突变等位基因重复次数55～200，不会引起脆性X综合征，但是会增加患脆性X相关震颤/共济失调综合征和原发性卵巢功能不全的风险。女性携带者生育脆性X综合征后代的风险增加，由于前突变不稳定，会扩增形成全突变。全突变等位基因重复次数为200以上，甚至几千次，并同时伴有*FMR1*启动子区域的异常高甲基化状态。99%的脆性X综合征是由*FMR1*基因CGG重复次数增加引起的，其他突变形式包括缺失和点突变。

（二）分子诊断与临床意义

通过PCR扩增*FMR1*基因CGG三核苷酸重复序列区域，对于检测正常和100～120重复次数的前突变是灵敏的。但是，传统的*FMR1*特异性PCR对重复次数更高的前突变不灵敏，不能扩增全突变。新的改进方法可以克服这一缺点。新的方法可以快速鉴定三核苷酸重复存在与否，这种技术依赖于三重复引物PCR（triplet repeat-primed PCR，TP-PCR），可以区分正常长度的等位基因和CGG扩增的等位基因。每对引物产生不同长度的扩增产物，根据CGG重复区图域，上游引物位于*FMR1*基因CGG三核苷酸重复区域上游，荧光标记的下游引物以随机方式结合在CGG扩增区。如果CGG重复次数超过55次的阈值，三核苷酸"ladder"就会很容易得到识别，即认为是代表性的扩增等位基因。如图12-7所示，正常的男性或女性都不会出现扩增等位基因的"ladder motif"特征。因此，TP-PCR可以很好地区分不同的基因型。但是，这种方法不能检测全突变范围内CGG重复的程度和*FMR1*启动子甲基化范围。因此，通过这种方法筛选出阳性样本以后，再进行经典的Southern杂交实验，确定扩增等位基因的长度和甲基化程度。

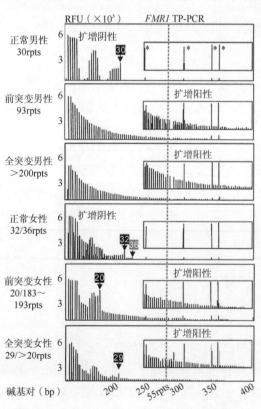

图12-7　利用TP-PCR分析*FMR1*三核苷酸重复突变
注：*标注尖峰代表ROX标记的内标品。rpts. repeats，重复次数；RFU. relative fluorescence unit，相对荧光单位

Southern杂交技术可以检测正常的、大片段前突变和全突变，还可以确定*FMR1*启

动子区的甲基化状态。异常的高甲基化状态会导致转录沉默，对于评估前突变和全突变很关键。如图12-8所示，使用 *EcoR* Ⅰ和 *Nru* Ⅰ限制性内切酶处理待检测基因组DNA（*Nru* Ⅰ是甲基化敏感性内切酶，DNA发生甲基化后，会对 *Nru* Ⅰ产生抗性），酶切产物进行琼脂糖凝胶电泳，然后进行转膜，通过合成的探针StB12.3检测CGG三核苷酸重复，杂交显影。如图12-8所示，1为1kb电泳DNA标记；2为正常女性对照，显示2.8kb的未甲基化条带和正常的5.2kb甲基化条带；3、5、9、10和15为前突变的女性；4、6、7、8、11和12代表全突变的女性；13和14代表前突变男性。随着新的和更加灵敏的PCR技术在诊断中的应用，Southern杂交的使用会逐渐减少。

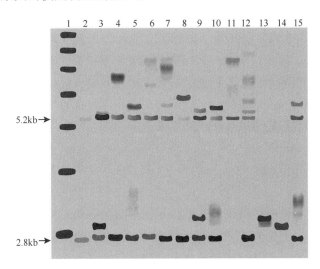

图12-8　利用Southern杂交分析 *FMR1* 三核苷酸重复

九、遗传性癫痫

癫痫是由脑部神经元突触高度同步化异常放电所导致的短暂大脑功能障碍，其发病原因较为复杂，严重头部外伤、脑卒中、脑部肿瘤及某些遗传综合征均可能导致癫痫。其中遗传因素导致癫痫发病的占比约为40%，且该比例在儿童癫痫中更高。全球每年约有240万人被诊断为癫痫。

（一）分子基础与临床表现

遗传性癫痫常见的致病基因主要集中于电压门控钠通道Nav相关编码基因，该类基因所编码的蛋白在动作电位的产生和传导中起关键作用，如 *SCN1A*、*SCN2A*、*SCN9A* 等。以癫痫中的德拉韦（Dravet）综合征，又称婴儿严重肌阵挛癫痫（severe myoclonic epilepsy in infant，SMEI）为例，研究表明该类疾病超过50%的患者存在 *SCN1A* 基因突变。在遗传性癫痫患者中，Nav基因突变类型主要包含单点突变、小片段插入缺失及拷贝数变异三种类型，其中单点突变和小片段插入缺失的占比超过90%，以改变氨基酸编码序列的错义、无义及移码突变最为常见。临床统计发现，在遗传因素导致的癫痫中，接近一半病例由新生突变导致。

（二）分子诊断与临床意义

对不明病因的癫痫患者，基因检测通常会在患者及其父母中同时进行（Trio模式），通过对比家系成员基因型，可鉴别患者所携带的新生突变。

常用的癫痫分子诊断方法有染色体微阵列和基于二代测序的基因检测技术两种。在癫痫基因检测的分子诊断方法中，全外显子组测序的诊断率约为45%，被认为是明确癫痫病因最具成本效应的方法。全外显子组测序是针对基因外显子区捕获、富集目标DNA序列后再进行测序的方法。与全基因组测序相比，全外显子组测序检测范围不足全基因组测序的3%，可增加测序深度和数据产量，且测序成本较全基因组小，同时基因分型的准确性又能获得较大的提升。由于已知的癫痫相关基因突变位点主要位于外显子区，因此适用于不明病因癫痫的分子诊断。此外，随着分析技术的优化，全外显子组测序对拷贝数变异和基因融合检测也具有较高的准确性，因此全外显子组测序成为遗传性癫痫或其他不明原因神经系统遗传性单基因病的首选分子诊断技术。

十、线粒体遗传病

线粒体遗传病是由细胞内线粒体功能障碍而导致的一组异质性疾病。线粒体功能障碍若由核基因突变引起，往往呈现孟德尔遗传特征。线粒体功能异常若是由线粒体DNA突变引起，在临床上表现为母系遗传特征，常累及多个器官系统，多表现出神经和肌肉的病变，受累个体表现为一系列临床综合征，如线粒体脑肌病，部分线粒体遗传病仅累及单个器官，如Leber遗传性视神经病变。

（一）Leber遗传性视神经病变

Leber遗传性视神经病变（Leber hereditary optic neuropathy，LHON）是一种由线粒体DNA突变所引起的母系遗传性视神经萎缩，男性多于女性。主要临床表现为双眼同时发病或在半年内双眼先后发病，无痛性视力急剧下降，疾病早期视盘充血、毛细血管扩张，进展至后期视神经萎缩。除眼部症状以外，还可有轻微神经系统症状，如震颤和腱反射减低。

1. 分子基础与临床表现　1988年Wallace等首次发现mtDNA ND4 m.11778G＞A突变与LHON有关。到目前为止已报道50多个与LHON相关的mtDNA突变（http://www.mitomap.org/），这些突变可分为原发突变和继发突变。原发突变是LHON发病过程中必需的，仅发生在LHON家系中，此类突变往往造成显著的线粒体功能障碍。继发突变与原发突变协同作用而影响LHON的发病，这类突变在LHON家系中存在，正常人群也有，但正常人群发生频率低于LHON家系。

目前已经报道13个原发突变位点，均位于编码呼吸链复合体 I 亚基的基因上，MT-ND4 m.11778G＞A，MT-ND1 m.3460G＞A和MT-ND6 m.14484T＞C三个原发位点突变占90%以上。其中m.11778G＞A突变通常引起严重的视力丧失，仅有4%出现自发性视力提高，几乎不能恢复；m.14484T＞C突变长期来看视力结局最好，37%～65%出现自发性视力改善；m.3460G＞A为中间表型。但是，这3个原发突变的频率在世界范围内的不同地区和种族人群中存在差异，m.11778G＞A是最常见的突变位点，在北欧人群中约70%的患者由该突变位点引起。由于奠基者效应，在魁北克法裔加拿大人群中m.14484T＞C是最常见的突变，但是该突变位点在英国和斯堪的纳维亚半岛人群中相对少见。在亚洲人群中，引起LHON的原发突变仍然以m.11778G＞A为主。大约10%的LHON患者不存在上述常见的3个原发突变，在这些散发家系中进一步确认突变位点较为困难，需要在更多的独立家系中予以证实。

在欧美人群中，m.4216T＞C、m.4917A＞G、m.9804G＞A、m.13708G＞A、m.15257G＞A、m.15812G＞A、m.7444G＞A等继发突变与LHON发病有明显的相关性，而且往往与原发突变或者其他继发突变共同作用影响LHON的外显率和表现度。MT-ND1 m.3394T＞C、m.3635G＞A、m.3866T＞C、MT-ND1 m.11696G＞A、MT-ND5 m.12811T＞C、MT-ND6 m.14502T＞C、tRNA^Met m.4435A＞G、tRNA^Glu m.14693A＞G、tRNA^Thr m.15951A＞G等为中国人群中LHON相关的继发突变。

2. 分子诊断与临床意义　根据患者的临床表现和眼科相关检查的结果，分子诊断可以提供最终的诊断。根据中国人群LHON的线粒体突变频谱筛查3个原发突变，包括MT-ND4 m.11778G＞A、MT-ND1 m.3460G＞A、MT-ND6 m.14484T＞C及其他继发突变，如MT-ND1 m.3394T＞C、m.3635G＞A、m.3866T＞C、MT-ND4 m.11696G＞A、MT-ND6 m.14502T＞C、tRNA^Met m.4435A＞G、tRNA^Glu m.14693A＞G和tRNA^Thr m.15951A＞G等。

目前可以选用的检测方法包括AS-PCR、PCR-RFLP、PCR-SSCP、qPCR、DHPLC、DNA测序及基因芯片等。其中，对于3个原发突变位点的检测，PCR结合DNA测序是最为常用的检测方法。因其他突变致病的患者可进行mtDNA全基因组测序以期检测少见突变，但因mtDNA多态性存在，测序结果很难与LHON的临床表现做相关解释。因此，mtDNA全基因组测序和继发突变的检测目前并不作为LHON临床常规检测项目。

由于该病预后不良且目前治疗方法有限，因此遗传咨询尤为重要。该病遵循母系遗传规律，男性患者其后代不发病，女性患者子女可能发病。女性患者及女性致病突变携带者孕期应进行产前诊断。

（二）线粒体脑肌病

线粒体脑肌病泛指一组由线粒体基因或细胞核基因发生突变导致线粒体结构和功能异常，以脑和肌肉受累为主要临床表现的多系统疾病，通常是由电子呼吸链氧化磷酸化异常而导致。线粒体脑肌病遗传方式包括母系遗传、常染色体显性和隐性遗传、X染色体伴性遗传等。由于基因突变导致线粒体结构和功能异常，ATP生成缺陷，尤其是能量需求旺盛的组织容易受损。线粒体脑肌病在出生后至老年均可起病，可急性或隐匿起病。几乎任何系统或器官均可受累，以能量需求旺盛的器官或组织，如脑、心、肾、眼、耳、肌肉、胃肠道等多见。患者可以表现为某种临床综合征，也可仅表现单个症状或者多种症状组合。

1. 分子基础与临床表现　线粒体肌病脑病伴乳酸酸中毒及脑卒中样发作综合征（MELAS）、肌阵挛癫痫伴破碎红纤维综合征（MERRF）、Leigh综合征、慢性进行性眼外肌麻痹（CPEO）、线粒体神经胃肠脑肌病（MINGIE）、卡恩斯-塞尔综合征（KSS）、皮尔逊（Pearson）综合征、神经源性肌无力伴共济失调和视网膜色素变性（NARP）及Alpers-Huttenlocher综合征。

其中，MELAS（OMIM #540000）是最常见的母系遗传线粒体疾病。在儿童期发作，累及多个器官系统，临床表现复杂，病情反复发作。该病主要累及患者视力、智力和运动功能，听力下降也较常见。

大约80%的MELAS是由线粒体基因组tRNA$^{Leu(UUR)}$基因的m.3243A＞G碱基置换引起。少数患者为tRNA$^{Leu(UUR)}$基因3271、3252或3291位碱基的点突变或线粒体复合体Ⅰ亚基ND5基因突变MT-ND5 m.13513G＞A引起。m.3243A＞G异质性程度与疾病严重程度呈正相关。肌组织中m.3243A＞G突变型mtDNA达40%～50%时，出现CPEO、肌病和耳聋；达90%时，可出现复发性休克、痴呆、癫痫、共济失调等。

2. 分子诊断与临床意义　MELAS的分子诊断主要检测三个突变位点（m.3243A＞G、m.3271T＞C和m.3252A＞G），可以采用PCR结合DNA测序技术、RT-ARMS-qPCR及焦磷酸测序技术等进行检测。对于典型的MELAS患者，通常在白细胞中分离的DNA中就可以检测到突变，但是mtDNA异质性可能会使得在不同组织中mtDNA突变的频率不同。因此，对于仅有一个或几个症状与MELAS临床表现相符，或者没有症状的母系成员，来源于外周血白细胞的DNA可能很难检测到致病性突变，需要提取其他组织的DNA，如培养的皮肤成纤维细胞、毛囊细胞、尿沉渣细胞等，最可靠的是骨骼肌活检组织。尿沉渣细胞是最容易获得的样本，可以有效检测m.3243A＞G突变，在常规白细胞检测和尿沉渣细胞不成功的情况下，考虑肌肉活检。在未能检测到常见突变的情况下，mtDNA全基因组序列分析可以检测一些新发突变。

（三）线粒体糖尿病

线粒体糖尿病（mitochondrial diabetes）是一种由线粒体DNA突变导致的特殊类型糖尿病，约占糖尿病总发病人数的1%，最主要的突变位点是m.3243A＞G，约占线粒体突变糖尿病人群的85%。该病呈母系遗传，部分伴神经性耳聋。

1. 分子基础与临床表现　1992年，Ballinger首先报道了线粒体DNA的10.4kb丢失导致糖尿病的一个家系。同年van den Ouweland发现另一个家系的糖尿病由线粒体的tRNA$^{Leu(UUR)}$基因m.3243A＞G点突变引起，这两项发现分别确认线粒体基因突变可引起糖尿病。随后陆续发现线粒体tRNA^{Lys}基因m.8296A＞G，tRNA$^{Leu(UUR)}$基因m.3256C＞T、m.3264T＞C、m.3205C＞T，tRNA^{Gly}基因m.10003T＞C，以及ND1基因m.3316G＞A、m.394T＞C等与糖尿病有关的突变位点。

线粒体糖尿病呈母系遗传，多在45岁以前起病，最早者11岁，但亦有迟至81岁才发病，常有轻至中度神经性耳聋症状，但耳聋与糖尿病起病时间可不一致，可间隔20年。多数患者初诊为2型糖尿病，但其体形消瘦，常伴有神经性耳聋及神经肌肉症状。发病时其胰岛B细胞功能尚可，常用口服降糖药治疗。随着病程延长，胰岛B细胞功能进行性低下，降糖药继发性失效而需用胰岛素治疗，部分患者起病时即需要胰岛素治疗。亦有少数初诊为1型糖尿病并发生过酮症酸中毒，但与1型糖尿病的不同点在于：发病年龄相对较大；病情呈缓慢进展，临床症状也随着年龄的增长而加重；胰岛B细胞功能低下是不完全的；胰岛细胞抗体多为阴性，少数表现为低滴度持续阳性；多有2型糖尿病家族史。

2. 分子诊断和临床意义 线粒体糖尿病的基因诊断主要针对m.3243A＞G位点，在疑似病例未能检测到该突变时，考虑mtDNA全基因组测序，寻找可能的其他位点。由于m.3243A＞G位点在细胞质中存在异质性，因此在检测突变存在的同时，还要精确定量突变位点的比例。以往采用温度梯度凝胶电泳、变性高效液相色谱技术、单链构象多态性等方法进行检测。目前，可采用PCR-RFLP、RT-ARMS-qPCR和焦磷酸测序技术，对突变位点进行定量检测。PCR-RFLP为最常规的技术，m.3243A＞G突变可以产生限制性内切酶位点（GGGCC↓C）。图12-9为PCR-RFLP电泳结果，图中泳道1代表患者DNA，2为患者永生细胞系DNA，3为正常人DNA（野生型DNA）。野生型扩增产物为553bp，携带突变位点的片段则被限制性内切酶ApaI切割成423bp、130bp的2条片段，如果是异质性突变，则会同时出现553bp、423bp和130bp共三条条带。但是，PCR-RFLP并不适合精确定量检测，对于突变负荷低的患者或组织来源DNA，推荐使用RT-ARMS-qPCR或焦磷酸测序技术。

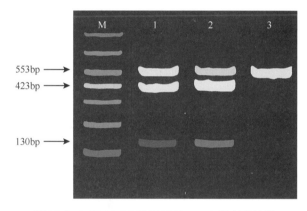

图12-9　PCR-RFLP检测3243A＞G突变的结果

第三节　遗传性疾病分子诊断的发展现状与前景展望

以往对遗传性疾病的诊断，主要是对病史、症状和体征进行采集，并通过家系分析及对某些异常基因产物的实验室检查等方法，对疾病的结果进行研究，再由结果追溯原因，属于表型诊断。但是，更可靠的诊断方法是从遗传性疾病的病因入手，通过分析和检测患者某一特定基因或其产物而做出诊断，即分子诊断或基因诊断，这是遗传性疾病诊断的质的飞跃。

分子诊断技术在遗传性疾病中的临床应用主要是针对单基因病，但随着基因测序的发展，其在多基因病和染色体病诊断中也逐渐体现出重要价值。遗传性疾病分子诊断技术的发展取决于两个重要因素：一是对疾病发病机制的认识，特别是致病基因的发现和功能研究；二是分子生物学技术的发展，可以开发出能够满足临床快速、准确和高通量诊断需求的产品。

单基因病的致病基因一旦被鉴定，即可通过各种分子生物学技术直接检测基因突变，这种检测也称为靶向突变分析（targeted mutation analysis）。明确单基因病的突变位点后，根据不同的突变位点，可以选用合适的分子诊断方法或其组合，如PCR-RFLP、斑点杂交、qPCR、基因芯片和DNA测序技术等进行诊断。在许多情况下，疾病的致病基因尚未被鉴定而无法进行直接诊断，若致病基因位点已在基因组中定位，但致病基因比较复杂，则可以采用间接诊断策略进行疾病的诊断。一般选用与致病等位基因连锁的多态性遗传标记，分析致病基因的传递情况。间接诊断必须具有较完整的家系资料，且家系中必须具备先证者。间接诊断并不是检测DNA的遗传缺陷，而是通过分析多态性遗传标志物来判断被检者是否携带含有致病基因的染色体，因而间接诊断实际上是一种患病风险评估。

1949年，Pauling对镰状细胞贫血患者的血红蛋白进行电泳分析，推测其泳动异常是分子结构改变所致，从而提出"分子病"的概念，也是遗传性疾病分子诊断技术的开端。1953年DNA双螺旋结构模型提出，标志着现代分子生物学的开端。20世纪70年代后期，分子生物学的兴起对临床遗传学的发展起到特别关键的作用，其中美国加州大学旧金山分校简悦威（Y. W. Kan）教授应用DNA分子杂交技术在世界上首次完成了α地中海贫血的分子诊断，标志着检验诊断进入基因诊断时代。

国内一些单位从20世纪80年代早期，陆续开展了遗传性疾病分子诊断的相关研究，建立了适合我国国情的基因诊断技术平台，同时对一些严重危害我国国民身体健康的常见遗传性疾病，如地中海贫血、血友病等进行基因诊断和产前诊断。目前临床上可对包括地中海贫血、血友病A、进行性肌营养不良、苯丙酮尿症、脆性X综合征、脊髓性肌萎缩症、亨廷顿病、遗传性视神经病等多种常见的遗传性疾病进行分子诊断。

回顾遗传性疾病诊断学60多年的发展历史，大致经历了4个阶段：①应用细胞遗传学分析技术对各种染色体病进行诊断。②利用DNA分子杂交技术进行遗传性疾病的基因诊断。③以PCR技术为基础的基因诊断，特别是qPCR的应用。近年来，高分辨率熔解曲线分析和多色熔解曲线分析技术的发展，进一步拓宽了qPCR在分子诊断中的应用范围，可广泛用于各种基因变异的检测。目前，以PCR技术为基础的基因诊断，依然是分子诊断的主流。④大规模并行高通量分析技术，包括20世纪90年代出现的生物芯片技术和近年来出现的高通量测序技术。与遗传性疾病检测最相关的生物芯片技术是DNA基因芯片（也称微阵列芯片）、基因表达谱芯片和染色体基因组杂交芯片。

目前，分子诊断已经十分系统和普遍地用于单基因病的诊断和遗传咨询。不仅可以通过对患者的基因或其转录物进行分析，确诊疾病，并且能够通过症状前诊断、产前诊断和植入前诊断，检出致病基因携带者或高危个体等，有效降低了这些疾病的发生率。

（1）症状前诊断（pre-symptomatic diagnosis）及携带者检测是遗传咨询的重要组成部分，对受检者的婚育有指导意义。有些遗传性疾病像亨廷顿病（Huntington's disease，HD），患者在青少年时期表现正常，要到成年后才发病，可在发病之前把致病基因传递给后代。如果早期对风险者HD基因的三核苷酸重复拷贝数进行检测，即可在患者症状出现之前明确诊断，从而预防患儿出生。

（2）产前筛查与产前诊断是指在胎儿出生之前对其是否携带致病基因做出检测的技术。产前诊断主要从三个方面进行：①遗传学检查，如细胞培养、染色体检查、分子诊断等；②生化检查，如特殊蛋白质、酶、代谢底物、中间产物和终产物等；③物理诊断，如B超、X线、胎儿镜、电子监护等。产前筛查与产前诊断详见第十五章"产前筛查与产前诊断"。

（3）植入前遗传学诊断（preimplantation genetic diagnosis，PGD）是指在人工辅助生殖过程中，在胚胎种植前对处于卵裂期胚胎的几个甚至单个卵裂球或极体进行检测，选择无特定遗传性疾病致病变异携带的胚胎植入子宫，从而获得正常胎儿的诊断方法。1989年，英国Handysid及其同事通过巢式PCR技术进行单个卵裂球囊性纤维化基因突变检测，完成了世界上第一例PGD，开创了分子诊断的新纪元。之后，PGD技术有了飞速发展，包括荧光原位杂交、基于微阵列的比较基因组杂交（aCGH）、单核苷酸多态性微阵列技术和单细胞全基因组测序技术，为PGD提供了更加精确可靠的技术方法。

第四节　案例分析

患者，女，1岁10个月，因运动发育落后1年就诊。

病史：患者1年前运动发育落后，双下肢无力，1岁10个月刚会走路且不稳，易跌倒、易疲劳。目前智力发育正常。双手活动好。外院MRI检查显示基底节区域多发对称性损害，疑诊"Leigh综合征"。个人史及家族史：患儿为第2胎第2产（G2P2），出生体重3400g。父母体健；有1姐，8岁，体健。否认其他家族性遗传病史。

体格检查：患者头围48cm，身高78cm，体重11kg。神志清、精神可。心肺腹未见异常。双下肢肌力低，双上肢肌力未见异常。双瞳孔等大等圆，光反射灵敏，眼球活动可。

实验室检查：血乳酸升高（2.71mmol/L）；β-羟丁酸升高（2.11mmol/L）；游离肉碱降低（11.71μmol/L）；尿2-甲基-3-羟基丁酸升高（67.21μmol/L）；血维生素A、维生素B_6降低（0.406μmol/L；29.032nmol/L）；其他生化检查未见异常。

基因测序分析：

方法：采集患儿及其父母的外周血（EDTA抗凝），提取血液基因组DNA，先将DNA打断并制备文库，然后通过芯片对目标基因编码区及邻近剪切区的DNA进行捕获和富集，最后采用高通量测序平台进行突变检测。目标区平均测序深度为139.860×。对测序结果进行初步的过滤和比对分析。筛选的突变位点通过数据库（gnomAD/ExAc）比对来确定人群携带率，进一步判断其致病性；判断突变位点是否在高度保守的蛋白质区域发生无义、错义、移码和剪接突变。判断突变性质及是否符合隐性遗传规律；根据ACMG相关指南对突变位点进行变异评级。对疑似致病的突变位点通过Sanger测序进行验证，测序结果与参考序列进行比对。

结果：测得患儿NDUFS3基因位点存在两个突变位点：c.571T＞A；c.642_644delTGA。其中c.571T＞A来源于母亲，c.642_644delTGA来源于父亲（图12-10），为复合杂合突变。根据ACMG标准评级，c.571T＞A突变为可能致病突变，c.642_644delTGA为意义不明突变。在外显子水平未发现其他明确和疾病相关的拷贝数变异致病的情况。

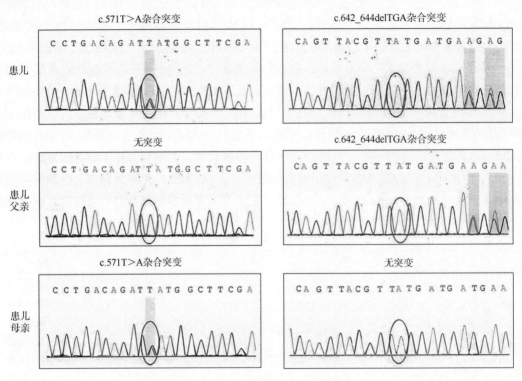

图12-10 外显子基因Sanger测序图

细胞功能验证：构建患者及年龄匹配的对照永生化淋巴细胞，BN-PAGE结果显示患者线粒体复合体 I 含量下降，与基因检查结果*NDUFS3*复合杂合突变一致（图12-11）。

诊断：*NDUFS3*复合杂合突变引起的Leigh综合征。

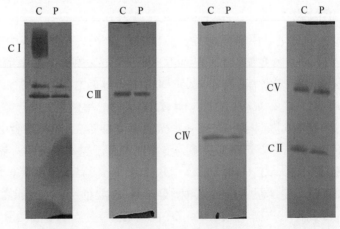

图12-11 BN-PAGE分析患者线粒体复合体含量

注：C为对照，P为患者

第五节 规范报告格式与结果分析

随着基因检测技术的快速发展，基因检测在临床上得到了广泛的应用。二代测序和微阵列芯片等高通量检测技术极大地提高了疾病的分子诊断水平，并为遗传性疾病诊治及预防提供了可能。遗传检测报告是遗传学检测过程中的重要一环，不仅是医生进行遗传学诊断的依据，也是进一步临床干预及指导下一代生育的依据。确保遗传检测的质量，不仅需要建立完善而规范的遗传检测认证和监督机构，更需要加强遗传检测过程的每个环节。临床基因检测报告能够反映检测过程各个环节的质量控制情况。因此，标准规范的检测报告可帮助临床遗传医生进行正确的诊断，并实施正确的治疗干预和产前诊断等，避免漏诊和误诊。遗传检测报告的生成涉及诸多环节和一系列专业规范化的过程，包括根据可靠的基因检测结果，结合患者的临床表型，依据相应的基因变异判定标准，对检测到的变异进行准确解释，并阐明变异的临床意义等。这一系列过程和环节均需按高度专业化的标准，并由有资质的人员完成。

尽管如此，基因检测报告的规范和解读，在国内仍缺乏统一的标准。首届"临床基因检测标准与规范专题研讨会"于2017年10月在深圳召开，来自全国138家机构的遗传学家、临床专家及第三方检测机构代表共同探讨了遗传性疾病基因检测的标准和规范的问题，就制定临床基因检测报告标准规范交流了观点，并撰写了《临床基因检测报告规范与基因检测行业共识探讨》（发表于2018年2月第35卷第1期《中华医学遗传学杂志》）。2018年12月深圳基因产学研资联盟发布了团体标准《临床单基因遗传病基因检测报告规范》（T/SZG1A 4—2018），给出了术语和定义、缩略语和临床基因检测报告的内容和格式等规范，可以作为行业的参考。另外，多个专家委员会组织撰写了针对基因测序的报告标准，如《全基因组测序在遗传病检测中的临床应用专家共识》《遗传病二代测序临床检测全流程规范化共识探讨》和《产前外显子组测序遗传咨询及报告规范（讨论稿）》等。

一般来讲，临床基因检测报告的内容应包括以下两类信息：

第一类是报告正文必不可少的内容，包括检测机构的信息和联系方式；受检者的基本信息，应包括受检者姓名、性别、出生日期、接受检测的日期（或样本入库日期）、检测的目的和受检者的临床指征，如个人病史、主要症状、发病年龄、一般实验室检查及影像学与病理检查结果、临床诊断或拟诊的疾病、家族史、父母是否系近亲婚配等；送检医院及医生的信息；检测样本的信息。常见的样本类型包括DNA、外周血、干血片、唾液、组织等；样本接收及检测报告的日期；检测项目；检测结果：被检出的基因变异；结果解读：检测结果是否有可能构成患者的病因；建议：遗传咨询或后续扩大范围的遗传检测，或家系内验证检测，或其他检测；检测方法及适用范围和局限性；参考文献：列出报告中变异致病性判定所参考的原始文献；检验报告撰写者、报告结果核对者和报告终审及签发者（亲笔签名或电子签名）。若为第三方检测机构完成的检测，则应在报告中加盖第三方检测机构的"检测报告专用章"。

第二类是可以附录形式呈现的相关信息，如检测中靶基因名称或范围、更为详细的相关疾病临床表型和遗传方式、检测的技术参数、数据质量、变异位点Reads图、Sanger测序图、与疾病临床干预及其他有用的资源信息（包括可参与的临床试验及研究）等。

《临床单基因遗传病基因检测报告规范》（T/SZG1A 4—2018）附录建议的基因检测报告规范格式见表12-5。遗传性疾病诊断的基因检测报告及病例分析详见相关章节，如地中海贫血基因诊断报告可参考第十五章"产前筛查与产前诊断"的内容，本章不重复列举。

表12-5 基因检测报告模板

样本信息						
送检医院	送检医生	门诊号住院号	样本类型	采样日期	接收日期	检测日期

受检者信息					
样本编号	家系编号	姓名	性别	民族	出生日期

临床表现或家族史	
表型匹配CHPO	
检测信息	
疾病编号	
疾病名称	
检测基因及范围	
检测方法	
检测目的	
检测结论	

检测结果							
基因名称	参考序列	变异	基因型	致病性分类	相关疾病	遗传模式	参考文献

备注：

结果解释：

建议：

参考文献：

检测方法说明及局限性说明：

实验操作人：	报告撰写人：	审核者：	报告日期：	年 月 日

第十三章

肿瘤的分子诊断

肿瘤的发生与发展是由于遗传因素和（或）环境因素（包括生物感染因子、物理化学因子等）导致原癌基因的激活和（或）抑癌基因的失活造成的。这些肿瘤相关基因变异主要包括突变、缺失、插入、扩增、融合等。从本质而言，肿瘤是一种基因病，这也为基因水平上肿瘤分子诊断和分型奠定了理论依据。利用分子诊断技术对肿瘤相关基因变异（分子标志物）进行检测，对遗传性肿瘤的筛查、肿瘤感染致病原的鉴定、肿瘤的辅助诊断、肿瘤治疗靶点的筛选，以及肿瘤治疗效果的判断和预后预测有着重要的临床意义。通过分子诊断指导患者个体化的精准治疗，已逐渐成为肿瘤临床治疗的共识。

第一节　遗传性肿瘤的分子筛查

遗传性肿瘤是由胚系变异导致的并表现出家族聚集性的肿瘤，占全部肿瘤的5%～10%。遗传性肿瘤的发病常表现为综合征特征：在≥2个近亲中出现相同或相关联的肿瘤；发病年龄早于人群通常的发病年龄；肿瘤在成对的器官（如乳腺、卵巢）中同时或相继发生；多个部位的原发性肿瘤；伴随某些良性的改变如皮肤或骨骼异常、消化道息肉、黏膜黑斑等；罕见肿瘤如男性乳腺癌等。遗传因素在遗传性肿瘤的发生和发展中起关键作用，其决定了个体罹患肿瘤的风险，被称为遗传易感性。特定基因的致病性变异可以导致个体罹患肿瘤的风险显著升高。随着基因组测序和分子功能学研究的广泛开展，部分遗传性肿瘤的类型、遗传模式、主要致病性基因已经被鉴定，包括遗传性乳腺癌、卵巢癌、胃癌、直肠癌、脑肿瘤、肾癌、视网膜母细胞瘤、胰腺癌、子宫内膜癌、神经纤维瘤、黑色素瘤、前列腺癌、淋巴瘤、多发性内分泌瘤、白血病等（表13-1）。

常见的遗传性肿瘤通常是以常染色体显性遗传模式传递给子代，子代有50%的概率遗传相关的基因变异，但各基因变异相关表型（外显率）可能是完全或不完全外显，因此携带致病性变异并不能等同于最终一定患病。部分罕见的遗传性肿瘤为常染色体隐性遗传和X连锁遗传模式。上述基因变异为胚系变异，是指可遗传性基因变异大多数来源于亲代，少数来源于个体胚胎时期新发生的基因变异。遗传性肿瘤涉及的易感基因种类多、序列长，变异位点分散遍布于整个基因组。因此，NGS技术是目前临床筛查遗传性肿瘤的首选分子检测手段。由于并非所有基因变异都存在肿瘤致病性，因此，对基因变异的解读

表 13-1 遗传性肿瘤综合征相关基因列表

综合征（英文名称和人类孟德尔遗传编号）	相关肿瘤	遗传模式	关键易感基因
遗传性乳腺癌相关易感性			
遗传性乳腺癌和卵巢癌综合征（hereditary breast cancer and ovarian cancer syndrome; 113705、600185）	乳腺癌、卵巢癌、前列腺癌、胰腺癌	显性遗传	BRCA1、BRCA2
	范科尼贫血/髓母细胞瘤	隐性遗传	BRCA2
利-弗劳梅尼综合征（Li-Fraumeni syndrome; 151623）	软组织肉瘤、乳腺癌、骨肉瘤、白血病、脑肿瘤、肾上腺皮质癌	显性遗传	TP53、CHEK2
考登综合征（Cowden syndrome; 158350）	乳腺癌、甲状腺癌、子宫内膜癌和其他肿瘤	显性遗传	PTEN
班纳扬-赖利-鲁瓦卡巴综合征（Bannayan-Riley-Ruvalcaba syndrome; 153480）	乳腺癌、脑膜瘤、甲状腺滤泡性肿瘤	显性遗传	PTEN
毛细血管扩张性共济失调综合征（ataxia telangiectasia; 208900）	白血病、淋巴瘤	隐性遗传	ATM
遗传性胃肠道恶性肿瘤易感性			
遗传性非息肉病性结直肠癌（hereditary nonpolyposis colorectal cancer, HNPCC），也称"林奇综合征"（Lynch syndrome; 120435、120436、114500、114400）	结肠癌、子宫内膜癌、卵巢癌、肾盂癌、输尿管癌、胰腺癌、胃癌、小肠癌、肝胆管癌	显性遗传	MLH1、MSH2、MSH6、PMS2
家族性息肉病，包括轻表型（familial polyposis; 175100）	结肠癌	显性遗传	APC
遗传性胃癌（hereditary gastric cancer; 137215）	胃癌	显性遗传	CDH1
幼年性息肉病（juvenile polyposis; 174900）	胃肠道肿瘤、胰腺癌	显性遗传	SMAD4、BMPR1A
波伊茨-耶格综合征（Peutz-Jeghers syndrome，又称黑色素斑息肉综合征; 175200）	结肠癌、小肠癌、乳腺癌、卵巢癌、黑色素瘤	显性遗传	STK11
遗传性黑色素瘤胰腺癌综合征（hereditary melanoma pancreatic cancer syndrome; 606719）	胰腺癌、黑色素瘤	显性遗传	CDKN2A
遗传性胰腺炎（hereditary pancreatitis; 167800）	胰腺癌	显性遗传	PRSS1
特科特综合征（Turcot syndrome; 276300）	结肠癌、基底细胞癌、室管膜瘤、成神经管细胞瘤、胶质母细胞瘤	显性遗传	APC、MLH1、PMS2
家族性胃肠道间质瘤（familial gastrointestinal stromal tumor; 606764）	胃肠道间质瘤	显性遗传	KIT、PDGFR
遗传性皮肤病相关肿瘤易感性			
黑色素瘤综合征（melanoma syndrome; 155600、155601、609048、608035）	恶性黑色素瘤	显性遗传	CDKN2A、CDK4、CMM
戈林综合征（Gorlin syndrome; 109400）	基底细胞癌、脑肿瘤	显性遗传	PTCH1、PTCH2

续表

综合征（英文名称和人类孟德尔遗传编号）	相关肿瘤	遗传模式	关键易感基因
考登综合征（Cowden syndrome）	乳腺癌、甲状腺癌、子宫内膜癌和其他肿瘤	显性遗传	PTEN
神经纤维瘤病Ⅰ型（neurofibromatosis type Ⅰ；162200）	神经纤维肉瘤、嗜铬细胞瘤、视神经胶质瘤、脑膜瘤	显性遗传	NF1
神经纤维瘤病Ⅱ型（neurofibromatosis type Ⅱ；101000）	前庭神经鞘瘤	显性遗传	NF2
结节性硬化征（tuberous sclerosis；191100）	心肌横纹肌瘤、多发性双侧肾血管平滑肌脂肪瘤、室管膜瘤、肾癌、巨细胞星形细胞瘤	显性遗传	TSC1、TSC2
卡尼综合征（Carney complex；160980、605244）	黏液性皮下肿瘤、原发性肾上腺皮质结节增生、睾丸支持细胞瘤、心房黏液瘤、垂体腺瘤、乳腺纤维腺瘤、甲状腺癌、神经鞘瘤	显性遗传	PRKAR1A
缪尔-托尔综合征（Muir-Torre syndrome；158320）	皮脂腺癌、皮脂腺瘤上皮瘤、皮脂腺瘤、角棘皮瘤、结肠癌、喉癌、胃肠道恶性肿瘤、泌尿生殖道恶性肿瘤	显性遗传	MLH1、MSH2
着色性干皮病（xeroderma pigmentosum；278730、278720、278700、278760、74740、278780、278750、133510）	皮肤癌、黑色素瘤、白血病	隐性遗传	XPA-G、POLH
Rothmund-Thomson综合征（Rothmund-Thomson syndrome；268400）	基底细胞癌、鳞状细胞癌、骨源性肉瘤	隐性遗传	RECQL4
白血病/淋巴瘤易感性			
布卢姆综合征（Bloom syndrome；210900）	白血病、舌癌、鳞癌、肾母细胞瘤、结肠癌	隐性遗传	BLM
范科尼贫血（Fanconi anemia；227650）	白血病、鳞状细胞瘤、皮肤癌、肝癌	隐性遗传	FANCA-C、FANCD2、FANCE-G、FANCL
施瓦赫曼-戴蒙德综合征（Shwachman-Diamond syndrome；260400）	先天性脊髓发育不良、急性髓系白血病	隐性遗传	SBDS
尼梅亨断裂综合征（Nijmegen breakage syndrome；251260）	淋巴瘤、胶质瘤、成神经管细胞瘤、横纹肌肉瘤	隐性遗传	NBS1
卡纳莱-史密斯综合征（Canale-Smith syndrome；601859）	淋巴瘤	隐性遗传	FAS、FASL
免疫缺陷综合征易感性			
威斯科特-奥尔德里奇综合征（Wiskott-Aldrich syndrome；301000）	血液系统恶性肿瘤	X连锁隐性遗传	WAS
常见可变免疫缺陷（common variable immune deficiency；240500）	淋巴瘤	隐性遗传、显性遗传	未知

续表

综合征（英文名称和人类孟德尔遗传编号）	相关肿瘤	遗传模式	关键易感基因
重症联合免疫缺陷（severe combined immune deficiency; 102700、300400、312863、601457、600802、602450）	B细胞淋巴瘤	X连锁隐性遗传、隐性遗传	IL2RG、ADA、JAK3、RAG1、RAG2、L7R、CD45
泌尿生殖肿瘤易感性			
X连锁淋巴增生综合征（X-linked lymphoproliferative syndrome; 308240）	淋巴瘤	X连锁隐性遗传	SH2D1A
遗传性前列腺癌（hereditary prostate cancer; 176807、601518）	前列腺癌	显性遗传	HPC1、PCX、HPC2、PCAP、PCBC、PRCA
辛普森-戈拉比-贝梅尔综合征（Simpson-Golabi-Behmel syndrome; 312870）	胚胎性肿瘤、肾母细胞瘤	X连锁隐性遗传	CPC3
希佩尔-林道综合征（von Hippel-Lindau syndrome; 193300）	视网膜和中枢神经系统的血管母细胞瘤、肾细胞癌、嗜铬细胞瘤	显性遗传	VHL
贝-维综合征（Beckwith-Wiedemann syndrome; 194070）	肾母细胞瘤	显性遗传	WT1
WAGR综合征：肾母细胞瘤-无虹膜-泌尿生殖系统异常-智力低下（Wilms' tumor, aniridia, genitourinary abnormalities, mental retardation; 194072）	肾母细胞瘤、性腺胚细胞瘤	显性遗传	WT1
伯特-霍格-杜布综合征（Birt-Hogg-Dube syndrome; 135150）	肾肿瘤	显性遗传	FLCL
乳头状肾癌综合征（papillary renal cancer syndrome; 605074）	乳头状肾癌	显性遗传	MET、PRCC
组成型t（3；8）易位[constitutional t(3;8) translocation; 603046]	肾细胞癌	显性遗传	TRC8
遗传性膀胱癌（hereditary bladder cancer; 109800）	膀胱癌	分散的，未知	未知
遗传性睾丸癌（hereditary testicular cancer; 273300）	睾丸癌	X连锁隐性遗传	未知
横纹肌样易感综合征（rhabdoid predisposition syndrome; 601607）	横纹肌样瘤	显性遗传	SNF5
中枢神经系统/血管肿瘤易感性			
遗传性副神经节瘤（hereditary paraganglioma; 185470、115310、16800）	副神经节瘤、嗜铬细胞瘤、骨肉瘤	显性遗传	SDHB、SDHC、SDHD
视网膜母细胞瘤（retinoblastoma; 180200）	视网膜母细胞瘤、骨肉瘤	显性遗传	RB1
横纹肌样易感综合征（rhabdoid predisposition syndrome; 601607）	横纹肌样瘤、成神经管细胞瘤、脉络丛肿瘤、原始神经外胚层肿瘤	显性遗传	SNF5
肉瘤/骨肿瘤易感性			
多发性骨软骨瘤（multiple exostoses; 133700、133701）	软骨肉瘤	显性遗传	EXT1、EXT2

续表

综合征（英文名称和人类孟德尔遗传编号）	相关肿瘤	遗传模式	关键易感基因
平滑肌瘤/肾癌综合征（leiomyoma/renal cancer syndrome；605839）	乳头状肾细胞癌、子宫平滑肌肉瘤	显性遗传	FH
卡尼综合征	黏液性皮下肿瘤、原发性肾上腺皮质结节增生、睾丸支持细胞瘤、心房黏液瘤、垂体腺瘤、乳腺纤维腺瘤、甲状腺癌、神经鞘瘤	显性遗传	PRKAR1A
沃纳综合征（Werner syndrome；277700）	骨肉瘤、脑膜瘤	隐性遗传	WRN
内分泌肿瘤易感性			
多发性内分泌肿瘤 I 型（131100）	胰岛细胞瘤、垂体腺瘤、甲状旁腺腺瘤	显性遗传	MEN1
多发性内分泌肿瘤 II 型（171400）	甲状腺髓样癌、嗜铬细胞瘤、甲状旁腺增生	显性遗传	RET
家族性甲状腺非髓样癌（familial non-medullary thyroid cancer；188550）	甲状腺乳头状癌、甲状腺滤泡癌	显性遗传	NKX2-1

是遗传性肿瘤易感基因筛查中的一个至关重要的环节。在临床实践中，可借鉴美国医学遗传学与基因组学学会（American College of Medical Genetics and Genomics，ACMG）对*BRCA1*和*BRCA2*基因变异的解读标准，按照致病性风险程度由高至低进行分类，如胚系基因变异可分为5类（表13-2）：致病（5类）、可能致病（4类）、意义不明（3类）、可能良性（2类）、良性（1类）。其中4、5类是基于现有遗传学和分子生物学研究，支持该变异为肿瘤致病性变异。在本章节中所描述的胚系变异均特指致病变异，属于4、5类。1、2类是已有人群数据或研究结果显示变异在患者和健康人群的发生频率无显著性差异，或功能研究显示该变异不会对蛋白质的功能造成影响，是不致病的。3类是现有的遗传学研究尚不能确定该变异的临床意义，同时也是临床遗传咨询的巨大挑战。不同类型基因变异携带者及其亲属视变异分类和肿瘤家族史情况的不同而采取不同的健康管理策略。

表13-2　遗传易感基因变异分类及亲属（至少三代）的筛查

类别	基因变异分类	致病概率	亲属预测性检测	亲属研究性检测	亲属健康密切监测
5	致病	＞0.99	是	否	是（高风险）
4	可能致病	0.95～0.99	是	是	是（高风险）
3	意义不明	0.05～0.949	否	是	基于家族史及其他风险因素综合判断
2	可能良性	0.001～0.049	否	是	按普通人群进行健康筛查
1	良性	＜0.001	否	否	按普通人群进行健康筛查

一、遗传性视网膜母细胞瘤

遗传性视网膜母细胞瘤（retinoblastoma）是一种典型的遗传性肿瘤综合征。视网膜母细胞瘤是儿童眼部最常见的原发性恶性肿瘤，占儿童恶性肿瘤的1%。1986年，Friend等首先克隆出第一个易感基因*RB1*，其含27个外显子。*RB1*基因以点突变为主。在119例双侧视网膜母细胞瘤或遗传性视网膜母细胞瘤患者胚系突变的研究中，发现99例患者（83%）存在*RB1*基因胚系突变；而单侧视网膜母细胞瘤患者仅有10%携带*RB1*基因胚系突变，其异常表型可能归因于嵌合体或低外显率等位基因，特定的剪接位点突变和分布于第20号外显子及其附近的错义突变可能导致低外显率视网膜母细胞瘤的发生。携带*RB1*致病突变的个体除了发生视网膜母细胞瘤，还可能出现第二原发性肿瘤包括骨肉瘤及其他类型的肉瘤、恶性黑色素瘤、脑肿瘤、乳腺癌和白血病等。

二、遗传性乳腺癌和遗传性卵巢癌

遗传性乳腺癌可能由遗传性乳腺癌和卵巢癌综合征（hereditary breast and ovarian cancer syndrome，HBOC）、利-弗劳梅尼综合征（Li-Fraumeni syndrome，LFS）、考登综合征（Cowden syndrome，又称多发性错构瘤综合征）等导致，尤其是HBOC，该综合征导致的乳腺癌和卵巢癌占全部遗传性乳腺癌病例的60%～75%。HBOC关键易感基因是*BRCA1*

和BRCA2（简写为BRCA1/2）及其他的同源重组修复（homologous recombination repair，HRR）通路基因，如PALB2、ATM、RAD50、RAD51C、RAD51D等。

BRCA1基因和BRCA2基因分别于1994年和1995年被克隆。BRCA1基因包含24个外显子（NCBI ACCESSION：NM_007294.3，后更正序列注释不包含第4号外显子），编码1863个氨基酸；BRCA2基因（NCBI ACCESSION：NM_000059.3）包含27个外显子，编码3418个氨基酸。BRCA1/2基因没有突变热点，但在不同的人群中也发现了一些始祖性变异，如BRCA1 185delAG和5382insC及BRCA2 6174delT，常发生于东欧犹太人，BRCA2 999del5变异常发生于爱尔兰人。中国人中发现BRCA1/2基因类似始祖性变异。除点突变外，BRCA1/2基因还可发生大片段重排，其表现为一个或多个外显子的插入、缺失、易位或融合等，占BRCA1/2基因总致病性变异的5%~8%。

BRCA1/2基因变异导致的乳腺癌占全部乳腺癌的5%。BRCA1/2基因胚系致病性变异可显著提高乳腺癌和对侧乳腺癌、卵巢癌及胰腺癌、前列腺癌等的终身发病风险。与BRCA1/2相关的乳腺癌，发病年龄比普通人群平均发病年龄至少提前10年。BRCA1相关乳腺癌终身发病风险为50%~80%，BRCA2为40%~70%，风险大小的评估受研究人群的影响，其中患病家庭研究的风险较高，人群研究的风险较低。BRCA1相关乳腺癌通常是高级别、低分化的导管癌，雌激素受体、孕酮受体和HER2基因表达阴性。大多数BRCA2相关乳腺癌与散发性乳腺癌的组织病理表型和临床生物学行为无明显差别。

卵巢癌中15%~20%的患者属于遗传性，为HBOC和林奇综合征相关肿瘤。其中85%~90%的遗传性卵巢癌由BRCA1/2胚系致病性变异导致。除了BRCA1/2，其他HRR基因和错配修复（mismatch repair，MMR）通路基因也与卵巢癌发病风险密切相关。普通人群发生卵巢癌的终身风险为1.5%，携带BRCA1和BRCA2致病性胚系突变可使卵巢癌的终身发病风险分别增加至40%~60%和11%~30%，携带MMR通路基因致病性胚系突变可使卵巢癌的终身发病风险增加至10%。BRCA1/2导致的卵巢癌发病年龄和普通人群平均发病年龄差异不明显，因此，不建议以年龄为依据进行遗传性卵巢癌人群筛选。虽然卵巢癌和乳腺癌家族史均会增加女性患卵巢癌的风险，但是超过40%的BRCA1/2相关卵巢癌没有已知的乳腺癌或卵巢癌家族史，因此，更新的指南将基因检测人群扩大到无肿瘤家族史者。BRCA1/2胚系突变在高级别浆液性卵巢癌中最高发，其他组织学类型卵巢癌也存在BRCA1/2突变，包括透明细胞癌及内膜样癌，但在卵巢黏液性癌中罕见。交界性卵巢癌通常不属于这类综合征的特征。原发性输卵管和腹膜肿瘤在BRCA1/2突变携带者中发生的频率亦增加。值得注意的是，5%~11%的卵巢癌患者还存在BRCA1/2体细胞突变。在非BRCA1/2胚系突变卵巢癌中，大约6%的卵巢癌存在其他HRR基因胚系致病性变异，如ATM、CHEK2、BRIP1、RAD51C、RAD51D、PALB2及BARD1等。妇科肿瘤协会（Society of Gynecologic Oncology，SGO）及美国NCCN指南推荐在卵巢癌、输卵管癌和（或）腹膜上皮性恶性肿瘤的患者中全部进行基因检测。

BRCA1和BRCA2在不同肿瘤中的风险大小存在差异。例如，BRCA1基因变异携带者的肿瘤风险主要发生于乳腺癌和卵巢癌，而BRCA2基因变异导致胰腺癌、前列腺癌、黑色素瘤和其他肿瘤风险增加；携带BRCA1/2胚系致病性变异的男性患乳腺癌和前列腺癌的风险均增加。此外，分布在不同序列位置的基因变异也具有不同的致病性。例如，BRCA2

卵巢癌聚集区基因中心部分的突变具有更高的卵巢癌发病风险；*BRCA1* aa.1855～1863及aa.183～223区域发生任何类型突变均为意义不明突变；*BRCA2* K3326位以后发生的变异为良性突变。

三、利-弗劳梅尼综合征

利-弗劳梅尼综合征（Li-Fraumeni syndrome，LFS）是一种常染色体显性遗传综合征，以乳腺癌（女性绝经前乳腺癌）、骨与软组织肉瘤、中枢神经系统肿瘤和肾上腺皮质肿瘤等肿瘤发病风险高为特征，并且与白血病、黑色素瘤、胰腺癌、胃癌、前列腺癌等多种肿瘤发病风险增加相关。LFS相关肿瘤主要由*TP53*基因或*CHEK2*基因的胚系致病性变异引起。其中*TP53*基因是LFS最常见的变异基因，70%～80%的LFS家系中可以检测到*TP53*基因胚系致病性变异，亦有少数患者无*TP53*基因变异，但存在*CHEK2*基因缺陷。LFS相关肿瘤有发病年龄早、发病风险高的特征。LFS患者发生乳腺癌、软组织肉瘤、脑肿瘤及肾上腺皮质癌等肿瘤的风险在30岁前已经达到50%，在60岁时高达90%，并且女性在童年和成年期的发病风险较男性高。此外，该综合征患者再次发生原发性肿瘤的风险增加，57%的LFS患者可能罹患第二种癌症，38%的LFS患者可能罹患第三种癌症。

四、考登综合征

考登综合征（Cowden syndrome，CS）是一种错构瘤性疾病，其特征为大头畸形、面部三角膜瘤、肢端角化病、乳头状丘疹，并增加了发展为结直肠癌、乳腺癌、甲状腺癌和子宫内膜癌的风险。CS可表现出多发性结肠息肉，但其与结肠腺瘤性息肉病基因（*APC*）变异相关息肉病、错构瘤性息肉、幼年息肉、脂肪瘤等的组织病理学不同，CS的特异性表现是多发的错构瘤，可累及生殖细胞所有三个胚层的器官，经典的错构瘤是毛根鞘瘤。CS是一种常染色体显性疾病，具有年龄相关的外显率和不同的表现方式。约80%的CS是由*PTEN*基因胚系变异导致的。该综合征的女性患者乳腺癌终身发病风险为25%～50%，子宫内膜癌为6%～10%。CS的男性和女性患者甲状腺癌的终身发病风险约10%，其患肾透明细胞癌、脂肪瘤和胃肠道错构瘤的风险也升高。CS的胃肠道表现主要为各种类型的良性增生性病变，包括错构瘤性病变和增生性病变，其恶性转化率较低。已知*PTEN*胚系变异的个体应接受相关的肿瘤筛查。

五、遗传性肠癌

（一）林奇综合征

林奇综合征（Lynch syndrome，LS）也称遗传性非息肉病性结直肠癌（hereditary nonpolyposis colorectal cancer，HNPCC），是最常见的遗传性结直肠癌相关综合征，在全部结直肠癌中占5%～15%。LS相关结直肠癌多发展为右侧结肠癌，可同时或异时发生多个其他原发性肿瘤，主要包括子宫内膜癌、胃癌等。LS患者发展为卵巢癌、小肠癌、输尿管癌和肾癌的发病风险也增加。LS是一种常染色体显性遗传病，主要由四种错配修复基因（*MLH1*、*MSH2*、*MSH6*和*PMS2*）或*EPCAM*基因中的杂合胚系致病性变异引起，45%～70%由*MMR*基因胚系变异导致，其中*MLH1*和*MSH2*基因变异占检出的致病性变异的90%，*MSH6*基因变异占7%～10%，*PMS2*基因变异占比<5%。携带LS相关基因变异的个体最终发展为结直肠癌或肠外相关肿瘤的风险为80%，平均发病年龄为45岁。LS女性患者发展为子宫内膜癌的风险为20%～60%。除了结直肠癌，LS患者还应积极预防子宫内膜、卵巢、泌尿道肿瘤。在中国，LS相关肠外肿瘤中胃癌的发生率也较高，对胃癌的监测也十分重要。

LS诊断的金标准为经分子遗传学检测出MMR基因的胚系致病性变异。在早发性结肠癌和少数腺瘤性结肠息肉患者中，LS和轻表型家族性腺瘤性息肉病（familial adenomatous polyposis，FAP）可能难以区分。在这种情况下，结合肠外肿瘤家族史、肠外表现，以及对肿瘤组织进行初筛性分子检测可能有助于鉴别LS和轻表型FAP。LS初步筛查性分子检测包括微卫星不稳定性检测、免疫组化方法检测*MMR*基因表达，以及*BRAF*基因突变检测（*BRAF*突变者存在林奇综合征的可能性小）。LS诊断性分子检测通常需要采用NGS技术对*MMR*基因胚系变异及采用MLPA方法对*MMR*基因大片段重排进行测定。

（二）家族性腺瘤性息肉病

*APC*相关息肉病包括FAP、轻表型FAP。未经治疗或干预的FAP个体发展为结肠腺瘤性息肉病和结肠癌的外显率基本为100%。轻表型FAP个体在80岁时发展为结肠癌的风险约为70%。

典型的FAP在结直肠内生长成百上千个腺瘤性息肉。部分FAP患者合并胃肠外疾病，如甲状腺肿瘤、腹部硬纤维瘤、骨瘤、表皮样囊肿和肝母细胞瘤、先天性视网膜色素上皮增生、软组织肿瘤、骨瘤和牙齿发育不良及中枢神经系统肿瘤等。FAP的关键易感基因主要是*APC*基因。*APC*基因是人类一个重要的抑癌基因。它是一个具有15个外显子的长序列大基因。*APC*的一个低外显率突变I1307K被确定为德系犹太人群中的始祖突变。FAP患者从发生息肉到癌变的自然病程为10～20年。10～20岁出现息肉，20～30岁出现症状，30多岁即可发生癌变。FAP患者结直肠癌平均诊断年龄为39岁，95%的FAP患者在50岁前发生肿瘤，未治疗者平均死亡年龄在40岁左右。对于高风险FAP者的结肠筛查应从10岁左右开始，在这个年龄同时进行分子遗传学检测可帮助早期确立诊断。预防性结肠切除术推荐从青少年时期开始实施。在FAP家系中，如确定未携带*APC*突变的个体则不需要进行密集的监测，而应遵循普通人群的筛查方案。

轻表型FAP也称为衰减性FAP，特点是出现较少的结肠息肉，数目通常少于100个，息肉常为扁平状，息肉和肿瘤好发于近端结肠。轻表型FAP与*APC*基因5′端和3′端的胚系变异有关。轻表型FAP的腺瘤可延迟至20岁以后出现，基因检测和临床监测开始的年龄尚无明确推荐。但是一旦确定存在*APC*胚系致病性变异且已经发生腺瘤，同样也需要进行预防性结肠切除术，并且需要终身监测结肠外肿瘤，如上消化道和回肠袋等。

大约20%的*APC*基因新生致病性变异（即受累个体无家族史）为体细胞嵌合体。在

*APC*相关息肉病和息肉数量≥100个的患者中发生部分或全部*APC*片段缺失的占8%～12%。在一项研究中，在296名腺瘤性息肉数量≥10个的个体中，有19名患者（6%）通过测序技术未检测到*APC*基因致病性变异，但通过MLPA技术却检测到APC大片段缺失。为避免漏检，提高*APC*基因致病性变异检出率，大片段缺失/重复检测还应包括*APC*基因调控区尤其是启动子1B区的分析。

（三）波伊茨-耶格综合征

波伊茨-耶格综合征（Peutz-Jeghers syndrome，PJS）又称家族性黏膜皮肤色素沉着胃肠道息肉病，与胃肠道多发性息肉、皮肤和黏膜特定部位的色素斑等病变有关。PJS息肉可发生于胃肠道任何部位，但最常见于小肠（按发生率从高到低依次为空肠、回肠和十二指肠）。PJS以常染色体显性模式遗传，其最主要的致病基因是*STK11*。PJS患者发展为肿瘤的风险高达85%，肿瘤好发部位是胃肠道和生殖系统，还可伴发其他部位的肿瘤，包括乳腺、子宫、卵巢、睾丸和胰腺等。PJS患者罹患胃肠道恶性肿瘤的风险约为57%，其中大肠癌的风险约为37%。另外，PJS女性患者60岁前罹患乳腺癌的风险高达31%，患卵巢癌、输卵管癌、子宫颈癌的风险也会增加；PJS男性患者罹患睾丸良性肿瘤、前列腺癌和乳腺癌的风险也会升高。

（四）MUTYH相关息肉病

MUTYH相关息肉病（MUTYH-associated polyposis，MAP）的结肠表型与轻表型FAP相似，不同的是MAP以常染色体隐性模式遗传。*MUTYH*基因胚系双等位基因致病性变异使个体易患多发性腺瘤或息肉病。*APC*基因变异检测为阴性的多发性腺瘤（15～100个腺瘤）患者可能携带*MUTYH*基因的双等位基因变异。因此，如果在结肠息肉病个体中未检测出*APC*致病性变异，应进一步进行*MUTYH*基因检测。在双等位基因*MUTYH*致病性变异患者中少数在50岁时即诊断为结肠癌，几乎没有息肉个体甚至在更年轻时就可以发生肿瘤。在具有双等位基因*MUTYH*致病性变异的个体中十二指肠息肉病的发生率在4%～25%；也可存在肠外表现。

（五）其他罕见性遗传性消化道肿瘤

1. *MSH3*相关性息肉病 由DNA错配修复基因*MSH3*的双等位基因致病性变异引起，以常染色体隐性模式遗传。其特征为结肠和十二指肠腺瘤、结肠癌、胃癌和早发性星形细胞瘤的发病风险升高。

2. 幼年性息肉病综合征（juvenile polyposis syndrome，JPS） 特点是容易发生错构瘤性息肉，这通常是*APC*基因变异相关息肉病和JPS之间的区别。错构瘤性息肉通常发生在胃肠道中，尤其多发于胃、小肠、结肠和直肠中。大多数JPS患者20岁时出现息肉。一些个体在其一生中可能只有4～5个息肉，同一族系的其他人可能存在100多个息肉。大多数幼年性息肉是良性的，但也可能发生恶变。JPS以常染色体显性模式遗传，目前发现*BMPR1A*和*SMAD4*基因变异与JPS相关。大约20%的JPS患者存在*SMAD4*致病性变异，约20%存在*BMPR1A*致病性变异，但不存在*APC*致病性变异。*BMPR1A*基因或*SMAD4*基因变异个体罹患青少年息肉和消化道肿瘤的风险升高，但只有部分JPS患者存在*BMPR1A*或*SMAD4*基因变异。

3. 遗传性混合性息肉病综合征（hereditary mixed polyposis syndrome，HMPS） 与结肠癌和多种不同类型的结肠息肉的风险增加相关。HMPS的特征性损害是混合性的幼年性腺瘤性结肠息肉。此外，腺瘤、增生性锯齿状腺瘤和混合性增生性腺瘤性息肉均可能发生。HMPS主要由*GREM1*基因变异引起。携带*GREM1*基因变异的个体应在25～30岁或更早开始进行结肠镜筛查。携带*GREM1*基因变异的个体在发现息肉后应1～2年持续进行一次结肠镜检查；初次结肠镜检查时没有息肉的*GREM1*基因变异个体可每2～3年进行一次结肠镜检查。

4. 神经纤维瘤病Ⅰ型（neurofibromatosis type Ⅰ，NF1） 主要由*NF1*基因的致病性变异引起并以常染色体显性模式遗传，其中一半患者为新的自发突变。携带*NF1*基因变异的个体可以在小肠、胃和结肠中出现多发肠息肉样神经纤维瘤或神经节瘤。*NF1*基因变异携带者易患多种肿瘤，如施万细胞来源的肿瘤（神经纤维瘤和恶性神经鞘瘤，胶质瘤包括视神经胶质瘤、恶性胶质瘤和嗜铬细胞瘤），但白血病、骨肉瘤、横纹肌肉瘤、胃肠道间质瘤和肾母细胞瘤等肿瘤较少发生。

5. *NTHL1*相关息肉病 主要由*NTHL1*胚系双等位基因致病性变异引起，以常染色体隐性模式遗传。患者发生子宫内膜癌前病变、子宫内膜癌、十二指肠腺瘤、十二指肠癌的风险增加。携带*NTHL1*胚系双等位基因致病性变异的个体也可能发生多发性原发性肿瘤（如结肠癌、混合黏液性和浆液性卵巢囊肿、皮内痣、膀胱癌、脑膜瘤、多发性脂溢性角化病、基底细胞癌、多发结肠腺瘤、鳞状细胞癌和浸润性乳腺癌）。

6. 遗传性弥漫性胃癌综合征（hereditary diffuse gastric cancer syndrome，HDGC） 是一种分化较差的腺癌，肿瘤浸润胃壁导致胃壁增厚而没有形成明显的肿块（皮革状胃）。目前尚无已知的HDGC癌前病变。*CDH1*是目前已知的唯一可以导致HDGC的致病基因。约4%的*CDH1*致病性变异为大片段重排。携带*CDH1*致病性变异的个体在80岁时胃癌发病风险高达80%，平均发病年龄为38岁。女性HDGC患者罹患小叶性乳腺癌的终身风险为39%～52%，平均发病年龄为53岁。目前无直接证据表明结直肠癌是*CDH1*胚系致病变异相关肿瘤谱的一部分。尽管胃癌在日本和中国人群的发病率更高，但大多数*CDH1*致病变异是在欧洲人群中发现的。遗传性胃癌也见于前面所介绍的LS、LFS、FAP、PJS、CS、HBOC等几种肿瘤相关综合征，但是这些综合征相关胃癌通常不表现为弥漫性病变。

7. 家族性胰腺癌（familial pancreatic cancer，FPC） 是指在一个家族中有2个或2个以上一级亲属患有胰腺癌并且没有可以确认的遗传综合征，约占胰腺导管腺癌的10%。在有2个家属患胰腺癌的情况下，一级亲属发生胰腺癌的危险是一般人群的18倍，而在≥3个家属患胰腺癌的情况下是57倍。10%～20% FPC的易感基因致病性变异发生在*PALB2*、*ATM*、*BRCA1*、*BRCA2*、*CDKN2A*、*MLH1*、*MSH2*、*MSH6*、*PMS2*、*PRSS1*、*STK11*和*TP53*中。剩余80%～90%患者易感性的遗传学基础仍未知。上述基因也是一些其他遗传综合征的相关易感基因，包括HBOC、LS、PJS、LFS、家族性非典型多痣黑色素瘤（familial atypical multiple mole melanoma）综合征、遗传性胰腺炎等。遗传性胰腺炎是由*PRSS1*基因的获得功能性突变引起的常染色体显性遗传病，其特点是通常在幼年发生急性胰腺炎，往往到成年早期发展为慢性胰腺炎，患者终身罹患胰腺癌的风险大约是40%（表13-3）。

表13-3 胰腺癌易感性相关综合征关注的因素

综合征	遗传方式	关键易感基因
遗传性乳腺和卵巢癌综合征	常染色体显性	*BRCA1*、*BRCA2*
波伊茨-耶格综合征	常染色体显性	*STK11*
林奇综合征	常染色体显性	*MLH1*、*MSH2*、*MSH6*、*PMS2*
家族性腺瘤性息肉病	常染色体显性	*APC*
家族性非典型型多痣黑色素瘤综合征	常染色体显性	*CDKN2A*
利-弗劳梅尼综合征	常染色体显性	*TP53*
遗传性胰腺炎	常染色体显性	*PRSS1*

8. 遗传性胃肠道间质瘤 *KIT*和*PDGFR*的胚系突变是原发性家族性胃肠道间质瘤（gastrointestinal stromal tumor，GIST）综合征发病的遗传学基础（表13-4）。85%～90%的原发性家族性GIST综合征由*KIT*或*PDGFRA*基因胚系变异导致。携带*KIT*胚系变异的GIST患者可伴随出现皮肤色素沉着、吞咽困难或胃肠道自主神经肿瘤，如副神经节瘤。携带*PDGFRA*胚系变异的GIST患者常见胃肠道神经纤维瘤病。除了原发性家族性GIST综合征，遗传性GIST还与Carney-Stratakis综合征、Carney三联征相关，这两个综合征与*SDH*基因相关，其中Carney-Stratakis综合征主要由*SDH*亚基*SDHA*、*SDHB*、*SDHC*和*SDHD*基因胚系变异导致；Carney三联征中可发生*SDHC*启动子高去甲基化。

表13-4 遗传性GIST相关综合征关注的因素

综合征	关键易感基因	遗传方式	主要特征
原发性家族性GIST综合征	*KIT*	常染色体显性遗传（高外显性）	GIST，皮肤色素沉着，吞咽困难，增生的Cajal间质细胞，散发的非GIST肿瘤，黑色素瘤，肥大细胞紊乱罕见
	PDGFRA	常染色体显性遗传（高外显性）	GIST，脂肪瘤，大手（无Cajal增生间质细胞）
Carney三联征	*SDHC* 启动子去高甲基化（*SDH*突变罕见）	无遗传性	GIST，副神经节瘤，软骨瘤，肾上腺皮质腺瘤
Carney-Stratakis综合征	*SDH*基因：*SDHA*、*SDHB*、*SDHC*、*SDHD*	常染色体显性遗传（不完全外显性）	GIST，副神经节瘤，垂体腺瘤（罕见）、SDH缺陷肾细胞癌（罕见）

第二节 肿瘤感染病原体的分子检测

约20%的人类肿瘤可归因于生物感染性因素，如乙型肝炎病毒（HBV）、丙型肝炎病毒（HCV）、人乳头瘤病毒（HPV）、EB病毒、人类嗜T细胞病毒（HTLV）-1、人类免疫缺陷病毒（HIV）、幽门螺杆菌及一些寄生虫如血吸虫或肝吸虫等病原体感染（表13-5）。肿瘤感染病原体的分子检测对相应肿瘤的早期筛查、辅助诊断、治疗及疗效监测均有重要的作用。

表 13-5 感染相关肿瘤

	病原体	IARC分类	相关肿瘤
肝炎病毒	HBV	1	肝细胞癌
	HCV	1	肝细胞癌
人乳头瘤病毒 （HPV）	HPV16	1	多个部位的癌症
	HPV 18、31、33、35、39、45、51、 52、56、58、59型	1	宫颈癌
	HPV68	2A	宫颈癌
	HPV 26、30、34、53、66、67、69、 70、73、82、85、97型	2B	宫颈癌
	HPV 5、8型	2B	皮肤癌
疱疹病毒	EBV 或 HHV4	1	伯基特淋巴瘤、鼻窦血管中心T细胞淋巴瘤、免疫抑 制相关非霍奇金淋巴瘤、霍奇金淋巴瘤、鼻咽癌
	KSHV 或 HHV8	1	卡波西肉瘤、原发性积液性淋巴瘤
逆转录酶病毒	HTLV-I	1	成人T细胞白血病/淋巴瘤
	HIV-1	1	卡波西肉瘤、非霍奇金淋巴瘤、霍奇金淋巴瘤、宫颈 癌、肛门癌、结膜癌
	HIV-2	2B	卡波西肉瘤、非霍奇金淋巴瘤
	HERV-Q	NA	乳腺癌
	XMRV	NA	前列腺癌
幽门螺杆菌		1	非贲门性胃癌、MALT淋巴瘤
血吸虫	埃及血吸虫	1	输尿管膀胱癌
	日本血吸虫	2B	结直肠癌、肝癌
	肝吸虫	1	胆管癌

注：MALT，黏膜相关淋巴组织。

一、人乳头瘤病毒感染相关性肿瘤

人乳头瘤病毒（human papilloma virus，HPV）是一种无包膜的双链DNA病毒，可感染皮肤和黏膜区域的上皮细胞。HPV存在超过200种亚型，其感染可持续发展为癌前病变，并最终侵袭各种器官，包括宫颈、外阴、阴道、阴茎、肛门、口腔、口咽部、疣状表皮发育不全患者的皮肤。HPV相关肿瘤占全球所有肿瘤的5.2%，其中口腔癌占3%，口咽癌占12%，阴茎癌占40%，外阴/阴道癌占40%，子宫颈癌几乎占100%。HPV根据其致瘤能力被分为两组：低危型和高危型。低危型HPV包括6、11、40～44、54、61、72、81型等，其感染与生殖器疣及复发性呼吸道乳头瘤病有关。高危型HPV包括16、18、31、33、35、39、45、51、52、56、58、59、66、68型等，其感染可以引起肿瘤。高危型HPV尤其是16、18、31、33和45型的持续感染已经确认是大多数宫颈癌、阴道癌和外阴癌的重要诱发因素，而且在大多数浸润性癌和一些高级别的不典型增生病变中，高危型HPV基因组都被发现整合到宿主基因组中。

经口传播的HPV感染与全球大约25%的头颈部肿瘤（head and neck cancer，HNC）病例相关。这一比例在不同的解剖部位（口腔、口咽部和喉部区域）不同。全球范围内，HPV导致33.6%的口咽鳞癌（oropharyngeal squamous cell carcinomas，OPSCC）、22.2%的口腔鳞癌（oral squamous cell carcinomas，OSCC）和20.2%的喉鳞癌（laryngeal squamous cell carcinomas，LSCC）。HPV相关HNC的流行不仅在解剖区域之间存在差异，在世界各地的地理区域之间也有所不同。与亚洲、欧洲和非洲相比，北美的HPV相关OPSCC发病率非常高。与中/南美洲、欧洲和非洲相比，亚洲的HPV相关OSCC发病率较高，而与亚洲、欧洲和非洲相比，中/南美洲的HPV相关LSCC发病率较高。

HNC中已检出高危型HPV 16、18、26、31、33、35、39、45、51～53、56、58、59、66、68、70、73、82型等（表13-6）。在口腔冲洗、扁桃体和口咽壁拭子及喉部组织标本中均发现了这种病毒。虽然在头颈部区域发现了所有高危型HPV，但在正常健康个体中，大多数头颈部HPV感染（高达80%）在感染后6～20个月被清除。HPV16的清除率最低，感染持续20个月。因此，只有1%的HPV感染成为持续性感染，最终导致头颈部肿瘤。HPV 16和18型导致大多数（约85%）的HPV相关HNC，其余15%HPV相关HNC由HPV 33、35、52、45、39、58型等所致。

表13-6 HPV亚型在HPV阳性头颈部肿瘤中的比例

HPV亚型	在HPV相关HNC中的占比（%）
HPV16	70.70
HPV18	14～17
HPV33	4.50
HPV35	4.50
HPV52	2.70
HPV45	1.50
HPV39	1.04
HPV58	0.60
HPV31	0.56
HPV53	0.30
HPV56	0.25

二、疱疹病毒相关性肿瘤

EB病毒（Epstein-Barr virus，EBV）又称人类疱疹病毒（human herpes virus，HHV）4，属于γ-疱疹病毒科、淋巴隐病毒属的DNA病毒。该病毒是青春期和青年期传染性单核细胞增多症的病因，与多种淋巴瘤、鼻咽癌和胃癌等的发病有关。与EBV感染关系最密切的是未分化非角化性鼻咽癌。血浆中EBV DNA拷贝数在鼻咽癌的发生、诊断和分期及疗效监测中均有重要的作用，被广泛应用于临床。

EBV感染可以发生于5%～15%的胃癌和超过90%的胃淋巴上皮瘤样癌中。EBV相关胃癌是胃癌分子分型中预后较好的一个特殊亚型。EBV相关胃癌的患病率在世界所有地区类似。一项来自中国南方的2760例胃癌数据显示，EBV相关胃癌阳性率为5.1%，血浆中EBV DNA拷贝数升高提供了一种识别罹患EBV相关胃癌个体的方法。EBV相关胃癌的总体预后较非感染的胃癌个体好，3年生存率达76.8%。然而，对于可在血浆中检测到EBV DNA的EBV相关胃癌，血浆中EBV DNA拷贝数可能发挥病情间接监测作用，EBV DNA升高可提示肿瘤进展和复发。高肿瘤突变负荷的EBV相关胃癌预后较低肿瘤突变负荷的EBV相关胃癌更好。EBV相关胃癌在病理组织学中显示出淋巴细胞浸润表型，但是其对免疫治疗的反应仍存在争议。

另一种疱疹病毒称为卡波西肉瘤相关疱疹病毒（KSHV）或HHV8，首先是在AIDS患者中发现的，与原发性积液性淋巴瘤有关。

三、肝炎病毒感染相关性肿瘤

乙型肝炎病毒（hepatitis B virus，HBV）和丙型肝炎病毒（hepatitis C virus，HCV）是导致肝细胞慢性发展为肝细胞癌（hepatocellular carcinoma，HCC）的主要病毒类型。全球HBV和HCV相关肝癌病例占所有原发性肝癌病例的4.9%，其中HBV感染相关肝癌占54.4%，HCV感染相关肝癌占31.1%。HBV感染肝细胞后可以通过直接和间接途径导致肝癌，前者主要是由伴随着持续的坏死和炎症导致的肝细胞慢性损伤引起的。

四、逆转录酶病毒相关性肿瘤

人类嗜T细胞病毒（human T-cell lymphotropic virus，HTLV）-Ⅰ已被证实与T细胞白血病/淋巴瘤有关，HTLV-Ⅱ致癌作用的证据尚不充分。HIV-1，最初被命名为HTLV-Ⅲ，结构上和艾滋病的致病原HIV-2相似，被归类为慢病毒。它们是一类单链RNA病毒，具有逆转录酶活性。由HIV-1引起的严重的免疫缺陷与一些人类肿瘤，特别是卡波西肉瘤和非霍奇金淋巴瘤有关，而HIV-2也与相关肿瘤关联。最近发现的人内源性逆转录病毒（human endogenous retrovirus，HERV），特别是HERV-Q，可能在人乳腺癌发生发展过程中发挥潜在致病作用。异嗜性小鼠白血病病毒相关病毒（xenotropic murine leukemia virus-related virus，XMRV）是已知的第一种感染人类的γ-逆转录病毒，已被证实与前列腺癌，尤其是与高级别肿瘤有关。

五、幽门螺杆菌相关性肿瘤

已知有几种细菌与人类肿瘤的发生相关，其中最重要的是幽门螺杆菌（*Helicobacter pylori*），它是胃癌和胃黏膜相关淋巴组织淋巴瘤的致病原。据估计，幽门螺杆菌与全球5.5%的肿瘤相关，尤其是与63.4%～80.0%的胃癌相关。

第三节　实体瘤、血液系统等其他肿瘤的分子标志物

肿瘤的辅助诊断，如细胞遗传学、分子遗传学、表观遗传学的异常，对肿瘤的诊断、治疗、预后评估及疗效监测发挥了重要的辅助作用。

一、骨和软骨肿瘤

骨肉瘤、软骨肉瘤、尤因肉瘤是骨和软骨来源的最常见的恶性肿瘤。虽然一些研究已经发现骨肉瘤、软骨肉瘤、尤因肉瘤相关的一些分子标志物，但由于缺乏有效的预后指标和更好的治疗药物，患者的生存率一直未得到显著改善。骨肉瘤是最常见的骨原发性恶性肿瘤，占所有恶性骨肿瘤的21%。大多数骨肉瘤的细胞遗传学表现为多倍体或非整倍体，而绝大多数的良性骨肿瘤都是二倍体，最常见的基因组异常发生于第1、2、6、12和17号染色体。用流式细胞仪检测出的DNA倍体改变与其组织学分级一致，多倍体可能对骨肉瘤患者预后预测有一定的价值。此外，骨肉瘤中还可见 *TP53* 基因突变和 *c-MYC* 的异常扩增。与骨肉瘤相似，DNA倍体分析亦可作为软骨肉瘤的一个重要预后预测指标。6q13—q21染色体畸变可提示软骨肉瘤的侵袭性更强。*IDH1* 和 *IDH2* 基因突变也是软骨肿瘤中最常见的基因突变类型，其在一级和二级中心型软骨肉瘤中发生的比例分别为38%～70%和86%，而在骨膜型软骨肉瘤中 *IDH1* 和 *IDH2* 的突变率几乎为100%。目前骨肉瘤、软骨肉瘤的分子病理诊断仍缺乏切实可行的分子标志物，对日常的临床工作来讲，还是要以组织形态特征作为诊断的主要依据。

二、软组织肿瘤

大多数软组织肿瘤存在克隆性或非随机性的细胞和分子遗传学异常，表现为染色体数目和结构的异常（68%～93%），相应基因出现突变或扩增、染色体易位及产生融合基因等。一些基因改变具有肉瘤特征性，包括具有癌基因作用的融合产物和突变，对软组织肿瘤诊断与鉴别诊断具有重要价值。软组织肉瘤的分子特征可分为两大类：一类具有单纯的细胞遗传学特征，表现为相对正常的染色体和特征性染色体易位；另一类具有非整倍体和复杂的细胞遗传学特征。表13-7列举了目前临床上较常用的软组织肿瘤分子诊断指标。

表13-7　软组织肉瘤的细胞遗传学改变

肿瘤类型	细胞遗传学异常	分子遗传学异常
尤因肉瘤	t（11；22）（q24；q12）	*EWSR1-FLI1*
	t（21；22）（q22；q12）	*EWSR1-ERG*
	t（7；22）（p22；q12）	*EWSR1-ETV1*
	t（2；22）（q35；q12）	*EWSR1-FEV*

肿瘤类型	细胞遗传学异常	分子遗传学异常
	t(20;22)(q13;q12)	*EWSR1-NFATC2*
	t(17;22)(q12;q12)	*EWSR1-E1AF*
	t(16;21)(p11;q22)	*FUS-ERG*
	t(2;16)(q35;p11)	*FUS-FEV*
腺泡状横纹肌肉瘤	t(2;13)(q35;q14)	*PAX3-FOXO1*
	t(1;13)(p36;q14)	*PAX7-FOXO1*
	t(2;2)(q35;q23)	*PAX7-NCOA1*
腺泡状软组织肉瘤	t(X;17)(p11.2;q25)	*ASPSCR1-TFE3*
血管瘤样纤维组织细胞瘤	t(12;16)(q13;p11)	*FUS-ATF1*
	t(12;22)(q13;q12)	*EWSR1-ATF1*
	t(2;22)(q33;q12)	*EWSR1-CREB1*
软组织透明细胞肉瘤	t(12;22)(q13;q12)	*EWSR1-ATF1*
	t(2;22)(q33;q12)	*EWSR1-CREB1*
隆突性皮肤纤维肉瘤/巨细胞成纤维细胞瘤	t(17;22)(q22;q13)	*COL1A1-PDGFB*
促结缔组织增生性小圆细胞肿瘤	t(11;22)(p13;q12)	*EWSR1-WT1*
上皮样血管内皮瘤	t(1;3)(p36;q23—q25)	*WWTR1-CAMTA1*
婴儿纤维肉瘤	t(12;15)(p13;q25)	*ETV6-NTRK3*
炎性肌成纤维细胞性肿瘤	t(2;19)(p23;q13)	*TPM4-ALK*
	t(1;2)(q25;p23)	*TPM3-ALK*
	t(2;17)(p23;q23)	*CLTC-ALK*
	t(2;2)(p23;q13)	*RANBP2-ALK*
低度恶性纤维黏液样肉瘤	t(7;16)(q33;p11)	*FUS-CREB3L2*
	t(11;16)(p11;p11)	*FUS-CREB3L1*
软组织肌上皮瘤	t(19;22)(q13;q12)	*EWSR1-ZNF444*
	t(1;22)(q23;q12)	*EWSR1-PBX1*
	t(6;22)(p21;q12)	*EWSR1-POU5F1*
骨外黏液样软骨肉瘤	t(9;22)(q22;q12)	*EWSR1-NR4A3*
	t(9;17)(q22;q11)	*TAF2N-NR4A3*
	t(9;15)(q22;q21)	*TCF12-NR4A3*
	t(9;17)(q22;q12)	*TAF15-NR4A3*
黏液样/圆细胞脂肪肉瘤	t(12;16)(q13;p11)	*FUS-DDIT3*(*CHOP*)
	t(12;22)(q13;q12)	*EWSR1-DDIT3*(*CHOP*)
黏液炎性成纤维细胞肉瘤	t(1;10)(p22—p31;q24—q25)	*TGFBR3-MGEA5*
滑膜肉瘤	t(X;18)(p11;q11)	*SS18-SSX1*、*SS18-SSX2*
	t(X;18)(p11;q13)	*SS18-SSX4*
	t(X;20)(p11;q13)	*SS18L1-SSX1 TLE1*
腱鞘巨细胞瘤	t(1;2)(p11;q35—q36)	*CSF1-COL6A3*
肾外恶性横纹肌样瘤	del 22q11.2	*SMARCB1*缺失
非典型脂肪瘤样肿瘤/高分化脂肪肉瘤		*MDM2*扩增

续表

肿瘤类型	细胞遗传学异常	分子遗传学异常
含铁血黄素纤维脂肪瘤/黏液炎性成纤维细胞肉瘤	t(1；10)(p22；q24)	*MGEA5-TGFBR3*
间叶性软骨肉瘤	del(8)(q13.3q21.1)	*HEY1-NCOA2*
孤立性纤维瘤	inv(12)(q13q13)	*NAB2-STAT6*
结节性筋膜炎	t(17；22)(p13；q13)	*MYH9-USP6*
假性肌源性血管内皮瘤	t(7；19)(q22；q13)	*SERPINE1-FOSB*
软组织血管纤维瘤	t(5；8)(q15；q13)	*AHRR-NCOA2*
CIC-DUX4 肉瘤	t(4；19)(q35；q13)	*CIC-DUX4*
	t(10；19)(q26；q13)	*CIC-DUX4*
BCOR-CCNB3 肉瘤	inv(X)(p11.4；p11.22)	*BCOR-CCNB3*
磷酸盐尿性间叶肿瘤	t(2；8)(q35；p11)	*FN1-FGFR1*

(一) *EWSR1* 基因断裂

约85%的尤因肉瘤细胞遗传学具有t(11；22)(q24；q12)易位,导致*EWSR1-FLI1*融合基因,该基因在尤因肉瘤的发生中发挥着重要的转录因子作用。尤因肉瘤还有其他的细胞遗传学异常,包括*EWSR1-ERG*、*EWSR1-ETV1*、*EWSR1-FEV*、*EWSR1-NFATC2*、*EWSR1-POU5F1*、*EWSR1-SMARCA5*、*EWSR1-PATZ*等融合基因发生。因此,采用荧光原位杂交(FISH)检测*EWSR1*基因断裂的存在常有助于尤因肉瘤的诊断。

*EWSR1*基因断裂也可出现于以下软组织肿瘤,包括软组织透明细胞肉瘤90%发生*EWSR1-ATF1*基因融合,6%发生*EWSR1-CREB1*基因融合;血管瘤样纤维组织细胞瘤90%发生*EWSR1-CREB1*基因融合,少数存在*EWSR1-ATF1*基因融合;骨外黏液样软骨肉瘤90%具有*EWSR1-NR4A3*基因融合,少数为*TAF15-NR4A3*基因融合;促结缔组织增生性小圆细胞肿瘤特征性异常是*EWSR1-WT1*融合基因;软组织肌上皮瘤45%有*EWSR1*基因重排,其中*EWSR1-POU5F1*和*EWSR1-PBX1*融合约占16%,少数为*EWSR1-ZNF444*融合;黏液样脂肪肉瘤95%具有*FUS-DDIT3*(*CHOP*)融合,少数有*EWSR1-DDIT3*融合;胃肠道恶性神经外胚层肿瘤大多数具有*EWSR1-ATF1*或*EWSR1-CREB1*融合。此外,*EWSR1*基因断裂也可出现于非软组织肿瘤。

(二) *FOXO1* 基因断裂

大多数腺泡状横纹肌肉瘤具有*PAX3-FOXO1*融合基因,少数病例具有*PAX7-FOXO1*和*PAX7-NCOA1*融合基因。而其他类型的横纹肌肉瘤如胚胎性横纹肌肉瘤、梭形细胞/硬化性横纹肌肉瘤、多形性横纹肌肉瘤缺乏上述融合基因。部分腺泡状横纹肌肉瘤与胚胎性横纹肌肉瘤混合存在时,也可能存在*FOXO1*基因断裂。临床上常采用FISH检测*FOXO1*基因断裂来辅助诊断腺泡状横纹肌肉瘤。具有*PAX3-FOXO1*(*FKHR*)融合基因或*PAX7-FOXO1*融合基因的肿瘤常有*MYCN*、*CDK4*基因扩增。有数据显示具有*PAX7-FOXO1*融合基因的转移性腺泡状横纹肌肉瘤较具有*PAX3-FOXO1*融合基因的肿瘤生物学行为好。

（三）SS18基因断裂

95%的滑膜肉瘤具有特异性t（X；18）（p11；q11）染色体异位，产生SS18-SSX融合基因。2/3的滑膜肉瘤为SS18-SSX1融合基因，1/3为SS18-SSX2融合基因，仅少数为SS18-SSX4融合基因。双相型滑膜肉瘤多为SS18-SSX1融合基因，而单相型两种融合均有。临床上常采用FISH检测SS18基因断裂辅助诊断滑膜肉瘤。

（四）MDM2基因扩增

非典型脂肪瘤样肿瘤/高分化脂肪肉瘤和去分化脂肪肉瘤细胞常有MDM2基因扩增或过表达。去分化脂肪肉瘤的特性是出现多个异常的克隆，其中一个或多个克隆会具有额外的环状染色体、巨大染色体。非典型脂肪瘤样肿瘤/高分化脂肪肉瘤中常有12q13—q21区域的MDM2和（或）CDK4基因扩增，而去分化脂肪肉瘤还具有1p32和6q23区域基因的共扩增。FISH检测出现MDM2基因扩增，对于软组织非典型脂肪瘤样肿瘤/高分化脂肪肉瘤、去分化脂肪肉瘤和低级别中央型骨肉瘤诊断具有提示价值。

（五）TFE3基因断裂

腺泡状软组织肉瘤具有特征性ASPSCR1-TFE3融合基因。其他肿瘤包括血管周上皮样细胞肿瘤、颗粒细胞瘤、实性上皮样血管内皮瘤和一些肾细胞癌（尤其是家族性肾癌）也存在TFE3基因断裂。FISH检测肿瘤细胞TFE3基因断裂阳性或免疫组化染色TFE3蛋白细胞核阳性，在诊断腺泡状软组织肉瘤时，需要结合临床病史、病理组织学特征、免疫组化染色等综合判断排除上述这些肿瘤。

（六）ALK基因断裂

炎性肌成纤维细胞性肿瘤常有克隆性基因重排，包括TPM3-ALK、TPM4-ALK、CLTC-ALK、RANBP2-ALK融合基因等。值得注意的是，ALK融合基因也可出现在间变性大细胞淋巴瘤、ALK阳性的弥漫性大B细胞淋巴瘤和少数非小细胞肺癌（存在EML4-ALK、KIF5B-ALK、TFG-ALK融合基因）中。个案报道上皮样炎性肌成纤维细胞肉瘤也有EML4-ALK融合基因。50%～60%的炎性肌成纤维细胞性肿瘤采用免疫组化染色瘤细胞胞质表达ALK蛋白，ALK免疫组化的阳性信号在细胞中的分布与不同的ALK融合基因有关，如具有RANBP2-ALK融合基因的肿瘤ALK免疫组化染色阳性信号位于瘤细胞核膜，具有CLTC-ALK融合基因的肿瘤ALK免疫组化染色阳性信号呈颗粒状，位于瘤细胞胞质。具有RANBP2-ALK融合基因的肿瘤具有较强的侵袭性。目前临床上多采用免疫组化染色检测ALK蛋白是否表达来辅助诊断这些肿瘤。对免疫组化染色不满意或有争议的病例及非小细胞肺癌采用FISH技术检测是否存在ALK基因断裂。

（七）ETV6基因断裂

婴儿纤维肉瘤与成人纤维肉瘤的临床特征、组织学形态和预后等均不同。大多数婴儿纤维肉瘤具有特征性ETV6-NTRK3融合基因，而婴儿肌纤维瘤病和成人纤维肉瘤缺乏

ETV6-NTRK3 融合基因。另外，髓系白血病、乳腺分泌性癌及皮肤和涎腺的乳腺型分泌性癌也存在 *ETV6-NTRK3* 融合基因。临床病史、病理组织学特征和 FISH 检测 *ETV6* 基因断裂阳性等有助于诊断婴儿纤维肉瘤。

（八）*FUS* 基因断裂

低度恶性纤维黏液样肉瘤 76%～96% 出现 *FUS-CREB3L2* 融合基因，4%～6% 出现 *FUS-CREB3L1* 融合基因。硬化性上皮样纤维肉瘤也可出现 *FUS-CREB3L2* 融合基因。这提示低度恶性纤维黏液样肉瘤与硬化性上皮样纤维肉瘤可能属于一个肿瘤谱的两个不同形态学阶段。血管瘤样纤维组织细胞瘤部分病例可存在 *FUS-ATF1* 融合基因。黏液样脂肪肉瘤的特征性细胞遗传学异常是 *FUS-DDIT3*（*CHOP*）基因融合。因此，采用 FISH 检测 *FUS* 基因断裂阳性时需注意低度恶性纤维黏液样肉瘤与这些肿瘤的鉴别诊断。

（九）*USP6* 基因断裂

结节性筋膜炎具有 *MYH9-USP6* 融合基因，另外，文献报道个别结节性筋膜炎切除不彻底的可出现复发，甚至有多次复发并经过 10 余年最终出现转移，且发现具有 *PPP6R3-USP6* 融合基因。此外，*USP6* 融合基因也出现于动脉瘤样骨囊肿，该病变组织学特征类似于结节性筋膜炎。

三、淋巴瘤

淋巴瘤是一类淋巴系统恶性肿瘤，根据肿瘤细胞的起源不同，分为 B 细胞淋巴瘤、T/NK 细胞淋巴瘤、霍奇金淋巴瘤及组织细胞和树突状细胞肿瘤。B 细胞淋巴瘤占非霍奇金淋巴瘤的 70%，其发生与 B 细胞分化过程不同的基因参与和分子遗传学改变密切相关。

（一）淋巴瘤重排

大多数 B 细胞和 T 细胞非霍奇金淋巴瘤（non-hodgkin lymphoma，NHL）分别显示其免疫球蛋白（IG）和 T 细胞受体（TCR）基因的克隆性重排，分别为 B 细胞淋巴瘤 *IGH/IGL/IGK* 基因重排和 T 细胞淋巴瘤 *TCRB/TCRD/TCRG* 基因重排。在淋巴结反应性增生组织中为多克隆 B 和 T 细胞基因重排，而在淋巴瘤细胞中为单克隆性重排。值得注意的是，克隆基因重排有时也发生于良性增殖性淋巴细胞中。该检测在临床上常用于区分淋巴瘤或淋巴组织增生性疾病，区分反应性病变和淋巴造血系统恶性肿瘤，并为治疗后监测提供特异性肿瘤标志物，可监测和评估疾病的复发。虽然鉴定 *IG* 或 *TCR* 基因的克隆重排不是诊断 NHL 的绝对必要条件，但可以作为有些特殊淋巴瘤病例诊断的辅助信息。NHL 中除了 *IG* 和 *TCR* 基因外，其他原癌基因突变、表观遗传修饰和核型异常也较为常见。

（二）*ALK* 基因断裂

间变性淋巴瘤激酶基因（*ALK*）能与多种伴侣基因发生融合，如 *EML4*、*NPM*、*TPM3*、*KIF5B*、*TFG*、*ATIC*、*CLTC* 等。融合后可激活 ALK 信号，促进肿瘤发生与发展。

*ALK*基因断裂检测可用于间变性大细胞淋巴瘤的辅助诊断及指导非小细胞肺癌靶向药物的筛选。60%～85%间变性大细胞淋巴瘤发生*ALK*基因融合，3%～7%非小细胞肺癌发生*EML4-ALK*基因融合。

（三）*IGH-BCL2*染色体易位

*BCL2*是一种抑癌基因，85%～90%的滤泡性淋巴瘤中发生t（14；18）（q32；q21）易位，形成*IGH-BCL2*融合基因，该融合基因检测可辅助鉴别肿瘤性滤泡和反应性滤泡增生；发生*IGH-BCL2*融合基因的滤泡性淋巴瘤患者预后较差。*BCL2*基因断裂可与*MYC*基因断裂用于双重打击淋巴瘤的诊断。

（四）*IGH-MYC*染色体易位

伯基特淋巴瘤是一种高度侵袭性的B细胞非霍奇金淋巴瘤，约80%的伯基特淋巴瘤患者会出现*MYC*基因位点与*IG*基因位点间t（8；14）（q24；q32）易位，形成*IGH-MYC*融合基因，使*MYC*表达增强，促进细胞恶变和肿瘤发生。采用FISH进行*IGH-MYC*融合基因检测有助于伯基特淋巴瘤的诊断，并能指导高分级B细胞淋巴瘤的治疗。

（五）*IGH-CCND1*染色体易位

*CCND1*是一种重要的细胞周期调节因子基因，是控制细胞从G_1期进入S期的阻滞点。75%的套细胞淋巴瘤发生t（11；14）（q13；q32）染色体易位，引起周期蛋白D1过度表达，促进瘤细胞增殖。检测*IGH-CCND1*染色体易位对于MCL的病理诊断有重要参考价值。

（六）*API2-MALT1*染色体易位

黏膜相关淋巴组织（mucosa-associated lymphoid tissue，MALT）淋巴瘤是一类起源于MALT的结外B细胞性非霍奇金淋巴瘤，常见发生部位包括胃肠道、肺、甲状腺、眼眶等。由t（11；18）（q21；q21）易位形成*API2-MALT1*融合基因是MALT淋巴瘤中特有的染色体改变，与低度恶性的胃、肺MALT淋巴瘤相关，可用于MALT淋巴瘤的辅助诊断及预后判断。

（七）*IGH-MALT1*染色体易位

除了t（11；18）（q21；q21）易位，MALT淋巴瘤还发生t（14；18）（q32；q21）易位，产生*IGH-MALT1*融合基因。此标志物也用于辅助诊断MALT淋巴瘤，与幽门螺杆菌感染化疗方案的选择相关。如果存在t（11；18）、t（14；18）、t（1；14），用抗生素治疗幽门螺杆菌感染可能无效，这些患者应考虑其他治疗。

（八）*BCL6*基因断裂

弥漫性大B细胞淋巴瘤是发生于淋巴结内外的B细胞弥漫增生形成的一组异质性肿瘤，占成人淋巴瘤的30%～40%。*BCL6*基因可与多种基因发生相互易位，在弥漫性大B细胞淋巴瘤中的发生率为20%～40%。检测*BCL6*基因是否发生断裂及易位可用于淋巴瘤的诊断。此外，*BCL6* 基因断裂也可与 *MYC* 基因断裂和 *BCL2* 基因断裂用于三重打击淋巴瘤的诊断。高级别的滤泡性淋巴瘤也可以发生 *BCL6* 重排。如果同时出现 *IGH-BCL2* 和 *IGH-MYC* 异常，提示恶性程度高，预后差。

（九）*MYC* 基因断裂

所有的伯基特淋巴瘤都存在8号染色体上 *MYC* 基因易位，导致c-MYC过表达。5%～10%的弥漫性大B细胞淋巴瘤患者也存在 *MYC* 基因断裂，生存期明显缩短。*MYC* 基因断裂和 *BCL2* 基因断裂或 *BCL6* 基因断裂可用于双重打击淋巴瘤的诊断。2016年版WHO分类"高级别B细胞淋巴瘤，非特殊型"取代了2008年版"B细胞淋巴瘤，特征介于弥漫性大B细胞淋巴瘤和伯基特淋巴瘤之间不能分类型"，包括：①所有双重打击的B细胞淋巴瘤；②形态学介于弥漫性大B细胞淋巴瘤和伯基特淋巴瘤之间的病例。

（十）*MYD88* L265P 突变

MYD88 L265P突变导致多种B细胞淋巴瘤信号通路异常激活，可作为淋巴浆细胞淋巴瘤（又称为瓦尔登斯特伦巨球蛋白血症）的辅助诊断性标志物。90%以上的淋巴浆细胞淋巴瘤存在 *MYD88* L265P突变。值得注意的是，该突变可见于部分IgM型意义未明单克隆免疫球蛋白血症和约30%非生发中心型弥漫性大B细胞淋巴瘤。

（十一）*IRF4* 基因断裂

IRF4 基因断裂在原发皮肤间变性大细胞淋巴瘤中具有很高的特异性及阳性预测值（分别为99%和90%），可用于辅助诊断。此外，儿童型滤泡性淋巴瘤发生于咽淋巴环部位的分子生物学表现为 *IRF4* 断裂常见，发生于睾丸处可偶见 *BCL6* 断裂。

四、上皮肿瘤

上皮细胞在皮肤、各器官及消化道均广泛存在。上皮肿瘤来源于上皮细胞，是最常见的肿瘤，占所有被报道癌症病例的80%～90%。这些肿瘤在发生和发展过程中，肿瘤细胞会发生遗传学和表观遗传学等变化，与正常细胞有明显的差别。这些肿瘤相关的变化在核酸层面包括基因甲基化、基因突变和融合、miRNA等。

DNA甲基化是最常见的DNA表观遗传学修饰，参与基因表达调节，基因启动子区域的高度甲基化会沉默基因转录，去甲基化可引起基因表达增加。肿瘤的发生常常伴随DNA异常甲基化，而且异常甲基化常常在肿瘤发生的早期出现且可被检测出。结直肠癌患者可检测出多个特定基因甲基化，如 *SDC2* 基因、*Septin9* 基因、*PDX1* 基因。肺癌患者常可检测出 *RASSF1*、*SHOX2* 基因的甲基化。

一些重要基因的突变和融合常常驱动肿瘤发生。例如，*BRCA* 基因突变与乳腺癌高度相关，*IDH2* 基因突变会导致细胞代谢异常，加速细胞癌变。基因突变用于肿瘤的辅助诊断相对灵敏度、特异性不佳，更适合应用于肿瘤预后预测、靶向药物指导和疗效评估，具体详见本章第四节。

miRNA是一类基因编码转录的长度约22nt的非编码单链RNA，可调控多个基因的表达。这些miRNA在血液循环中相较其他RNA更加稳定。肿瘤细胞释放的miRNA与正常细胞明显不同，具有较高的特异性，许多团队试图利用其特征来辅助肿瘤的诊断。例如，胰腺癌患者已可使用miRNA进行临床辅助诊断。

第四节 肿瘤药物靶点筛查和疗效监测分子标志物

随着分子诊断技术的飞速发展，越来越多的肿瘤治疗靶点得到鉴定，相应的靶向药物相继被研发，部分药物已经被批准上市。靶向药物的更新迭代、耐药机制的探索、新靶点的研究等不断丰富着肿瘤靶向治疗的内容。下面针对常见的肿瘤靶向治疗相关靶点、常见驱动基因和疗效监测相关分子标志物进行介绍。

一、*EGFR*

表皮生长因子受体（epidermal growth factor receptor，EGFR）是ERBB家族的一种酪氨酸激酶受体。ERBB家族的成员包括EGFR/ERBB-1、HER2/ERBB-2、HER3/ERBB-3和HER4/ERBB-4。EGFR活化可激活三个主要的细胞内信号通路：RAS/RAF/MAPK、PI3K/AKT和JAK/STAT，参与细胞分化、增殖、存活、黏附和迁移。*EGFR*基因变异是非小细胞肺癌（non-small cell lung cancer，NSCLC）最重要的驱动基因变异之一（非小细胞肺癌常见驱动基因变异见表13-8）。*EGFR*基因主要变异类型包括突变、扩增、缺失和融合等。*EGFR*激活突变主要发生于NSCLC，而*EGFR*扩增常见于包括NSCLC在内的多种肿瘤，其中胶质母细胞瘤中*EGFR*扩增发生率达50%～60%。原发性胶质母细胞瘤常发生*EGFR*第2～7号外显子框内缺失（*EGFRvⅢ*），突变率约25%，携带*EGFRvⅢ*的患者预后较差。目前，与现有靶向药物关系最密切的是*EGFR*激活突变和扩增，下面以NSCLC为代表介绍*EGFR*突变及扩增的应用。

表13-8　非小细胞肺癌常见驱动基因变异

基因	变异	腺癌（频率，%）	鳞癌（频率，%）
EGFR	突变	10（西方人）；30～50（亚洲人）	3
ALK	重排	4～7	0
ROS	重排	1～2	0
KRAS	突变	25～35	5
MET	突变	8	3
MET	扩增	4	1
NTRK1	重排	3	0
FGFR	扩增	3	20
HER2	突变	1.6～4	0
BRAF	突变	1～3	0.30

续表

基因	变异	腺癌（频率，%）	鳞癌（频率，%）
PIK3CA	突变	2	7
RET	重排	1～2	0
DDR2	突变	0.50	3～4
PTEN	缺失	—	16

*EGFR*基因变异频率在各种族人群中不同，在北美及欧洲肺腺癌患者中发生率约为10%，而在亚洲患者中高达50%。亚裔、女性、不吸烟、腺癌人群*EGFR*基因变异的发生率更高。在其他组织学类型包括低分化腺癌、腺鳞癌、鳞癌等患者中也可以检测到*EGFR*基因变异。

NSCLC中EGFR激酶结构域突变主要发生在*EGFR*基因第18～21号外显子。*EGFR*突变可以分为经典突变和非经典突变，表13-9列出了*EGFR*基因在21种体细胞中的突变形式。第一类经典突变主要包括第19号外显子缺失突变和第21号外显子L858R突变，两者分别占所有突变的44%和41%，这类突变阳性的肿瘤对吉非替尼（gefitinib）、埃罗替尼（erlotinib）和阿法替尼（afatinib）等第一代和第二代EGFR酪氨酸激酶抑制剂（EGFR-TKI）治疗显示高应答率（55%～78%）及显著更长的无进展生存期（PFS）。第二类非经典突变主要包括第18号外显子G719X（G719S、G719A、G719C）、第21号外显子L861Q和第20号外显子S768I突变等（约占*EGFR*基因突变的10%），此类突变阳性肿瘤对EGFR-TKI中度敏感；此外，还包括第20号外显子T790M突变和插入突变（约占*EGFR*基因突变的5%），此部分突变肿瘤对第一代和二代TKI不敏感，但T790M突变阳性肿瘤可对第三代TKI敏感，而同时靶向*EGFR*和*MET*的双特异性抗体拉泽替尼（lazertinib）可能对第20号外显子插入突变的NSCLC患者有效。NSCLC患者在治疗前明确*EGFR*突变状态具有重要的临床意义，是确定患者能否接受EGFR-TKI治疗的先决条件。

表13-9 *EGFR*基因21种体细胞突变形式

检测结果	碱基突变形式	氨基因突变形式	外显子	Cosmic ID
19-Del	2235_2249 del 15 GGAATTAAGAGAAGC	E746_A750del	第19号	6223
	2237_2251 del 15 AATTAAGAGAAGCAA	E746_T751 > A	第19号	12678
	2237_2255 AATTAAGAGAAGCAACATC > T	E746_S752 > V	第19号	12384
	2236_2250 del 15 GAATTAAGAGAAGCA	E746_A750del	第19号	6225
	2238_2248 ATTAAGAGAAG > GC	L747_A750 > P	第19号	12422
	2239_2247 del 9 TTAAGAGAA	L747_E749del	第19号	6218
	2239_2256 del 18 TTAAGAGAAGCAACATCT	L747_S752del	第19号	6255
	2239_2248 TTAAGAGAAG > C	L747_A750 > P	第19号	12382
	2240_2257 del 18 TAAGAGAAGCAACATCTC	L747_P753 > S	第19号	12370
	2240_2254 del 15 TAAGAGAAGCAACAT	L747_T751 del	第19号	12369
	2239_2251 TTAAGAGAAGCAA > C	L747_T751 > P	第19号	12384
L858R	2573T > G	L858R	第21号	6224
T790M	2369C > T	T790M	第20号	6240

续表

检测结果	碱基突变形式	氨基因突变形式	外显子	Cosmic ID
20-Ins	2307_2308 ins 9 GCCAGCGTG	V769_D770 Ins ASV	第20号	12376
	2319_2320 ins CAC	H773_V774	第20号	12377
	2310_2311 ins GGT	D770_N771 Ins G	第20号	12378
G719X	2156G > C	G719A	第18号	6239
	2155G > A	G719S	第18号	6252
	2155G > T	G719C	第18号	6253
S768I	2303G > T	S768I	第20号	6241
L861Q	2582T > A	L861Q	第21号	6213

所有携带*EGFR*突变并使用EGFR-TKI治疗的肺癌患者都会产生获得性耐药，并且通常在第一代和第二代EGFR-TKI开始治疗后的6～12个月出现耐药性。EGFR-TKI治疗存在两种普遍的耐药机制，即继发性*EGFR*变异和非*EGFR*旁路机制。继发性*EGFR*变异机制中，约50%的EGFR-TKI抵抗的产生源于第20号外显子继发性T790M突变。T790M胚系突变在生殖细胞中也被发现低频存在；还可以由*EGFR*罕见突变（D761Y、T854A等）、*EGFR*扩增、*PIK3CA*突变等引起耐药。第三代EGFR-TKI抑制剂奥希替尼（osimertinib，AZD9291）的出现使得携带T790M基因突变的晚期NSCLC患者治疗敏感。然而，与第三代药物相伴的是C797S突变的出现，破坏了EGFR蛋白与第三代靶向药物结合，成为导致第三代药物的耐药机制之一。非*EGFR*旁路机制包括*MET*扩增（21%）、*HER2*扩增和组织学类型向小细胞肺癌转变等。

二、*HER2*

人表皮生长因子受体2（HER2/neu）又称为ERBB2，和EGFR都属于ERBB受体家族成员。大约20%的侵袭性乳腺癌存在*HER2*扩增或蛋白质过表达，这类乳腺癌被称为"HER2阳性"乳腺癌，它们也可以是激素受体阳性或激素受体阴性。没有或低水平的HER2蛋白和（或）低拷贝*HER2*基因的乳腺癌被称为"HER2阴性"乳腺癌。"HER2阳性"乳腺癌肿瘤细胞生长和增殖速度较快，患者临床预后差，且与患者对抗HER2抗体曲妥珠单抗（trastuzumab）的敏感性明显相关。

大约20%的NSCLC患者存在*HER2*高表达，2%～4%的患者存在*HER2*扩增，1%～4.8%的患者存在*HER2*突变。*HER2*突变主要发生在酪氨酸激酶结构域的4个外显子（第18～21号外显子）中，在女性、亚洲人、从不吸烟或轻度吸烟者的腺癌人群中更常见。主要的突变类型为插入突变，最常见的是第20号外显子的776位密码子附近发生3～112个碱基的框内插入。在肺癌中，*HER2*突变几乎总是与其他驱动癌基因的改变相互排斥。然而，*HER2*突变与*HER2*扩增可能存在相关性。在侵袭性肺腺癌中，*HER2*突变可能提示预后差。抗HER2抗体曲妥珠单抗可能对携带*HER2*突变的肺腺癌有效。

*HER2*基因在中国胃癌患者中过表达率约为12%，是胃癌的预后不良因素。*HER2*基因表达水平可用来预测晚期胃癌患者对曲妥珠单抗治疗的敏感性和总生存获益，对于晚期

HER2阳性胃癌患者，抗HER2单克隆抗体曲妥珠单抗联合化疗可能是一种有效的治疗手段。应对病理确诊为胃腺癌的病例进行HER2蛋白表达或扩增的检测。对于新辅助治疗后的原发病灶、复发或转移病灶，如能获得足够标本，也建议重新进行*HER2*扩增的检测。

三、*ALK*

间变性淋巴瘤激酶（ALK）是胰岛素受体超家族中一种酪氨酸激酶受体。3%～7%的NSCLC存在ALK融合蛋白，为肺腺癌重要的驱动因子（突变率4%～7%）。肺癌中已经发现多种*ALK*融合基因，不同的*ALK*融合伴侣已被证实，其中*EML4-ALK*基因融合是NSCLC中最常见的融合基因。与*EGFR*突变类似，*ALK*融合基因几乎完全发生在腺癌，特别是从未吸烟或偶尔吸烟的具有腺泡组织学特征的患者。*ALK*融合基因阳性的肺癌并非仅限于肺腺癌，腺鳞癌也存在*ALK*融合基因变异。*ALK*融合基因与*EGFR*或*KRAS*突变互相排斥，在有*EGFR*或*KRAS*突变的肿瘤中不存在*ALK*融合基因。在我国*EGFR*和*KRAS*均为野生型的NSCLC患者中，筛检出*ALK*融合基因阳性的比例可达30%。对潜在存在*ALK*融合基因变异的NSCLC患者均应进行*ALK*分子检测。克唑替尼（crizotinib）是一种口服的c-MET、ALK、ROS1抑制剂。*ALK*融合基因的NSCLC患者使用第一代ALK抑制剂克唑替尼治疗有更长的PFS和更高的缓解率。ALK抑制剂克唑替尼治疗*ALK*融合基因阳性NSCLC的大型临床试验均是基于FISH的诊断结果，因此2011年美国FDA批准克唑替尼用于*ALK*融合基因阳性NSCLC治疗的同时，*ALK*-FISH分离探针试剂盒也获批成为伴随诊断试剂盒。FISH检测是目前确定*ALK*融合基因的标准方法。

与使用EGFR-TKI治疗类似，*ALK*融合基因的NSCLC在克唑替尼治疗过程中最终都会产生抗药性，而且由于克唑替尼透过血脑屏障的渗透性较差，对克唑替尼的耐药性可能会在治疗后一年左右发展并出现脑转移瘤。与EGFR-TKI耐药的方式类似，ALK抑制剂耐药性机制包括*ALK*依赖的途径（如*ALK*二次突变或突变的*ALK*等位基因扩增）和旁路途径（如*KRAS*和*EGFR*二次突变）。一些二代抑制剂正在临床试验中，第二代ALK抑制剂，如布加替尼（brigatinib）和艾乐替尼（alectinib）已显示在克唑替尼获得性耐药患者的二线治疗中有效。

四、*ROS1*

原癌基因受体酪氨酸激酶ROS1是胰岛素受体家族的酪氨酸激酶受体成员。NSCLC中*ROS1*融合基因可以作为潜在的临床治疗靶点。NSCLC的*ROS1*融合基因发生率为1%～2%，在腺癌、较年轻和从不吸烟的患者中更常见。NSCLC中已发现*CD74*、*SLC34A2*、*LRIG3*、*EZR*、*SDC4*、*TPM3*等与*ROS1*相融合的分子伙伴，这些基因融合后可产生嵌合蛋白。ROS1嵌合蛋白可以诱导自身磷酸化与下游常见生长通路和生存通路的激活，包括MAPK、STAT3和PI3K/AKT通路等。*ROS1*融合基因与其他致癌驱动因素包括*EGFR*、*KRAS*突变和*ALK*融合基因等相互排斥。第一代ALK抑制剂克唑替尼对携带*ROS1*融合基因的患者治疗有效，有效率高达80%。因此，进行*ROS1*融合基因检测对于确定哪些

NSCLC患者可以从克唑替尼治疗中受益是十分必要的。2014 NCCN指南推荐所有晚期三阴性（*EGFR*、*ALK*和*KRAS*）NSCLC患者进行包括*ROS1*在内的其他分子标志物检测。FISH是美国FDA批准的检测NSCLC中*ALK*融合基因的标准方法，也被推荐为*ROS1*融合基因的标准检测方法用于临床试验。

五、*MET*

细胞间质表皮转化因子基因（*MET*）是NSCLC的驱动基因之一。*MET*的激活形式包括突变、基因扩增和蛋白过表达。在肺癌中，*MET*突变主要发生在细胞外信号蛋白和近膜区域编码序列，在肺鳞癌和肺腺癌中发生率分别为3%和8%。*MET*扩增的NSCLC患者可能对MET抑制剂敏感，许多MET的酪氨酸激酶抑制剂，如克唑替尼、卡马替尼（INC280）、替万替尼（tivantinib）等的临床试验正在开展。克唑替尼是一种靶向包括MET在内的多个靶点的抑制剂，对*MET*扩增的NSCLC有效。

除了*MET*扩增，4%的肺腺癌和1%的肺鳞癌发生*MET*第14号外显子（*MET* EX14）剪切位点的跳跃性突变，突变类型以缺失和点突变为主。*MET* EX14跳跃性突变在肺腺癌、女性及不吸烟患者中更常见，肺鳞癌及肉瘤样癌也存在跳跃性突变。11%的跳跃性突变阳性NSCLC可同时发生*MET*扩增。*MET* EX14跳跃性突变肿瘤可能与MET抑制剂如卡马替尼（capmatinib）和克唑替尼的敏感性有关，但是需要进一步的临床试验加以验证。

六、*BRAF*

丝氨酸/苏氨酸蛋白激酶基因（*BRAF*）是编码丝裂原激活蛋白激酶（mitogen activated protein kinase，MAPK）信号通路上丝氨酸-苏氨酸蛋白激酶的原癌基因。MAPK信号通路是一种与细胞内各项生命活动密切相关的通路，包括细胞的生长、增殖、分化及对环境的应激适应、炎症反应等。*BRAF*基因变异多发生于黑色素瘤、甲状腺乳头状癌（PTC）、卵巢浆液性肿瘤、结直肠癌、胶质瘤、肝胆癌和毛细胞白血病等肿瘤（不同肿瘤*BRAF*基因变异的发生率见表13-10），其变异类型主要包括点突变和染色体重排。其中，*BRAF*激活性突变主要聚集在蛋白激酶区域的第11和15号外显子，尤其是T1799A位V600E突变，占所有*BRAF*突变的80%以上，而*BRAF*基因重排则主要发生于毛细胞型星形细胞瘤。

黑色素瘤中*BRAF*基因突变率为40%～60%，主要为V600E突变，V600K突变较少。值得注意的是，*BRAF* V600E也发生于80%的良性真皮痣，提示*BRAF* V600E可能是黑色素瘤的初始事件。在转移性黑色素瘤中，针对*BRAF*突变的靶向治疗已经取得了很大的成效。2011年，特异性靶向V600E突变型BRAF蛋白的药物维罗非尼（vemurafenib），在欧洲和美国获批用于治疗转移性黑色素瘤。这是首个对这些高度恶性的晚期肿瘤产生显著临床疗效的药物。在6个月的试验期内，与烷化剂达卡巴嗪（dacarbazine）标准治疗方案相比，维罗非尼使患者的PFS显著延长，总死亡率也明显降低。但是携带V600E以外突变的肿瘤患者使用维罗非尼后可能反而会促进肿瘤生长，因此使用该药物前对肿瘤进行*BRAF* V600E检测是必要的。

结直肠癌5%~15%发生*BRAF*基因突变。这些患者通常为70岁以上、女性、右半结肠发生、低分化黏液腺癌的人群。结直肠癌中最常见的*BRAF*突变也是V600E。*BRAF*突变型结直肠癌存在以下几个特征：①在晚期结直肠癌中，发生*BRAF*突变比发生*RAS*突变预后更差；②*BRAF*突变是非家族性的高度微卫星不稳定性结直肠癌的标志，并且发生在无柄锯齿状腺瘤自然史的早期；③在小鼠肠道动物模式中*BRAF* V600E的致瘤作用比*KRAS*突变更强，*BRAF*激活可迅速诱导持久的广泛性增生，发展为隐窝异常增生、锯齿状腺体改变和Wnt通路激活的高度微卫星不稳定的侵袭性癌症；④*KRAS*或*BRAF*肿瘤突变可导致抗EGFR治疗的固有抵抗，在2018年中国临床肿瘤学会（CSCO）指南中，对于中国患者不推荐*BRAF*突变患者使用抗EGFR治疗，只有*RAS*和*BRAF*均为野生型的患者才推荐使用抗EGFR抗体西妥昔单抗（cetuximab）治疗；⑤*BRAF* V600E突变型恶性黑色素瘤对选择性ATP竞争BRAF抑制剂如维罗非尼等产生良好的应答，数月后才会出现继发性耐药，而*BRAF* V600E突变型结直肠癌则对此类药物几乎没有反应，为原发性耐药。

*BRAF*突变相对于PTC是特异性的，突变率可达80%，在亚洲人群中，*BRAF*突变率甚至更高。甲状腺癌中*BRAF*突变基本为V600E突变。*BRAF*在甲状腺滤泡状癌中较少发生突变，在良性结节中罕见突变。因此，细针穿刺活检细胞标本中出现*BRAF*突变可以高度怀疑为恶性结节。*BRAF* V600E突变的PTC患者存在较高的中央区淋巴结转移的风险，是中央区淋巴结预防性清扫的术前评估指标。*BRAF*和*TERT*两个基因的双突变在PTC发生率为7.7%，双突变协同效应预测甲状腺癌的恶性程度高，与单基因*BRAF*或*TERT*突变相比，经过15年随访，双基因突变肿瘤复发率明显升高、预后不良、死亡率高。*TERT*和*RAS*突变也具有协同作用，双基因突变与PTC复发、死亡率升高相关；伴有*BRAF/RAS*合并*TERT*启动子突变的患者，甲状腺全切除显著减少术后复发风险、淋巴转移和远处器官转移风险，同时也是放射性碘治疗的前提，有利于术后甲状腺球蛋白管理，明显减少患者术后复发和死亡，提高患者的生活质量和延长生存期。针对*BRAF*基因进行早期干预、逆转*BRAF*突变，可给甲状腺癌的治疗带来新的希望。目前多个针对*BRAF*突变及相关通路的分子靶向治疗已取得一定效果。索拉非尼（sorafenib）是一种同时靶向VEGFR、RET/PTC及BRAF的小分子酪氨酸激酶抑制剂。2013年，美国FDA批准索拉非尼用于治疗局部复发或转移、放射性碘抵抗的进展期分化型甲状腺癌。

BRAF V600E突变在多形性黄色瘤型星形细胞瘤中的发生率为50%~60%，在毛细胞型星形细胞瘤中的发生率约10%，在神经节胶质瘤中的发生率为20%~75%，在间变性神经节胶质瘤中的发生率约50%。除了突变，还发现*BRAF-KIAA1549*基因融合，该基因融合主要发生于毛细胞型星形细胞瘤，发生率约80%。*BRAF*基因改变在成人高级别胶质瘤或其他弥漫性浸润性胶质瘤中很少见（2%~5%）；然而，超过50%的上皮样胶质母细胞瘤可发生*BRAF* V600E突变。*BRAF*基因变异在胶质瘤中不直接作为预后标志物，但对胶质瘤的分类很重要，神经节胶质瘤、多形性黄色瘤型星形细胞瘤和毛细胞型星形细胞瘤可根据其相关的*BRAF*改变进行分类，该分类与患者治疗和预后密切相关。鉴于酪氨酸激酶抑制剂在黑色素瘤中靶向*BRAF*的成功，临床学家们在*BRAF*激活的胶质瘤中也尝试同样的策略，一些研究在含有*BRAF* V600E突变的胶质瘤中，已经看到对酪氨酸激酶抑制剂如维罗非尼或达拉非尼（dabrafenib）的药物响应性。但是靶向*BRAF-KIAA1549*融合基因的

治疗显示耐药,可能是由于MAPK激酶(MEK)通路的意外激活导致耐药发生。表13-10列出了不同肿瘤中*BRAF*基因变异的发生率、临床特征及临床应用等情况。

表13-10 不同肿瘤*BRAF*基因变异的发生率、临床特征及临床应用

肿瘤类型	*BRAF*突变	临床特征和疗效、预后应用
恶性黑色素瘤	V600E	发生于40%~60%的黑色素瘤
	V600K	V600K占突变的1/3
		与黑色素瘤的解剖位置有关
		显示明显的形态学特征
		通常在年轻人中观察到
		影响临床病理特征和预后
		抗BRAF药物被批准用于转移性黑色素瘤
甲状腺乳头状癌	V600E	发生于45%~80%的甲状腺乳头状癌
		可发生于甲状腺乳头状癌源性未分化癌
		不同亚型有不同的突变率
		提示甲状腺乳头状癌预后较差
		可用作细针穿刺活检中辅助诊断的分子标志物
		由卵巢畸胎瘤引起的甲状腺乳头状癌可携带*BRAF*突变
结直肠癌	V600E	发生于5%~15%的结肠直肠癌中
		*BRAF*阳性突变排除了林奇综合征的可能性
		MSI阴性、CIMP阳性、*KRAS/BRAF*突变的患者预后差
		缺乏*BRAF*突变的结直肠癌更可能对抗EGFR治疗产生反应
		该突变是晚期和复发结直肠癌患者生存的一个独立的不良预后因素
卵巢癌	V600E	发生于35%的低级别浆液性癌/浆液性交界性卵巢肿瘤
		与早期疾病有关,预后较好
神经胶质瘤	*KIAA1549-BRAF*融合基因	发生于60%~80%的毛细胞型星形细胞瘤
	V600E	也存在于一些不常见的脑瘤,包括多形性黄色瘤型星形细胞瘤和神经节胶质瘤
	BRAF ins598T	可用于毛细胞型星形细胞瘤与其他低级别星形细胞瘤鉴别
		儿童毛细胞型星形细胞瘤的*BRAF*融合基因阳性病例比例高于成人
非小细胞肺癌	V600E	在1%~3%的非小细胞癌中,大部分为腺癌
		V600E在女性中更为普遍,与侵袭性肿瘤组织学和不良预后相关,与吸烟史无关
		非V600E突变见于吸烟者,与任何临床病理或预后特征无关
肝胆癌	V600E	发生于0~23%的肝细胞癌、0~22%的胆管癌和1/3的胆囊腺癌
毛细胞白血病	V600E	在一些研究中100%检测到毛细胞白血病

注:MSI,微卫星不稳定性;CIMP,CpG岛甲基化表型。

七、*KRAS*

*RAS*基因(*HRAS*、*KRAS*和*NRAS*)是人类癌症中最常见的突变致癌基因家族,占全

肿瘤的27%。*RAS*突变可存在于多种癌症，特别是在胰腺癌、结直肠癌和肺癌中常见（不同肿瘤*RAS*突变频率见表13-11）。*KRAS*在人类肿瘤中的突变频率远远高于*HRAS*和*NRAS*。*KRAS*突变占全*RAS*突变的84%左右。*KRAS*基因是EGFR信号转导通路中的关键环节。*KRAS*基因突变可产生一种与GTP结合的、具有活性的信号转导蛋白，不依赖EGFR与其配体的结合而持续激活下游MAPK、STAT3和PI3K/AKT等信号通路，导致抗EGFR单抗治疗的失效。因为RAS蛋白的这种效应，针对*KRAS*突变阳性肿瘤患者的靶向治疗仍存在很大挑战。该部分肿瘤的靶向治疗研发方向将需要进一步干扰下游信号通路。*KRAS*基因突变与NSCLC患者对EGFR-TKI靶向治疗（如吉非替尼或埃罗替尼）和抗EGFR单克隆抗体（西妥昔单抗）的耐药相关，并可能是化疗反应性的负性预测因子。它也与发生第二原发性肿瘤的风险增加有关。*KRAS*基因突变是肺癌和结直肠癌患者预后差的生物标志物。目前尚未发现其他疗效明确的抑制剂。

表13-11 不同肿瘤*RAS*突变频率

肿瘤	*KRAS*（%）	*HRAS*（%）	*NRAS*（%）	总频率（%）
胰腺癌	90	0	<1	90
结直肠癌	30~50	1	6	42
小肠肿瘤	35	0	<1	35
胆道系统肿瘤	26	0	2	28
子宫内膜癌	17	<1	5	22
肺癌	19	<1	1	20
恶性黑色素瘤	1	1	18	20
子宫颈癌	8	9	2	19
泌尿系统肿瘤	5	10	1	16

　　*KRAS*基因突变类型以点突变为主，98%的*KRAS*突变发生在G12、G13、Q61三个突变热点，主要为第2号外显子第12位氨基酸的点突变。*KRAS*不同位点的突变频率在不同类型的肿瘤中差异显著。例如，G12C突变在胰腺癌中很少见（占所有*KRAS*突变的1%），但在肺腺癌中是主要的*KRAS*突变（占所有*KRAS*突变的43%）；G12R突变在总体癌症中不常见（<3%），但在胰腺癌中占所有*KRAS*突变的16%。胰腺癌的*KRAS*突变率超过90%，突变热点的发生频率分别为G12D 41%、G12V 34%、G12R 16%，Q61H 3.9%，其他占5%。非小细胞肺癌*KRAS*突变率为25%~35%，吸烟和实体型的腺癌患者更常见。*KRAS*基因在亚裔人中突变率较低而高加索裔人中突变率较高。*KRAS*突变很少与*EGFR*突变同时发生。肺癌常见的*KRAS*突变为G12C、G12V和G12D。在不吸烟者中，最常见的*KRAS*突变是G12D和G12V，而G12C是与吸烟相关的最常见突变。结直肠癌*KRAS*突变率约为40%，最常见的突变位点是G12D、G12V、G13D（中国人结直肠癌*KRAS*突变位点和频率见表13-12）。在结直肠癌中，*KRAS*和*BRAF*突变是相互排斥的。*KRAS*突变可以通过*BRAF*（结直肠癌中突变率为5%~8%）和*PIK3CA*（结直肠癌中突变率为15%~20%）传递激活信号，分别激活MAPK和PI3K/AKT/mTOR信号通路。

表13-12　中国人结直肠癌中*KRAS*突变位点和频率

突变位置	突变改变	氨基酸改变	突变频率（%）
密码子12	GGT→GAT	G12D	38.79
密码子13	GGC→GAC	G13D	22.17
密码子12	GGT→GTT	G12V	20.29
密码子12	GGT→TGT	G12C	6.14
密码子12	GGT→AGT	G12S	5.70
密码子12	GGT→GCT	G12A	3.14
密码子12	GGT→CGT	G12R	1.06
密码子13	GGC→TGC	G13C	0.48
密码子13	GGC→CGC	G13R	0.29
密码子12	GGT→GAC	G12D	0.19
密码子12	GGT→TTT	G12F	0.14
密码子12	GGT→CTT	G12P	0.14
密码子12	GGT →GGA	G12G	0.10
密码子14	GTA→ATA	V14I	0.24
密码子12和13	GGT→GAT & GGC→GAC	G12D & G13D	0.10
密码子12和13	GGT→GTT & GGC→GAC	G12V & G13D	0.10
密码子5	AAA→ACA	K5T	0.05
密码子7	GTG→GCG	V7A	0.05
密码子7	GTG→GTT	V7V	0.05
密码子12	GGT→GAA	G12E	0.05
密码子13	GGC→GTT	G13V	0.05
密码子14	GTA→TTA	V14L	0.05
密码子14	GTA→GCA	V14A	0.05
密码子9	GTT→CTT	V9A	0.05
密码子9	GTT→GCT	V9L	0.05
密码子12	GGT→AGT & GGT→TGT	G12S & G12C	0.05
密码子12	GGT→GAT & GGT→TGT	G12D & G12C	0.05
密码子12和13	GGT→GTC & GGC→GAC	G12V &G13D	0.05
密码子13和14	GGC-GAC & GTA-ATA	G13D & V14I	0.05
密码子9和10	密码子9和10之间插入GGA	插入	0.14
密码子11和12	密码子11和12插入GGAGCT	插入	0.05
密码子9和11	密码子9插入TGGAGC；密码子11插入CTGGAA	插入	0.05
密码子12和13	密码子12和13插入GGT	插入	0.05

八、*PIK3CA*

EGFR与配体结合活化激活的下游信号转导通路主要有两条：一条是RAS/RAF/

MAPK，另一条是PI3K/AKT/mTOR。PI3K是由催化和调节亚基组成的异二聚体脂质激酶，是参与PI3K/AKT/mTOR等信号通路的一个节点。*PIK3CA*基因编码PI3K的催化亚基p110-α。*PIK3CA*是人类癌症中最常见的突变致癌基因之一，其基因扩增、缺失和体细胞错义突变在包括肺癌、结直肠癌在内的许多肿瘤中都有报道（常见肿瘤*PIK3CA*的突变频率见表13-13）。*PIK3CA*的常见突变位点发生在第9号外显子螺旋结构域的E542和E545编码区，以及第20号外显子激酶结构域的H1047编码区。与其他驱动癌基因相反，肺腺癌中*PIK3CA*突变通常与其他癌基因突变并存。结直肠癌中*PIK3CA*突变常与*KRAS*突变共同出现。*PIK3CA*突变的肺鳞状细胞癌中通常不伴有其他基因改变，提示该基因突变可能在肺鳞状细胞癌的发病机制中发挥重要作用。*PIK3CA*突变会导致结构性的通路激活和细胞转化，可能与临床上的不良预后相关。在*EGFR*突变联合*PIK3CA*突变的非小细胞肺癌中发现患者存在EGFR-TKI治疗耐药，这是一个预后不良的预测因子。*PIK3CA*基因改变及其下游基因（*PTEN*、*mTOR*和*AKT*）是肿瘤治疗的潜在治疗靶点，部分相关临床试验正在进行中。

表13-13　常见肿瘤*PIK3CA*的突变频率

肿瘤	*PIK3CA*突变频率（%）
子宫内膜癌	24～46
乳腺癌	20～32
膀胱癌	20～27
子宫颈癌	14～23
结直肠癌	13～28
头颈部肿瘤	12～15
壶腹癌	9～15
食管、胃癌	2～18
肺鳞状细胞癌	5～10
胶质瘤	2～8
恶性黑色素瘤	2～5
胰腺癌	2～3
肾癌	1～5
软组织肿瘤	1～3
肝癌	1～3
睾丸癌	2
骨肿瘤	1.87

九、*KIT/PDGFR/SDH*

*KIT*基因变异是胃肠道间质瘤（gastrointestinal stromal tumor，GIST）中最常见的驱动基因，是GIST最重要的诊断特征和治疗靶点。血小板源性生长因子受体α（platelet-derived growth factor receptor alpha，*PDGFRA*）突变在GIST中相对少见，但其与*KIT*变异互为排斥，是*KIT*野生型GIST中最重要的功能获得性突变。*KIT/PDGFRA*野生型GIST患者中常

见*SDH*基因变异和表达缺失，根据SDH功能是否健全，可将*KIT/PDGFRA*野生型GIST患者进一步分为SDH完全组和SDH缺陷组两个亚型。*KIT/PDGFRA*野生型GIST中5%～7%发生*BRAF* V600E突变，*BRAF*突变相关GIST好发于中年女性，主要发生于小肠，病理学表现出有丝分裂象活跃和早期转移，可导致伊马替尼治疗原发性耐药，但可能对*BRAF*抑制剂达拉非尼有响应。上述与GIST相关的基因变异汇总于表13-14。

（一）*KIT*

大约80%的GIST患者携带*KIT*基因体细胞变异。*KIT*基因的功能获得性变异可导致下游受体和信号通路的自我激活，从而进一步刺激肿瘤细胞的存活、生长和增殖。这些功能获得性变异可发生在*KIT*基因的不同外显子，变异类型包括点突变、缺失或插入等。GIST中*KIT*基因没有突变热点，但是第11号外显子更频繁发生突变。第11号外显子在编码受体胞内近膜区域，其突变以557位或558位密码子缺失最为常见。此外，这些突变存在肿瘤部位发生偏向性，如携带第11号外显子突变的GIST 80%以上发生于胃。*KIT*基因突变的GIST组织病理形态学上通常表现为梭形细胞肿瘤。第11号外显子突变所在的蛋白结构域区域具有对激酶激活的自抑制功能，突变的产生导致该自抑制作用减弱。此外，12%～15%的GIST可检测到影响细胞外配体结合结构域的第9号外显子突变。激酶结构域（第13号外显子ATP结合区和17号外显子激活环）的原发性突变均很少见，然而这些区域的继发性突变在伊马替尼耐药患者中频率很高。

表13-14　*KIT/PDGFRA/SDH/BRAF* 相关GIST的临床病理特征及靶向治疗

基因变异	外显子	中位年龄	部位	组织学特征	伊马替尼治疗
KIT	第11号	成人（63岁）	主要是胃，胃肠道的各个部位	梭形细胞的>上皮样的	伊马替尼400mg
	第9号		小肠或大肠较多	梭形细胞的>上皮样的	伊马替尼800mg
	第8、13、17号		小肠	梭形细胞的>上皮样的/混合型的	伊马替尼400mg
PDGFRA	第18号（D842V）		胃、肠系膜、网膜	上皮样的>梭形细胞的	不是所有的*PDGFRA*第18号外显子改变都是伊马替尼耐药，通常842位缺失为伊马替尼敏感性
	第12号		各个部位	上皮样的>梭形细胞的	伊马替尼400mg
	第14号		胃	上皮样的>梭形细胞的	伊马替尼400mg
BRAF	V600E	成人	小肠	梭形细胞的（分裂象多）	伊马替尼耐药
SDHA、*SDHB*、*SDHC*、*SDHD*	未定	儿童/青年/成人（23岁）	胃，多病灶	上皮样的	伊马替尼耐药

不同区域的*KIT*突变会影响靶向治疗的反应，为选择合适的药物及最佳用药剂量提供依据。例如，伊马替尼在第11号外显子突变的肿瘤中比在第9号外显子突变的肿瘤中疗效更好；但是在二线治疗中，伊马替尼在第9号外显子突变的肿瘤比在第11号外显子突变的

肿瘤中表现出更好的活性。在非第9号外显子突变的肿瘤中，舒尼替尼比伊马替尼显示出更好的疗效。第17号外显子突变占*KIT*继发突变的30%～40%，这是GIST患者伊马替尼或舒尼替尼耐药的原因，瑞戈非尼在第17号外显子突变患者中显示出治疗活性。

（二）*PDGFRA*

大约20%的GIST患者缺乏*KIT*突变，被称为*KIT*野生型GIST。其中35%的*KIT*野生型患者携带*PDGFRA*突变。在亚洲，*PDGFRA*突变率低于5%，低于西方国家。KIT或PDGFRA癌蛋白在GIST中具有类似的促肿瘤发生和进展的功能，磷酸化*KIT*基因和磷酸化*PDGFRA*基因的表达在GIST中是相互排斥的。*PDGFRA*突变型GIST主要发生于上皮样形态的肿瘤，且只发生于胃，而大多数梭形细胞GIST以*KIT*突变为主，并且可以发生在胃肠道的任何位置。与*KIT*突变相似，GIST中*PDGFRA*突变没有单一热点。*PDGFRA*突变主要发生在第12、14和18号外显子，其中第18号外显子的D842V是最常见的突变（62.6%）。大多数第18号外显子的突变对伊马替尼相对不敏感，尤其是D842V患者。体外实验显示，D842Y对伊马替尼敏感而对舒尼替尼具有耐药性。除D842V突变外，大多数含有*PDGFRA*突变的GIST仍对伊马替尼有响应，因此在GIST治疗前进行*PDGFRA*突变检测是很重要。针对PDGFRA的单克隆抗体奥拉单抗（olaratumab）治疗该突变型患者的Ⅱ期研究表明，该靶向单克隆抗体可以在*PDGFRA*突变型患者中控制疾病进展，而在野生型患者中则不具备这一作用。

（三）*SDH*

10%～15%的GIST患者既没有*KIT*也没有*PDGFRA*基因编译，为*KIT/PDGFRA*野生型GIST。在一项针对*KIT/PDGFRA*野生型GIST的队列研究中，发现绝大多数病例存在*SDH*基因变异或*SDH*表达缺失，定义了三种不同的分子亚型，包括*SDHX*、*SDHA*、*SDHB*、*SDHC*、*SDHD*突变型（66%）、*SDHC*启动子高甲基化型（22%）和*SDH*完全型（12%）。*SDH*完全型GIST不仅包括*KIT*、*PDGFRA*、*NF1*和*BRAF*突变的肿瘤，而且还包括最近发现的*ARID1A*、*ARID1B*、*CBL*、*PIK3CA*、*NRAS*、*HRAS*、*KRAS*、*FGFR1*、*MAX*和*MEN1*突变，以及*KIT-PDGFRA*基因融合和*ETV6-NTRK3*基因融合。*SDHX*突变型和*SDHC*启动子高甲基化型均为*SDH*缺失型GIST。

十、*IDH1/2*

异柠檬酸脱氢酶（isocitrate dehydrogenase，IDH）是三羧酸循环中细胞呼吸的重要酶。IDH家族包括IDH1、IDH2、IDH3。IDH1存在于细胞质和过氧化物酶体中，IDH2和IDH3定位于线粒体中。IDH酶活性位点精氨酸残基上发生的体细胞突变与肿瘤发生有关，即*IDH1* R132、*IDH2* R140和*IDH2* R172位点突变。*IDH1/2*突变常发生于脑胶质瘤、肝内胆管细胞癌、软骨肉瘤、血管免疫母细胞淋巴瘤、急性髓系白血病等。*IDH*突变提示脑胶质瘤不同分型的依据并与预后强烈相关。*IDH1/2*突变也可作为潜在的有效治疗靶点，几种选择性*IDH1/2*突变抑制剂的相关临床试验正在进行中。

IDH1/2突变特异地出现于Ⅱ、Ⅲ级星形细胞瘤，少突胶质细胞瘤和继发性胶质母细胞瘤。发生突变的主要基因为IDH1和IDH2，90%为IDH1 R132位错义突变，5%为IDH2 R172位错义突变。胶质瘤中IDH1/2突变主要是体细胞杂合突变，突变的IDH1/2无法与异柠檬酸结合并产生其正常的催化活性。弥漫性星形细胞瘤IDH1/2突变率为54%～100%，间变性星形细胞瘤为66.1%，少突胶质细胞瘤为64%～93%，继发性胶质母细胞瘤为50%～88%。原发性胶质母细胞瘤的IDH突变率仅为5%。IDH1/2突变在其他原发性脑部肿瘤（如室管膜瘤、毛细胞型星形细胞瘤）中少见。小儿神经胶质瘤的IDH突变与成人原发性胶质母细胞瘤的突变频率相当。IDH1/2突变先于1p/19q共缺失及TP53、ATRX、CIC、TERT突变等其他系特异性基因突变发生，随着星形细胞或少突胶质细胞的谱系分化不同可伴随发生其他系特异性基因突变。在63%的弥漫性星形细胞瘤和80%的间变性星形细胞瘤中，IDH1/2突变和TP53突变同时发生。IDH1/2突变与原发性胶质母细胞瘤中的其他突变（如PTEN、EGFR、CDKN2A/CKKN2B等）互斥，这些突变可能是原发性胶质母细胞瘤的有力驱动因子。IDH1/2突变是胶质瘤中最强的预后因素，提示预后较好。一项纳入了10个独立研究的荟萃分析显示低级别胶质瘤IDH突变患者的合并危险比为0.59；另一项纳入了10个独立研究的荟萃分析显示，原发性胶质母细胞瘤IDH1/2突变患者的合并危险比为0.37。胶质母细胞瘤呈高速浸润性生长，中位生存期仅为14.3个月，但IDH突变型胶质母细胞瘤的预后明显好于IDH野生型（中位生存期27.1个月 vs. 11.3个月）。研究报道IDH野生型的低级别胶质瘤与原发性胶质母细胞瘤一样具有侵袭性。

在北美的一项研究中发现20%～23%的胆管癌发生IDH1突变，其最主要的突变发生在R132，但是胆管癌中最常见的突变为R132C、R132G和R132L，而胶质瘤中最常见的突变为R132H。IDH的突变仅在肝内胆管细胞癌中发现，在肝外胆管癌和胆囊癌中均未发现。IDH1在其他常见消化道恶性肿瘤中较少见（2%）。目前针对IDH1（AG-120、IDH305）、IDH2（AG-221）和pan-IDH1 1/2（AG-881）的靶向抑制剂在体外和体内研究中显示可选择性抑制突变的IDH蛋白并诱导细胞分化。IDH1的口服抑制剂AG-120在不可手术切除及转移性肝内胆管细胞癌中疗效的多中心随机双盲临床试验正在进行中（NCT02989857）。FDA授予IDH2突变的选择性口服抑制剂AG-221快速通道地位，目前AG-221在IDH2突变的实体瘤中疗效的多中心临床试验（NCT02273739）正在进行中，其中也包括肝内胆管细胞癌。此外，IDH1/2突变也是软骨肿瘤中最常见的基因突变类型，其在一级和二级中心型软骨肉瘤中发生的比例分别为38%～70%和86%，而在骨膜型软骨肉瘤中IDH1/2突变发生率几乎为100%。

十一、MGMT

MGMT是一种DNA损伤修复蛋白，可以去除鸟嘌呤上的烷基基团，防止细胞凋亡。MGMT启动子甲基化可发生于神经胶质瘤、黑色素瘤、结直肠腺癌、乳腺癌、胃癌、肺癌等多种肿瘤中，并且可能与预后相关。其中MGMT启动子甲基化状态与神经胶质瘤的化疗研究较为成熟，与神经胶质瘤的预后关系较为明确，已为指南推荐检测。替莫唑胺（temozolomide）是脑胶质瘤术后化疗主要药物之一，其作用机制为在胸腺嘧啶和鸟嘌呤上加烷基，引起DNA损伤，从而发挥细胞凋亡作用。MGMT表达完整可介导对烷基化剂的耐药。*MGMT*启动子CpG富集区的甲基化导致MGMT蛋白的表达低下或缺失，从而增强肿瘤对替莫唑胺治疗的应答。*MGMT*启动子甲基化在少突胶质细胞瘤中发生率为60%～80%，在间变性星形细胞瘤中发生率为40%～50%，在毛细胞型星形细胞瘤中发生率为20%～30%，在胶质母细胞瘤中发生率20%～45%。在继发性胶质母细胞瘤和低级别弥漫性胶质瘤中，*MGMT*甲基化与*IDH1/2*基因突变和1p/19q缺失的状态呈正相关。具有*MGMT*启动子甲基化的胶质瘤患者对化疗、放疗敏感，生存期较长。在原发性胶质母细胞瘤患者中*MGMT*启动子甲基化与替莫唑胺的疗效相关，特别是早期治疗就使用了替莫唑胺的患者，疗效显著相关。研究发现经替莫唑胺治疗的*MGMT*甲基化的胶质母细胞瘤患者的2年生存率为48.9%，3年生存率为27.6%，5年生存率为13.8%，而*MGMT*未甲基化患者的2年、3年和5年生存率分别为14.8%、11.1%和8.3%。

十二、*TERT*

端粒酶逆转录酶（telomerase reverse transcriptase，TERT）是一种核糖蛋白酶，能以自身RNA为模板延长端粒，确保DNA的连续复制，其激活和表达与肿瘤细胞的增殖密切相关。大多数恶性肿瘤中端粒酶的活性明显增加。TERT修复细胞分裂期间染色体的端粒末端，*TERT*基因表达的异常上调是分裂期间肿瘤细胞永生的机制之一。*TERT*最常见的两个突变位于启动子区C228T和C250T，分别对应于*TERT*转录起始位点上游的124bp和146bp处。C228T突变较C250T更为常见，且二者相互排斥。突变形成了新的ETS/TCF转录因子结合位点，促进了*TERT*基因的表达，激活了端粒酶。*TERT*启动子突变在恶性胶质瘤、黑色素瘤、尿路上皮细胞癌、膀胱癌、肝癌和甲状腺癌等肿瘤中高频发生。

*TERT*启动子突变在原发性胶质母细胞瘤和少突胶质细胞瘤中常见，原发性胶质母细胞瘤发生率为80%。*TERT*突变和*ATRX*丢失在胶质瘤中是相互排斥的，这表明*TERT*和*ATRX*任何一种改变都可能足以驱动胶质瘤的形成。一些研究根据*TERT*突变对胶质瘤进行了分类，荟萃分析显示*TERT*突变的胶质瘤预后一致较差（危险比为1.28～1.68）。然而，*TERT*突变对胶质瘤患者预后的影响需同时考虑*IDH1/2*突变，在未发生*IDH1/2*突变的低级别胶质瘤中，*TERT*突变是一个负性预后因素，而在*IDH1/2*突变的低级别胶质瘤中，*TERT*突变是一个正性预后因素。

*TERT*突变频率在甲状腺癌中随着分化程度的降低而增加，在良性结节中罕见，在分化型甲状腺癌中的发生率为10%～15%，在未分化癌中为40%～45%。甲状腺滤泡状癌中*TERT*阳性率明显高于甲状腺滤泡状腺瘤。*TERT*启动子突变与*BRAF*突变共存时，甲状腺乳头状癌的侵袭性及复发风险显著增加。*TERT*启动子突变与甲状腺癌吸碘或碘难治也有密切关系。

十三、*RET*

RET（rearranged during transfection）是一个原癌基因，位于10号染色体。*RET*基因所

编码的RET蛋白是一种存在于细胞膜上的受体酪氨酸激酶（RTK），属于钙黏着蛋白超家族成员。*RET*基因突变和重排均可激活*RET*基因，促进肿瘤细胞增殖、迁移和分化，激活各种下游途径。携带*RET*基因的不同类型变异的非小细胞肺癌和甲状腺癌的临床表现及预后显著不同。

（一）*RET*基因重排

*RET*基因重排主要发生于RET酪氨酸激酶受体基因的3′端与多种非相关基因的5′端之间，继而激活MAPK和PI3K通路。*RET*重排在非小细胞肺癌驱动基因改变中仅占1%～2%，但*RET*重排通常与其他驱动基因互相独立存在，多见于非吸烟的年轻人，病理类型多为腺癌。目前非小细胞肺癌中报道的*RET*融合基因包括*CCDC6-RET*、*TRIM33-RET*、*NCOA4-RET*、*KIF5B-RET*这四种，而*KIF5B-RET*是最常见的*RET*融合基因。与*EGFR*、*BRAF*、*MET*突变相类似，*RET*重排也是非常有治疗潜力的肿瘤驱动基因。此外，有研究表明*RET*融合基因可能是导致一代EGFR-TIK和三代EGFR-TIK奥希替尼获得性耐药的机制之一。目前已有关于针对*RET*重排的靶向药物在进行临床试验。2018年基于LIBRETTO-001试验结果，美国FDA授予高选择性的RET抑制剂（LOXO-292）突破性疗法认定，用于治疗转移性*RET*融合基因阳性的非小细胞肺癌患者。

*RET*重排在甲状腺乳头状癌中发生率为10%～40%，发生频率存在种族和地域差异。*RET*重排在受电离辐射影响的和儿童的甲状腺乳头状癌中比较常见。甲状腺乳头状癌中*RET*重排的融合伙伴与非小细胞肺癌不同，*RET/PTC*基因重排为*RET/PTC1*（H4）、*RET/PTC2*（RIα）、*RET/PTC3*（ELE1）型。甲状腺乳头状癌*RET/PTC1*和*RET/PTC3*重排占90%以上，*RET/PTC2*仅占10%。回顾性研究显示，*RET/PTC*重排对贝塞斯达Ⅲ类结节恶性诊断率为60%，无假阳性存在，提示*RET/PTC*重排对甲状腺乳头状癌诊断特异性较高。

（二）*RET*基因突变

*RET*基因突变可见于30%～50%的散发性甲状腺髓样癌（somatic medullary thyroid carcinoma，sMTC）和几乎100%的遗传性甲状腺髓样癌（hereditary medullary thyroid carcinoma，hMTC）。*RET*突变是大多数甲状腺髓样癌（MTC）发病的分子基础，不同类型的MTC常见的*RET*突变位点不同，相应的临床表现和预后也有很大差异。*RET*基因最常见的突变类型是点突变，常见位点见于第10号外显子（609、611、618、620位密码子）和第11号外显子（630和634位密码子），对应调控RET富含半胱氨酸的结构域。

hMTC占MTC的20%～25%，可分为多发性内分泌肿瘤2A型（MEN2A）、多发性内分泌肿瘤2B型（MEN2B）和家族性甲状腺髓样癌（familial medullary thyroid cancer，FMTC）。MEN2A常常伴有双侧MTC或C细胞增生、嗜铬细胞瘤与甲状旁腺功能亢进，男女均可发病，发病高峰在30岁左右，也可出现在青春期晚期或成年早期。MEN2A相关的*RET*突变最常见于第10和11号外显子，尤以634位密码子常见，约占MEN2A的85%。FMTC常常仅存在MTC，男女均可发病。FMTC中*RET*突变主要发生在第10和11号外显子，其中第10号外显子609、611、618和620位密码子与MEN2A相关突变的表现基本相似，携带上述突变的FMTC被认为是MEN2A的亚型。FMTC中第11号外显子突变的发生率为30%，第13号外显子的768、790、791位密码子及第14号外显子的804位密码子突变也较常见，被认为是FMTC的特异性突变，该型FTMC侵袭性风险较低。MEN2B常伴有嗜铬细胞瘤，但很少有甲状旁腺功能亢进，表现为黏膜神经节神经瘤和类马方综合征；伴MTC发病年龄更早，婴儿期或童年早期可以发病，男女均可发病。95%以上的MEN2B由*RET*第16号外显子的918位密码子突变所致，该突变影响RET蛋白的胞内结构域，突变的肿瘤早期即有很强的侵袭和转移倾向，因此携带M918T突变的患者预后很差，一旦发现均应采取早期预防或治疗性甲状腺切除术。

MTC患者体细胞*RET*突变热点位于第10、11和16号外显子，相同突变的sMTC和hMTC在临床特征上没有显著差异。M918T突变最为常见，与MEN2B相似，携带M918T突变的sMTC侵袭性强，多伴淋巴结和远处转移，预后差。进行基因检测对于sMTC和hMTC诊疗均十分重要。凡德他尼（vandetanib）是口服的小分子TKI，可同时作用于VEGFR-1、VEGFR-2和RET多靶点，2011年成为首个被FDA批准的治疗症状性或进展性MTC的靶向药物。卡博替尼（cabozantinib）是另一种口服小分子多靶点治疗药物，可同时作用于VEGFR-1、VEGFR-2、MET和RET，2012年被FDA批准为第二种治疗进展期转移性MTC的靶向药物，对于治疗进展期、不能切除或转移性MTC具有很大的帮助。

十四、*NTRK*

原肌球蛋白相关激酶（tropomyosin-related kinase，Trk）是一类神经生长因子受体，其家族成员包括高度同源性的TrkA、TrkB和TrkC，分别由神经营养因子受体酪氨酸激酶基因（neurotrophic receptor tyrosine kinase，*NTRK*）*1*、*NTRK2*和*NTRK3*编码。*NTRK*融合基因出现于多种成人和儿童实体瘤中。*NTRK*融合基因通过激活MAPK和PI3K等多种信号转导通路，参与调控细胞生长和分化。在常见的癌症如非小细胞肺癌中，*NTRK*融合基因的发生率为0～3%，已经发现的一些融合伙伴包括*MPRIP*、*CD74*。非小细胞肺癌中*NTRK*融合基因与驱动基因*EGFR*突变、*KRAS*突变、*ALK*融合基因和*ROS1*融合基因互斥。目前靶向*NTRK*融合基因的临床在研新药超过10种，其中拉罗替尼（larotrectinib）是首个NTRK靶向药，于2018年11月获美国FDA加速批准上市，用于治疗携带*NTRK*融合基因的局部晚期或转移性实体瘤（不限癌种）。2019年8月，另一个不限癌种的NTRK靶向药恩曲替尼（entrectinib）也被美国FDA加速批准上市。

十五、*MEK*

MEK家族包含MEK1和MEK2两个成员，其作用的特异性底物为胞外信号调节激酶（ERK）1和ERK2。RAS/RAF/MEK/ERK信号通路在一些常见的肿瘤中持续活化，调节肿瘤细胞增殖、分化、侵袭和转移等一系列关键的细胞活动，成为抗肺癌药物研究的重点通路。MEK抑制剂不仅可以降低其作用底物ERK的磷酸化水平，还可以抑制下游激酶的激活，从而发挥抗肿瘤活性。单纯基于RAS或者RAF的抑制剂临床疗效有限，而MEK抑制剂对于*KRAS*或*BRAF*突变导致的恶性肿瘤显示出较好疗效，尤其是在*BRAF* V600E突变的肿瘤细胞株中，MEK通路的负反馈机制不存在，使得此类瘤株对MEK抑制剂的敏感性显著增加。虽然对MEK抑制剂的基础研究取得了较大进展，但临床疗效不足和获得性耐药现象等限制了其进一步研究。获得性耐药机制包括*MEK*突变、负反馈调节及PI3K/AKT/mTOR通路替代等。*MEK*突变可分为*MEK1*突变和*MEK2*突变，*MEK1*突变的报道相对较多。约1%的非小细胞肺癌存在*MEK*突变，这种突变在肺腺癌中较肺鳞癌更多见，主要突变位点为K57N、Q56P和D67N。在体外模型中，*MEK*突变可以导致MEK抑制剂单药治疗或者与BRAF抑制剂联合治疗产生耐药。近年检测出的*MEK*获得性耐药突变也印证了MEK抑制剂单一治疗的局限性。MEK抑制剂最常见的联合用药方式是与AKT通路抑制剂或BRAF抑制剂联合用药，大部分联合用药的实验都得到了良好的结果。

十六、*FGFR*

成纤维细胞生长因子受体（fibroblast growth factor receptor，FGFR）属于一类跨膜酪氨酸激酶受体家族（由胞外区、跨膜区及具有酪氨酸激酶的胞内区构成），包括FGFR1、FGFR2、FGFR3、FGFR4和FGFRL1，其调控RAF/RAF/MAPK、PI3K/AKT、STATS和PLC-γ四条主要的肿瘤相关信号通路。*FGFR*基因常见变异类型包括突变、扩增和融合基因。研究者在鳞状非小细胞肺癌、乳腺癌及食管癌中观察到*FGFR1*的扩增，在胃癌和乳腺癌中发现*FGFR2*扩增，在膀胱癌、子宫内膜癌和肺鳞状细胞癌中观察到*FGFR*的激活点突变，在多发性骨髓瘤中观察到*FGFR3*的扩增和突变等。FGFR作为重要的潜在治疗靶点，抗FGFR抑制剂的药物研究日益重要。

*FGFR*融合基因在非小细胞肺癌的总体发生率仅为0～1.3%，已报道的融合形式有20多种，以*FGFR3-TACC3*融合基因最常见。*FGFR*基因融合后，细胞FGFR的激酶区活性增强，进而诱发肿瘤。在肺癌中，鳞状细胞癌中*FGFR1*扩增的发生率（20%）明显高于腺癌（3%），且在当前吸烟者中比以前和从不吸烟者更常见。*FGFR*的扩增可与其他驱动基因改变同时发生，包括*TP53*和*PIK3CA*突变及*PDGFRA*的扩增等。肺肿瘤中的*FGFR*体细胞突变通常发生在*FGFR2*和*FGFR3*中，在6%的肺鳞状细胞癌中被检测到。FGFR抑制剂[多维替尼（dovitinib）、尼达尼布（nintedanib）、波纳替尼（ponatinib）和AZD4547等]的Ⅰ期和Ⅱ期临床试验正在非小细胞肺癌患者中进行。虽然靶向FGFR抑制剂已取得较大的进展，但目前经FDA批准上市的药物均为非选择性抑制剂，选择性FGFR抑制剂依旧处于研发阶段。

十七、*PTEN*

*PTEN*是一种具有脂质/蛋白磷酸酶活性的抑癌基因，通过抑制PI3K通路的活性发挥作用。*PTEN*生殖细胞的突变会引起考登综合征，在肺癌患者中能导致*PTEN*的体细胞突变和表观遗传失活。*PTEN*突变在吸烟者和鳞癌患者中更常见，在小细胞肺癌患者也能发现。

在携带野生型*KRAS*的肿瘤中，*BRAF*或*PIK3CA*的突变或磷酸酶和张力蛋白同源物表达的丧失也可预测对EGFR靶向单克隆抗体的耐药性。存在于35%～40%转移性结直肠癌中的体细胞*KRAS*突变是患者对于帕尼单抗（panitumumab）或西妥昔单抗治疗效果的负性预测因子。*KRAS*突变、*BRAF*突变，可能还有*PK3CA*突变，以及PTEN的表达缺失可以预测对EGFR单克隆抗体治疗无效。

十八、免疫检查点抑制剂治疗相关分子标志物

免疫疗法作为癌症新型疗法获得了广泛的关注和应用。抗PD-1/PD-L1抗体免疫治疗成为部分患者的一线治疗方案，众多研究开始致力于指导免疫治疗用药的分子标志物开发。目前相对成熟的免疫治疗相关分子标志物包括肿瘤突变负荷（TMB）、微卫星不稳定性（MSI），以及基于免疫组化评估PD-L1表达水平。TMB与PD-L1是两个相对独立的免疫治疗疗效预测因子，二者之间无显著相关性。表13-15汇总了目前与免疫检查点抑制物治疗相关的分子标志物。本书中介绍主要的免疫治疗疗效相关分子靶点及其潜在的临床应用价值。

表13-15 免疫检查点抑制剂分子标志物

指标	表型
免疫治疗可能获益的相关分子标志物	
TMB	TMB-H
MSI	MSI-H
DNA损伤修复（DDR）相关基因	
MLH1	失活变异
MSH2	失活变异
MSH6	失活变异
PMS2	失活变异
ATM	失活变异
ATR	失活变异
BRCA1	失活变异
BRCA2	失活变异
CHEK1	失活变异
FANCA	失活变异
PALB2	失活变异
其他基因	
PD-L1（CD274）	扩增
TP53/KRAS	共突变
POLE	失活变异
POLD1	失活变异
PBRM1（仅适用于肾透明细胞癌）	失活变异
HLA-I	肿瘤细胞杂合性缺失
免疫治疗可能无法获益的相关基因变异	
PTEN	失活变异

指标	表型
B2M	失活变异
JAK1	失活变异
JAK2	失活变异
EGFR	L858R/EX19del
MDM2	拷贝数增加
MDM4	拷贝数增加
DNMT3A	失活变异
STK11	失活变异
PTEN	失活变异
ALK	重排

（一）肿瘤突变负荷

肿瘤突变负荷（TMB）指编码区内的体细胞突变数目，通常以每兆碱基肿瘤基因组区域中体细胞突变的总数表示。目前检测TMB最常用的方法是二代测序，计算纳入了全外显子组测序或靶向测序检测基因区域每兆碱基中发生的所有体细胞突变（部分研究TMB计算仅纳入非同义突变数目）。FDA批准帕博利珠单抗（pembrolizumab）单药用于治疗不可手术切除或晚期高肿瘤突变负荷（TMB-H）的实体瘤患者。该批准基于KEYNOTE-158试验，该研究在全球21个国家81家医疗机构中进行10种实体肿瘤的组织TMB（tTMB）和治疗预后的前瞻性探索分析，共纳入1050名不同类型的肿瘤患者，研究将≥10Mb突变定义为tTMB-H，观察到接受免疫药物帕博利珠单抗单药治疗的tTMB-H患者的客观缓解率（29%）显著优于非tTMB-H患者（5%）。另有多项研究显示tTMB-H的肿瘤（包括非小细胞肺癌、结直肠癌、黑色素瘤、子宫内膜癌和胶质瘤）对免疫治疗敏感，具有更好的获益。tTMB在临床实践中可能作为一项不限癌种的综合性生物标志物，以更好地指导免疫治疗选择。

以血液肿瘤突变负荷（blood-based tumor mutational burden，bTMB）作为免疫治疗预测分子标志物也同样备受关注。bTMB源于肿瘤细胞释放到血液循环中的DNA——ctDNA，bTMB与tTMB呈正相关，可以在一定程度上反映肿瘤组织的TMB水平。2018年*Nature Medicine*报道了首个bTMB验证性研究，回顾分析了阿特珠单抗（atezolizumab）二线治疗晚期非小细胞肺癌的OAK（*n*=850）和POPLAR（*n*=287）研究。在POLAR研究队列中，bTMB（≥10、≥16和≥20）患者的PFS和总生存期（OS）均显著延长。

由于不同癌种肿瘤本身的突变负荷差异较大，且不同研究检测的基因和方法不同，进行免疫疗效预测的TMB临界值存在很大差异，因此不管是tTMB还是bTMB，TMB-H界值的不确定性都成为阻碍TMB在临床广泛应用的重要因素。在特定癌种中建立一个经过临床验证的TMB界限值对于更准确地利用TMB作为免疫治疗疗效预测的指标就尤为重要。对于尚无推荐阈值的癌种，通常采用国际较为公认的四分位法来划分TMB-H（即高肿瘤突变负荷）和TMB-L（即低肿瘤突变负荷）。

（二）微卫星不稳定性和错配修复缺陷

微卫星不稳定性（microsatellite instability，MSI）是指微卫星（短串联重复）序列增加或减少的现象。在一般情况下，同一个人的细胞核苷酸序列的重复次数应保持不变。当重复的次数在一个或两个等位基因出现不同时即称为MSI。MSI是通过比较配对的肿瘤细胞和正常细胞中微卫星位点的长度来检测的，常用的检测方法有PCR和NGS法。国家癌症研究所推荐采用PCR方法检测5个微卫星标记，包括2个单核苷酸重复标记（BAT26和BAT25）和3个二核苷酸重复标记（D2S123、D5S346和D17S250）。MSI状态分为三类：MSI-H（微卫星高度不稳定）、MSI-L（微卫星低度不稳定）、MSS（微卫星稳定）。使用免疫组化方法检测MMR基因*MLH1*、*MSH2*、*MSH6*、*PMS2*可以用于提示MMR系统功能是否存在。蛋白表达缺失即提示错配修复缺陷（mismatch repair deficient，dMMR），可间接提示MSI状态，应进一步进行MSI检测并确定其是由胚系突变还是体细胞突变引起的。dMMR状态导致DNA复制过程中产生的错误无法修复，引起MSI表型变化。MSI相关肿瘤的临床特征及预后汇总见表13-16。

表13-16 MSI相关肿瘤的临床特征及预后

肿瘤	MSI表型	预后
林奇综合征	常见于60岁以上患者，多为正常腺癌、绒毛状腺瘤、1cm以上的腺瘤和高度发育不良的腺瘤	MSI-H/dMMR患者预后较好
结直肠癌	MSI-H肿瘤的细胞毒性T细胞高度浸润，多发生在右侧结肠癌	Ⅰ期和Ⅱ期MSI结直肠癌患者预后良好，Ⅲ期MSI结直肠癌患者预后不良
胃癌	MSI-H肿瘤中CD_8^+T细胞数量增加、*PD-L1*和*IFN*基因高表达	原发的、可切除的MSI-H胃癌患者预后较好
乳腺癌	*BRCA1*突变可导致MSI。MSI相关位点D3S1766和D2S2739可以识别MSI相关乳腺癌	MSI-H患者预后不良
前列腺癌	MSI频率＜1%，与携带林奇综合征相关基因的胚系致病性变异密切相关	MSI-H/dMMR患者预后较好
胆管细胞型肝癌	MSI频率＜1%，多数为组织形态不典型的年轻患者	MSI-H/dMMR患者预后较好
白血病	MSI频率＜1%，多数为慢性粒细胞白血病	MSI-H/dMMR患者预后较好
膀胱癌	*MSH2*突变可增加膀胱癌的发病风险，MSI相关位点D9S63、D9S156、D9S283可用于筛查膀胱癌MSI-H患者	MSI-H/dMMR患者预后较好
卵巢癌	MSI-H肿瘤中CD_8^+和PD-1$^+$T细胞、肿瘤浸润淋巴细胞（TIL）的数量增加	MSI-H透明细胞卵巢癌患者适合免疫治疗
子宫内膜癌	合并MSI-H的肿瘤患者具有较多的CD_3^+和CD_8^+T细胞、肿瘤浸润淋巴细胞	中晚期的MSI-H患者预后不良
胰腺导管腺癌	*MLH1*和*MSH2*失活	MSI-H/dMMR患者预后较好
甲状腺滤泡癌	进展期甲状腺滤泡率与MMR基因失活相关	MSI-H患者预后较好
肾上腺皮质癌	MSI-H/dMMR患者具有高突变负荷，与hMSH2缺失突变密切相关	关于MSI对肾上腺皮质癌预后的影响，尚无相关文献报道

MSI-H/dMMR肿瘤患者可能从免疫治疗中获益，它们作为肿瘤细胞的基因组不稳定性指标同时可提示免疫治疗疗效。FDA批准帕博利珠单抗用于治疗MSI-H的实体瘤患者。

FDA批准纳武利尤单抗（nivolumab）单药或与伊匹单抗（ipilimumab）联合用于MSI-H的转移性结直肠癌患者。NCCN骨癌、宫颈癌、结直肠癌、胃癌、食管癌、肝胆癌、卵巢癌、胰腺癌、阴茎癌、前列腺癌、睾丸癌、子宫肿瘤及外阴癌指南推荐帕博利珠单抗用于MSI-H的肿瘤；NCCN结肠癌/直肠癌指南推荐纳武利尤单抗±伊匹单抗用于MSI-H的结直肠癌。MSI-H患者中存在PD-1、PD-L1和CTLA-4等免疫检查点的高表达与微环境免疫反应，阻断这些免疫调节机制可能是肿瘤患者进行免疫治疗的理论基础。

MSI是结直肠癌的主要致癌途径之一，15%的散发性结直肠癌发生MSI，尤其重要的是MSI是遗传性非息肉病性结直肠癌（HNPCC），即林奇综合征的分子特征。MSI在遗传性和散发性结直肠癌中存在不同的发生机制。散发性结直肠癌MSI的发生主要是*MLH1*启动子区甲基化和（或）*BRAF*基因体细胞突变（V600E）造成的。林奇综合征中结直肠癌MSI的发生通常为MMR基因胚系致病性变异导致。MSI相关性结直肠癌多发于右侧结肠，其组织病理学特征为黏液性特征、肿瘤浸润淋巴细胞、分化差并呈髓样生长模式和克罗恩样淋巴细胞反应。林奇综合征患者的结直肠癌通常发生于年轻患者（50岁或以下），而MSI相关散发性结直肠癌多发生于老年女性患者。MSI-H结直肠癌在临床分期Ⅱ期的患者中更为常见，在转移性肿瘤中相对少见。MSI-H结直肠癌患者的预后通常优于MSS患者，氟尿嘧啶（5-FU）化疗对MSI-H结直肠癌患者没有益处，但MSI-H可作为结直肠癌患者伊立替康化疗反应的预测因子。体外研究结果提示结直肠癌细胞需要完整的MMR系统来诱导5-FU修饰的DNA，进而导致细胞凋亡。

胃癌患者6%存在MSI-H，其中大部分通过散发性突变获得该表型。林奇综合征相关胃癌的终身发病风险为6%～13%，因此进一步进行MMR基因变异检测对林奇综合征的确诊是必要的。林奇综合征相关胃癌超过90%的病例显示肠型组织学特征。对于MSI-H的晚期胃癌患者，当化疗无效时，抗PD-1抗体帕博利珠单抗可能对该患者有效。

十九、DNA损伤修复通路基因

DNA错配修复（MMR）通路（主要涉及*MLH1*、*MSH2*、*MSH6*、*PMS2*等基因）和同源重组修复（HHR）通路（主要涉及*ATM*、*BRCA1/2*、*FANCA*、*CHEK1*、*ATR*、*PALB2*等基因）是DNA损伤修复（DNA damage repair，DDR）最重要的2条通路，参与DNA损伤应答及修复过程。目前DDR相关基因研究最为成熟的是*BRCA1/2*基因，这是导致HBOC的关键基因，与卵巢癌、乳腺癌、前列腺癌、胰腺癌等发病风险密切，该部分内容在本章的第一节"遗传性肿瘤的分子筛查"部分已经详细阐述，这里不再赘述。

值得提出的是，携带*BRCA1/2*胚系或体细胞致病性变异的卵巢癌患者对铂化疗更敏感和预后更好，对多腺苷二磷酸核糖聚合酶[poly（ADP-ribose）polymerase，PARP]抑制剂[如奥拉帕利（olaparib）]治疗有更长的PFS和OS。2014年FDA加速批准奥拉帕利作为*BRCA1/2*相关遗传性卵巢癌单药治疗及复发性卵巢癌辅助化疗的三线以上药物；欧洲委员会则授权奥拉帕利作为单药治疗药物用于铂类敏感的伴有*BRCA1/2*相关高级别浆液性卵巢癌/输卵管癌和（或）对后续铂类为基础的化疗部分至完全敏感的原发性腹膜癌。筛检*BRCA1/2*突变的患者对于识别有进一步罹患癌症风险的患者和有风险的家庭成员及个人治疗决策都是非常重要的。不论是否有肿瘤家族史,所有侵袭性上皮性卵巢癌患者(不包括交界性癌和黏液性癌)均应进行 *BRCA1/2* 基因检测。检测应该与年龄无关。理想情况下,在诊断时即进行检测,在随访队列中也应对患者进行回顾性检测。卵巢癌中 *BRCA1/2* 及其所在 HHR 通路的基因体细胞和胚系的致病性变异,均被指南推荐使用,因此对未携带 *BRCA1/2* 胚系变异的患者应考虑进一步行肿瘤组织 *BRCA1/2* 基因及其他 DRR 基因检测。

除了可以作为 PARP 抑制剂治疗疗效的分子标志物,包括 *BRCA1/2* 在内的 DDR 通路基因变异还可能影响免疫治疗的效果。三项 II 期临床试验(NCT02553642、NCT01928394、NCT02108652)中的 78 例转移性尿路上皮癌患者接受抗 PD-1/PD-L1 方案治疗,其中 15 例携带 27 个 DDR 相关基因的有害突变,最常见的为 *ATM*(7 例)、*POLE*(3 例)、*BRCA2*(2 例)、*ERCC2*(2 例)、*FANCA*(2 例)、*MSH6*(2 例),研究认为 DDR 相关变异是转移性尿路上皮癌对抗 PD-1/PD-L1 方案有响应的独立因素。另两项 II 期临床试验(NCT02601014、NCT02787005)显示伊匹单抗/纳武利尤单抗、帕博利珠单抗对携带 DNA 修复相关基因(*BRCA1/2*、*ATM*、*MSH6*、*FANCM*、*FANCA*、*POLH*)变异的转移性难治性前列腺癌患者有效。另有研究发现在 38 例转移性黑色素瘤患者中,抗 PD-1 治疗在肿瘤突变负荷较高的患者中效果较好,而这些患者多数存在 *BRCA2* 基因变异。另外一系列案例显示,纳武利尤单抗在 *BRCA1/2* 基因变异的复发性卵巢癌、输卵管癌及原发性腹膜癌中是有效的治疗方案。

第五节　肿瘤的分子分型

基因芯片、二代测序等高通量检测技术逐渐从实验室进入了临床检验,展现出蓬勃的生机及广泛的应用前景。以上技术产生的肿瘤大数据在寻找、解决、预测目前尚待解决的肿瘤精准医疗领域的难题方面大有作为,已经形成一些重要的肿瘤分子分型方法。

一、胃癌的分子分型

癌症基因图谱(The Cancer Genome Atlas,TCGA)项目中一项关于胃癌分子分型的研究,将胃癌分为四种不同分子特征的亚型:①染色体不稳定(chromosomal instability,CIN)型,好发于食管胃结合部或贲门,其病理形态学多为 Lauren 分型中的肠型。其特征为以 *TP53* 基因突变多见、显著异倍体性、*RTK* 基因扩增等。在 CIN 型胃癌中,存在可靶向的 *RTK* 基因扩增,尤其多见 *EGFR* 基因扩增和 *VEGFA* 基因扩增。②MSI 型,好发于胃窦或幽门,多见于女性,初诊年龄偏大(中位年龄为 72 岁)。其主要特征为重复 DNA 序列长度变异和肿瘤突变负荷增加,以及 CpG 岛甲基代表型(CIMP)、*MLH1* 基因超甲基化等改变。在 MSI 型胃癌中,*BRAF* V600E 突变(常见于 MSI 型结直肠癌)少见,常见可靶向的 *PIK3CA*、*ERBB3*、*ERBB2* 和 *EGFR* 基因变异。③基因稳定(genomically stable,GS)型,好发于胃窦或幽门,初诊年龄偏小(中位年龄为 59 岁),其病理形态学多为 Lauren 分型中的弥漫型。其分子特征为 *CDH1*、*ARID1A*、*RHOA* 基因突变或 RHO 家族 GTP 酶活化蛋白基因融合现象(*CLDN18-ARHGAP* 融合)多见。④EBV 阳性型,好发于胃底或胃体,多见于男性，其主要分子特征为较高频率的 *PIK3CA*、*ARID1A* 和 *BCOR* 基因突变，DNA 超甲基化（如 *CDKN2A* 启动子超甲基化），EBV-CIMP，*JAK2* 基因扩增，以及 *CD274* 和 *PDCD1LG2* 基因扩增（常导致 PD-L1 和 PD-L2 过表达）。

二、结直肠癌的分子分型

已有的多项结直肠癌基因组与基因表达谱研究建立了多种不同的分子分型模型。结直肠癌主要的分子分型模型有以下三种。

（一）结直肠癌共识分子分型

一项基于 18 个不同的结直肠癌基因表达数据库的研究提出了结直肠癌共识分子分型（consensus molecular subtype，CMS），这是当前最被认可的结直肠癌分子分型之一。CMS 分型共有四个亚型：CMS1，常为高突变性肿瘤，具有较低体细胞拷贝数变化，表现为 MSI/CIMP、高频 *BRAF* 基因突变和肿瘤免疫细胞浸润；CMS2，是 MSS 肿瘤，存在 *EGFR* 基因扩增或 *TP53* 基因突变，以及伴随 WNT/MYC 信号通路高度激活；CMS3，表现为低 CIN，近 30% 的肿瘤高突变率，CIMP 较多，常见 *KRAS* 和 *PI3K* 基因突变，以及伴随 WNT/MYC 信号通路中度激活和多种代谢相关通路基因富集；CMS4，是一种 CIN 异质性肿瘤，常为进展期肿瘤（Ⅲ 和 Ⅳ 期），表现间质转化特征，伴有 TGF-β 细胞因子激活，以及血管增生、基质重构和炎症激活等。

（二）结直肠癌亚型

该分子分型系统根据结直肠癌的基因组信息、表观遗传信息和临床特征建立了三类结直肠癌亚型（colon cancer subtype，CCS）：CCS1（比例约为 49%），携带 *KRAS* 和 *TP53* 基因突变，具有高 CIN，伴有 WNT 信号通路激活。CCS2（比例约为 24%），MSI/CIMP 高度富集，肿瘤组织中存在大量炎症细胞浸润，常发生于右半结肠。CCS3（比例约为 27%），MSI 和 CIN 混合型肿瘤，*BRAF* 和 *PI3CA* 突变常见，其特征是发生上皮间质转化、基质重构和细胞迁移相关基因的过表达，TGF-β 介导的信号通路被激活。超过 50% 的患者两年内复发，预后较差。

（三）结直肠癌分子亚型

该分子分型系统基于一项包括 750 例 Ⅰ～Ⅳ 期结直肠癌患者的全基因组及表达谱的分析，鉴定出六类结直肠癌分子亚型（colon cancer molecular subtype，CCMS）：C1（比例约为 21%），特征为高 CIN，*KRAS* 和 *TP53* 基因高频突变，以及伴随免疫系统激活和上皮间质转化相关通路被抑制；C2（比例约为 19%），特征为 MSI 和 CIMP、*BRAF* 基因突变、细胞增殖通路相关基因频繁突变，以及伴随免疫系统激活和 WNT 信号通路被抑制；C3（比例约为 13%），特征是 MSS、*KRAS* 基因突变，以及伴随免疫系统激活和上皮间质转化相关通路的缺失现象；C4（比例约为 10%），通常同时出现 CIN 和 CIMP，以及存在 *KRAS*、*BRAF* 和 *TP53* 基因频繁突变；C5（比例约为 27%），有明显的 CIN，*KRAS* 和 *TP53* 基因频繁突变，以及伴随WNT通路被激活；C6（比例约为10%），表现为CIN，*KRAS*和*TP53*基因频繁突变，以及上皮间质转化相关基因和锯齿状瘤变通路激活相关基因表达。

三、前列腺癌的分子分型

一项TCGA研究分析了333个原发性前列腺癌样本中的体细胞突变、拷贝数改变、DNA甲基化状态和转录组特征，将74%以上的原发性前列腺癌分为7个分子亚型，这些基因变异主要包括ETS家族基因融合（*ERG*、*ETV1*、*ETV4*或*FL1*）及*SPOP*、*FOXA1*、*IDH1*基因突变。以下为具体的7个分子亚型。①*ERG*融合型：*TMPRSS2-ERG*基因融合是最常见的基因变异，占前列腺癌患者的40%～50%。②*ETV1*融合型。③*ETV4*融合型。④*FLI1*融合型。⑤*SPOP*突变型：*SPOP*突变是前列腺癌中最常见的基因突变。*SPOP*突变是错义杂合突变，在6%～15%的前列腺癌病例中发生。在所有错义突变中，F133最常见（约50%），其次是Y87、W131和F102、F125、K129、F104、K135和S119。⑥*FOXA1*突变型：*FOXA1*基因突变发生在4%的前列腺癌病例中，大多数突变是错义突变，且大多与ETS融合阳性和*SPOP*突变相互排斥。*FOXA1*突变在原发、转移和雄激素抵抗的前列腺癌中均有发现。⑦*IDH1*突变型：*IDH1*突变在急性髓系白血病和胶质瘤中很常见，但仅在约1%的原发性前列腺癌中发现*IDH1*突变。尽管罕见，但这些突变与前列腺癌的早期发病有关，并定义了一个新的前列腺癌分子亚型。*IDH1*突变是错义突变，主要发生R132，与其他类型癌症的热点位置一致。除了上述前列腺癌的7个分子亚型之外，目前仍有大约1/4的肿瘤的驱动性基因变异尚未清楚。同时，不同类型的前列腺癌的表观遗传学修饰也不同，2/3的*ERG*融合型肿瘤的DNA甲基化水平略升高，另外1/3则表现为明显的超甲基化状态。*SPOP*和*FOXA1*突变的前列腺癌表现出均匀的表观遗传学图谱，而*IDH1*突变肿瘤则表现出超甲基化水平。

四、子宫内膜癌的分子分型

一项TCGA研究分析了373例子宫内膜癌患者的基因组学、转录组学和蛋白质组学特征，将子宫内膜癌分为4个不同的分子亚型。①*POLE*超突变型（*POLE* ultra-mutated）：见于7%的子宫内膜癌，且均为MSS病例。其特征是有*POLE*热点突变，主要为*POLE* P286R或V411L突变，同时具有低体细胞拷贝数变化（SCNA），非常高的G：C＞T：A转位突变，*PTEN*、*PIK3R1*、*PIK3CA*、*FBXW7*、*KRAS*突变频率较高，该亚型患者的预后最好。②MSI型（高突变型）：特征是MSI和*MLH1*启动子高甲基化，高肿瘤突变负荷，MSI型子宫内膜癌通常具有较早的临床分期。在子宫内膜癌中，*MLH1*启动子的甲基化可导致MSI、高肿瘤突变负荷（较MSS肿瘤高出10倍左右）、低SCNA、*RPL22*移码缺失、*KRAS*和*PTEN*基因高突变率。③低拷贝数型：特征为低SCNA/MSS肿瘤，并表现出高频的*CTNNB1*突变（52%）。SCNA在肿瘤中广泛存在。④高拷贝数型：为高SCNA肿瘤，*TP53*基因高频突变（90%），*FBXW7*和*PPP2R1A*基因突变（约22%）。该亚型见于所有的浆液性癌和约1/4的内膜样癌。该亚型患者预后较其他亚型差。

第六节　肿瘤分子诊断的发展现状与前景展望

分子诊断在肿瘤风险预警、早期筛查、辅助诊断、疗效预测、肿瘤监测等的应用，使临床医生能够按照临床有效的方式对不同的肿瘤进行个体化预防、分型和治疗。然而，肿瘤分子诊断在临床应用中面临着诸多挑战。第一个挑战源于肿瘤的复杂性和异质性，主要表现在同一个体肿瘤内癌细胞的形态、核型、功能、生物学特性和对临床治疗的敏感性等均可不同，以及在不同发病时期的肿瘤细胞遗传学和表观遗传学可发生动态变化，可获得的肿瘤细胞是否有代表性和肿瘤细胞的含量直接影响分子诊断的有效性。如使用过低肿瘤含量的标本进行检测可能直接导致假阴性结果，使用不同肿瘤部位的标本进行检测可能检出不同的靶点。第二个挑战源于同一个分子靶点检测涉及不同技术方法的选择，不同技术方法的灵敏度和涉及的靶点序列不同可导致出现不一致的检测结果。例如，*HER2*基因扩增，可检测的方法包括免疫组化、FISH、定量PCR、高通量测序等，应用上述技术方法的结果存在差异。第三个挑战是低丰度变异的检测可能存在检测技术灵敏度不足的问题，随着疾病的进展可能发生新的可用药靶点或耐药靶点，且通常为低丰度变异，应用普通荧光定量PCR或一代测序方法可能不足以发现该类变异，造成漏检，如对*EGFR* T790M需使用数字PCR技术或高有效深度的二代测序技术进行检测。第四个挑战是目前基因大数据难以转化应用于我国肿瘤临床。主要原因是目前基因大数据的研究成果多数来源于欧美国家，肿瘤基因变异谱存在显著的东西方人群和种族差异，缺乏国人的肿瘤基因组数据库，分子分型缺乏明确的算法等。在肿瘤临床分子检测中，多种分子诊断技术应有效结合使用，尽可能采用肿瘤丰度高的标本进行检测。

大量的研究已经证明，肿瘤细胞的基因结构（或表达量）、染色体结构及微卫星稳定性等会随着肿瘤发生发展而不断变化。基因变异可以表现为突变、缺失、扩增、融合等。肿瘤的分子诊断是利用DNA、RNA等为基础依据，来诊断肿瘤细胞基因中所出现的表达异常、缺陷的过程和方法。利用分子诊断技术可以为临床提供恶性肿瘤患者基因的结构、表达水平及遗传信息，从而辅助判断肿瘤的发展情况，并协助临床制订个性化的治疗策略。

当前肿瘤患者的染色体异常、基因变异、微卫星稳定状态、肿瘤的突变负荷等信息均可以利用分子诊断技术进行识别和诊断。例如，可以采用荧光原位杂交检测技术分析患者的染色体状况与肿瘤相关基因的扩增、缺失及融合状况。利用核酸扩增技术检查患者恶性肿瘤细胞基因突变的状况等。高通量二代测序技术则为大规模筛选肿瘤相关基因的变异提供了强有力的平台。

分子诊断技术对于那些患有遗传性肿瘤的患者而言，其预测价值十分明显。对疑似患者进行早期诊断也能够及时发现可能存在的肿瘤细胞，为患者尽早进行治疗提供支持，对于预防和治愈初期的肿瘤具有重要意义。此外，利用分子诊断技术对肿瘤患者的基因变异进行检测，依据肿瘤患者的基因变异情况进行辅助诊断，从而预测患者是否可能向恶性肿瘤的趋势转变。分子诊断技术在肿瘤的治疗中为患者筛选有效的分子靶点，为患者的靶向治疗提供依据。综上所述，分子诊断技术在恶性肿瘤的风险评估、早期诊断、辅助诊断、分子分型、肿瘤生物学行为预测、预后评估、药物筛选、疗效监测等研究和临床应用方面表现出了巨大的优势。

第七节 案 例 分 析

患者，女，22岁，2021年无明显诱因出现便血伴头晕、乏力，2021年10月25日外院CT提示胃腔占位性病变。2021年11月5日外院全麻下行3D腹腔镜胃部分切除术，术后病理：远端胃符合胃肠道间质瘤（GIST），核分裂数＜5/50HPF，属于低危；免疫组化：CD34（＋）、CD117（＋）、Desmin（－）、DOG1（－）、SDHA（－）、SMA（－）、SDHB（－）、CALD（－），Ki-67约1%。分子检测 *KIT* 和 *PDGFA* 基因均未检测到任何突变。

门诊诊断：胃肠道间质瘤SDH缺陷型。

治疗意见：建议行肿瘤遗传学筛查，鉴定是否为 *SDHX* 突变或SDHC表观遗传学改变。

遗传性肿瘤易感基因高通量测序结果：*SDHA* 基因检测出可能致病变异c.1334C＞T（p.Ser445Leu，Het）。

突变解读：在受检者的 *SDHA* 基因中检测出错义突变c.1334C＞T（p.Ser445Leu，Het），该突变导致其所在基因编码蛋白第445位氨基酸由丝氨酸突变为亮氨酸。已发现该位点临床意义相关的文献报道，但其在千人基因组数据库中的频率为无记录。利用SIFT、Polyphen-2及Mutation Taster对其进行蛋白功能预测，预测结果均为有害。综上分析，该突变是一个可能致病突变。

建议：针对受检者，本次检测检出突变为可能致病突变，可能会导致Carney-Stratakis综合征相关肿瘤发生风险的增加，建议受检者联系医生，制订个性化的风险管理方案。

针对家属，建议受检者的亲属进行相关基因突变的验证，以便了解其相应肿瘤的发生风险。

第八节 规范报告格式与结果分析

规范的肿瘤分子诊断报告应包含患者姓名、性别、年龄、标本类型、病理号、诊疗卡号、送检时间、送检科室、送检医生、检测方法、检测局限性、病理质控结果、DNA质控评估、报告时间、检测者和报告者签名、联系方式等。尤其要重视病理质控和DNA质控的评估。

某院的 *EGFR* 基因突变PCR检测报告（图13-1）如下：

基因分子诊断报告单

检测编号：×××

姓　名：×××	性别：男　　年龄：59岁	医院：×××
住院号：×××	病理号：×××	科室：胸科门诊
临床诊断：无	送检日期：××××-××-××	医生：×××
检测方法：ARMS荧光定量PCR	检测仪器：ABI7500荧光定量PCR仪	标本类型：石蜡包埋组织

检测项目：*EGFR*基因第18～21号外显子突变ARMS检测

病理质控结果：石蜡包埋活检标本，HE染色，镜下为肺腺癌，肿瘤细胞含量85%，未富集肿瘤细胞。
（该病理质控结果，不作为正式的病理报告）

DNA质控评估：符合检测标准，浓度64.8ng/μL，A_{260}/A_{280}=2.00。

检测结果：*EGFR*基因为突变型。第19号外显子缺失突变。

检测*EGFR*外显子	检测结果	突变类型
19del	突变型	缺失突变
L858R	野生型	错义突变
T790M	野生型	错义突变
20ins	野生型	插入突变
G719X	野生型	错义突变
S768I	野生型	错义突变
L861Q	野生型	错义突变

检测结果诠释：
　　本检测覆盖*EGFR*基因第18、19、21号外显子17种EGFR-TKI敏感突变，第20号外显子包括T790M、插入突变等4种耐药突变，可对突变体DNA含量＞1%的样本实现稳定检测。检测结果详细临床意义请咨询接诊临床医生。

检测技术员：×××　　　　　　报告医生：×××　　　　　　报告日期：××××-××-××

咨询电话：×××
地　址：×××
备　注：×××

图13-1　*EGFR*基因突变PCR检测报告

某院的*HER2*基因扩增FISH检测报告（图13-2）如下：

基因分子诊断报告单

检测编号：×××

姓　　名：×××	性别：女　　　年龄：59岁	医院：×××
住　院　号：×××	病理号：×××	科室：乳腺门诊
临床诊断：右乳浸润性癌	送检日期：××××-××-××	医生：×××
检测方法：荧光原位杂交法	标本类型：石蜡包埋组织	备注：无

检测项目：*HER2*基因扩增检测（FISH法）

FISH 检测结果：*HER2*基因扩增阳性

　　　　　　　　计数浸润性癌细胞20个

　　　　　　　　平均*HER2*基因拷贝数/细胞为簇状

　　　　　　　　平均CEP17拷贝数/细胞为2.4

　　　　　　　　HER2/CEP17比值为无法计算

病理质控结果：石蜡包埋手术标本，HE染色，镜下为浸润性癌。

（该病理质控结果，不作为正式的病理报告）

检测结果附图：

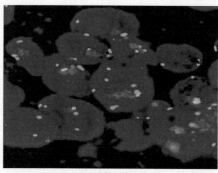 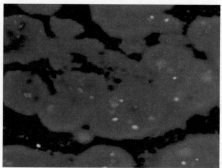

　　　　阳性对照　　　　　　　　　　　　　　　　　检测样本

试剂厂家：×××

探针类型：*HER2*基因特异位点探针（红）/chr17着丝粒探针（绿）

检测者：×××　　　　　　　　报告者：×××　　　　　　　　报告日期：××××-××-××

参考判读标准：《乳腺癌HER2检测指南（2019版）》

咨询电话：×××
地址：×××
备注：×××

图13-2　*HER2*基因扩增FISH检测报告

某院的MSI检测报告（图13-3）如下：

基因分子诊断报告单

检测编号：×××

姓　　名：×××	性别：女　　年龄：　65岁	医院：×××
住　院　号：×××	病理号：×××	科室：结直肠门诊
临床诊断：结肠息肉	送检日期：××××-××-××	医生：×××
检测方法：荧光PCR毛细管电泳	检测仪器：ABI 3500XL遗传分析仪	标本类型：石蜡包埋组织

检测项目：微卫星不稳定性（MSI）检测。

病理质控结果：石蜡包埋手术标本，HE染色，镜下为肠腺癌，肿瘤细胞含量80%，未富集肿瘤细胞。

DNA质量评估：符合检测标准，肿瘤标本浓度195.9μg/mL，A_{260}/A_{280}=1.87
正常标本浓度365.2μg/mL，A_{260}/A_{280}=1.84

检测结果：D5S346、BAT25、BAT26位点出现阳性标记，D17S250、D2S123位点无阳性标记，判断为微卫星高度不稳定（MSI-H）。

检测说明：
采用贝塞斯达工作组推荐的5个微卫星位点，包括*APC*基因的D5S346位点、*hMSH2*基因的BAT26位点、*BRCA1*基因的D17S250位点、*CKIT*基因的BAT25位点、*hMSH2*基因的D2S123位点。通过肿瘤样本与对照样本比较，当5个位点均一致时为微卫星稳定，当1个位点不一致时为微卫星低度不稳定，当2个或2个以上位点不一致时为微卫星高度不稳定。详细临床意义请咨询接诊临床医生。

检测技术员：×××　　　　　　报告医生：×××　　　　　　　报告日期：××××-××-××

咨询电话：×××
地址：×××
备注：×××

图13-3　MSI检测报告

某院的遗传性肿瘤筛查高通量测序报告（图13-4）如下：

遗传性肿瘤易感基因检测报告

受检者信息			
姓名：×××	性别：女	年龄：51岁	检测编号：×××
样本类型：全血DNA	样本编号：×××	检测方法：目标区域捕获加二代测序	
检测仪器：MGISEQ-2000	送检医生：×××	送检科室/单位：胃外三区	
临床诊断：胃腺癌			
检测内容：遗传性肿瘤易感基因检测（基因列表详见附录2）			

检测结果

*CDH1*基因检测出已知致病变异c.1137G>A(p.Thr379Thr, Het)

详情见下表：

基因	转录本	基因亚区	核苷酸改变	氨基酸改变	纯合或杂合	功能改变	变异类型
CDH1	NM_004360.4	CDS8	c.1137G>A	p.Thr379Thr	杂合	同义突变	已知致病变异

相关基因外显子区及其邻近±20bp内含子区非同义变异位点见相关附录。

结果诠释

在受检者的*CDH1*基因中检测出一个同义突变c.1137G>A(p.Thr379Thr, Het)。已发现该位点临床意义相关的文献报道，但其在千人基因组数据库中的频率为无记录。综上分析，该突变是一个已知致病突变。

备注：以上解读基于目前对遗传性肿瘤相关致病基因的研究。疾病简介、检测方法及局限性、参考文献和非同义变异位点见附录。

建议

针对受检者： 本次检测检出突变为致病突变，可能会导致相关肿瘤发生风险的增加，建议受检者联系医生，制订个性化的风险管理方案。

针对家属： 建议受检者的亲属进行相关基因突变的验证，以便了解其相应肿瘤的发生风险。

注释：
*本报告结果只对送检样本负责，如有疑义，请在收到结果后的7个工作日内与我们联系。
*以上结论均为实验室检测数据，仅用于突变检测之目的，不代表最终诊断结果，仅供临床参考。
*数据解读规则参考美国医学遗传学与基因组学学会（American College of Medical Genetics and Genomics, ACMG）相关指南（见附录-参考文献）。
*变异命名参照HGVS建议的规则（http://varnomen.hgvs.org/）。

实验操作者：×××　　　　　　　　　　　　　　　　报告医生：×××
数据分析者：×××　　　　　　　　　　　　　　　　报告日期：××××-××-××

图13-4　遗传性肿瘤筛查高通量测序报告

第十四章

药物相关基因的分子诊断

安全和有效是临床药物治疗的基本要求。据报道，服药过程中会发生多种不良反应，国家药品监督管理局仅2021年就网络监测到多达196.2万件不良反应事件。世界卫生组织研究数据表明，约有50%慢性疾病治疗费用为无效支出。从药物基因入手，了解基因与药物副作用及基因与药效之间的关系，是药物安全和有效的关键策略。

第一节 药物相关基因概述

药物治疗过程中的个体差异是备受关注的临床问题。本节将介绍药物相关基因分子诊断的萌芽及其发展历程。

一、个体化用药

个体化用药，是指以每个患者的基因信息为基础制订治疗方案，从基因组成或表达变化的差异来把握治疗效果或毒副作用等个体化应答，对每个患者使用最适宜的药物进行治疗。

医保费用不足是困扰各国政府医疗支出的重要难题。由于个体差异导致药物有效性参差不齐，更是徒增医疗资源耗费。而个体化诊疗能有效减少患者过度治疗，达到节省国家医保费用的目的。

二、基因多态性和个体化用药的应用现状

2015年"精准医学"计划开展以来，大群体的基因组测序，为精准医疗的临床实践提供了科学依据，个体化用药是其中的重要组成部分。随后，越来越多的药物相关基因、信号通路及临床注释等被解析。截至2022年，药物基因组学PharmGKB网站上已有189种相关药物基因临床用药建议指南、867个相关药物标签注释、5007种相关基因临床注释。

根据药物基因组生物标志物检测指导个体化用药主要包括两种类型：一是根据个体的遗传信息调整用药剂量，增加药物疗效，减少药物不良反应；二是根据个体的遗传信息确定用药的种类，避免应用针对特定基因型个体无效或可能产生严重药物不良反应的药物。药物剂量的调整往往需根据随机对照临床研究的结果；对目前缺乏随机对照临床研究的遗传变异，可依据基因型对药物药代动力学曲线下面积影响的大小估算用药剂量；当一个药

物的反应性受多个基因或基因与环境因素间相互作用影响时，可根据国际国内大规模临床试验推导出的和纳入了个体基因型及其他因素的用药剂量计算公式确定用药剂量。

目前，个体化药物相关基因的分子诊断已受到医生、患者和政府机构的广泛认可，并在国内公立医院与第三方检测机构广泛应用，各地临床检测中心也制定了相应的质量控制与规范指南。个体化用药将成为全球医学实践和公共卫生的组成部分。虽然在临床实验室实际运行中还有诸多障碍需要克服，如针对不同药物选择何种方法、何种设备，以及成本效益、准确性、重复性、人员培训、医疗保险报销和被检测者隐私等问题。未来，结合基于蛋白质组、代谢组和人体微生物组等多种检测，或将进一步改善个体化用药诊断，并对其在公立或私立研究机构、医院、诊所和制药公司中的应用技术提出更多挑战。

第二节　常见药物相关基因的分子诊断

PharmGKB注释了由临床药物遗传学实施联盟（Clinical Pharmacogenetics Implementation Consortium，CPIC）、荷兰药物遗传学工作组（Dutch Pharmacogenetics Working Group，DPWG）、加拿大药物安全药物基因组学网络（Canadian Pharmacogenomics Network for Drug Safety，CPNDS）和其他专业协会发布的基于药物基因组学（pharmacogenomics，PGx）的药物剂量指南。以下将介绍涉及各临床科室的代表性药物相关基因及基因检测策略。

一、药物代谢相关基因

（一）细胞色素 P450 酶

1. 细胞色素 P450 酶概述　细胞色素 P450（cytochrome P450，CYP）酶在20世纪60年代初被发现，是存在于动植物、微生物和人体中的完整膜保守蛋白的超家族，参与药物合成、类固醇和致癌物代谢等许多重要反应。

CYP超家族包括代表400多个基因家族的13 000多个基因。其同一家族中的氨基酸序列呈现40%的相似性，而给定亚家族中的氨基酸序列具有55%以上的相似性。CYP命名法主要是基于氨基酸序列的同一性。CYP命名委员会已为目前公认的CYP酶系统建立了命名法，其精确命名按CYP（细胞色素的正式缩写）、家族（数字）、亚家族（字母）和同工型（数字）顺序书写。因此，CYP1A1指的是CYP家族1亚家族A中的蛋白质1。57种人类CYP酶如表14-1所示。

表14-1　57种人类细胞色素 P450 酶

CYP家族	亚型
1	1A1、1A2、1B1
2	2A6、2A7、2A13、2B6、2C8、2C9、2C18、2C19、2D6、2E1、2F1、2J2、2R1、2S1、2U1、2W1
3	3A4、3A5、3A7、3A43

CYP家族	亚型
4	4A11、4A22、4B1、4F2、4F3、4F8、4F11、4F12、4F22、4V2、4X1、4Z1
5	5A1
7	7A1、7B1
8	8A1、8B1
11	11A1、11B1、11B2
17	17A1
19	19A1
20	20A1
21	21A1
24	24A1
26	26A1、26B1、26C1
27	27A1、27B1、27C1
39	39A1
46	46A1
51	51A1

其中7种CYP酶:CYP1A2、CYP2A6、CYP2C9、CYP2C19、CYP2D6、CYP2E1、CYP3A4代谢了人体内超过98%的药物,不同CYP酶与相应药物底物的关系见表14-2。

表14-2 不同细胞色素P450酶与药物底物的关系

CYP酶	药物底物
CYP1A2	茶碱、普萘洛尔、维拉帕米、R-华法林等
CYP2A6	丙戊酸钠、尼古丁、异环磷酰胺、香豆素
CYP2C9	胺碘酮、氯沙坦、厄贝沙坦、氟伐他汀、S-华法林等
CYP2C19	普萘洛尔、瑞舒伐他汀、华法林、奥美拉唑、泮托拉唑等
CYP2D6	普罗帕酮、美西律、尼莫地平、美托洛尔、比索洛尔等
CYP2E1	对乙酰氨基酚、安氟醚、异氟烷、三氟溴氯乙烷
CYP3A4	环孢素、伊曲康唑、西沙必利、三唑仑、他克莫司等

2. 细胞色素P450酶的遗传多态性 是个体之间药物代谢差异的主要原因,等位基因变异决定了相应酶的功效差异,使患者的药物反应发生变化,影响药物代谢能力和药物毒性,并可能加速临床不良后果和影响药物治疗。此外,CYP多态性还与癌症、2型糖尿病和动脉粥样硬化等疾病的易感性有关。

在57种人类CYP中,CYP2家族中CYP2C19、CYP2D6和CYP2C9的遗传多态性最高,负责40%的药物代谢。CYP2C家族占人类肝脏CYP总含量的18%～30%,负责将近20%常用药物的代谢。在CYP等位基因网站上已经发表超过350种功能多态性CYP,其中CYP2D6(含63个等位基因)、CYP2B6(含28个等位基因)、CYP1B1(含26个等位基因)和CYP2A6(含22个等位基因)的变异等位基因数量排名前四。

　　*CYP*遗传多态性的研究对于鉴定与*CYP*相关疾病的基因型变化和开发个体化药物疗法至关重要。不同变异等位基因型的表型从无功能到功能增强，因此可以从基因型推断表型。为了描述等位基因的功能和表型并使术语标准化，临床药理遗传学实施联盟和荷兰药物遗传学工作组均提供了基于"基因-药物对"的基因型给药指南。

　　3. *CYP2C19* 　具有多个遗传多态性SNP，最常见的是*CYP2C19**2和*CYP2C19**3。*CYP2C19**2会导致所转录蛋白的剪切突变失活，而*CYP2C19**3能构成一个终止子，破坏所转录蛋白的活性。大量证据证实，不同人种对CYP2C19底物的代谢能力有很大差异，2%～5%高加索人是弱代谢者，而亚洲人中则有13%～23%是弱代谢者。这是由亚洲人口中*CYP2C19**2和*CYP2C19**3等位基因的高频率造成的。据统计，*CYP2C19**2和*CYP2C19**3两个突变位点能解释几乎100%的东亚人和85%的高加索人种的相关弱代谢遗传缺陷，而其他两种等位基因*CYP2C19**4和*CYP2C19**5主要在高加索人种中分布。*CYP2C19*影响的常见药物如下：

　　（1）氯吡格雷（clopidogrel）

　　1）药物介绍：氯吡格雷是一种口服抗血小板药，可抑制血液中凝块生成，是冠心病和脑卒中的重要治疗药物。氯吡格雷必须通过肝CYP酶代谢为活性代谢物。氯吡格雷向其活性代谢物的转化需要两个连续的氧化步骤。肝CYP酶（CYP1A2、CYP2B6、CYP2C9、CYP2C19和CYP3A4/5）都是参与氯吡格雷代谢的酶；在竞争性代谢反应中，约有85%的药物被羧酸酯酶1（CES1）水解为无活性的羧酸衍生物。ATP结合盒转运体B1（ABCB1）参与了肠道吸收，PharmGKB网站可以查询氯吡格雷的代谢通路示意图（https://www.pharmgkb.org/pathway/PA154424674）。

　　2）药物基因组学：*CYP2C19*基因多态性与氯吡格雷的代谢反应增加或减少有关。在用氯吡格雷治疗的患者中，*CYP2C19**2（rs4244285）与活性代谢物的较低暴露量显著相关。此外，该多态性与对氯吡格雷的血小板反应性降低和氯吡格雷患者的心血管事件发生率升高有关。携带任何两个*CYP2C19*功能丧失等位基因的患者[*2（rs4244285）、*3（rs4986893）、*4（rs28399504）和*5（rs56337013）]心血管事件发生率均高于没有这些等位基因的患者。另外，*CYP2C19**17变体与CYP2C19活性的增加有关，目前认为*CYP2C19**17携带者状态与对氯吡格雷的反应增强和出血风险增加显著相关。表14-3列出了DPWG氯吡格雷临床用药指南建议。

表14-3　DPWG氯吡格雷临床用药指南建议

基因型	描述	建议
CYP2C19 PM	慢代谢型，携带任何2个*CYP2C19*功能丧失等位基因的患者（*2、*3、*4和*5）	避免使用氯吡格雷
CYP2C19 IM	中间代谢型，携带任何1个*CYP2C19*功能丧失等位基因的患者（*2、*3、*4和*5）	选择其他替代药物或将剂量增加一倍至150mg/d（负荷剂量为600mg）
CYP2C19 UM	超快代谢型，携带2个*CYP2C19**17	无建议

　　注：PM，慢代谢型；IM，中间代谢型；UM，超快代谢型。

（2）奥美拉唑（omeprazole）

1）药物介绍：奥美拉唑是一种前体药，可通过胃中的酸性环境活化，并抑制质子泵，起到抑制胃酸分泌的作用，是临床重要的抑酸药物。

2）药物基因组学：奥美拉唑主要通过介导CYP2C19和CYP3A4代谢发挥作用。*CYP2C19*多态性影响奥美拉唑血药浓度。与CYP2C19野生型相比，CYP2C19弱代谢者变异体的个体具有更高的奥美拉唑血药浓度。同时，当用包括奥美拉唑的三联疗法治疗时，对CYP2C19弱代谢者变异体的个体而言，根除幽门螺杆菌比CYP2C19野生型的患者更有效。CYP2C19的超快速代谢型*CYP2C19**17可能导致奥美拉唑血浆浓度降低，因此导致药物有效性降低。其他质子泵抑制剂（兰索拉唑、泮托拉唑和埃索美拉唑）也可能受*CYP2C19*多态性影响。PharmGKB网站可以查询到奥美拉唑肝脏代谢过程示意图（https：//www.pharmgkb.org/pathway/PA152530846）。表14-4列出了DPWG奥美拉唑临床用药指南建议。

表14-4 DPWG奥美拉唑临床用药指南建议

基因型	描述	建议
CYP2C19 PM	慢代谢型，携带任何2个*CYP2C19*功能丧失等位基因的患者（*2、*3、*4和*5）	无建议
CYP2C19 IM	中间代谢型，携带任何1个*CYP2C19*功能丧失等位基因的患者（*2、*3、*4和*5）	无建议
CYP2C19 UM	超快代谢型，携带2个*CYP2C19**17	对于幽门螺杆菌的根除治疗：①使用高3倍的剂量。②如果消化不良症状持续，建议患者与医生联系 其他：①警惕有效性降低。②如有必要，使用高3倍的剂量。③建议患者报告持续的消化不良症状

（3）伏立康唑（voriconazole）

1）药物介绍：伏立康唑是一种三唑类广谱抗真菌药物，能抑制麦角固醇的生物合成，对念珠菌、曲霉等真菌有杀菌作用，是治疗严重曲霉菌感染的一线药物。

2）药物基因组学：伏立康唑在人体内主要经由CYP2C19酶代谢，PharmGKB网站可以查询到伏立康唑在肝脏中的代谢通路示意图（https://www.pharmgkb.org/pathway/PA166160640）。由于*CYP2C19*基因具有多态性，其编码的酶活性发生改变，会导致不同基因型的人群对伏立康唑的代谢存在个体差异。若携带*CYP2C19*功能缺失等位基因，则伏立康唑代谢后排出体外的能力差，会导致药物在体内积累，从而可能增加不良反应发生风险。服用伏立康唑后的副作用如视觉反应异常、肝功能障碍等已经被陆续报道。在伏立康唑（威凡）说明书上明确标示，CYP2C19慢代谢者的伏立康唑暴露量为快代谢者的4倍，中间代谢者的暴露量为快代谢者的2倍。可见，CYP2C19中间代谢和慢代谢者血药浓度显著增加。因此，掌握患者CYP2C19的基因型，对于指导合理使用伏立康唑具有重要意义。表14-5列出了DPWG有关伏立康唑的应用指南建议。

表14-5　DPWG伏立康唑应用指南建议

基因型	描述	建议
CYP2C19 PM	慢代谢型，携带任何2个*CYP2C19*功能丧失等位基因的患者（*2、*3、*4和*5）	减少至50%的标准剂量并监测血药浓度
CYP2C19 IM	中间代谢型，携带任何1个*CYP2C19*功能丧失等位基因的患者（*2、*3、*4和*5）	监测血药浓度
CYP2C19 UM	超快代谢型，携带2个*CYP2C19**17	使用1.5倍的初始剂量并监测血药浓度

4. *CYP2D6*　是CYP家族中非常重要的药物代谢酶之一，仅占肝脏酶总量的2%～9%，却参与20%～30%临床上常见药物的代谢，包括抗抑郁药、抗心律失常药、抗精神病药、镇痛药、癌症治疗药物等。*CYP2D6*是最先被发现具有遗传多态性的药物基因组学基因，其遗传多态性可引起酶活性和数量的差异，从而导致药物代谢的个体差异。根据药物代谢能力的不同，人群中的CYP2D6代谢表现可分为超快代谢型（UM）、快代谢型（EM）、中间代谢型（IM）和慢代谢型（PM）。表14-6列出了*CYP2D6*的遗传多态性与CYP2D6酶活性情况。

表14-6　*CYP2D6*的遗传多态性与CYP2D6酶活性

类型	*CYP2D6*遗传多态性
活性正常	*1
活性增强	*2A、*33、*35
活性减少	*2B、*2C、*9、*10、*17、*29、*36、*41
无活性	*3～*8、*11～*16、*19～*21、*38、*40、*42

常见影响药物如下：

（1）美托洛尔（metoprolol）

1）药物介绍：美托洛尔是一种选择性β₁受体阻滞剂，其对心脏β₁受体产生作用，是治疗高血压、冠心病、慢性心力衰竭和心律失常的常用药物之一。

2）药物基因组学：美托洛尔是一种*CYP2D6*的作用底物。给药剂量的10%的美托洛尔完全由CYP2D6进行羟基化作用代谢为α-羟基美托洛尔，而65%的美托洛尔则由CYP2D6脱甲基作用和其他酶的催化代谢为*O*-去甲基美托洛尔。*CYP2D6*基因的多态性是决定美托洛尔药代动力学的重要因素。抑制CYP2D6的药物可影响美托洛尔的血浆浓度（如奎尼丁、特比萘芬、帕罗西汀、氟西汀、舍曲林、塞来昔布、普罗帕酮和苯海拉明）。PharmGKB网站可以查询到美托洛尔的代谢通路示意图（https：//www.pharmgkb.org/pathway/PA166179273）。表14-7列出了DPWG美托洛尔临床用药指南建议。

（2）抗抑郁药物（antidepressant）

1）药物介绍：抗抑郁药是抑郁症最广泛使用的治疗药物之一，其适用于特征性抑郁发作的治疗和在特征明确的抑郁症框架内的复发预防。某些抗抑郁药也适用于焦虑症。重度抑郁是全球残疾的第二大主要原因，在一般人群中，特征性单极抑郁症的终身患病率约为16.2%，这类疾病构成了重大的公共卫生挑战。根据抗抑郁药的作用机制，分为五类：

①选择性5-羟色胺再摄取抑制剂（SSRI）；②选择性5-羟色胺-去甲肾上腺素再摄取抑制剂（SNRI）；③三环类；④单胺氧化酶抑制剂（MOAI）；⑤其他抗抑郁药。

表14-7　DPWG美托洛尔临床用药指南建议

基因型	描述	建议
CYP2D6 UM	基因变异增加了美托洛尔向无活性代谢物的转化。这会增加剂量需求。但是，目标剂量为200mg/d时，对血压没有影响，对降低心率几乎没有影响（≥2个活性增强或>2个活性正常）	（1）将相应适应证的最大剂量作为目标剂量（2）如果效果仍然不达标：根据有效性和副作用将剂量增加至标准剂量的2.5倍或选择其他药物。可能的选择包括：①心力衰竭，比索洛尔或卡维地洛（比索洛尔优点为不被CYP2D6代谢；缺点为肾脏代谢。卡维地洛优点为不经肾脏代谢；缺点为仍有部分被CYP2D6代谢）。②其他适应证，阿替洛尔或比索洛尔（两者均不经CYP2D6代谢）
CYP2D6 IM	基因变异减少了美托洛尔向无活性代谢物的转化。但是，临床后果主要限于无症状心动过缓的发生（1个活性正常+1个无活性）或（2个活性减弱）	如果需要降低心率：以较小幅度增加剂量，不超过标准剂量的50%　其他情况：无须采取任何措施
CYP2D6 PM	基因变异减少了美托洛尔向无活性代谢物的转化。但是，临床后果主要限于无症状心动过缓的发生（1个活性减弱+1个无活性或所有等位基因无活性）	如果需要降低心率：以较小幅度增加剂量，不超过标准剂量的25%　其他情况：无须采取任何措施

2）药物基因组学：几乎所有抗抑郁药都会代谢为活性或非活性代谢物。与抗胆碱能活性、心脏毒性或中枢神经系统毒性有关的不良反应已有多年的报道。研究表明，出现严重抑郁发作的患者在服用抗抑郁药物后，有20%～30%的患者没有反应或症状没有缓解。而且，在这些患者中经常发生严重的不良反应，需要停药和（或）替代治疗。这种医源性风险还会影响患者对治疗的依从性，从而显著减少治疗成功的机会。

临床反应的个体差异（就治疗效果或不良反应而言）是常规临床实践中的主要问题之一，可以用环境因素（药物相互作用、饮食、吸烟等）、患者病理生理因素及遗传因素来解释。绝大多数抗抑郁药通过CYP450途径在肝脏中代谢，特别是两种重要的细胞色素酶CYP2D6和CYP2C19。编码这两种酶的基因具有许多遗传多态性，对其活性产生一定程度的影响。表14-8列出了不同抗抑郁药物的主要CYP代谢通路情况。

表14-8　抗抑郁药物的主要CYP代谢通路

	CYP1A2	CYP2B6	CYP2C9	CYP2C19	CYP2D6	CYP3A4/5
三环类						
阿米替林	+		+	++	++	+
氯米帕明	+		+	+	++	++
丙米嗪	+			+	++	++
马普替林					++	
曲米帕明			+	+	++	
地昔帕明					++	
多塞平					++	
去甲替林	+		+	+	++	+

续表

	CYP1A2	CYP2B6	CYP2C9	CYP2C19	CYP2D6	CYP3A4/5
MOAI类						
吗氯贝胺				++		
SSRI类						
西酞普兰			++	++	+	+
氟西汀				+	++	+
氟伏沙明	+				++	
帕罗西汀			+		++	
舍曲林		++		+	+	+
依他普仑				++		
SNRI类						
度洛西汀	++				++	
文拉法辛				+	++	
阿戈美拉汀	++		+	+		
阿托西汀					++	
其他						
安非他酮		+		++		
米氮平	+				++	++
米安色林	++				++	+

注：++，主要通路；+，次要通路。

法国国家药物遗传学网络（French National Network of Pharmacogenetics，RNPGx），建议在开始抗抑郁药治疗之前对 *CYP2D6* 和 *CYP2C19* 进行基因分型，特别是在具有高毒性风险的患者中。由于可能发生的不良反应风险，对于酶功能完全缺乏的患者应避免使用通过此途径代谢的抗抑郁药。对于部分缺乏的患者，建议将剂量减少至标准剂量的25%～50%。对 *CYP2D6* 和 *CYP2C19* 进行基因分型检测可优化治疗并减少不良反应，但目前还缺乏可预测抗抑郁药有无反应的生物标志物。表14-9列出了RNPGx对三环类药物的临床应用指南建议。

表14-9　RNPGx三环类药物临床应用指南建议

基因型	描述	建议
CYP2D6 UM	代谢加快降低血药浓度，导致治疗失败 2个（*3～*8、*11～*16、*19～*21、*38、*40、*42） 或活动减少的情况下（*9、*10、*17、*29、*36、*41）等位基因	（1）考虑到治疗失败的风险，避免使用三环类抗抑郁药，首选非CYP2D6代谢的抗抑郁药 （2）如果需要使用三环类抗抑郁药，建议在治疗开始时增加剂量，并根据后续血药浓度调整剂量
CYP2D6 IM	代谢部分下降使血药浓度升高，可能导致不良反应 患者携带两个（*9、*10、*17、*29、*36、*41）等位基因，或携带一个（*1、*2、*33、*35）和一个（*3～*8、*11～*16、*19～*21、*38、*40、*42）等位基因，或携带一个（*9、*10、*17、*29、*36、*41）基因和一个（*3～*8、*11～*16、*19～*21、*38、*40、*42）基因	治疗开始时降低50%剂量，后续监测血药浓度适应剂量

基因型	描述	建议
CYP2D6 PM	代谢速度大幅降低，血药浓度升高，出现不良反应的可能性更高 患者携带两个（*3～*8、*11～*16、*19～*21、*38、*40和*42）等位基因	（1）避免使用三环类抗抑郁药，因为存在耐受性差的风险，建议使用非CYP2D6代谢的抗抑郁药 （2）如果继续使用三环类抗抑郁药，建议在治疗开始时减少剂量；根据后续血药浓度调整剂量
CYP2C19 UM	携带2个CYP2C19*17	（1）首选不被CYP2C19代谢的抗抑郁药 （2）如果继续使用三环类抗抑郁药，建议在治疗开始时增加剂量；根据后续血药浓度调整剂量
CYP2C19 IM	携带任何1个CYP2C19功能丧失等位基因的患者（*2、*3、*4和*5）	常规剂量
CYP2C19 PM	携带任何2个CYP2C19功能丧失等位基因的患者（*2、*3、*4和*5）	治疗开始时降低50%剂量，后续监测血药浓度适应剂量

（3）曲马多（tramadol）

1）药物介绍：曲马多为合成的可待因类似物，与阿片受体有很弱的亲和力，为临床常用的镇痛药物。通过抑制神经元突触对去甲肾上腺素的再摄取，并增加神经元外5-羟色胺浓度，影响痛觉传递而产生镇痛作用，作用强度为吗啡的1/10～1/8。

2）药物基因组学：曲马多口服后可迅速而几乎完全被吸收（＞90%），在肝脏中主要通过CYP酶系统代谢，包括2种途径：O-去甲基和N-去甲基。其中O-去甲基主要通过CYP2D6酶代谢，转化为O-去甲基曲马多（M1），后者是曲马多的主要活性代谢产物，具有与母体相似的药理学作用，对μ受体的亲和力约为曲马多的200倍。所以，CYP2D6的活性与曲马多的药代动力学和药效学均密切相关。CYP2D6*3、*4、*5、*6和*10等位基因缺陷导致曲马多镇痛效能减弱，这也是曲马多术后镇痛存在个体差异的主要原因之一。对CYP2D6基因多态性检测不仅可以更加合理地解释药效与不良反应的个体差异性，更重要的是在用药前就可以根据患者的遗传特征选择合适的剂量和时机，达到真正的个体化用药，以确保患者的用药安全。PharmGKB网站可以查询到曲马多的代谢通路示意图（https：//www.pharmgkb.org/pathway/PA165946349）。表14-10列出了DPWG有关曲马多的临床用药指南建议。

表14-10　DPWG曲马多临床用药指南建议

基因型	描述	建议
CYP2D6 UM	遗传变异使曲马多活性代谢物转化增强（≥2个活性增强或＞2个活性正常）	无法确定曲马多剂量减少的效果： （1）选择一个替代药物：不可选择可待因、吗啡（不被CYP2D6代谢）、羟考酮（部分被CYP2D6代谢）（但多态性不导致患者副作用差异） （2）如果无法替代，则使用标准剂量的40%。注意患者副作用（如嗜睡、精神错乱、便秘、恶心和呕吐、呼吸抑制或尿潴留）
CYP2D6 IM	遗传变异减少了曲马多向具有较高活性的代谢物的转化。可能导致镇痛减少（1个活性正常+1个无活性）或（2个活性减弱）	无法确定曲马多剂量减少的效果： （1）警惕曲马多效果的降低 （2）在镇痛效果不足的情况下：尝试增加剂量；如果这不起作用：不可选择可待因、吗啡（不被CYP2D6代谢）、羟考酮（部分被CYP2D6代谢）（但多态性不导致患者副作用差异）。 （3）如果没有其他药物选择：注意患者镇痛作用不足

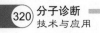

续表

基因型	描述	建议
CYP2D6 PM	遗传变异减少了曲马多向具有较高活性的代谢物的转化。可能导致镇痛减少（1个活性减弱+1个无活性 或所有等位基因无活性）	无法确定曲马多剂量减少的效果： （1）警惕曲马多效果的降低 （2）在镇痛效果不足的情况下，尝试增加剂量；如果这不起作用，不可选择可待因、吗啡（不被CYP2D6代谢）、羟考酮（部分被CYP2D6代谢）（但多态性不导致患者副作用差异） （3）如果没有其他药物选择：注意患者镇痛作用不足

（4）他莫昔芬（tamoxifen，TAM）

1）药物介绍：他莫昔芬是一种选择性雌激素受体调节剂（SERM），已经在乳腺癌中研究和应用了40多年。雌激素受体（ER）阳性乳腺癌占所有乳腺癌的60%～70%，这部分患者采取内分泌辅助治疗，他莫昔芬（应用5年）或导致雌激素下调的芳香酶抑制剂（AI），这类药物依然是乳腺癌治疗的主要药物。

2）药物基因组学：他莫昔芬通过与雌激素竞争结合雌激素受体，从而抑制乳腺癌细胞的增殖。他莫昔芬经CYP3A4/5代谢产生的N-去甲基他莫昔芬是主要的代谢产物，约占他莫昔芬初级代谢产物的90%；经CYP2D6代谢产生的4-羟基他莫昔芬仅占初级代谢产物的10%。N-去甲基他莫昔芬经CYP2D6代谢产生吲哚昔芬，此途径为他莫昔芬代谢的主要途径。吲哚昔芬和4-羟基他莫昔芬与雌激素受体的亲和力比他莫昔芬和N-去甲基他莫昔芬的亲和力提高100倍。两者抗雌激素作用相当，是他莫昔芬和N-去甲基他莫昔芬的30～100倍。吲哚昔芬的血浆浓度是4-羟基他莫昔芬的5～10倍，提示在药理方面吲哚昔芬的作用更重要，因此被认为是他莫昔芬最主要的活性代谢产物。

CYP450的同工酶CYP2D6是N-去甲基他莫昔芬代谢为吲哚昔芬的关键酶。CYP2D6活性下降可导致他莫昔芬的疗效下降。研究表明*CYP2D6*基因呈多态性，不同基因型的CYP2D6对他莫昔芬的代谢不同，产生的活性代谢产物吲哚昔芬的浓度不同。*CYP2D6* PM基因型患者产生的吲哚昔芬浓度较低，使用他莫昔芬的治疗效果可能不好。与高浓度（＞35nmol/L）患者相比，低吲哚昔芬浓度（＜14nmol/L）患者远处复发或死亡的风险更高。此外，初始和随访数据表明，*CYP2D6* PM患者乳腺癌复发的风险比未突变患者高2～3倍。美国FDA建议雌激素受体阳性的乳腺癌患者在接受他莫昔芬治疗前进行*CYP2D6*基因型检测，以确保药物的疗效。PharmGKB网站可以查询到他莫昔芬在肝脏中代谢及与靶细胞作用的通路示意图（https：//www.pharmgkb.org/pathway/PA145011119）。表14-11列出了DPWG他莫昔芬临床用药指南建议。

表14-11　DWPG他莫昔芬临床用药指南建议

基因型	描述	建议
CYP2D6 UM	活性代谢物4-羟基他莫昔芬和吲哚昔芬的血浆浓度会增加。但是，没有证据表明这会增加副作用（≥2个活性增强或＞2个活性正常）	无建议

续表

基因型	描述	建议
CYP2D6 IM	基因变异减少了他莫昔芬向活性代谢物吲哚昔芬的转化，导致药物有效性降低（1个活性正常+1个无活性或2个活性减弱）	（1）选择一种替代药物或测量吲哚昔芬浓度，并在必要时增加剂量1.5～2倍。绝经后妇女可选择芳香酶抑制剂 （2）如果选择他莫昔芬：避免与帕洛西汀和氟西汀等CYP2D6抑制剂合用
CYP2D6 PM	基因变异减少了他莫昔芬向活性代谢物吲哚昔芬的转化，导致药物有效性降低（1个活性减弱+1个无活性 或 所有等位基因无活性性）	选择替代品或将剂量增加至40mg/d，并监测吲哚昔芬浓度。研究表明，当剂量增加到40～60mg/d时，PM可以达到足够的他莫昔芬浓度。绝经后妇女可选择芳香酶抑制剂

5. CYP2C9　位于人染色体10q24.2，全长约50.71kb，有9个外显子和8个内含子。迄今已发现*CYP2C9*存在*CYP2C9*2*～**35*多种突变等位基因，以野生型*CYP2C9*1*、突变型*CYP2C9*2*和*CYP2C9*3*最为常见，其他突变型除*CYP2C9*13*外，均只在单一民族中发现，相关研究较少，目前研究最多的是*CYP2C9*2*和*CYP2C9*3*。*CYP2C9*2*突变是第3号外显子上发生C430＞T突变，造成Arg144＞Cys144氨基酸置换，*CYP2C9*3*是在第7号外显子上发生A1075＞C突变，造成Ile359＞Leu359氨基酸置换。不同人群*CYP2C9*2*和*CYP2C9*3*基因突变频率不同，且差异明显，如白种人突变发生率高于黄种人和黑种人。影响的常见药物如下：

（1）华法林（warfarin）

1）药物介绍：华法林是全球使用最广泛的抗凝药之一，用于预防深静脉血栓、心房颤动、脑卒中或心脏瓣膜病等血栓栓塞性疾病。华法林与其他具有类似作用机制的香豆素类药物一样，作为维生素K环氧还原酶复合物1（VKORC1）的抑制剂导致凝血辅因子维生素K数量减少。尽管华法林抗凝效果良好，但由于其治疗窗较窄（0.6～15.5mg/d）和高度个体差异，使华法林给药具有挑战性。服用华法林的剂量不当会导致出血的风险。

2）药物基因组学：华法林是一种天然产品，以R-和S-华法林立体异构体的外消旋混合物形式给药。与R-华法林相比，S-华法林对VKORC1的抑制作用强3～5倍，所以S-华法林的代谢与华法林药物反应关系更大。S-华法林的代谢主要是通过CYP2C9进行的，而R-华法林的代谢主要是通过CYP3A4进行的并涉及CYP1A1、CYP1A2、CYP2C8、CYP2C9、CYP2C18和CYP2C19（图14-1）。

CPIC指南建议：由于华法林影响因素众多，除*CYP2C9*、*VKORC1*的基因多态性外，体表面积、合并用药和人种等因素均会影响药物剂量。该指南建议通过一种药物遗传学剂量算法来完成药物遗传学华法林的剂量预测。这两种算法提供了非常相似的剂量建议。WarfarinDosing网站（http: //warfarindosing.org）包含两种算法，其中Gage算法作为主要算法，IWPC算法作为辅助算法，可以针对*CYP4F2*、*CYP2C9*5*和*CYP2C9*6*进行调整。如果使用WarfarinDosing，则应该清楚该算法是否合并了*CYP2C9*2*和*CYP2C9*3*和*VKORC1*以外的基因型，而*CYP2C9*2*、*CYP2C9*3*和*VKORC1*是这两种算法的原始版本中仅有的三种基因型（注意事项：由于*CYP2C9*、*VKORC1*的基因多态性，在亚洲人群中，下文所述华法林药物遗传学剂量算法准确性低于欧美人群）。

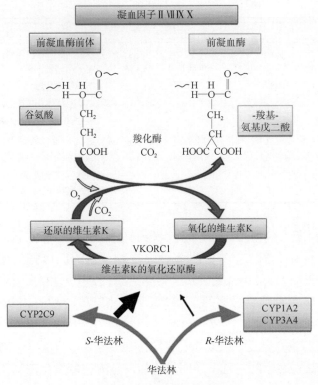

图 14-1　华法林代谢通路

摘自中华医学会心血管病学分会，中国老年学学会心脑血管病专业委员会. 华法林抗凝治疗的中国专家共识. 中华内科杂志，2013，52（1）：76-82

（2）塞来昔布（celecoxib）

1）药物介绍：塞来昔布是一种选择性环氧合酶2（COX-2/PTGS2）抑制剂，用于缓解骨关节炎和类风湿关节炎的症状和体征，治疗成人急性疼痛。另外，塞来昔布也有望用于预防癌症，并已被用作减少遗传性结肠癌易感综合征家族性腺瘤性息肉病（FAP）患者结直肠腺瘤性息肉数量的外科手术的辅助手段。

2）药物基因组学：塞来昔布被迅速吸收并在口服后约3h内达到血清峰值浓度。它主要通过CYP2C9在肝脏中代谢为羧基化和葡萄糖醛酸代谢物，另外CYP3A4也发挥着次要作用。*CYP2C9*的基因多态性直接影响塞来昔布的药代动力学和药物反应的变异性。对于CYP2C9底物代谢不良者（如*CYP2C9**3等位基因携带者），塞来昔布血药浓度会显著升高。由于CYP2C9是其主要的代谢途径，因此在服用塞来昔布的患者中也应谨慎使用抑制CYP2C9的药物。此外，由于塞来昔布是CYP2D6的抑制剂，因此经CYP2D6代谢的药物（如美托洛尔）在同时服用塞来昔布的患者中应谨慎使用。PharmGKB网站可以查询到塞来昔布在肝脏中代谢的通路示意图（https：//www.pharmgkb.org/pathway/PA165816736）。表14-12列出了CPIC塞来昔布临床用药指南建议。

表14-12　CPIC塞来昔布临床用药指南建议

基因型	描述	建议
CYP2C9 IM	情况1：代谢轻度下降	以推荐的起始剂量开始治疗
	*1/*2（携带一个功能正常和一个功能降低的等位基因）	根据处方信息，使用最低有效剂量，最短持续时间，以符合各个患者的治疗目标
	情况2：代谢下降；较高的血药浓度可能会增加中毒的可能性	以最低的建议起始剂量开始治疗。小心增加剂量直至达到临床效果或最大推荐剂量
	*1/*3、*2/*2（携带一个正常功能等位基因加上一个无功能等位基因或两个功能降低的等位基因的个体）	根据处方信息，使用最低有效剂量，最短持续时间，以符合各个患者的治疗目标。在治疗过程中，严密监测不良事件，如血压和肾功能
CYP2C9 PM	显著降低药物代谢并延长半衰期；较高的血药浓度可能会增加毒性	以最低推荐起始剂量的25%～50%开始治疗。小心增加剂量直至达到临床效果或最大推荐剂量的25%～50%
	*2/*3、*3/*3	根据处方信息，使用最低有效剂量，最短持续时间以符合个别患者的治疗目标
		直到达到血药浓度稳态后才应进行剂量增加（在PM患者中首次给药后，塞来昔布至少8天，布洛芬、氟比洛芬和氯诺昔康至少5天）
		在治疗过程中，严密监测不良事件，如血压和肾功能；或考虑另一种不受CYP2C9多态性影响的替代疗法
情况未知	携带不确定/或未知功能的等位基因：*1/*7、*1/*10、*7/*10、*1/*57	无建议

注：同样适用于氟比洛芬、布洛芬、氯诺昔康。

（3）对于其他非甾体抗炎药（NSAID）的建议

1）美洛昔康：比塞来昔布和布洛芬的半衰期长（15～20h）。因此，美洛昔康代谢受损预计会导致药物暴露持续升高。对于IM情况1的建议与半衰期短的NSAID相似，包括以标准剂量开始治疗，同时以最低的有效剂量在最短的时间内达到治疗目标。对于IM情况2，预计代谢减少和血浆浓度升高可能会增加毒性，建议采用最低推荐起始剂量的50%开始治疗，或选择与半衰期短的NSAID在PM中的建议。直至达到稳态后（至少7天）才应进行剂量增加，建议进行严密监测。对CYP2C9 PM，因为预期其半衰期显著延长（>100h），应使用其他替代疗法。

2）吡罗昔康和替诺昔康：这些药物具有极长的半衰期（分别为30～86h和60h），另外，由于缺乏数据而放大了CYP2C9代谢减少和剂量增加策略的潜在风险。建议使用较低的起始剂量，情况2的IM和PM使用替代疗法。

3）醋氯芬酸、阿司匹林、双氯芬酸、吲哚美辛、罗美昔布、萘丁美酮和萘普生：这些药物的体内药代动力学不受CYP2C9遗传变异的影响和（或）没有足够的证据提供建议，以指导目前的临床实践，CPIC建议的分类为"无建议"。

6. CYP3A5　基因位于人染色体7q21.1—q22.1，基因全长31.8kb，拥有13个外显子，编码502个氨基酸，CYP3A5主要表达在小肠、肝脏、肾脏、胰腺、前列腺等器官。CYP3A5活性的差异主要由SNP造成。CYP3A5的基因突变是产生酶活性差异的主要原因，有20多种等位基因，其中CYP3A5*3在第3号内含子（6983A＞G）的突变引起可变剪切，产生了不稳定的蛋白质，从而使得突变型纯合子合体，即携带基因为*CYP3A5*3/*3*者不表达CYP3A5。*CYP3A5*3*在各种族间表达具有差异性，在中国人中发生率为71%～76%。影响的主要药物为他克莫司（tacrolimus）：

（1）药物介绍：又名FK506，是从链霉菌属中分离出的发酵产物，化学结构属23元大环内酯类抗生素。其为一种强力的新型免疫抑制剂，主要通过抑制白细胞介素-2（IL-2）的释放，全面抑制T细胞的作用。

（2）药物基因组学：他克莫司主要在肝脏代谢，CYP3A是其主要代谢酶，其中CYP3A4和CYP3A5是他克莫司生物转化的主要代谢酶。其中*CYP3A5*3*（rs776746）位点的基因多态性是引起酶活性差异的主要原因。PharmGKB网站可以查询到他克莫司的代谢途径及作用于淋巴细胞的通路图示（https://www.pharmgkb.org/pathway/PA165986114）。表14-13列出了DPWG他克莫司临床用药指南建议。

表14-13　DPWG他克莫司临床用药指南建议

基因型	描述	建议
*CYP3A5*3*杂合型（*CYP3A5 *1/*3*）	初始剂量的增加可能导致在开始血药浓度监测之前达到目标范围内机会增加。但是，没有直接证据表明这可以改善临床效果。该基因多态性导致他克莫司向无活性代谢物的转化增加，因此需要更高的剂量	除肝移植外：使用1.5倍的初始剂量可以获得理想的效果，然后应基于血药浓度监测来调整剂量
		肝移植：除患者的基因型以外，他克莫司的代谢还取决于移植肝脏的基因型
		供体肝脏也属于杂合型：使用正常初始剂量的1.5倍。然后基于血药浓度监测来调整剂量
		如果供体肝脏具有不同的基因型：文献中没有足够的证据支持剂量推荐
*CYP3A5*1*纯合型（*CYP3A5 *1/*1*）	初始剂量的增加可能导致在开始血药浓度监测之前达到目标范围内机会增加。但是，没有直接证据表明这可以改善临床效果。该基因多态性导致他克莫司向无活性代谢物的转化增加，因此需要更高的剂量	除肝移植外：使用2.5倍的初始剂量即可获得理想的结果，然后应基于血药浓度监测来调整剂量
		肝移植：除患者的基因型外，他克莫司的代谢还取决于移植肝脏的基因型
		供体肝脏也属于杂合型：使用正常初始剂量的2.5倍。然后基于血药浓度监测来调整剂量
		如果供体肝脏具有不同的基因型：文献中没有足够的证据支持剂量推荐

（二）*UGT1A1*

*UGT1A1*基因是尿苷二磷酸葡萄糖醛酸转移酶（uridine diphosphate glucuronide transferase，UGT）基因家族中的一员，位于染色体2q37上，尿苷二磷酸葡萄糖醛酸转移酶1A1（UGT1A1）的主要作用是使各种不同外源性药物和内生底物葡萄糖醛酸化，增加底物的极性，使其更好地从体内被清除，如胆红素、雌激素、伊立替康等。*UGT1A1*基因以插入、缺失、SNP等形式表现出了序列间很大的个体差异。目前研究最多的突变主要集中在*UGT1A1*基因启动子区TATA序列及第1号外显子突变。*UGT1A1*基因启动子区存在大量TA碱基重复序列，最常见的为6个TA重复序列，即野生型（TA6/TA6即*1/*1）；*UGT1A1*28*为7个TA重复序列，包括纯合突变型（TA7/TA7即*28/*28）和杂合突变型（TA6/TA7即*1/*28）。*UGT1A1*6*的多态性表现为211G＞A，形成3种基因型：G/G、A/G和A/A，且

UGT1A1*6的多态性目前仅在亚洲人群中发现。影响的药物为伊立替康（irinotecan）：

（1）药物介绍：伊立替康为半合成水溶性喜树碱类衍生物，主要作用为DNA拓扑异构酶Ⅰ抑制剂，其与拓扑异构酶Ⅰ及DNA形成的复合物能引起DNA单链断裂，阻止DNA复制及抑制RNA合成，为细胞周期S期特异性，在临床中常用于晚期大肠癌化疗。

（2）药物基因组学：伊立替康经血液进入人体后，大部分经羧酸酯酶（CES）转化成抗肿瘤能力是其100倍的活性代谢产物SN-38（7-乙基-10-羟基喜树碱），SN-38特异性结合拓扑异构酶Ⅰ，从而达到抗肿瘤的效果。所有伊立替康的代谢产物经ATP结合盒（ABC）转运体排入胆汁，经胆汁肝肠循环进入小肠，在小肠内经6β-羟化酶转化为SN-38，再由肠道内UGT1A1转化为SN-38G代谢至体外。目前，已发现*UGT1A1*基因的113个不同突变体，这些突变体可造成UGT1A1蛋白酶活性升高或降低，甚至无活性或无正常的酶表型。

在伊立替康的代谢过程中，血液和肠道中的SN-38水平过高可导致人体出现粒细胞减少和迟发性腹泻，此为伊立替康引发的两种最突出的剂量限制毒性。UGT1A1是伊立替康代谢过程的关键酶，因而*UGT1A1*基因的表达及其酶活性与伊立替康的不良反应密切相关。PharmGKB网站可以查询到伊立替康的代谢途径及作用通路示意图（https://www.pharmgkb.org/pathway/PA2001）。表14-14列出了DPWG伊立替康临床用药指南建议。

表14-14　DPWG伊立替康临床用药指南建议

基因型	描述	建议
UGT1A1 *1/*28	这种遗传变异（*1/*28）在欧美人群中比野生型（*1/*1）更常见。这意味着治疗主要针对具有这种遗传变异的患者	无建议
UGT1A1 *28/*28	具有这种遗传变异的患者更经常发生威胁生命的严重不良事件。遗传变异减少了伊立替康向无活性代谢物的转化	从标准剂量的70%开始，如果患者可耐受该初始剂量，则可以在中性粒细胞监测的指导下逐步增加剂量
UGT1A1 IM	这种遗传变异在欧美人群中比野生型（*1/*1）更常见。这意味着治疗主要针对具有这种遗传变异的患者	无建议
UGT1A1 PM	具有这种遗传变异的患者更经常发生威胁生命的严重不良事件。遗传变异减少了伊立替康向无活性代谢物的转化（注意亚洲人群*UGT1A1**6/*6型）	从标准剂量的70%开始，如果患者可耐受该初始剂量，则可以在中性粒细胞监测的指导下逐步增加剂量

（三）*DPYD*与氟尿嘧啶类药物

*DPYD*基因编码二氢嘧啶脱氢酶（DPD），该酶是嘧啶分解代谢酶，是尿嘧啶和胸腺嘧啶分解代谢途径的起始和限速因子。该基因突变导致二氢嘧啶脱氢酶缺乏，嘧啶代谢错误与胸腺嘧啶、尿嘧啶尿有关，癌症患者接受氟尿嘧啶化疗后毒性增加。

（1）药物介绍：氟类药物是尿嘧啶的氟代衍生物，这类药物包括氟尿嘧啶（5-fluorouracil，5-FU）、替加氟、卡培他滨等，这些药物（除5-FC）在体内均转化为5-FU。属于抗代谢抗肿瘤药，能抑制胸腺嘧啶核苷酸合成酶，阻断脱氧嘧啶核苷酸转换成胸腺嘧啶核苷酸，干扰DNA合成。此外其对RNA的合成也有一定的抑制作用。临床用于结肠癌、直肠癌、胃癌、乳腺癌、卵巢癌、绒毛膜上皮癌、恶性葡萄胎、头颈部鳞癌、皮肤癌、肝癌、膀胱癌等的化疗。

（2）药物基因组学：二氢嘧啶脱氢酶基因（*DPYD*）定位于染色体1p22，帮助DPD合成。DPD在5-FU降解过程中起着重要作用，是嘧啶类分解代谢的起始和限速酶。5-FU的合成与分解之间存在着精细的平衡机制，其中分解代谢占主导地位，作为5-FU分解过程的关键酶，DPD活性高低直接决定了5-FU进入合成代谢和产生核苷酸类似物的量。药代动力学研究也显示，DPD活性缺乏可导致5-FU体内清除受阻，半衰期显著延长，分解减弱而合成增加，细胞毒性也相应增强。表14-15列出了不同*DPYD*各基因型的功能活性对应情况。

表14-15　*DPYD*各基因型功能

描述	基因型
正常活性	*1、*4、*5、*6、*9A
活性降低	*9B、*10
无活性	*2A、*3、*7、*8、*11、*12、*13、496A＞G、IVS10-15T＞C、1156G＞T、1845G＞T

*DYPD*突变是DPD活性降低和引起5-FU毒性的重要原因之一，其中*DYPD**2A对引起5-FU毒性有着重要作用。当*DYPD*发生突变后，DPD活性降低或缺失时，5-FU的分解代谢减弱导致5-FU在体内清除受阻，从而导致5-FU的不良反应明显增强。反之，当突变导致DPD活性显著升高时，5-FU分解代谢增强，合成代谢减弱，导致5-FU经合成代谢生成具有生物学活性的核苷类似物的能力减弱，从而表现出对5-FU治疗的耐药现象。PharmGKB网站可以查询到5-FU的代谢途径示意图（https://www.pharmgkb.org/pathway/PA150653776）。表14-16列出了CPIC有关5-FU的临床用药指南建议。

（四）*TPMT/NUDT15*与巯嘌呤/硫唑嘌呤

（1）药物介绍：嘌呤类抗癌药物如巯嘌呤（6-MP）、硫鸟嘌呤（6-TG）及免疫抑制药物硫唑嘌呤（azathioprine，AZA）均为无活性的药物前体，在体内需经过一系列的代谢过程生成巯基鸟嘌呤磷酸盐（TGN），方能发挥其细胞毒性作用。临床上常作为急性白血病化疗、器官移植及自身免疫性疾病治疗的免疫抑制剂，如6-MP用于儿童急性白血病的维持治疗，AZA用于治疗类风湿关节炎和克罗恩（Crohn）病等。

表14-16　CPIC氟尿嘧啶临床用药指南建议

活性得分[a]	描述	建议
AS 0分	基因变异增加了严重毒性的风险	（1）避免使用氟尿嘧啶、卡培他滨和替加氟 （2）如果无法避免使用：确定外周血单个核细胞中残留的DPD活性，并相应调整初始剂量。正常DPD活性为0.5%的患者可耐受标准剂量的0.8%（每5天服用150mg卡培他滨）。无法检测到DPD活性的患者可耐受标准剂量的0.43%（每5天服用150mg卡培他滨，每第三剂跳过一次）
AS 1分	基因变异增加了严重毒性的风险	从标准剂量的50%开始或避免使用氟尿嘧啶、卡培他滨和替加氟。后续剂量的调整应以毒性和临床有效性为指导（在一项涉及17名AS 1分的患者的研究中，平均剂量为标准剂量的57%）

续表

活性得分[a]	描述	建议
AS 1.5分	基因变异增加了严重毒性的风险	从标准剂量的50%开始或避免使用氟尿嘧啶、卡培他滨和替加氟。开始治疗后，应根据毒性和临床有效性调整剂量（一项涉及17名*1/2846T基因型患者的研究中，滴定后的平均剂量为标准剂量的64%。对于51名*1/1236A基因型患者，滴定后的平均剂量为标准剂量的74%）
FENO[b]	基因变异增加了严重毒性的风险	仅根据基因型无法给出调整剂量的建议 确定外周血单个核细胞中残留的DPD活性，并根据表型和基因型调整初始剂量，或避免使用氟尿嘧啶、卡培他滨和替加氟

a 根据存在的DPD的代谢能力和需要实施的治疗方法，将人群分为五种表型（根据酶的活性；注：在具有同一活性得分组中，代谢能力也存在差异）：

活性评分2（AS 2）：正常代谢能力[正常代谢型（NM），2个正常活性的等位基因]；

活性得分1.5（AS 1.5）：代谢能力降低（1个正常活性和1个活性降低的等位基因）；

活性得分1（AS 1）：代谢能力减半（1个正常活性和1个无活性的等位基因）；

活性得分（FENO）：代谢能力大幅降低（2个活性降低的等位基因或1个无活性的等位基因和1个活性降低的等位基因）；

活性得分0（AS 0）：缺乏代谢能力（2个无活性的等位基因，或2个基因变异导致1个失活的等位基因）。

b 具有FENO组定义的基因型患者由于无法通过基因型确定其DPD活性，可考虑通过其他方法确定DPD活性或避免使用氟尿嘧啶/卡培他滨。

（2）药物基因组学：嘌呤类药物属于抑制嘌呤合成途径的细胞周期特异性药物，化学结构与次黄嘌呤相似，因而能竞争性抑制次黄嘌呤的转变过程。6-MP是腺嘌呤6位上的—NH$_2$被—SH取代的衍生物，在体内先经过酶的催化变成硫基次黄嘌呤单磷酸盐（TIMP）后，可阻止肌苷酸转变为腺核苷酸及鸟核苷酸，干扰嘌呤代谢，阻碍核酸合成，对S期细胞作用最为显著，对G$_1$期细胞有延缓作用。

硫代嘌呤甲基转移酶（thiopurine methyltransferase，TPMT）是一种非金属依赖性酶，以 S-腺苷 -L-甲硫氨酸（SAM）作为甲基的供体，特异地催化杂环类和芳香类化合物苯环6位硫原子的甲基化，起到甲基转移的作用。正因为如此，TPMT在硫嘌呤类药物的体内代谢中起着重要作用，TPMT的活性与这类药物的临床疗效和毒性密切相关。中国人群中 TPMT*3 杂合子基因型频率约2.2%，未检测到 TPMT*2 等位基因。

另外，鸟嘌呤核苷三磷酸酶MTH2（MutT homolog 2）是一种基因修复蛋白，属于水解酶超家族，是由 NUDT15（MTH2）基因表达得到的。该酶可以水解8-氧-脱氧鸟苷三磷酸（8-oxo-7, 8-dihydro-2-deoxyguanosine 5-triphosphate，8-oxo-dGTP）为8-氧-脱氧鸟苷一磷酸（8-oxo-dGMP），从而抑制DNA氧化加成物的生成和变异的产生。在硫嘌呤代谢中将有活性的Thio-GTP转化成无活性成分Thio-GMP，基因变异导致NUDT15失活，进而出现活性成分的堆积，造成毒性反应。相比于欧美人群，NUDT15*3 位点的基因多态性在亚洲人群更多见。PharmGKB网站可以查询到硫嘌呤类化合物的代谢途径示意图（https://www.pharmgkb.org/pathway/PA2040）。表14-17和表14-18分别列出了CPIC基于 TPMT 和 NUDT15 基因变异的临床用药指南建议。

表14-17　CPIC基于*TPMT*基因变异的临床用药指南建议

基因型	描述	建议
NM	携带两个正常功能等位基因的个体（*1/*1）	从正常的起始剂量[如40～60mg/（m²·d）]开始，调整硫鸟嘌呤和其他骨髓抑制疗法的剂量，而无须特别强调硫鸟嘌呤。每次调整剂量后，维持2周达到稳态
IM	携带一个正常功能等位基因和一个无功能等位基因的个体（*1/*2、*1/*3A、*1/*3B、*1/*3C、*1/*4）	如果正常起始剂量≥40～60mg/（m²·d），则从降低剂量（正常剂量的50%～80%）开始，并基于骨髓抑制的程度和针对疾病的指南调整硫鸟嘌呤的剂量。每次调整剂量后，应维持2～4周达到稳态。如果发生骨髓抑制，并存在其他治疗方法，则应着重减少硫鸟嘌呤而不是其他药物
IM（可能）	携带一个不确定/未知功能等位基因和一个无功能等位基因的个体（*2/*8、*3A/*7）	如果正常起始剂量≥40～60mg/（m²·d），则从降低剂量（正常剂量的50%～80%）开始，并基于骨髓抑制的程度和针对疾病的指南调整硫鸟嘌呤的剂量。每次调整剂量后，应维持2～4周达到稳态。如果发生骨髓抑制，并存在其他治疗方法，则应着重减少硫鸟嘌呤而不是其他药物
PM	携带两个无功能等位基因的个体（*3A/*3A、*2/*3A、*3A/*3C、*3C/*4、*2/*3C、*3A/*4）	首先要大幅度减少剂量（将每日剂量减少至1/10，使用频次从每天降为每周3次），然后根据骨髓抑制的程度和针对疾病的指南调整硫鸟嘌呤的剂量。每次调整剂量后，应维持4～6周达到稳态。如果发生骨髓抑制，重点应减少6-MP而不是其他药物。另外，对于非恶性疾病，请考虑使用其他非硫嘌呤类免疫抑制剂治疗
不确定	携带两个不确定/未知功能等位基因或一个正常功能等位基因和一个不确定/未知功能等位基因的个体（*6/*8、*1/*8）	无建议

表14-18　CPIC基于*NUDT15*基因变异的临床用药指南建议

基因型	描述	建议
NM	携带两个正常功能等位基因的个体（*1/*1）	从正常的起始剂量[如40～60mg/（m²·d）]开始，调整硫鸟嘌呤和其他骨髓抑制疗法的剂量，而无须特别强调硫鸟嘌呤。每次调整剂量后，维持2周达到稳态
IM	携带一个正常功能等位基因和一个无功能等位基因的个体（*1/*2、*1/*3）	如果正常起始剂量≥40～60mg/（m²·d），则从降低剂量（正常剂量的50%～80%）开始，并基于骨髓抑制的程度和针对疾病的指南调整硫鸟嘌呤的剂量。每次调整剂量后，应维持2～4周达到稳态。如果发生骨髓抑制，并存在其他治疗方法，则应着重减少硫鸟嘌呤而不是其他药物
IM（可能）	携带一个不确定/未知功能等位基因和一个无功能等位基因的个体（*2/*5、*3/*6）	如果正常起始剂量≥40～60mg/（m²·d），则从降低剂量（正常剂量的50%～80%）开始，并基于骨髓抑制的程度和针对疾病的指南调整硫鸟嘌呤的剂量。每次调整剂量后，应维持2～4周达到稳态。如果发生骨髓抑制，并存在其他治疗方法，则应着重减少硫鸟嘌呤而不是其他药物
PM	携带两个无功能等位基因的个体（*2/*2、*2/*3、*3/*3）	根据骨髓抑制程度和针对疾病的指南，将剂量降低至正常剂量的25%，并调整6-MP剂量。每次调整剂量后，维持4～6周达到稳态。如果发生骨髓抑制，并存在其他治疗方法，则应着重减少硫鸟嘌呤而不是其他药物。对于非恶性疾病，请考虑使用其他非硫代嘌呤免疫抑制剂治疗

基因型	描述	建议
不确定	携带两个不确定/未知功能等位基因或一个正常 功能等位基因和一个不确定/未知功能等位基因的个体（*1/*4、*1/*5、*4/*5、*5/*6）	无建议

二、药物转运相关基因

（一）*SLCO1B1* 与辛伐他汀

SLCO1B1 基因编码溶质载体有机阴离子转运蛋白家族（solute carrier organic anion transporter family）的肝脏特异性成员。*SLCO1B1* 是一类跨膜受体，可介导许多内源性化合物的钠非依赖性摄取，包括胆红素、17β-葡萄糖醛酸雌二醇和白三烯 C_4。*SLCO1B1* 还参与将药物化合物如他汀类药物、溴磺酞和利福平从血液中转运到肝细胞中。*SLCO1B1* 基因多态性与转运蛋白功能有关。*SLCO1B1* 基因是他汀类药物导致不良反应的关键因素，突变型 *SLCO1B1* 基因可引起肝脏摄取他汀类药物能力降低，引起血药浓度上升，增加横纹肌溶解症或肌病的发生风险。

（1）药物介绍：辛伐他汀为羟甲基戊二酰辅酶 A（HMG-CoA）还原酶抑制剂，抑制内源性胆固醇的合成，为临床重要的血脂调节剂。

（2）药物基因组学：辛伐他汀等他汀类药物除了通过肝脏 CYP 代谢外，药物在肝细胞中浓度还受到活性转运蛋白的调节，主要为有机阴离子转运肽 1B1（OATP1B1）。他汀类需要经过 OATP1B1 的选择性摄取，从门静脉血液中进入肝细胞而发挥降脂作用，PharmGKB 网站可以查询到他汀类药物的代谢途径和作用方式示意图（https://www.pharmgkb.org/pathway/PA145011108）。OATP1B1 由 *SLCO1B1* 基因编码产生，*SLCO1B1* 基因多态性将改变 OATP1B1 的转运能力，增加他汀类药物血浆浓度，从而诱发他汀类肌肉毒性，是导致药物疗效及不良反应差异的重要因素。*SLCO1B1* 基因存在高度变异性，其中 *5（rs4149056）位点的突变已在高加索人和亚洲人中得到证实，*SLCO1B1*5 在亚洲人群中突变率约为 16%。另外，他汀类药物（包括普伐他汀、阿托伐他汀、瑞舒伐他汀等）所引起的肌病超过60%与 *SLCO1B1* 521T＞C 突变有关，C 等位基因携带者发生横纹肌溶解症的概率是未携带者的4.5倍，且能显著增加大剂量辛伐他汀（80mg/d）引起肌病的风险。表14-19列出了 DPWG 有关辛伐他汀的临床用药指南建议。

（二）*HLA*

人白细胞抗原B（*HLA-B*）是编码参与向免疫系统提呈抗原的细胞表面蛋白的基因。HLA-B 分子是由重链和轻链（β2 微球蛋白）组成的异二聚体。重链锚定在膜中，通过提呈源自内质网腔的肽在免疫系统中发挥核心作用。其几乎在所有细胞中都有表达。

表 14-19　DPWG辛伐他汀临床用药指南建议

基因型	描述	建议
SLCO1B1*5 CC	基因变异导致辛伐他汀向肝脏的转运减少，增加了辛伐他汀的血浆浓度，从而增加了发生副作用的风险 当使用辛伐他汀80mg/d时，肌病的风险增加18%至30倍，而严重肌病的风险增加12%至48倍。当每天使用40mg时，肌病风险增加1%至7倍，而严重肌病的风险增加0.68%至11倍	选择替代方案： 考虑他汀类药物引起的肌病的任何其他危险因素。阿托伐他汀受*SLCO1B1*基因变异的影响较小，但也受到CYP3A4抑制剂（如胺碘酮、维拉帕米和地尔硫草）的影响。对于具有他汀类药物诱发的肌病的其他危险因素的患者，不建议使用阿托伐他汀 瑞舒伐他汀和普伐他汀受*SLCO1B1*基因变异的影响较小。它们也不受诸如胺碘酮、维拉帕米和地尔硫草等CYP3A4抑制剂的影响。氟伐他汀不受*SLCO1B1*基因变异或CYP3A4抑制剂的显著影响
SLCO1B1*5 TC	基因变异可能导致辛伐他汀向肝脏的转运减少，可能增加辛伐他汀的血浆浓度，从而增加发生副作用的风险 当使用辛伐他汀80mg/d时，中至重度肌病的风险增加3%至5倍，重度肌病的风险增加1.3%。当每天使用40mg时，中至重度肌病、重度肌病的风险分别增加0.39%至2.6倍和0.17%	（1）选择替代方案： 考虑他汀类药物引起的肌病的任何其他危险因素。阿托伐他汀受*SLCO1B1*基因变异的影响较小，但也受到CYP3A4抑制剂（如胺碘酮、维拉帕米和地尔硫草）的影响。对于具有他汀类药物诱发肌病的其他危险因素的患者，不建议使用阿托伐他汀。瑞舒伐他汀和普伐他汀受*SLCO1B1*基因变异的影响较小。它们也不受诸如胺碘酮、维拉帕米和地尔硫草等CYP3A4抑制剂的影响。氟伐他汀不受*SLCO1B1*基因变异或*CYP3A4*抑制剂的显著影响 （2）如果没有其他选择： 避免辛伐他汀剂量超过40mg/d 如果出现肌肉症状，建议患者联系医生

1. *HLA-B**15：02/*HLA-A**31：01 与卡马西平（carbamazepine）

（1）药物介绍：卡马西平是临床常用的抗癫痫药物。治疗浓度时能阻滞 Na^+ 通道，抑制癫痫灶及其周围神经元放电。对复杂部分发作（如精神运动性发作）有良好疗效，至少 2/3 病例的发作可得到控制和改善。对大发作和部分性发作也为首选药之一。对癫痫并发的精神症状，以及锂盐无效的躁狂、抑郁症也有效。

（2）药物基因组学：响应卡马西平治疗，变异等位基因 *HLA-B**15：02 与史-约综合征（SJS）和中毒性表皮坏死松解症（TEN）的风险增加有关。而 *HLA-A**31：01 基因型与卡马西平引起的SJS/TEN、药疹伴有嗜酸性粒细胞增多症和全身症状（DRESS）及轻型的斑丘疹（MPE）风险相关。表14-20列出了 CPIC针对 *HLA-B**15：02/*HLA-A**31：01基因变异对于卡马西平的临床用药指南建议。

2. *HLA-B** 58：01 与别嘌醇（allopurinol）

（1）药物介绍：别嘌醇属于抑制尿酸合成药物，通过抑制黄嘌呤氧化酶的活性，减少尿酸的合成，降低血尿酸水平；可用于治疗原发性和继发性痛风、继发于恶性肿瘤的高尿酸血症、器官移植后高尿酸血症及草酸钙结石病。

表 14-20　CPIC 卡马西平临床用药指南建议

基因型	建议
HLA-A*31：01 阳性 HLA-B*15：02 阴性	（1）如果患者未接受卡马西平治疗，并且可以使用其他药物，请不要使用卡马西平 （2）如果患者未接受卡马西平治疗，并且没有替代药物，可以考虑使用卡马西平，并增加临床监测的频率。在出现皮肤不良反应的最初证据时停止治疗 （3）药物不良反应的潜伏期因基因表型而异；但是，所有这些通常都在定期给药后的3个月内发生。因此，如果患者以前使用卡马西平超过3个月而没有发生皮肤不良反应，可考虑使用卡马西平
HLA-B*15：02 阴性 任意 HLA-A*31：01 或情况未知	（1）如果患者未接受卡马西平治疗，请勿使用卡马西平 （2）连续给药并维持治疗（4～28天）诱导的 SJS/TEN 的潜伏期短，通常在给药后3个月内发生；因此，如果患者以前一直使用卡马西平超过3个月而没有发生皮肤不良反应，可考虑使用卡马西平

（2）药物基因组学：目前已经发现别嘌醇可在一定比例患者中引起 TEN 和 SJS。已发现暴露于别嘌醇后 HLA-B 单倍型与超敏反应之间有很强的联系。这种关联的原因尚不完全清楚，但有 HLA-B*5801 的患者发生不良反应的可能性增加。这种关联已在中国汉族和高加索人中被发现，然而尚不能解释该疾病的所有病例。表 14-21 列出了 CPIC 针对 HLA-B*58 基因变异对于别嘌醇的临床用药指南建议。

表 14-21　CPIC 别嘌醇临床用药指南建议

基因型	描述	建议
HLA-B*58：01 阴性	严重的皮肤不良反应风险降低	按照标准剂量指南使用别嘌醇
HLA-B*58：01 阳性	严重的皮肤不良反应风险显著增加	别嘌醇禁忌证

（三）IFNL3 与聚乙二醇干扰素 α-2a

IFNL3（interferon lambda 3，也称白细胞介素 28B）基因，编码一种与 I 型干扰素和 IL-10 家族关系较远的细胞因子，位于染色体 19q13。

（1）药物介绍：聚乙二醇干扰素 α-2a（peginterferon alfa-2a，PEG-IFN-α）为聚乙二醇（PEG）与重组干扰素 α-2a 结合形成的长效干扰素。干扰素可与细胞表面的特异性 α 受体结合，触发细胞内复杂的信号传递途径并激活基因转录，调节多种生物效应，包括抑制感染细胞内的病毒复制、抑制细胞增殖，并具有免疫调节作用，是临床治疗慢性乙型肝炎及慢性丙型肝炎的药物。

（2）药物基因组学：长期以来，不同种族人群之间及感染相同 HCV 基因型病毒的患者之间的 HCV 清除率及对 PEG-IFN-α 的反应存在明显差异。长期以来宿主遗传因素一直被视为治疗成功的决定因素。2009 年几项全基因组关联分析（GWAS）独立显示，在 IFNL3 附近的 19 号染色体上，有几个 SNP 与 1 或 4 型 HCV 感染个体对 PEG-IFN-α/RBV（利巴韦林）治疗的反应密切相关。一项针对多个候选基因的研究表明，1 型 HCV 患者的 IFNL3 基因具有对治疗有益的变异（rs12979860 CC 型或 rs8099917 TT 型），使用 PEG-IFN-α/RBV 联合疗法获得持续病毒应答（SVR）的可能性高 2～3 倍，并且自发 HCV 清除率更高。

*IFNL3*基因型与SVR的相互关联已经在亚洲、欧洲和拉丁美洲不同人群的独立研究中被证实。因此，*IFNL3*变异可作为1型HCV基因型患者第1周的PEG-IFN-α/RBV响应最强的分子标志物。一旦开始PEG-IFN-α/RBV治疗，有利的rs12979860 CC基因型还与在2、4、12和48周治疗点的病毒清除率显著较高相关，表明病毒动力学更好，快速病毒应答（rapid virological response，RVR）、早期病毒应答（early virological response，EVR）的发生率增加，治疗结束时的不良反应和复发率降低。PharmGKB网站可以查询到PEG-IFN-α-2a体内代谢途径和作用方式示意图（https：//www.pharmgkb.org/pathway/PA166126086）。表14-22列出了DPWG针对*IFNL3*基因变异对于PEG-IFN-α-2a的临床用药指南建议。

表14-22　DPWG PEG-IFN-α-2a临床用药指南建议

基因型	PEG-IFN-α/RBV 疗法	PEG-IFN-α/RBV + 蛋白酶抑制剂
rs12979860 CC 型	治疗48周后，发生SVR的概率约为70%。在开始使用包含PEG-IFN-α/RBV的方案之前，请考虑影响	治疗24～48周后，发生SVR的概率约为90%。有80%～90%的患者符合缩短疗程的条件（24～28周vs.48周）[a]。权衡使用含有PEG-IFN-α和RBV的方案
rs12979860 CT 或 TT 型	治疗48周后，发生SVR的概率约为30%。在开始使用包含PEG-IFN-α/RBV方案之前，请考虑影响	治疗24～48周后，发生SVR的概率约为60%。大约50%的患者符合缩短疗程的条件（24～28周）。在开始使用包含PEG-IFN-α/RBV的方案之前，请考虑影响

a 如果在第8周之前未检测到HCV RNA，则接受波普瑞韦（boceprevir）的患者可以缩短疗程至24～28周。如果在第4周之前无法检测到HCV RNA，则接受特拉匹韦（telaprevir）的患者可以缩短疗程至24周。

第三节　案例分析

案例一：*TPMT*突变型与硫唑嘌呤导致的骨髓抑制

患者，女，因炎症性肠病使用硫唑嘌呤治疗，发生了骨髓抑制和白细胞计数降低，经*TPMT*基因检测发现*TPMT**3C杂合突变。该位点突变的患者对硫唑嘌呤明显易感。报告模式如下。

×××医院

化学药物用药指导的基因检测报告单

姓名：×××	性别：女	年龄：××岁	民族：汉	住院号：×××××
病区床号：××××	临床诊断：炎症性肠病		样本接收日期：××××-××-××	

送检样本：外周血

样本评估：符合要求

检测项目：硫唑嘌呤用药指导的基因检测

检测基因：*TPMT*基因

检测位点：*TPMT**3C（719A＞G）

检测方法：荧光染色原位杂交

检测结果：硫唑嘌呤相关基因位点

序号	检测基因	检测位点	检测结果
1	*TPMT*	rs1142345（T＞C）	TC：*TPMT**3C/*3C杂合突变型

检测结论：该患者TPMT酶活性完全缺失，无法将硫唑嘌呤代谢灭活。

个体化用药建议：

（1）常规剂量[2～3mg/（kg·d）]硫唑嘌呤可导致患者骨髓抑制风险明显增加。该患者硫唑嘌呤使用50mg，隔天一次，剂量可能偏大，增加了患者骨髓抑制风险，建议降低硫唑嘌呤给药剂量。依据美国国立卫生研究院（NIH）的CPIC推荐，硫唑嘌呤初始剂量应减少至常规剂量的10%，并将每天给药一次调整为每周给药3次。

（2）该患者使用硫唑嘌呤后无法有效代谢灭活，理论上认为患者发生骨髓抑制风险明显增加。因此，应密切监测血液学指标，包括白细胞计数、中性粒细胞计数、血小板计数、红细胞计数及血红蛋白含量，建议用药初期，每周监测血常规，并依据患者临床反应及骨髓抑制程度调整用药剂量。

（3）硫唑嘌呤用药期间应避免联合使用别嘌醇或TPMT酶抑制剂如奥沙拉秦、美沙拉秦或柳氮磺吡啶，因其可抑制硫唑嘌呤体内代谢而导致或加剧骨髓抑制。

（4）硫唑嘌呤可导致部分人群出现恶心、呕吐等胃肠道反应，应注意观察。

（5）上述建议仅供临床参考，具体用药还需结合临床实际情况制订和调整治疗方案。

说明：硫唑嘌呤在体内主要经过硫代嘌呤甲基转移酶（TPMT）代谢灭活。研究表明，硫唑嘌呤引起的血液毒性主要与TPMT活性有关。人群中90%个体具有高活性TPMT，10%个体为中间活性，约0.3%的个体活性偏低甚至活性缺失。这些极少数TPMT活性缺失患者即使使用常规剂量的硫唑嘌呤或其他硫嘌呤类药物，也会引起体内药物蓄积，导致血液毒性甚至死亡。*TPMT*具有基因多态性，基因突变可导致酶活性下降或缺失，其中与中国人群关系最为密切的是*TPMT*3C*突变。2004年，美国FDA将*TPMT*基因检测添加到巯嘌呤的药品说明书，建议在使用巯嘌呤类药物前检测*TPMT*基因，以筛选高风险人群

患者无须再检测*TPMT*基因的719A＞G位点。

送检医生：×× 检验者：×× 审核者：×× 报告日期：××××-××-××

检 测 说 明

（1）个体化用药建议，是从药物基因组学和药物相互作用角度为药物治疗提供一项参考依据，具体药物治疗方案尚需结合患者的生理病理等其他情况综合考虑。

（2）患者请遵医嘱用药，不可据此自行修改用药剂量。

（3）报告结果只对本次接受标本负责。请妥善保管该报告，由于个人原因造成信息外泄，本实验室概不负责。

（4）若因个人原因导致标本血样中白细胞数目减少，无法进行下一步检测，按有关要求退回相应费用。

（5）对检测报告有任何疑问，请与临床药物基因组实验室联系。

（6）本检测报告仅针对上述基因突变位点进行分析，未涵盖其他基因突变位点。因此，当本次检测结果为野生型时，并不能完全排除被检测者带有其他基因突变位点。随着科技的发展和研究的深入，将有更全面的基因位点检测服务应用于临床，从而更好地为广大群众及患者服务。

案例二：华法林与*CYP2C9/VKORC1*

案例分析：患者，男，60岁，因左下肢急性缺血入血管外科治疗。回顾病史，发现其血压、血糖、胆固醇、甘油三酯、高半胱氨酸、红细胞沉降率、抗凝血酶Ⅲ、蛋白C和S均无异常。该患者生活方式健康，无抽烟史，无心房颤动和心室瘤。根据血管造影结果，患者股动脉由于血栓完全闭塞，插入溶栓导管并在接下来的24h内通过精确的泵动脉注射了100万U的尿激酶。24h后患者血栓基本被清除。随后给予华法林（每天2.5mg）和氯吡格雷（每天75mg）。

患者于16天后突然出现咯血，并于急诊就诊。实验室检测发现凝血酶原时间的INR为5.02。静脉输注40mg维生素K_1后，INR恢复至1.06。因此在住院24h后，该患者仅保留氯吡格雷用药，停用了华法林。

华法林的剂量反应与多种因素有关，如种族、环境、药物相互作用、临床状况和遗传因素。为探讨该患者发生出血并发症的原因，进一步分析如下。

1. 临床特征 据报道，华法林的剂量与肾/肝功能异常及发热、高血压和糖尿病等多种并发症有关。

2. 药物相互作用 在华法林说明书中，许多药物与华法林的剂量有关，如胺碘酮、氟康唑和抗生素。

除华法林外，该患者仅使用75mg/d的氯吡格雷。没有证据表明氯吡格雷会影响华法林的剂量，药物相互作用不是该患者出血的主要因素。

3. 维生素K食物 使用华法林的另一个常见问题是与富含维生素K的食物的相互作用。据报道，确定维生素K摄入量可解释中国患者3%的剂量变化，而一些研究发现维生素K摄入量与INR水平呈负相关。当开始使用华法林治疗时，现有证据不支持改变饮食中维生素K的摄入量。该患者按常规采用中式饮食，维生素K食物不是该患者出血的主要因素。

4. 遗传因素 结合pharmGKB数据库，对该患者全基因组测序（Illumina HiSeq 2500，测序深度为100×）数据进行相关遗传变异分析，发现其除中国人 *VKORC1*（rs7294）的常见突变外，*CYP4F2*、*GGCX*、*PRSS53* 和 *NQO1* 还有 5 个增加剂量的遗传变异。表14-23列出了该患者的华法林遗传变异检测结果。

表 14-23 患者基因遗传变异检测结果

基因	SNP	证据级别	基因型	剂量效应
CYP2C9	rs1799853	1A	CC	
CYP2C9	rs1057910	1A	AA	
VKORC1	rs9923231	1A	AA	↓
VKORC1	rs7294	1B	CC	
VKORC1	rs9934438	1B	GG	
CYP4F2	rs2108622	1B	CT	↑
CYP2C9	rs7900194	2A	GG	
CYP2C9	rs4917639	2A	AA	
CYP2C9	rs56165452	2A	TT	
CYP2C9	rs28371686	2A	CC	
VKORC1	rs2359612	2A	AA	
VKORC1	rs8050894	2A	CC	
VKORC1	rs17708472	2A	GG	
VKORC1	rs2884737	2A	AA	
VKORC1	rs61742245	2A	CC	
CALU	rs339097	2B	AA	
CALU	rs12777823	2B	GG	
CALU	rs7196161	2B	GG	
NR1I3	rs2501873	3	CC	
EPHX1	rs1877724	3	CC	
GGCX	rs2592551	3	GA	↑

续表

基因	SNP	证据级别	基因型	剂量效应
GGCX	rs699664	3	CT	↑
	rs12714145	3	CC	
CYP2C9	rs9332096	3	CC	
CYP2C9	rs7089580	3	AA	
CYP2C9	rs9332131	3	AA	
CYP2C9	rs10509680	3	GG	
CYP2C9	rs28371685	3	CC	
CYP2C9	rs1057910	3	AA	
STX4	rs10871454	3	CC	
PRSS53	rs11150606	4	CC	↑
VKORC1	rs7200749	4	GG	
PRSS53、VKORC1	rs17886199	4	AA	
VKORC1	rs9934438	4	GG	
VKORC1	rs17880887	4	GG	
VKORC1	rs61162043	4	AA	
NQO1	rs10517	4	AA	
NQO1	rs1800566	4	GA	↑
	rs2189784	4	GG	
THBD	rs1042580	4	TT	
HNF4A	rs3212198	4		
VKORC1	rs104894542	4	AA	
	rs104894541		TT	
VKORC1	rs104894540	4	AA	
VKORC1	rs104894539	4	CC	

首先基于5种中国人群中内置的基于药物遗传学的华法林剂量算法和1种国际华法林药物遗传学联盟算法评估该患者的剂量，但这些剂量算法都不适合预测该患者的华法林剂量。表14-24列出了上述6种已发表的华法林计算公式，但表中列出的所有剂量算法都不适合预测该患者的华法林剂量，而且该患者在大约十年前服用华法林后发生了相同的症状，因此可以说明该患者对华法林敏感很有可能是遗传因素所致。

表14-24 根据6个已发表的华法林计算公式估算

作者	人群	华法林公式	结果（mg/d）
IWPC	混合	周剂量=5.6044 − 0.2614×（年龄，按十年计算）+ 0.0087×（身高，按厘米计算）+ 0.0128×（体重，按千克计算）− 1.6974（*VKORC1* rs9923231基因型AA）− 0.1092（亚洲人）	3
Miao（2007）	中国	日剂量=6.22 − 0.011×（年龄，按年计算）+ 0.017×（体重，按千克计算）− 4.803（*VKORC1* rs9923231 AA型）	2.02
Huang（2009）	中国	ln（日剂量）=0.727 − 0.007×（年龄，按年计算）+ 0.384×（体表面积，按平方米计算）	2.67

续表

作者	人群	华法林公式	结果（mg/d）
Zhong（2012）	中国	日剂量=1.681 43 – 0.0029×（年龄，按年计算）+ 0.307 84×（体表面积，按平方米计算）– 0.5266（*VKORC1* rs9923231 AA 型）+ 0.14735（*CYP4F2* rs2108622 CT 型）	2.79
Tan（2012）	中国	日剂量=2.140 – 0.74（*VKORC1* rs9923231 AA 型）+ 0.324×（体表面积，按平方米计算）– 0.004×（年龄，按年计算）	2.99
Chen（2014）	中国	日剂量= 0.135 + 1.2886×（体表面积，按平方米计算）– 0.0196×（年龄，按年计算）+ 0.7086×（目标INR）+ 0.1596（*CYP4F2* rs2108622 CT型）	2.84

综上所述，与正常中国人相比，该患者对华法林异常敏感，可能由于其存在罕见的遗传突变或其他表观遗传学变异。此案例同时也提示目前药物基因组学仍处于起步阶段，对药物作用的预测仍有局限性，仍需基于临床症状进行判断。

第十五章

产前筛查与产前诊断

我国产前筛查经历了从生化标志物的产前血清学间接筛查，到核酸分子直接筛查的发展过程。1988年前后，我国多个省市开始开展产前血清学筛查，2011年基于孕妇外周血浆胎儿游离DNA的无创产前筛查（noninvasive prenatal testing，NIPT）进入临床，由于早期缺乏相关技术规范的指导和监督，NIPT的临床应用在2014年被紧急叫停，2016年在相关规范发布后再次进入临床应用。

从1978年第一例胎儿染色体病的产前诊断至今，我国产前诊断事业已走过四十多年的历程。20世纪70年代以FISH技术为代表的非放射性原位杂交技术首先应用到产前诊断领域。在产前分子诊断领域，技术方法开始从细胞遗传学向分子遗传学转变，2010年后染色体微阵列分析（chromosomal microarray analysis，CMA）技术逐步应用到临床，外显子组测序技术近年来在胎儿结构异常中的使用也逐渐被报道。越来越多的技术用于产前筛查和产前诊断，新技术的不断涌现也为产前筛查与产前诊断提供了更多的选择。

第一节　产前筛查与产前诊断概述

目前，临床常用血清学筛查方法和NIPT对第13、18、21号染色体非整倍体进行产前筛查。NIPT无论是检出率还是阳性预测值均比传统的血清学筛查高。尽管NIPT是一种准确性很高的产前筛查手段，但是其仍然存在一定程度的假阳性率和假阴性率，无法等同于产前诊断。

（一）产前筛查

产前筛查指的是孕期针对胎儿先天性遗传性疾病进行的筛查，是预防出生缺陷的重要手段之一。NIPT是重要的产前筛查手段。

自1997年孕妇外周血中胎儿游离DNA被发现后，不断有研究尝试将其应用到产前筛查领域。2010年，随着高通量测序技术的发展，检测母体外周血血浆中胎儿游离DNA片段，以评估胎儿常见染色体非整倍体风险成为可能。尽管前瞻性研究表明NIPT相对于常规血清学筛查是更精确的筛查方法，但由于早期的过度推广、滥用和相关技术规范的指导及监督的缺乏，该技术在2014年被紧急叫停，2016年《孕妇外周血胎儿游离DNA产前筛查与诊断技术规范》发布后，NIPT再次走向临床。

（二）产前诊断

产前诊断是指在出生前对胚胎或胎儿的发育状态、是否患有疾病等方面进行检测诊断。产前诊断指征：反复早孕期自然流产；既往出生缺陷病史；家族分子遗传病史；神经管缺陷家族史；妊娠合并1型糖尿病、高血压、癫痫、哮喘；曾暴露于药物、病毒、环境危害；父母近亲等。目前，产前诊断的分子生物学方法包括FISH、CMA、PCR、NGS、细菌人工染色体微球（bacterial artificial chromosome on beads，BoBs）等。

第二节　遗传性疾病的产前筛查与产前诊断

（一）遗传性疾病的产前筛查

1. 染色体病的产前筛查　染色体病是出生缺陷的重要类型，由于尚无有效治疗方法，产前筛查是重要的预防手段，主要筛查疾病为21三体、18三体和13三体综合征。技术方法主要包括传统血清学筛查和NIPT。本节重点介绍基于高通量测序技术的NIPT。

NIPT通过采集孕妇外周血，提取血浆游离DNA，采用高通量测序技术，结合生物信息学分析，得出胎儿患"染色体非整倍体"的风险值。NIPT技术自临床应用以来已为超过1000万名孕妇筛查胎儿罹患非整倍体风险，检出率均在90%以上，复合阳性预测值＞50%，阴性预测值均＞99%。

在实际应用中需注意以下几点：

（1）适用人群：①血清学筛查结果提示胎儿染色体非整倍体风险介于高风险切割值与1/1000之间的孕妇。②有侵入性产前诊断禁忌证者（如先兆流产、发热、出血倾向、慢性感染活动期、孕妇Rh阴性血型等）。③孕20^{+6}周以上错过血清学筛查最佳时间，但要求评估21三体、18三体、13三体综合征风险者。

（2）慎用人群：①早、中孕期产前筛查高风险。②预产期年龄≥35岁。③重度肥胖（体重指数＞40kg/m^2）。④通过体外受精-胚胎移植方式受孕。⑤有染色体异常胎儿分娩史，但已排除夫妇染色体异常。⑥双胎妊娠。⑦医生认为可能影响结果的其他情形（如双胎之一消失或停止发育等）。

（3）不适用人群：①孕周＜12^{+0}周。②夫妇一方有明确的染色体异常。③胎儿超声提示有结构异常。④孕妇合并恶性肿瘤。⑤有单基因病家族史或提示胎儿罹患单基因病高风险。⑥1年内接受过异体输血、移植手术、异体细胞治疗等。⑦医生认为有明显影响结果准确性的其他情形。

（4）临床最佳检测时间：孕12～22^{+6}周。考虑到本方法为筛查技术，筛查高风险后需进行产前诊断，超过孕28周的不建议进行NIPT筛查。

2. 单基因病的产前筛查　除上述染色体病以外，常见的遗传性疾病，如地中海贫血、G6PD缺乏症、SMA及耳聋等，亦可进行产前筛查。相应的分子诊断技术参考本书第二篇相关章节，此处不再赘述。除此之外，能在产前进行筛查和预防的遗传性疾病种类很少。

本部分以SMA和耳聋为例，介绍遗传性疾病的产前筛查，主要包括携带者筛查。

携带者筛查是指当某种隐性遗传病在人群中发病率较高时，为了预防患儿出生，采用经济实用、准确可靠的方法在群体中进行筛查，筛出表型正常的携带者后，对其进行生育风险评估指导。国内外均有相关建议和指南推荐携带者筛查应用于育龄期人群，不局限于种族背景。目前筛查方案主要包括针对单一病种的筛查、针对某一类病的筛查及扩展性携带者筛查。

（1）单一病种筛查（如SMA）：主要通过qPCR检测运动神经元存活蛋白编码基因*SMN1*拷贝数，采用MGB-TaqMan探针法分别对*SMN1*基因第7和第8号外显子进行拷贝数相对定量。

（2）某一类病筛查（如耳聋）：目前已发现近300个耳聋疾病相关基因。在我国，常见的耳聋相关基因包括*GJB2*、*SLC26A4*和线粒体*MT-RNR1*。目前针对这些基因上的某些位点已经有较多的检测试剂盒，可以用于遗传性耳聋的携带者筛查。

临床应用如下。①适用人群：孕前或孕期检查的夫妇。②筛查时间：最好在妊娠前进行，如果受检者发现为某种疾病的携带者，受检者配偶应该进行相应基因的全面检测以了解夫妻生育患儿的风险。孕期检查建议在孕28周之前，夫妻双方同时筛查，以保证有充裕的时间进行产前诊断。③不适用人群：已经进行过基因检测的人群，或有耳聋家族史的人群。

（3）扩展性携带者筛查：高通量测序技术的发展使得同时检测多种疾病成为可能。扩展性携带者筛查的检测方案所包含的疾病需要有明确的诊疗标准和人群发病率依据，但目前并无国际统一的共识性文件。

技术原理：利用PCR或者捕获的方法结合高通量测序技术，集中检测相对高发的遗传病致病基因突变位点，从而发现遗传病的生育风险。

临床应用如下。①适用人群：孕前或孕期检查的夫妇；有过不良生育史，先证者已经夭折，未明确诊断。②筛查时间：携带者筛查和咨询最好在妊娠前进行，可以夫妻双方同时检查。如果其中一方先查，受检者发现为某种疾病的携带者，根据遗传方式受检者配偶可能需要进行相应基因的全面检测以了解生育患儿的风险。孕期检查建议在孕28周之前，夫妻双方同时筛查，以保证有充裕的时间进行产前诊断。③不适用人群：有遗传病家族史或已有先证者并已明确基因诊断的人群。

（二）遗传性疾病的产前诊断

1. 基于FISH技术的分子遗传学检测　自20世纪80年代中期以来，国外已有多位专家学者对FISH技术作为临床细胞遗传学诊断的有效性和快速检测间期细胞核染色体数目的特异性进行了研究。FISH技术适用于细胞周期的所有阶段，不需要细胞培养，不受产前取材的限制，且操作简单、快捷，检测周期短，相对于核型分析技术，FISH技术具有快速、特异性高、直观的优点，是目前分子细胞遗传学检测的重要方法。

临床应用：①常规产前筛查提示染色体非整倍体高风险的孕妇或高龄孕妇；②NIPT提示21三体、18三体、13三体等常见染色体非整倍体高风险孕妇；③超声检查示胎儿异常且提示为13号、18号、21号、X、Y等染色体数目异常；④某种特定微缺失及微重复综合征、标记染色体或衍生染色体的检测；⑤其他指征包括嵌合型染色体异常的结果验证、复杂染色体重排的结果验证。

2. 基于CMA技术的分子遗传学检测　CMA技术又被称为分子核型分析，能够在全基因组水平进行扫描，可检测染色体不平衡的拷贝数变异（CNV），尤其对检测染色体微小缺失、重复等不平衡性重排具有突出优势。根据芯片设计与检测原理的不同，CMA技术可分为两大类：基于微阵列的比较基因组杂交（array-based comparative genomic hybridization, aCGH）技术和单核苷酸多态性微阵列（single nucleotide polymorphism array, SNP array）技术。SNP array技术在aCGH技术的基础上能够检出多数的单亲二倍体。

临床应用：①对于有侵入性产前诊断指征或需求的孕妇，在其充分知情的前提下，可将CMA作为一线的产前诊断方法供其选择。②胎儿核型分析不能确定染色体畸变的来源和构成者。③胎儿新发染色体结构重排且无法排除重排过程是否导致染色体微缺失/微重复者。④需要行产前诊断排除染色体异常，但已无法进行羊水细胞培养的中晚期孕妇。⑤流产物、死胎或死产胎儿组织需明确遗传学病因者。

3. 基于PCR技术的分子遗传学检测　20世纪90年代开始，基于短串联重复序列（short tandem repeat, STR）的qPCR技术开始应用于临床。多重连接探针扩增技术（multiplex ligation-dependent probe amplification, MLPA）是在2002年由荷兰学者研究建立的一种结合了分子杂交、连接和PCR技术的核酸半定量检测方法。qPCR和MLPA在产前诊断领域中常用于常见染色体非整倍体的快速诊断，具有检测通量高、费用低、快速等突出优势。

qPCR技术是通过检测STR遗传标记进行染色体非整倍体的产前诊断。基于PCR扩增和毛细管电泳分离技术，通过定性、定量分析STR的等位基因数量，能够准确判断目标染色体的拷贝数，从而分析是否存在非整倍体；除此之外，还能用于检测三倍体和胎儿样本中的母体细胞污染。

临床应用：①常规产前筛查提示染色体非整倍体高风险的孕妇或高龄孕妇。②NIPT提示21三体、18三体、13三体等常见染色体非整倍体高风险的孕妇。③超声检查示胎儿异常且提示为13号、18号、21号、X、Y等染色体数目异常。④其他指征包括在产前诊断前排除胎儿样本中可能存在的母体细胞污染；当其他用于常见染色体数目异常诊断的技术（如FISH）结果不明确时，可采用qPCR技术进行验证。

MLPA是一种针对待检DNA序列进行定性和半定量分析的技术。该技术高效、特异，在一次反应中可以检测多达45~50nt序列拷贝数的改变。临床应用：①常规产前筛查提示染色体非整倍体高风险的孕妇或高龄孕妇。②特定微缺失及微重复综合征或单基因病外显子水平缺失的检测。③其他指征包括在进行单基因病分子诊断时，应用MLPA检测常见5种染色体的数目异常；当其他用于常见染色体数目异常诊断的分子诊断技术（如qPCR、FISH等）的结果不明确时，可采用MLPA进行验证。

4. 基于高通量测序的分子遗传学检测　近年来高通量测序技术的飞速发展给产前诊断领域带来了更多的解决方案，包括基因组拷贝数变异测序（copy number variation sequencing, CNV-Seq）、ES、WGS等。CNV-Seq在应用上与CMA相似，主要用于染色体拷贝数变异的检测，但不能检出染色体单亲二倍体，与CMA相比，费用更低。ES是通过靶向捕获技术对人基因组的外显子序列进行捕获，对捕获序列进行测序和后续的生物信息学分析。ES早期主要用于成人神经系统疾病和儿童疾病中，近年来国内外多个机构的研究表明其在胎儿结构异常方面的应用能够发现更多的病因，有既往检测技术无可替代的价值。

CNV-Seq主要用于全基因组范围染色体不平衡CNV的检测。CNV-Seq采用高通量测序技术对样本DNA进行低深度全基因组测序，将测序结果与人类参考基因组碱基序列进行比对，通过生物信息学分析发现受检样本存在的CNV。

临床应用：①对于有侵入性产前诊断指征或需求的孕妇，在其充分知情的前提下，可将CNV-Seq作为染色体拷贝数异常的检测方法；②胎儿核型分析不能确定染色体畸变的来源和构成者；③胎儿新发染色体结构重排且无法排除重排过程是否导致染色体微缺失/微重复者；④需要行产前诊断排除染色体异常，但已无法进行羊水细胞培养的中晚期孕妇；⑤流产物、死胎或死产胎儿组织需明确遗传学病因者。

5. 基于BoBs技术的分子检测方法 BoBs技术是基于液相基因芯片原理的一种分子检测技术。用生物素标记待测样本DNA和参考样本DNA，然后杂交到含有特异的BAC DNA探针的微球上，用Luminex系统进行微球分类和荧光信号检测，然后使用分析软件测定结合到微珠上的DNA相对含量，最后通过标记探针的阈值变化来判断阳性结果和阴性结果，从而达到检测染色体的数目异常及微缺失/微重复的目的。临床应用：①常规产前筛查提示染色体非整倍体高风险的孕妇或高龄孕妇。②NIPT提示21三体、18三体、13三体等常见染色体非整倍体高风险的孕妇。③针对9种特定微缺失综合征的检测，包括沃尔夫-赫希霍恩（Wolf-Hirschhorn）综合征（又称4p部分单体综合征）、Cri du Chat综合征（又称猫叫综合征）、米勒-迪克尔（Miller-Dieker）综合征（又称17p13.3缺失综合征）、史密斯-马盖尼斯（Smith-Magenis）综合征、迪格奥尔格（DiGeorge）综合征（又称22q11缺失综合征）、安格尔曼（Angelman）综合征、普拉德-威利（Prader-Willi）综合征、威廉姆斯（Williams）综合征、兰格-吉戴恩（Langer-Giedion）综合征。④其他指征包括在进行单基因病分子诊断时，应用BoBs技术检测常见5种染色体的数目异常和9种微缺失综合征；当其他用于常见染色体数目异常诊断的分子诊断技术（如qPCR、FISH等）的结果不明确时，可采用BoBs技术进行验证。

第三节 产前筛查与产前诊断的遗传咨询

在分子医学技术高速发展的当下，千篇一律的咨询方案已经完全无法适应临床的需求。每种疾病的每个个体都存在差异，每种技术都存在优劣势和适应证。机构建立规范化、同质化的遗传咨询路径和模式对于降低医疗风险、提升医疗水平和服务能力具有极其重要的作用。本节将侧重于对不同检测报告的临床解释和咨询，阐释产前分子筛查和诊断中技术的应用。

（一）检测前咨询的基本要点

1. 遵循国家法律法规和社会伦理道德 产前分子筛查及产前诊断的检测目的和内容应遵循国家法律法规和社会伦理道德。评估产前分子筛查与诊断的必要性、风险及局限性。①对于明确有侵入性产前诊断指征的，咨询人员应建议行侵入性产前诊断，并推荐合适的检测项目；②对于无侵入性产前诊断指征的，咨询人员不应推荐产前诊断，因侵入性穿刺操作可能引起流产，产前诊断结果可能引起非医学需要的引产等；③对于侵入性产前诊断指征不明确的，但患者强烈要求，可以递交病例资料至产前诊断医学伦理委员会，由医学伦理委员讨论评估后再决定是否行产前诊断。

2. 产前诊断检测项目的选择 告知不同检测项目的优缺点，包括无创产前筛查及侵入性产前诊断的选择；检测项目的适应证及禁忌证、缺点及优势，如CMA无法检测染色体的平衡易位、FISH对染色体嵌合体的检测优势等；产前诊断的时机、费用等，综合考量，推荐个体化的检测项目。

3. 对可能出现的检测结果解释说明 需要说明不同检测方法可能得到的结果的分类，如致病性、意义不明、良性变异等，以及进一步的处理意见。若结果正常，需强调检测的局限性及后续检测治疗的方法和时机。

4. 遵守所在机构的检测规定和流程 评估和送检申请决定的过程中应该遵守所在机构的诊疗相关规章制度和医学伦理审核等的相关规定及流程。

5. 充分知情告知 经过咨询评估，在充分告知的基础上，获得孕妇知情同意后才能进行产前筛查及检测，知情同意应包含以下内容：①推荐检测项目的依据，告知随着国内外的研究进展，指南所推荐的检测项目可能会更新。②检测的目的及意义。③检测的内容及方法。④检测的最佳时机。⑤检测报告的范围，即告知哪些情况会在报告中写明。若进行检测，需与受检者沟通，对于检测到的肿瘤易感基因变异、迟发性疾病相关基因或基因组变异及与胎儿表型不相关的父母遗传病携带状态等意外发现是否需要报告进行约定。⑥检测的阳性率。⑦检测的局限性。⑧检测报告周期。交谈语言应通俗易懂、理性客观，应明确告知如不做产前筛查或诊断对临床诊疗的影响、是否有其他的替代检测项目及优缺点。告知各种可能的检测结果及后续应对策略，告知由于产前检查及检测技术受多重因素的限制，一项或多项产前诊断项目，包括高通量测序技术，仍然不能解决所有问题。

（二）检查前咨询示例

病例一

患者，女，32岁，因"停经13⁺周，发现胎儿颈后透明层厚度（NT）增厚4天"咨询。

病史：末次月经（LMP）2019-5-23，孕期顺利，无阴道出血、腹痛等不适。孕13⁺周超声提示胎儿NT增厚，约4.1mm。

个人史及家族史：孕妇既往月经规则，孕早期至今无放射线、药物毒物接触史。经产妇，G4P2A1，顺产2次，均体健，人工流产1次。其余个人史、家族史、过敏史无异常。

体格检查：无特殊。

根据以上原则，产前诊断前遗传咨询要点如下：

（1）核对胎儿孕周，在孕13^+周时，NT4.1mm大于同孕周第99百分位数，可能的原因包括以下六个方面：①胎儿染色体病；②单基因病；③结构畸形；④脉管发育异常；⑤宫内感染；⑥胎儿贫血或低蛋白血症。有明确的侵入性产前诊断指征者，推荐侵入性产前诊断。

（2）侵入性产前诊断方法的选择，绒毛检查有早期诊断的优势，但有出现染色体嵌合体的可能，有可能需要再次羊膜腔穿刺诊断，需向孕妇交代。

（3）根据胎儿NT增厚可能的原因，建议选择qPCR技术、染色体核型分析、CMA、外显子组测序这4种检测方法，若孕周在18周以上应送检羊水进行CMV-PCR、RV-PCR检查病原体。

1）qPCR技术：优点是快速检测常见5种染色体的数目异常；判断胎儿标本中是否混有母体组织；当其他用于常见染色体数目异常诊断的分子诊断技术（如FISH）的结果不明确时，可采用qPCR技术进行验证。缺点是不能完成产前诊断，需要进一步验证阳性结果。

2）染色体核型分析：优点是临床应用广泛，能提供全部染色体信息，包括多倍体、非整倍体、部分单体或三体、平衡易位或插入等染色体结构异常；缺点是需要进行细胞培养，耗时长；细胞生长缓慢或者染色体形态学表型差时，准确率差；当染色体的畸变微小（<5～10Mb）时不易检出。

3）CMA：优点是可对全基因组进行扫描，能够清晰检测出全基因组范围内染色体微缺失或微重复，不需要细胞培养，直接提取DNA，分析周期短；芯片检测平台，自动化程度高，准确率高；缺点是不能检测平衡易位、倒位等。

4）外显子组测序：针对单基因病的新兴检测方法，优点是检测病范围较广泛；缺点是技术要求高、分析周期长，需要配合专业的数据分析才能较好地解释结果，费用高昂，内含子区域的致病变异无法检出。

（4）侵入性产前诊断可能出现的结果及解释说明

1）结果正常：检测范围内未发现与NT增厚相关的染色体病与单基因病，但是检测范围有限，仍有少部分染色体病或单基因病的漏诊风险。另外，需在后期产检过程中加强对胎儿结构畸形的筛查诊断，尤其与NT增厚高度相关的胎儿心脏结构畸形等。

2）染色体核型及微阵列CMA检测阳性结果：告知不同染色体病临床表型不一，但多数带有明确致病变异的情况下，需父母慎重考虑胎儿去留。

3）外显子组测序阳性结果：告知不同单基因病临床表型不同，需根据报告结果分析胎儿预后，在严重致病变异的情况下，需父母慎重考虑胎儿去留。

在孕妇知情同意情况下，签署侵入性产前诊断同意书。

病例二

患者，女，孕17^+周，因夫妻双方α地中海贫血，要求进一步检查。

病史：LMP 2017-7-5，月经规则，孕早期无阴道出血及安胎史。孕妇：平均红细胞体积（MCV）77.8fL，血红蛋白A_2（HbA_2）1.9%，血红蛋白F（HbF）28.5%，外院地中海贫血基因：-$\alpha^{4.2}$/αα（未排除α地中海贫血点突变），血型"O"，传染病（－），唐氏筛查为低风险，TORCH[刚地弓形虫（TO）、风疹病毒（R）、巨细胞病毒（C）、单纯疱疹病毒（H）]（－），G6PD（－），凝血功能（－），甲状腺功能（－）。丈夫：MCV 67.7fL，HbA_2 2.5%，外院地中海贫血基因：$-\text{-}^{SEA}/\alpha\alpha$（未排除α地贫点突变），血型"A+"。

个人史及家族史：既往体健，非近亲结婚，本次为首次妊娠，无血液制品输注史，无恶性肿瘤病史，无家族遗传病史，否认孕期不良接触史。

体格检查：无特殊。

遗传咨询：

根据以上原则，检测前遗传咨询要点如下：

（1）告知夫妇双方一方为$-\alpha^{4.2}/\alpha\alpha$，另一方为$-\text{-}^{SEA}/\alpha\alpha$，每次妊娠后代有25%的概率完全正常，有25%的概率为静止型α地中海贫血（$-\alpha^{4.2}/\alpha\alpha$），25%的概率为轻型α地中海贫血（$-\text{-}^{SEA}/\alpha\alpha$），25%的概率为HbH病（$-\text{-}^{SEA}/-\alpha^{4.2}$），需要进行产前诊断。

（2）$-\text{-}^{SEA}/-\alpha^{4.2}$为HbH病（中间型α地中海贫血），多数为轻至中度贫血，血常规有典型的小细胞低色素性贫血表现，血红蛋白分析HbA_2多数有明显降低，一般有HbH。

（3）孕妇HbF增多，仅发现了α地中海贫血，应复查血红蛋白电泳，注意排除孕妇同时带有β地中海贫血。

（4）夫妇均未排除α地中海贫血点突变（CS、QS、WS），应补充检查。

（5）告知产前诊断方式的选择。目前孕17周，建议进行羊膜腔穿刺术，告知其检测的意义及风险性。

（三）检测后咨询基本要点

不管检测结果如何，均建议由专业人员，最好是医学遗传学专业医生提供检测后咨询。

1. 报告解释　根据报告结果分析阳性和阴性结果的意义及相应检测方法的局限性。

2. 咨询意见　应就胎儿异常涉及疾病的表型、一般病程、治疗方式及预后等方面进行解释。如果筛查报告阴性，应建议下一步检查；如果产前筛查报告阳性，应建议进行产前诊断；如果产前诊断报告阴性，则应基于影像学可获得的胎儿表型信息进行相应专科的咨询，给予干预策略的建议，为产后患儿手术或其他治疗做好衔接；如果产前诊断报告阳性，则结果可用于指导进一步的疾病管理。应强调的是，产前诊断结果阴性并不能排除遗传病的可能，不能作为胎儿正常的保证。在对产前外显子组测序报告咨询中还应告知变异的致病性可能会随时间的推移而改变，受检者在以后的妊娠中若要选择产前诊断，可考虑对检测结果进行重分析。

3. 再生育风险评估　医生应就胎儿异常状况的再发风险合理评估、充分解释。对于阴性报告应告知残余风险；对于阳性报告，尤其涉及外显不全和嵌合变异位点时应给予充分解释。

4. 心理干预　有过妊娠异常胎儿的孕妇很可能有心理焦虑的问题，尤其是多次妊娠出现问题的家庭。医生应对心理焦虑给予足够的重视和疏导，注意咨询用语。

（四）检查后咨询示例

病例一

患者，女，32岁，因停经13⁺周，发现胎儿NT增厚4天咨询。

病史：LMP 2019-5-23，孕期顺利，无阴道出血、腹痛等不适。本次妊娠13⁺周超声提示胎儿NT增厚，约4.1mm。

个人史及家族史：孕妇既往月经规则，孕早期至今无放射线、药物毒物接触史。经产妇，G4P2A1，顺产2次，均体健，人工流产1次。个人史、家族史、过敏史无异常。

体格检查：无特殊。

实验室检查结果如下：

（1）绒毛染色体核型分析及CMA均未见异常。

（2）绒毛外显子组测序检查结果见表15-1。

表15-1 外显子组检测报告主要结果

样本编号	受检者姓名	与先证者关系	检测结果
××	××	父亲	检测范围内未检测到明确致病变异
××	××	母亲	检测范围内未检测到明确致病变异
××	××胎儿	本人	可能致病：*CHD4*基因（NM_001273）c.4018C＞T（p.R1340C）杂合（新发）

诊断：Sifrim-Hitz-Weiss综合征。

外显子组测序结果发现：胎儿新发变异，*CHD4*基因（NM_001273）c.4018C＞T（p.R1340C）杂合。建议近期Ⅲ级超声检查，超声检查提示：可疑胎儿唇裂声像；NF增厚；胎儿心脏复杂畸形（考虑永存动脉干、室间隔缺损）。

根据以上原则，产前诊断后遗传咨询要点如下：

（1）报告解释：外显子组测序结果提示*CHD4*基因变异，此基因变异与Sifrim-Hitz-Weiss综合征相关，呈常染色体显性遗传。临床表现主要为全面发育迟缓，智力障碍，步态失衡、先天性心脏缺陷、主动脉狭窄、法洛四联症，身材矮小，面部异常，听力丧失，脑室扩大，肾功能不全等，以新发突变为主。该疾病临床表型差异较大，有患者仅表现为步态不稳。根据胎儿近期超声报告，已表现出心脏畸形，目前胎儿异常表现高度怀疑与外显子组测序报告吻合。

（2）咨询意见

1）根据胎儿超声报告与基因检测结果，胎儿目前表型符合Sifrim-Hitz-Weiss综合征临床表型，推断随着孕周增加，胎儿期可能出现生长发育迟缓、脑室扩大等，产后可能出现全面发育迟缓、智力障碍、步态失衡等表现，该疾病产后无治愈方案，仅能进行康复治疗，建议父母慎重考虑胎儿去留。

2）再生育风险评估：经过家系外显子组测序结果，父母双方均为野生型，胎儿是新发变异，下次妊娠再发风险＜1%。

3）心理干预：因患者已有2个正常孩子，也许会担心其他2个孩子是否受累，因此可告知此疾病的发生属于该胎儿新发，与上两个孩子无关。医生应提供本次妊娠终止妊娠的相关注意事项，指导下次妊娠时机及产前诊断时机。

病例二

患者，女，29岁，因停经26⁺周、超声提示胎儿四肢长骨小于孕周4周咨询。

病史：LMP 2020-4-21，孕早期超声提示宫腔积液，予保胎治疗，现无不适。本次妊娠24⁺周超声提示胎儿股骨长度小于孕周2周，其余生长径线数值与孕周基本相符。26⁺周复查超声提示胎儿双顶径（BPD）72mm，头围（HC）259mm，腹围（AC）214mm，股骨长（FL）41mm，肱骨长（HL）38mm，右房内径（RAD）33mm，尺骨长（Ulna）38mm，胫骨长（TIB）37mm，腓骨长（FIB）37mm，足长48mm，小脑横径（CB）30mm，羊水暗区60mm。双顶径、头围、腹围与孕周基本相符，四肢长骨长度均小于孕周4周（小于2s）。

个人史及家族史：初产妇，G2P0A1，孕妇既往月经规则，孕早期至今无放射线、毒物接触史。人工流产一次。其余个人史、家族史、过敏史无异常。

体格检查：本人身高159cm，丈夫身高174cm。其余无特殊。

实验室检查结果如下：

（1）胎儿CMA结果未提示异常。

（2）外显子组测序提示FGFR3基因（NM_000142）c.1138G＞A（p.Gly380Arg）杂合（新发）及家系ATP7B基因变异，见表15-2和表15-3。

诊断：软骨发育不全，肝豆状核变性？

根据以上原则，产前诊断后遗传咨询要点如下：

（1）报告解释：FGFR3基因检测结果异常，FGFR3基因变异与软骨发育不全相关，呈常染色体显性遗传。

ATP7B基因变异与肝豆状核变性相关，呈常染色体隐性遗传，母亲携带ATP7B基因两个变异位点，其中之一判定为可能致病，另一为意义不明，父亲携带ATP7B基因变异位点，判定为意义不明，胎儿遗传母亲和父亲ATP7B基因的三个变异位点。

（2）遗传咨询意见：软骨发育不全临床表型主要是患儿的躯干与四肢不成比例，头颅大而四肢短小，躯干长度正常，逐渐形成侏儒畸形，成年后身高110～140cm。胎儿期在中晚孕时期表现为头颅躯干生长径线等同孕周，四肢长骨小于孕周，且随着孕周增加，趋势更加明显。此类儿童智力一般不受影响。目前胎儿超声表型与软骨发育不全患儿胎儿期表型一致，知情选择胎儿去留。

表15-2　外显子组测序报告主要结果

样本编号	受检者姓名	与先证者关系	检测结果
××	××	父亲	未检测到与临床表型相关的基因明确致病变异
××	××	母亲	未检测到与临床表型相关的基因明确致病变异
××	××胎儿	本人	致病：FGFR3基因（NM_000142）c.1138G＞A（p.Gly380Arg）杂合（新发）

表 15-3 外显子组测序报告附表

基因名称	遗传方式	HG19位置	转录本	核苷酸与氨基酸改变	合子状态	人群概率	ACMG变异分类	相关疾病/文献	来源
ATP7B	AR	chr13: 52520464	NM_000053.4	c.3016G > A（p.Gly1006Ser）	杂合	0.000 059	意义不明	肝豆状核变性	父亲杂合
ATP7B	AR	chr13: 52516618	NM_000053.4	c.3316G > A（p.Val1106Ile）	杂合	0.0037	可能致病	肝豆状核变性	母亲杂合
ATP7B	AR	chr13: 52548768	NM_000053.4	c.588C > A（p.Asp196Glu）	杂合	0.000 17	意义不明	肝豆状核变性	母亲杂合

注：AR，常染色体隐性遗传。

检测中意外发现家系*ATP7B*基因变异，肝豆状核变性是一种由铜代谢障碍引起的以肝硬化、基底节损害为主的疾病。患者血清铜蓝蛋白合成减少及胆道排铜障碍，蓄积在体内的铜离子在肝、脑、肾、角膜等处沉积，引起进行性加重的肝硬化、锥体外系症状、肾功能异常、角膜色素环等临床症状。目前基因变异位点的致病性界定分为致病、可能致病、意义不明、可能良性和良性5种，母亲所携带基因变异为可能致病，即高度可疑导致疾病，而父亲携带基因变异位点目前界定为意义不明，即无法判断是否会导致疾病发生。因此，尚无明确证据证实同时携带父亲和母亲的致病基因是否会发病。但是由于变异的致病性可能会随时间的推移而改变，因此建议1年后再次分析此位点的致病性。

（3）再生育风险评估：软骨发育不全多为新发变异，经过检测也证实父母双方均为野生型，下次妊娠再发风险同常染色体显性遗传病群体再发风险，即小于1%。

由于父母双方同时携带*ATP7B*基因变异，下次妊娠胎儿有1/4概率同时遗传双亲致病基因，可能成为患者，但是由于父亲携带基因位点目前界定为意义不明，即无法判断是否会导致疾病，但是变异的致病性可能会随时间的推移而改变，建议下次孕前咨询，再次对此位点进行致病性分析，必要时知情选择产前诊断，但目前的致病性分析结论尚不支持进行植入前胚胎遗传学诊断。

（4）心理干预：告知父母胎儿软骨发育不全的发生属于该胎儿新发，与父母无关，下次妊娠再发风险较低；另需告知针对肝豆状核变性的*ATP7B*基因可在知情选择情况下孕期行产前诊断；同时提供终止妊娠的相关注意事项，指导下次妊娠时机及产前诊断时机。

病例三

患者，女，29岁，因停经19⁺周、无创产前筛查提示22q11重复咨询。

病史：LMP 2020-6-1，孕期无阴道出血、腹痛等不适。孕早期上呼吸道感染，无发热，未治疗，自愈。妊娠13⁺周超声未提示异常，无创产前基因筛查结果提示22q11重复。

个人史及家族史：孕妇既往月经规则，初产妇，G1P0A0。孕期至今无放射线、药物毒物接触史。其余个人史、家族史、过敏史无异常。

体格检查：无特殊。

实验室检查：

（1）胎儿羊水CMA结果提示染色体22q11.21位置发生重复，片段大小约3.3Mb（图15-1）。胎儿染色体核型分析结果提示未见异常（图15-2）。

（2）胎儿母亲染色体微阵列结果提示染色体22q11.21位置发生重复，片段大小约3.3Mb（图15-3）；胎儿父亲结果未见异常（图15-4）。

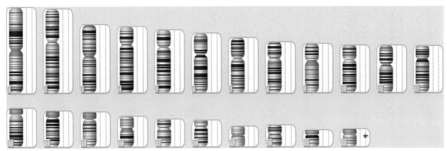

胎儿取材母体DNA污染鉴定结果:

　　D13S305、D18S978、D21S11等11个STR位点测序分析提示无母体DNA污染。

检测结果（根据人类细胞遗传学国际命名体系）:
　　arr[GRCh37] 22q11.21(18649190_21915207) x3

结果解释:

　　检测出致病性CNV。

　　发现22号染色体22q11.21位置发生重复,片段大小约3.3Mb,包含96个基因。该区域重复导致"染色体22q11.2重复综合征"（OMIM #608363）。22q11.2重复综合征的主要临床特征包括智力低下、精神运动发育迟滞、生长缓慢等。该重复在表型正常人群中亦被检测到,说明外显率不全,Rosenfeld等2013年（PMID: 23258348）报道该重复的估计外显率是21.9%。

　　建议:胎儿父母CMA检测及遗传咨询。

图15-1　病例三胎儿羊水CMA报告

染色体核型

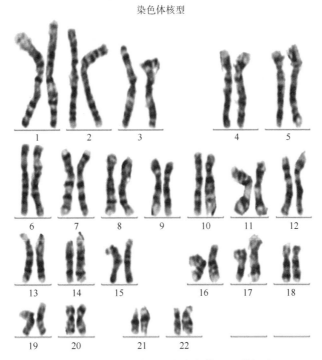

图15-2　病例三胎儿羊水染色体G显带报告

结果:G带核型　46,XN(未见异常核型)

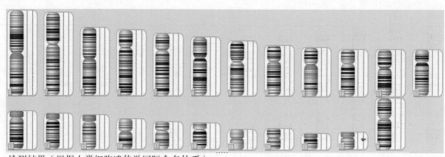

检测结果（根据人类细胞遗传学国际命名体系）：
arr[GRCh37] 22q11.21(18649190_21915207)x3

结果解释：
　　CMA结果显示22q11.21位置发生重复，片段大小约3.3Mb，包含96个基因。相似重复区域在其胎儿CMA中亦被检测到，提示为家族性变异。建议遗传咨询。

图15-3　病例三胎儿母亲染色体微阵列报告

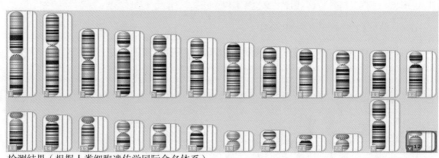

检测结果（根据人类细胞遗传学国际命名体系）：
arr (1～22)×2, (XY)×1

结果解释：
　　CMA未发现明显异常。

图15-4　病例三胎儿父亲染色体微阵列分析（CMA）报告

　　根据以上原则，遗传咨询要点如下：
　　（1）报告解释：胎儿染色体异常，检测出致病性CNV，发现染色体22q11.21位置重复，片段大小约3.3Mb，包含96个基因。该区域重复导致"染色体22q11.2重复综合征"（OMIM #608363）。检测结果与无创产前筛查结果相符，另外通过夫妻的CMA检测结果发现，胎儿染色体异常片段来自于母亲。
　　（2）遗传咨询意见：22q11.2重复综合征的主要临床特征包括智力低下、精神运动发育迟滞、生长缓慢等。该重复在表型正常人群亦被检测到，说明外显率不全，据报道该重复的估计外显率是21.9%。母亲亦携带此变异，而且并无临床表现，但不能因此推测胎儿也不发病，胎儿发病的概率同上所述，建议夫妻双方谨慎决定胎儿去留。
　　（3）再生育风险评估：由于胎儿此致病染色体片段遗传自母亲，因此下次妊娠有50%再发风险，但同样，该重复的估计外显率仍是21.9%。

病例四

患者，女，孕17⁺周，因夫妻双方α地中海贫血就诊。

病史：LMP 2017-7-5，月经规则，孕早期无阴道出血和安胎史，现要求进一步检查。孕妇：MCV 77.8fL，HbA_2 1.9%，HbF 28.5%，外院报告地中海贫血基因-α⁴·²/αα（未排除α地中海贫血点突变），血型"O+"，传染病（－），唐氏筛查为低风险，TORCH（－），G6PD（－），凝血功能（－），甲状腺功能（－）。丈夫：MCV 67.7fL，HbA_2 2.5%，外院报告地中海贫血基因--ˢᴱᴬ/αα（未排除α地中海贫血点突变），血型"A+"。

个人史及家族史：既往体健，非近亲结婚，本次为首次妊娠，无血液制品输注史，无恶性肿瘤病史，无家族遗传病史，否认孕期不良接触史。

体格检查：无特殊。

实验室检查结果如下：

（1）双方地中海贫血筛查及诊断结果：双方MCV＜80fL；双方未检测到α珠蛋白基因αᵠˢα/、αᶜˢα/、αʷˢα/点突变；孕妇血红蛋白电泳结果为HbA 69.0%，HbA_2 1.8%，HbA_2 变异0.7%，HbQ 28.5%，建议α珠蛋白基因测序；丈夫血红蛋白电泳未见异常血红蛋白带。孕妇血红蛋白电泳结果如表15-4所示。

表15-4 病例四孕妇血红蛋白电泳结果

项目	结果	提示	单位	参考区间
HbA_2 变异	0.7			
HbQ	28.5			
HbA	69.0	↓	%	94.5～97.35
HbA_2	1.8	↓	%	2.7～3.5

孕妇α珠蛋白基因测序结果提示：

1）疾病相关变异：检测到*HBA1*基因c.223G＞C杂合突变（74位密码子GAC＞CAC），为异常血红蛋白HbQ-Thailand杂合子。

2）其他变异：*HBA2*基因c.43G＞C，c. *107 A＞G，此两种变异目前报道为单核苷酸多态性，无致病性相关报道。

注：共4次测序反应，测序范围*HBA1* nt –154bp至nt 927bp；*HBA2* nt –123bp至nt 867bp。

由此得知，孕妇地中海贫血基因结果应为-α⁴·²/αα复合异常血红蛋白HbQ-Thailand。

（2）胎儿地中海贫血基因报告如下：孕妇基因型，-α⁴·²/αα合并异常血红蛋白HbQ-Thailand。

丈夫基因型，--ˢᴱᴬ/αα。

中间型及重型地中海贫血患儿生育史：无。

胎儿取材母体DNA污染鉴定结果：D13S305、D18S978、D21S11等13个STR位点测序分析提示无母体DNA污染。

检测方法：gap-PCR；α珠蛋白基因测序（测序范围：*HBA1* nt –152bp至nt 927bp），二

次独立检测。

检测结果如下：

1）gap-PCR检测到胎儿α珠蛋白基因 --^{SEA}/和 -α$^{4.2}$/复合杂合缺失。

2）*HBA1*基因测序检测到c.223G＞C（74位密码子GAC＞CAC），为异常血红蛋白HbQ-Thailand。

诊断：夫妻双方地中海贫血；胎儿中间型地中海贫血。

分析外院检测结果，不能排除夫妻双方带有罕见地中海贫血类型，需完善必要的地中海贫血筛查和基因诊断。根据补充检测结果咨询，夫妇知情选择羊膜腔穿刺术，查羊水α地中海贫血及qPCR检测。

根据以上原则，检测后咨询要点如下：

（1）报告解释：①复查血红蛋白电泳提示，在异常HbQ位置及HbA$_2$变异区位置可见异常区带，拟为异常HbQ；②孕妇α珠蛋白基因测序提示 -α$^{4.2}$/αα复合异常血红蛋白HbQ-Thailand，表现为轻型地中海贫血；③产前诊断检测结果提示胎儿为HbH病（--^{SEA}/-α$^{4.2}$）合并异常血红蛋白HbQ-Thailand。

（2）遗传咨询：HbH病（--^{SEA}/-α$^{4.2}$）合并异常血红蛋白HbQ-Thailand。该类型地中海贫血临床表现个体差异较大，多数表现为轻或中度贫血，极少数可能表现为重度贫血。

（3）再生育风险评估：按照孟德尔遗传规律，夫妇每次妊娠，生育的后代有25%的概率为HbH病（--^{SEA}/-α$^{4.2}$），合并异常血红蛋白HbQ-Thailand需要进行产前诊断。

（4）心理干预：告知地中海贫血的遗传规律、预后及中重型地中海贫血的治疗方案，指导下次妊娠，可选择辅助生殖，告知产前诊断时机的选择。

第四节　案　例　分　析

本节将通过列举临床案例，回顾病例的简要病史、检查过程和相关结果，阐释产前筛查和产前诊断过程中的相关技术应用。

（一）临床情景1

染色体病是导致胎儿出生缺陷的常见原因之一，其中染色体非整倍体最为常见。目前胎儿染色体异常的常见产前筛查方法主要有基于母亲血清生化指标的产前筛查、以孕妇外周血胎儿游离DNA作为检测指标的无创产前筛查、基于超声检查的产前筛查。对于产前筛查阳性的孕妇，则需进行进一步产前诊断。

案例一

患者，女，26岁，孕13周，因孕早期唐氏筛查临界风险就诊。

病史：孕期顺利，无特殊不适，孕11周超声提示宫内单活胎，胎儿头臀径49mm，NT 1.1mm。

个人史及家族史：既往体健，非近亲结婚，本次为首次妊娠，无血液制品输注史，无恶性肿瘤病史，无家族遗传病史，否认孕期不良接触史。

体格检查：孕妇身高158cm，体重52kg，其余无特殊。

实验室检查结果如下：

（1）对血清学生化指标（游离β绒毛膜促性腺激素、妊娠相关血浆蛋白A）及胎儿NT进行早期胎儿非整倍体联合筛查，结果提示21三体风险值1：711（高风险切割值为1：250）。

（2）孕妇外周血NIPT检测结果如图15-5所示，21号染色体Z值为28.456，提示胎儿21三体高风险。

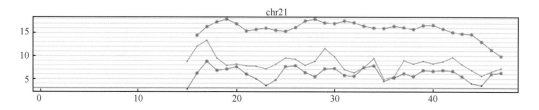

图15-5 案例一21号染色体NIPT检测结果

注：横轴表示Z值，纵轴表示染色体位置

（3）羊水STR检测，结果提示胎儿为21三体（图15-6）。随后羊水染色体核型分析诊断胎儿染色体核型为47, XN, +21（图15-7），与qPCR结果一致。

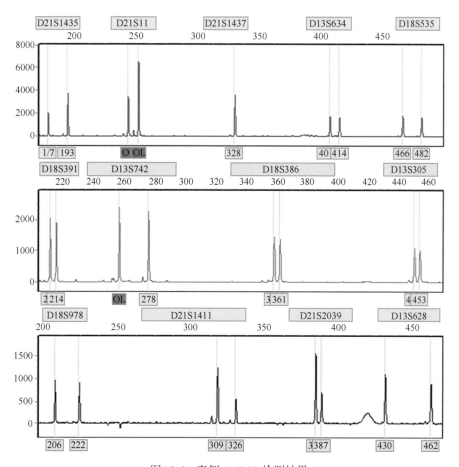

图15-6 案例一qPCR检测结果

注：横轴表示扩增片段长度，纵轴表示扩增信号值

染色体核型

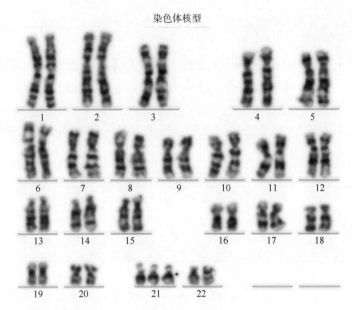

结果：G带核型 47, XN, +21

图15-7　案例一羊水染色体核型分析结果

诊断：21三体综合征。

按照国家关于孕妇外周血胎儿游离DNA产前筛查和诊断技术规范要求，对于血清学筛查显示胎儿常见染色体非整倍体风险值介于高风险cut-off值与低风险cut-off值之间者，建议行孕妇外周血胎儿游离DNA产前检测。孕妇年龄未超过35岁，妊娠超过12周，目前超声检查未提示胎儿结构异常，孕妇未接受过异体输血、移植手术和异体细胞治疗，无遗传病家族史，未发现恶性肿瘤，综合评估未发现不适用情形。向孕妇本人及其家属详细告知该检测的目标疾病、目的、意义、准确率、局限性和风险，签署知情同意书后进行检测。根据NIPT结果向孕妇及家属解释检测结果高风险的意义及局限性，建议进一步行侵入性产前诊断。知情同意后，孕妇于孕16周行羊膜腔穿刺术，抽取羊水进行胎儿染色体检查。染色体核型分析技术是诊断染色体异常的"金标准"，但需要进行细胞培养，存在耗时长等缺点，另外除胎儿染色体核型外，可同时进行胎儿qPCR检测。qPCR技术是快速靶向分子诊断技术，主要检测21号、18号、13号、X和Y染色体的数目异常，诊断准确率可达98.5%，且所需样本量少，为半自动化和批量检测，可在24～48h内快速得到检测结果。胎儿羊水检测结果提示胎儿为21三体综合征，告知孕妇及家属该疾病的一般情况和可能预后，建议终止妊娠，同时告知再发风险。

案例二

患者，女，26岁，因孕31周超声提示胎儿异常就诊。

病史：孕期顺利，无特殊不适，产前超声检查提示宫内单活胎，胎儿生长发育各径线小于孕周（位于同孕龄胎儿$-2s$以下），胎儿冠状静脉窦扩张，可见左上腔静脉汇入，考虑永存左上腔静脉，胎儿主动脉瓣血流速度偏快。

个人史及家族史：孕妇既往体健，非近亲结婚，G2P0A1，否认家族遗传病史，否认孕期不良接触史。

体格检查：无特殊。

实验室检查结果如下：

（1）胎儿脐血染色体核型结果未见异常。

（2）胎儿脐血染色体微阵列分析提示染色体7q11.23位置发生缺失（图15-8），片段大小约2.1Mb，涉及40个基因，其中包含 *ELN* 等28个OMIM基因。该缺失与"Williams综合征"（OMIM #194050）区域重叠，其主要临床特征包括精神运动发育迟缓、特征性面容及主动脉瓣上狭窄等心血管异常，部分个体还可表现为婴儿期高钙血症、高血糖、甲状腺功能低下等，为致病性CNV。

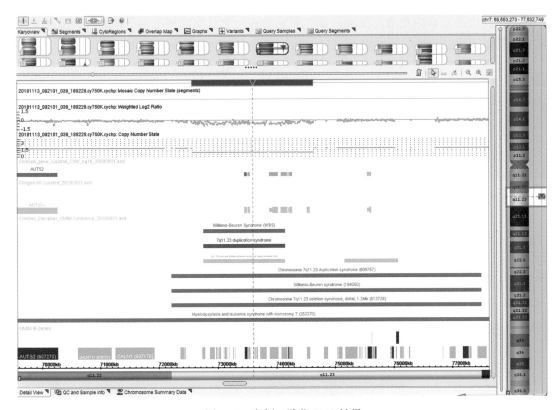

图15-8　案例二胎儿CMA结果

诊断：Williams综合征。

根据产前超声检查结果，考虑胎儿发生染色体异常的风险增加，建议尽快行侵入性产前诊断。向孕妇交代侵入性产前诊断的意义及风险，并告知检测项目的范围、局限性及残余风险，经孕妇知情同意后，于孕31周行胎儿脐静脉穿刺术。根据CMA检测结果告知胎儿预后和再发风险。

（二）临床情景2

随着辅助生育技术的逐渐发展，双胎妊娠的发生率越来越高，而研究表明，双胎妊娠发生胎儿结构畸形、染色体异常风险均较单胎高。根据胎儿受精卵的来源，双胎类型分为双卵双胎和单卵双胎。绝大多数双卵双胎为双绒毛膜双羊膜囊双胎；根据分裂时间不同，单卵双胎可表现为双绒毛膜双羊膜囊双胎、单绒毛膜双羊膜囊双胎、单绒毛膜单羊膜囊双胎和联体双胎。因此，双胎的绒毛膜性质与合子性不完全一致，鉴于双胎妊娠的复杂性，侵入性产前诊断时常需联合应用不同的检测技术。

案例

患者，女，23岁，双胎妊娠，因孕20周超声提示双胎之一多发异常就诊。

病史：孕妇为自然受孕，孕早期超声提示为双绒毛膜双羊膜囊双胎。孕20周彩色多普勒超声检查提示宫内见双羊膜囊双胎。双胎之A胎生长发育情况与孕周相符；双胎之B胎多发异常声像：双侧脉络丛囊肿，室间隔缺损，右侧桡骨发育不良。

个人史及家族史：孕妇既往体健，非近亲结婚，G2P1，曾顺产生育一女孩，女孩体健。家族无遗传病史，否认孕期不良接触史。

体格检查：无特殊。

实验室检查结果如下：

（1）对双胎羊水STR位点进行qPCR检测分析，结果如图15-9所示，双胎STR位点不一致，双胎之A胎未见异常（图15-9左图），而结构异常胎（B胎）为18三体（图15-9右图）。

（2）分别对双胎羊水进行CMA检测，与qPCR检测结果一致，双胎之A胎未见异常（图15-10），结构异常胎（B胎）为18三体（图15-11）。

诊断：双绒毛膜双胎妊娠；一胎18三体综合征。

产前超声提示双胎中的一胎多发异常，考虑胎儿遗传物质发生异常改变的风险增加，建议孕妇行羊膜腔穿刺术侵入性产前诊断。根据双胎妊娠侵入性产前诊断相关技术规范及指南，建议对两个胎儿同时取样。向孕妇交代侵入性产前诊断的意义及风险，并告知检测项目的范围及局限性。经孕妇知情同意后，分别对双胎进行羊膜腔穿刺术，抽取羊水进行胎儿qPCR和CMA检测。qPCR可帮助判断胎儿标本中是否混有母体组织，也可为双胎的合子性提供更多遗传信息。根据检测结果向孕妇及家属进行遗传咨询，告知18三体综合征胎儿预后不良，孕妇及家属要求行双胎之B胎选择性减胎术。孕37周孕妇顺产一男婴，出生体重2.9kg。

（三）临床情景3

血红蛋白病是由于血红蛋白结构异常或合成不足而导致的遗传性血液病，包括地中海贫血和异常血红蛋白，是全球分布最广、累及人群最多的一种单基因病。地中海贫血基因突变复杂多样，针对不同的基因突变种类，可以采用不同的方法进行基因诊断。

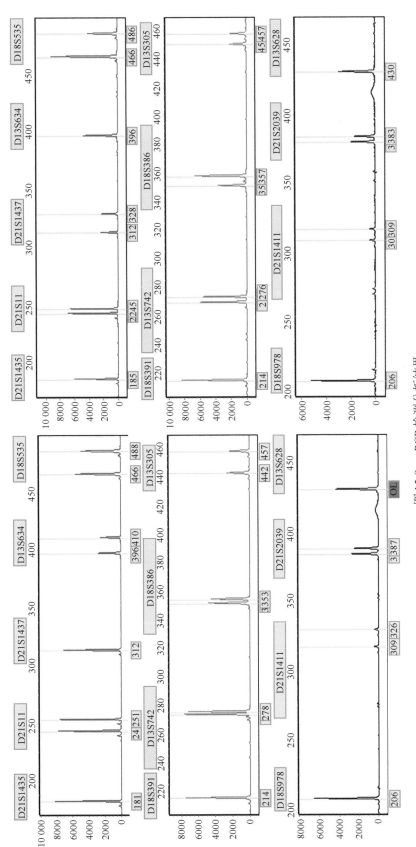

图 15-9 qPCR 检测分析结果

注：图的横轴表示扩增片段长度，纵轴表示扩增信号值

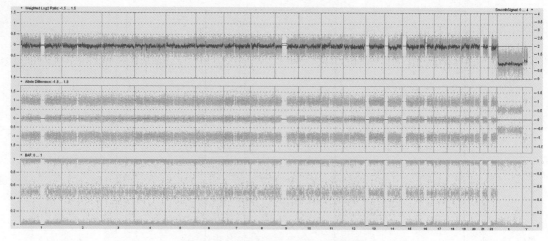

图 15-10　案例 A 胎的 CMA 检测结果

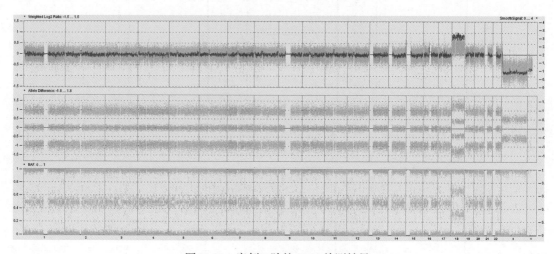

图 15-11　案例 B 胎的 CMA 检测结果

案例

患者，女，32岁，因不良孕产史就诊。

病史：患者和丈夫分别为32岁和36岁，两次不良孕产史，胎儿均疑诊"重型地中海贫血"，要求明确诊断双方地中海贫血携带状态。

个人史及家族史：夫妇均来自广东省河源市，2014年第一次妊娠，孕期未规律产检，孕33周胎死宫内。2016年第二次妊娠，孕期产前检查孕妇本人 Hb 100g/L，MCV 66.5fL，平均红细胞血红蛋白含量（MCH）23.2pg，血红蛋白电泳检测 HbA$_2$ 2.3%，无异常血红蛋白，常规地中海贫血基因检测阴性（检测范围：--^{SEA}、-α$^{3.7}$、-α$^{4.2}$、α^{CS}α、α^{QS}α、α^{WS}α、βCD41-42、βIVS-Ⅱ-654、β-28、βCD71-72、βCD17、βCD26、βCD43、β-29、βInt、βCD14-15、βCD27-28、β-32、β-30、βIVS-Ⅰ-1、βIVS-Ⅰ-5、βCD31、CAP）。丈夫 Hb 142g/L，MCV 69.4fL，MCH 24.5pg，血红蛋白电泳检测 HbA$_2$: 2.4%，无异常血红蛋白，常规地中海贫血基因检测为--^{SEA}/αα。未行侵入性产前诊断，孕26周超声检查提示宫内单活胎，胎儿心脏增大，心胸

横径比0.63，大脑中动脉峰值流速增高（收缩期峰值流速57.3cm/s），胎盘增厚，轻度羊水过多，考虑重型α地中海贫血胎儿声像。进行脐静脉穿刺取样，脐血血红蛋白电泳提示血红蛋白巴特（Hb Bart）85.8%，提示胎儿为重型α地中海贫血（巴氏水肿胎）。

体格检查：无特殊。

实验室检查结果如下：

（1）常规地中海贫血基因检测妻子阴性，丈夫为轻型α地中海贫血（--^SEA/αα）。

（2）gap-PCR技术排查（--THAI/）和（--FIL/）两种少见地中海贫血缺失类型，检测结果提示均阴性。

（3）多重连接探针扩增技术（MLPA）进行α珠蛋白基因簇缺失检测，结果提示妻子α珠蛋白基因簇全部缺失，如图15-12所示。

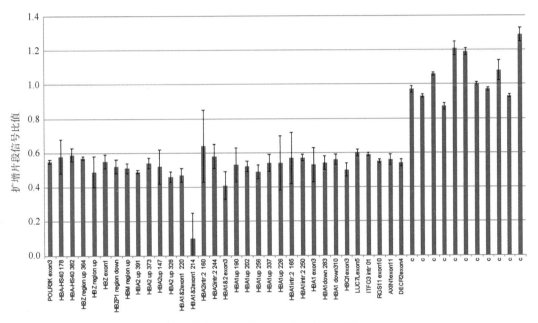

图15-12　案例MLPA检测结果

（4）CMA检测结果显示该患者16号染色体末端约196kb范围的缺失，缺失范围包含整个α珠蛋白基因簇，如图15-13所示。

诊断：夫妻双方地中海贫血基因携带者。

该夫妻第一次妊娠于孕晚期胎死宫内，第二次妊娠发生胎儿水肿，脐血血红蛋白电泳证实为巴氏水肿胎，患者常规地中海贫血基因检测阴性，丈夫为轻型α地中海贫血（--^SEA/αα），高度怀疑妻子存在罕见的α珠蛋白基因簇缺失，首先选择gap-PCR技术排查相对常见的（--THAI/）和（--FIL/）两种缺失类型，检测结果提示均阴性。MLPA提示α珠蛋白基因簇全部缺失，不排除有更大范围的缺失，CMA结果证实了α珠蛋白基因簇的缺失。

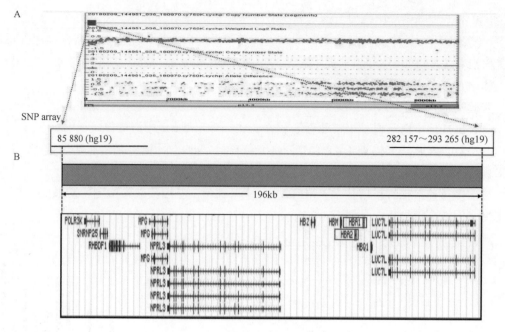

图15-13　案例CMA检测结果

（四）临床情景4

随着测序技术的发展，全外显子组测序（WES）、全基因组测序（WGS）等高通量测序技术在临床得到广泛应用，疾病诊断、治疗和预后都得到了更丰富、更精准的提示。在产前诊断领域，近年来也有逐渐增多的基于外显子组测序技术的应用尝试。国外针对这些技术的临床应用出台了相关指南、共识及联合声明，但目前受检测技术和医学认知水平所限，外显子组测序的产前诊断应用仅限于超声检查或MRI等影像学检查发现胎儿存在结构畸形的情况，以进行相关遗传病因学筛查。根据相关指南及专家共识，对于有一个或多个器官结构异常的胎儿建议行外显子组测序。

案例一

患者，女，36岁，停经26⁺周，因超声发现胎儿心脏占位病变就诊。

病史：超声检查提示心脏内可见多个高回声团，其中较大者20mm×14mm（右室）、7mm×5mm（二尖瓣环近左室流出道）、5mm×4mm（三尖瓣环），内部回声均匀，胎儿心脏肿瘤，考虑胎儿心脏横纹肌瘤可能性大。胎儿头颅MRI检查提示胎儿脑灰白质分界清楚，左侧额叶见斑片状稍低T_2信号影，脑沟回发育可。胎儿双侧脑室未见增宽，双侧脑室壁见多个点状低T_2信号影；透明隔腔可见，其余脑室、脑池形态大小及位置未见明显异常。

个人史及家族史：孕妇既往体健，非近亲结婚，G2P1，曾顺产生育一男孩，体健。

体格检查：无特殊。

实验室检查结果如下：

（1）胎儿CMA未见异常。

（2）高通量测序检测提示*TSC2*基因（NM_000548）c.4507C＞T（p.Q1503*）杂合变

异，按ACMG/分子病理学协会（AMP）、ClinGen等发布的国际标准对变异进行分类，该变异为致病变异，胎儿父母外周血未检测到该变异，提示为新发变异，不排除胎儿父母外周血低比例嵌合和生殖腺嵌合可能。

诊断：结节性硬化症2型。

胎儿心脏肿瘤考虑横纹肌瘤可能性大，胎儿左侧额叶及双侧脑室壁多发结节，结合胎儿超声及MRI检查结果，拟诊"结节性硬化症"，不排除其他疾病可能，且孕妇高龄，建议行侵入性产前诊断进行胎儿CMA及高通量测序检测。建议胎儿、孕妇及丈夫同时进行外显子组测序，在检测前就报告范围进行告知和协商，对于成年期肿瘤及与胎儿表型不相关的父母遗传病携带状态等意外发现情况是否需要报告进行约定，同时告知目前外显子组测序在胎儿遗传病查因上的产前诊断局限性及残余风险。基因检测结果提示胎儿患有结节性硬化症，告知疾病一般病程和可能预后，告知若保留胎儿需密切监测出生后发育状况，必要时积极治疗，同时告知下次妊娠再发风险。

案例二

患者，女，38岁，因孕24周超声提示胎儿颅脑异常就诊。

病史：本次妊娠早期曾住院安胎，现无特殊不适，孕12周超声提示胎儿NT 1.1mm。孕23周超声检查提示胎儿透明隔腔显示欠清，胎儿胼胝体发育不全及双侧侧脑室扩张（均为15mm），胎儿小脑横径小于孕周。

个人史及家族史：孕妇既往体健，非近亲结婚，G2P0A1，未行胚胎遗传学检测。否认家族遗传病史，否认孕期不良接触史。

体格检查：无特殊。

实验室检查结果如下：

（1）胎儿CMA提示染色体10q21.3—q23.1区域为纯合状态，区域大小约14.3Mb，结果如图15-14所示。

（2）高通量测序检测提示父母均为*KIF1BP*基因（NM_015634）：c.599C＞A（p.Ser200Ter）杂合突变，而胎儿为该位点纯合突变。

诊断：Shprintzen-Goldberg综合征。

孕妇高龄，既往有不良孕产史，本次妊娠超声检查提示胎儿颅脑异常，考虑胎儿发生染色体异常、单基因病等风险增加，根据现有检测技术规范和指南，建议孕妇采用侵入性产前诊断进行胎儿CMA及高通量测序检测。向孕妇交代侵入性产前诊断的意义及风险，并告知检测项目的范围、局限性及残余风险，建议胎儿、孕妇、胎儿父亲同时进行外显子组测序，在检测前就报告范围进行告知和协商。知情同意后，孕妇于23周行羊膜腔穿刺术。目前10号染色体无已知的基因组印记疾病区域，也无证据证明该区域的纯合状态会致病，但该区段如果存在隐性遗传病致病变异，则会增加患病风险。*KIF1BP*基因位于染色体10q22.1，处于CMA提示10号染色体纯合区域范围内。该基因变异与Shprintzen-Goldberg综合征（OMIM#609460）相关，呈常染色体隐性遗传，临床表现主要为面部畸形、智力异常、小头畸形、巨脑回、脑干发育不良、胼胝体发育不良等。

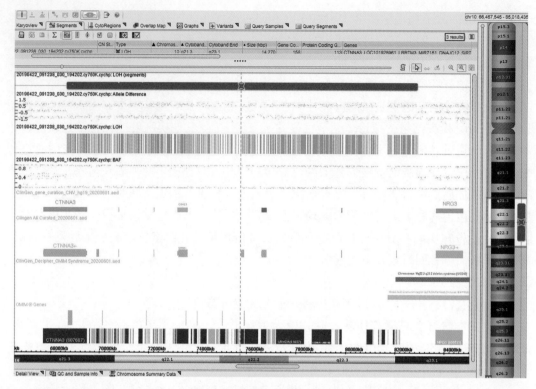

图15-14　案例二胎儿CMA结果

第五节　规范报告格式与结果分析

　　临床基因检测报告是分子诊断中不可或缺的一部分。随着基因检测技术日新月异的发展，特别是测序技术的不断更新，人们在疾病认识、诊断、治疗和预防等方面都取得了巨大进步。其中Sanger测序检测范围相对较小，报告描述也较简单；针对绝大部分遗传病，高通量测序已逐渐作为常规检测手段。尽管基因检测的应用日渐广泛，但基因检测报告在各医院和检测机构之间互认困难。导致这一情况发生的重要原因之一是报告标准化不足，各单位的报告内容差异较大，一些重要信息的缺失或者不明确的表述方式直接影响对报告的理解。临床基因检测报告要实现规范化才能更有效地解决临床问题、提高疾病诊断效率、减少医患矛盾、促进行业良性发展。制定行业标准、规范临床基因检测报告内容是解决问题的关键。

　　临床基因检测报告的关键信息是与疾病相关的遗传变异信息，直接决定了报告的准确性。不管是Sanger测序报告还是高通量测序报告，其基本要求都是一致的，所不同的是高通量测序检测的基因数目和发现的变异数量远比Sanger测序多。如何评价未知变异，如何处理与表型不相关的意外发现等，都是高通量测序报告需要考虑的问题。自2000年以来，

ACMG就基因检测报告中序列变异致病性评价的标准化做了很多工作，发表了一系列相关建议和标准。2015年，ACMG与分子病理学协会联合发布了序列变异解释指南，目前已被广泛应用于临床实践。尽管有这些标准，但其中部分条款的主观性和不确定性程度可能导致临床实验室间对某些变异的致病性分类产生差异。

高通量测序的临床应用范围较广，涉及胎儿作为受检者的检测报告，还需要考虑胎儿作为未出生个体存在的很多不确定性，对检测到的变异位点不能盲目进行报告或者不报告。国际产前诊断学会、母胎医学学会和围产期质量基金会于2018年1月发表了联合声明，这是高通量测序在产前诊断领域的第一篇指南性建议。2020年ACMG发表了高通量测序用于产前检测的相关指南性建议。

我国遗传学专家结合国外行业标准，发表了《临床基因检测报告规范与基因检测行业共识探讨》及一系列的关于遗传病高通量测序临床检测全流程规范化共识，旨在促进基因检测报告的规范化和标准化，推进我国基因检测行业健康有序发展。广东省精准医学应用学会发布的《产前外显子组测序遗传咨询和报告规范》团体标准就胎儿外显子组测序的检测前咨询、检测适应证、标本处理、变异分析、适合报告的基因范围、报告内容、检测后咨询等工作内容做出了初步的规范化和标准化探索。以下为目前常规的产前诊断的基因检测报告模板（图15-15）。

××××单位××××产前外显子组测序报告

实验室编号：919107

孕妇姓名：×××　　　　　年龄：××岁　　　　诊疗卡号/住院号：××××××××××

送检科别/单位：××××××××××　　　送检时间：××××××　标本类型：××××

检查目的：××××××××××××××　　　　　　　　　　　　　送检医生：××××

临床诊断：××××××××××××××

胎儿取材母体DNA污染鉴定结果：D13S305、D18S978、D21S11等STR位点分析提示无母体污染（根据实际位点列举）。

病史概要：孕12⁺周，超声发现胎儿淋巴水囊瘤，全身皮肤水肿。

【检测结果】

样本编号	受检者姓名	与先证者关系	检测结果
91910701	×××	父亲	未检测到与胎儿表型相关的基因明确致病变异
91910702	×××	母亲	未检测到与胎儿表型相关的基因明确致病变异
91910703	×××胎儿	本人	*PTPN11*基因(NM002834)(chr12:112888195)c.211T>C(p.F7IL)杂合(可能致病)

【遗传咨询意见】

1. 本次检测结果及遗传咨询意见均基于现有临床资料，为了保证结果分析的顺利进行，我们认为临床信息准确可靠。
2. *PTPN11*基因突变与Noonan综合征1型（OMIM #163950，疾病中文名称来源于CHPO数据库）相关，呈常染色体显性遗传。临床表现主要为先天性心脏病、身材矮小、特殊面容等，部分患儿在胎儿期有胸腔积液表现（PMID：16032767，28363362）。
3. *PTPN11*基因c.211T>C变异位点已在多个Noonan综合征临床病例中被报道过，请结合临床解释基因检测结果。
4. 建议进一步进行遗传咨询。

【检测范围】

1. 检测范围与检测局限性×××××××。例如：检测约2万个/4000个与人类疾病相关的已知基因编码外显子区域及侧翼区（外显子边界扩展10bp以内）的微小重复、缺失或点突变。本方法不针对基因组大片段的缺失、重复、重排或者poly结构及串联重复序列进行检测，如发现重复或缺失，范围仅供参考。
2. 胎儿报告范围：基因/变异范围是×××，依据有哪些。例如：依据ACMG2020年1月8日发表的关于预测性基因检测的声明（PMID：31911674），本检测仅报告Clingen数据库（更新日期：2020年12月21日)提示与疾病关系具有"强证据（strong）"以上的622个基因中的变异位点，变异类型包括"致病变异"、"可能致病变异"或义不明变异"；622个基因之外的变异仅报告"致病变异"和"可能致病变异"，以"意外发现"列出。对于数据库或文献中认为的"可能良性（likely benign）变异"和"良性（benign）变异"，不在报告中列出。
3. 不排除因为基因功能的研究进展而更改检测结果临床意义的可能。如您对检测报告有任何进一步需求或疑问，请在报告发出后××（时间）内联系实验室技术人员（电话号码×××）。

报告者：×××　　　审核者：×××

医师签名：×××

报告日期：××××-××-××

图 15-15　产前诊断的基因检测报告模板

第十六章

新生儿遗传性疾病的筛查

新生儿筛查是指在新生儿期对危害严重的先天性疾病、遗传代谢缺陷病在临床症状未表现之前进行群体筛查，实现早诊断、早干预、早治疗，从而避免或减轻疾病的危害。

新生儿筛查的历史可以追溯到1961年，美国Guthrie教授应用细菌抑制法检测干滤纸血片中苯丙氨酸的浓度对苯丙酮尿症（phenylketonuria，PKU）进行筛查。干滤纸血片的使用开创了新生儿疾病筛查的历史，也为今后进行其他新生儿疾病筛查提供了范例。随后，先天性甲状腺功能减退和先天性肾上腺皮质增生症也纳入新生儿筛查的行列。20世纪90年代开始，串联质谱技术开始应用于新生儿筛查。串联质谱技术可以一次性检测氨基酸和肉碱等多种指标，同时筛查出氨基酸、脂肪酸和有机酸代谢异常等50余种遗传代谢病，显著增强了新生儿筛查的效率。近年来，随着基因检测技术的迅猛发展、分子遗传学研究的不断深入及罕见病治疗药物的不断涌现和政策支持，对基因变异导致的遗传性疾病的基因筛查和相关临床研究在国内外广泛开展。基因筛查作为新生儿筛查的新技术应用方案，在出生缺陷防控中有非常广阔的应用前景。

第一节　新生儿遗传性疾病的筛查概述

我国从20世纪80年代开始，部分发达地区开始对新生儿PKU、先天性甲状腺功能减退和听力障碍进行筛查，后续还增加了G6PD缺乏症和先天性肾上腺皮质增生症的筛查。2002年我国开始引入串联质谱技术进行新生儿筛查，2004年卫生部颁发了《新生儿疾病筛查技术规范》，新生儿筛查得到进一步规范。随后，《全国听力障碍预防与康复规划（2007—2015年）》《新生儿疾病筛查管理办法》和《新生儿疾病筛查技术规范（2010年版）》等政策性指导和规范文件陆续出台，新生儿筛查成为出生缺陷防控的重要一环。尽管出生缺陷各级预防已陆续开展，但我国出生缺陷总发生率仍有约5.6%，出生缺陷防控工作任重而道远。

目前已知的出生缺陷超过9000种，基因突变等遗传因素和环境因素均可导致出生缺陷。出生缺陷严重影响患儿的生存和生活质量，给患儿及其家庭带来巨大痛苦和经济负担。《中国儿童发展纲要（2011—2020年）》中指出，我国新生儿死亡率达7.5‰，其中先天性遗传病占比超过30%。许多导致新生儿严重致残致死的疾病，在新生儿早期并没有明显或特异性的临床表现，且往往发病急、进展快，容易导致死亡或预后不良。以遗传代谢病为例，同一种遗传代谢病可能由于其致病基因的不同而存在不同的临床表现分型和治疗方案。

随着出生缺陷防控工作和二级预防的有效推进，许多先天性多发畸形、明显结构畸形及先天性心脏病在新生儿中逐渐减少。而对于有功能缺陷的新生儿在二级预防中则很难给予及时诊断和干预，当出生后出现不明原因的代谢障碍、严重神经系统症状、肌张力下降、癫痫发作或免疫缺陷等症状体征时才提示新生儿遗传病的可能，但届时往往已错过最佳诊疗时机。随着新生儿筛查特别是基于串联质谱技术的遗传代谢病筛查在国内的全面开展，中国高发性遗传代谢病的病种得以明确。根据发病率统计，前六位的疾病分别是高苯丙氨酸血症、甲基丙二酸血症、原发性肉碱缺乏症、短链酰基辅酶A脱氢酶缺乏症、3-甲基巴豆酰辅酶A羧化酶缺乏症和希特林蛋白缺乏症。但同时，基于串联质谱技术的新生儿筛查也存在着筛查到诊断路径长、召回难度大、治疗不及时、不同实验室之间cut-off值存在差异、缺少疾病分型提示而不利于精准治疗等局限性。基于目前国内筛查的这些基本情况，在科技日新月异的今天，越来越多的专家学者把目光聚焦到了分子筛查，呼吁通过先进的基因检测与分析技术在每个儿童的生命早期搜寻相关致病基因的变异位点，筛查出高风险患病个体，从而达到早发现、早治疗和早干预的目的，预期其临床意义与社会价值巨大。

现阶段，对于新生儿基因筛查的内容、流程、模式等还在探索中，从筛查病种的选择、报告的规范化呈现到遗传咨询和随访的标准都尚未有明确的共识。随着基因检测技术的发展及其应用性研究的不断深入，相信新生儿遗传性疾病的基因筛查在早期预防、诊断和疾病预后管理等方面都将有很好的应用前景。

第二节　我国政策规定进行新生儿筛查的遗传性疾病

根据卫生部2009年发布的《新生儿疾病筛查管理办法》、2018年国家卫生健康委员会印发的《全国出生缺陷综合防治方案》及各地区的新生儿筛查管理办法，目前我国规定进行新生儿筛查的遗传性疾病主要有苯丙酮尿症、葡萄糖-6-磷酸脱氢酶缺乏症、先天性肾上腺皮质增生症、先天性甲状腺功能减退症、新生儿听力障碍。下文将逐一进行简要介绍。

（一）苯丙酮尿症

苯丙酮尿症（PKU）是高苯丙氨酸血症（hyperphenyla laninemia，HPA）的一种，属于常染色体隐性氨基酸代谢病。PKU的发病机制为 *PAH* 基因突变引起的肝脏丙氨酸羟化酶活性降低或缺乏，导致体内苯丙氨酸（Phe）不能转化为酪氨酸，酪氨酸及正常代谢产物合成减少，进而引起血苯丙氨酸在体内积聚增加，从而影响中枢神经系统发育。根据新生儿筛查数据显示，中国人群PKU平均发病率大约为1/11 000，总体表现为"北高南低"的特征，西北地区，尤其是甘肃省为PKU的高发地区。

我国自1981年起进行PKU的筛查与治疗研究。1996年，在母婴保健法实施细则中，PKU被列为法定的新生儿筛查项目，其后制定了诊治技术规范。PKU新生儿筛查是我国较为成功的公共卫生项目，目前筛查覆盖率达97%。目前已报道的 *PAH* 基因突变共1000

多种类型，*PAH*基因遗传具有高度异质性，存在人种、地域、民族差异，我国各地患儿 *PAH*基因突变的分布均有不同。随着分子检测技术的不断发展，基于高通量测序对*PAH*基因进行新生儿二阶筛查，可以有效区分高苯丙氨酸血症的病因，提高筛查特异性。关于PKU的分子基础与临床表现、分子诊断与临床意义详见本书第十二章，此处不再赘述。

（二）葡萄糖-6-磷酸脱氢酶缺乏症

葡萄糖-6-磷酸脱氢酶（G6PD）缺乏症是一种由基因突变引起的红细胞G6PD酶活性降低所致的溶血性疾病，属X连锁不完全显性遗传病。该病临床表现差异大，大部分患者终身无明显症状，仅在特定条件下（应激、食物、药物、感染）可诱发溶血，新生儿期还可导致新生儿高胆红素血症。G6PD缺乏症是人类最常见的单基因病之一，全世界约有4亿人受累，在我国华南、西南等地区人群患病率可达4%～20%，呈现"北低南高"的特征，近些年随着经济发展及人口流动，一些较低患病率地区的G6PD缺乏症发病率也有增高的趋势。

世界卫生组织（WHO）建议在男性患病率大于3%～5%的地区常规开展G6PD缺乏症的产前健康教育及新生儿筛查。我国多省（尤其是G6PD缺乏症高发省份）也陆续在原有两病筛查基础上增加了G6PD缺乏症的免费筛查项目。基因检测是G6PD缺乏症早期诊治的重要依据，尤其对于女性杂合子、临床疑似而生化诊断不明确或有家族史的患者。目前已报告的*G6PD*基因致病性变异共224种（HGMD数据库），中国人群突变类型有40余种，其中c.1376 G＞T、c.1388 G＞A、c.95 A＞G、c.871 G＞A、c.1024 C＞T五种突变类型约占95%。因此，基于热点变异的新生儿G6PD基因筛查将有助于提高筛查结果的准确性。关于G6PD缺乏症的分子诊断与临床意义详见本书第十二章，此处不再赘述。

（三）先天性肾上腺皮质增生症

先天性肾上腺皮质增生症（congenital adrenal hyperplasia，CAH）是一组由于类固醇激素合成代谢中某种酶缺乏导致以皮质醇合成障碍为主要特征的常染色体隐性遗传性疾病，国内外报道的CAH总体发病率为1/20 000～1/10 000。21-羟化酶缺乏症是CAH最常见类型，占90%～95%。其次为11β-羟化酶缺乏症，占3%～5%；17α-羟化酶、7, 20-裂解酶缺乏和3β-羟脱氢酶缺陷，分别占1%左右；其他类型更少见。

21-羟化酶缺乏症是由于编码21-羟化酶的*CYP21A2*基因（位于6号染色体短臂）突变引起的酶活性不同程度的低下至完全失活，进而引起皮质醇合成障碍，负反馈促使垂体促肾上腺皮质激素分泌增加从而刺激肾上腺皮质细胞增生。根据临床表现，21-羟化酶缺乏症可分为三种类型：①失盐型，21-羟化酶完全缺乏型，占75%，患儿通常表现为腹泻呕吐、体重下降、脱水、难以纠正的高钾低钠伴代谢性酸中毒；②单纯男性化型，酶活性为正常人的1%～11%，约占25%。该型患儿体内有失盐倾向，代偿性醛固酮增高使临床无失盐症状，仅表现为雄激素增高和相应临床表现；③非经典型，21-羟化酶活性达20%～50%，在中国很少见，患儿在儿童后期或青春期出现雄激素增多的体征。

国际上新生儿CAH筛查是检测干滤纸血片中17-羟孕酮浓度，该筛查方法可覆盖70%以上21-羟化酶缺乏症患儿，能有效降低新生儿死亡率、减少女婴外生殖器男性化而造成性别误判，改善生长发育。然而单纯以17-羟孕酮为标志物进行筛查，存在假阳性率高、阳性预测值低的情况，因此，国内外部分筛查中心采用高效液相色谱与质谱（LC-MS/MS）技术进行二次筛查，但仍存在一定的假阳性率。

（四）先天性甲状腺功能减退症

先天性甲状腺功能减退症（congenital hypothyroidism，CH）是由甲状腺激素合成不足或其受体缺陷所致的一类新生儿常见先天性内分泌疾病。各国、各地区报道CH发病率不同，美国为1/2372，法国、德国、意大利和亚洲约为1/3000，我国平均约为1/2033，居先天性代谢异常疾病的首位。

CH依病因可分为散发性和地方性，其发病易受围产期及环境等因素影响。散发性CH主要由胚胎发育时期甲状腺组织发育异常、缺如或异位，甲状腺激素合成过程中酶缺陷，常染色体隐性遗传病等原因造成；地方性CH的发生是由所处位置为地方性甲状腺肿流行地区、孕妇饮食中缺碘等原因导致。临床表现主要为哭声嘶哑、喂养困难、便秘、新生儿黄疸持续时间长、肌张力低、少动、低体温、特殊面容，极少见甲状腺增大。

目前国际通用的CH早期诊断方法是新生儿疾病筛查，主要方法有3种：查促甲状腺激素（TSH），备查甲状腺素（T_4）；查T_4，备查TSH；查TSH联合T_4。随着我国新生儿疾病筛查力度的加强，由CH造成的智力低下情况大幅减少。

疑似甲状腺素合成障碍性永久性CH患儿通常具有一定的分子遗传基础，以*TPO*及*DUOX2*基因突变最为常见。甲状腺过氧化酶（TPO）是甲状腺素合成通路的限速酶，其基因位于2号染色体短臂，由17个外显子组成，编码933个氨基酸。*DUOX2*基因全长22kb，位于15号染色体长臂，由34个外显子组成，编码1548个氨基酸。对这两个基因进行变异检测可作为二阶筛查或者补充筛查进一步明确CH的遗传机制，辅助非特异性生化指标进行鉴别诊断，有助于早期诊断与尽早开启后续的替代治疗及遗传咨询。

（五）新生儿听力障碍

听力障碍是导致听觉和言语交流障碍的常见疾病，也是我国最常见的出生缺陷之一。其病因包括遗传因素和非遗传因素，其中50%～60%的耳聋由遗传因素引起。在我国人群中耳聋基因变异携带率约为6.3%，其中约70%的变异来自*GJB2*、*SLC26A4*、线粒体DNA 12S rRNA及*GJB3*等4个热点基因。根据《新生儿疾病筛查管理办法》的规定，我国目前已普及新生儿听力筛查。通过新生儿听力筛查，可以早期筛选出有先天性或新生儿期听力障碍的患儿，使其早期进行诊断及干预，避免延误病情。但是常规的物理听力筛查无法检出迟发性耳聋及药物敏感性耳聋。因此，2007年我国率先在北京地区开展了"新生儿听力及基因联合筛查"，在开展新生儿听力筛查的同时，进行常见耳聋基因热点突变的检测。经过10多年的临床实践，已证实该模式可早期发现遗传性耳聋患儿、相关环境因素致聋易感者，相比常规的新生儿听力筛查覆盖更多的耳聋高风险人群。结合遗传咨询及后期有效的治疗随访及干预，实现更高效的耳聋防控。

第三节　其他常见遗传性疾病及遗传代谢性疾病的筛查

在新生儿遗传性疾病筛查中，除上述五项必查项目以外，还有其他常见的遗传性疾病，如地中海贫血、非综合征性耳聋、原发性免疫缺陷病、甲基丙二酸血症等。其中地中海贫血和非综合征性耳聋的分子基础与分子诊断详见本书第十二章，本节将重点描述其他几种遗传性疾病在新生儿筛查中的检测和临床意义。

（一）原发性免疫缺陷病

原发性免疫缺陷病（primary immunodeficiency disease，PID）是一类由基因突变（多数为单基因缺陷）造成的免疫系统（免疫器官、免疫活性细胞及免疫活性分子，如免疫球蛋白、细胞因子、补体和细胞膜表面分子等）损伤或缺陷，最终导致机体免疫功能异常的一组临床综合性疾病。PID典型临床表现为自身免疫性、炎症性疾病，不明原因的感染和肿瘤易感性增高，儿童期以感染为突出表现，常表现为反复、严重、持续性或机会致病菌感染。如不及时诊治，大概率会导致死亡。然而，由于存在胎传抗体，绝大多数患儿出生时无明显临床症状，且80%的患儿没有家族史。

自1952年首例PID被报道至今，对PID的研究已有近70年的历史。2015年国际免疫学会联合会PID专家委员会最新分类标准将PID分为九大类，共涉及300多种基因突变导致的290余种PID，其中原发性联合免疫缺陷病（primary combined immunodeficiency，CID）和X连锁无丙种球蛋白血症（X-linked agammaglobulinemia，XLA）已被纳入《罕见病诊疗指南（2019年版）》。CID是一组以T/B细胞缺陷为主，同时可伴有不同程度其他细胞缺陷的异质性疾病，自2017年以来，已发现49种不同基因突变可导致该病。CID中最为严重的类型称为严重联合免疫缺陷病（severe combined immunodeficiency，SCID），常引起T细胞数量显著降低甚至缺如，B细胞和NK细胞不同程度降低或功能异常。

以人群为基础的大范围筛查是早期诊断PID的唯一方法。随着分子技术的不断发展，越来越多的特异性筛查手段被用于提示原发性免疫缺陷病发病风险。其中，在美国、欧洲及我国台湾地区均采用检测T细胞受体删除环（T-cell receptor excision circle，TREC）的方法进行SCID筛查。同时，B细胞早期成熟发育过程中亦可产生类似于TREC的DNA片段，即κ重排剪切环，也可用于筛查XLA。

（二）甲基丙二酸血症

甲基丙二酸血症（methylmalonic acidemia，MMA）是由甲基丙二酰辅酶A变位酶缺陷或辅酶钴胺素代谢发生障碍引起的，在先天性有机酸代谢异常中较为常见，为常染色体隐性遗传病。MMA可在新生儿期起病，临床表现复杂多样，无明显特异性，常见喂养困难、反复呕吐、呼吸急促、反应差、嗜睡、惊厥、肌张力异常等。急性期患儿常见贫血、中性粒细胞减少、血小板减少、全血细胞减少、酮症酸中毒、高氨血症、高或低血糖、低钙血症、肝功能异常、蛋白尿等。

目前已知与合并型MMA相关的基因有1个（*MMACHC*），与单纯型MMA相关的基因有5个（*MUT*、*MMAA*、*MMAB*、*MCEE*、*MMADHC*）。还有部分基因可致不典型MMA或少见疾病并发MMA，包括*HCFC1*、*ACSF3*、*ALDH6A1*、*LMBRD1*、*ABCD4*、*SUCLG1*、*SUCLG2*等。MMA的基因诊断可采用Sanger或高通量测序技术对患儿及其父母DNA进行测序分析，检出等位基因纯合或复合杂合致病突变。

（三）肝豆状核变性

肝豆状核变性（hepatolenticular degeneration）又称威尔逊病（Wilson disease，WD），是一种常染色体隐性遗传性铜代谢疾病，由第13号染色体*ATP7B*基因突变所致，导致体内铜离子的转运和排泄障碍，使其在肝脏和脑等组织中过量蓄积，引发相应组织器官病变。肝豆状核变性在世界范围内的发病率为1/30 000～1/10 000，致病基因携带率约为1/90，其实际发病率可能更高。肝豆状核变性属于为数不多的可治的神经遗传病之一，关键是早诊断、早治疗。如果能早期诊断和早期治疗，患者可拥有正常的生活质量和寿命。

肝豆状核变性的诊断主要依靠临床表现、辅助检查及基因分析。根据2008年《肝豆状核变性的诊断与治疗指南》，患者具有锥体外系症状或肝病表现，角膜K-F环（角膜色素环）阳性，血清铜蓝蛋白低于0.2g/L，成人尿铜＞100μg/24h（儿童尿铜＞40μg/24h），可临床诊断为肝豆状核变性。对不符合以上诊断指标的患者，应进一步行*ATP7B*基因突变检测，检出等位基因纯合或复合杂合致病突变可确诊。肝豆状核变性基因检测技术可采用Sanger测序或高通量测序技术，对患儿及其父母的*ATP7B*基因进行测序分析。随着新生儿基因筛查的普及，针对*ATP7B*基因的热点突变进行检测，可在婴儿早期筛查出由相关位点突变导致的可能罹患肝豆状核变性的高风险儿童，再进一步临床确诊后即可进行相应的干预。

（四）糖原贮积病Ⅱ型

糖原贮积病Ⅱ型（glycogen storage disease type Ⅱ，GSD Ⅱ）又称庞贝病（Pompe病），由位于第17号染色体上的*GAA*基因突变所致，是一种罕见的常染色体隐性遗传的进展性溶酶体贮积病。*GAA*基因突变可致酸性α-葡糖苷酶活性降低，引发糖原降解障碍，贮积在骨骼肌、心肌和平滑肌细胞溶酶体内，最终导致细胞破坏和脏器损伤。

本病按发病年龄、病变累及的主要器官和病情轻重分为婴儿型和晚发型两大类。婴儿型根据预后分为经典婴儿型和非经典婴儿型。经典婴儿型大部分在生后至6个月内出现全身性肌肉无力、运动发育迟缓、喂养困难，常见巨舌、肝大和肥厚型心肌病改变，胸部X线片示心脏增大，心电图见高QRS波和短PR间期，患儿常在生后1～2年死于左心衰竭或肺部感染后心肺功能衰竭。非经典婴儿型起病稍晚，病情进展较慢，心脏受累较轻，心脏可增大，但少有心力衰竭发生。GSD Ⅱ晚发型患者于1岁后起病，可晚至60岁发病。其多表现为慢性进行性近端肌力下降和呼吸功能不全，心脏受累少见，呼吸功能衰竭是主要的致死原因。临床表现为易疲劳，仰卧起坐、上下楼梯、蹲起困难和行走无力，少数以突发呼吸衰竭起病。

对于临床出现疑似GSD Ⅱ表现的患儿，通过Sanger测序或高通量测序技术对患儿及其父母的*GAA*基因进行测序分析，检出等位基因纯合或复合杂合致病突变可确诊。

（五）希特林蛋白缺乏症

希特林蛋白（citrin）缺乏症是由编码Citrin的*SLC25A13*基因突变所致，引起尿素循环及NADH（nicotinamide adenine dinucleotide，还原型辅酶Ⅰ）的转运障碍和相关代谢紊乱。希特林蛋白缺乏症根据发病年龄的不同可分为三种类型：新生儿期发作的称为新生儿肝内胆汁淤积症（NICCD），儿童期发作的称为希特林蛋白缺陷导致的生长发育落后和血脂异常（FTTDCD），成年发作的称为成年发作瓜氨酸血症Ⅱ型（CTLN2）。

希特林蛋白缺乏症的临床表现：NICCD亚型多于1岁内发病，多以迟发、复发或者迁延性黄疸就诊，部分患者有肝大，实验室检查提示肝功能异常、低蛋白血症、凝血功能下降或低血糖，部分患者可出现棘形红细胞。FTTDCD是介于NICCD和CTLN2之间的一种表型，患儿可能出现相关的异常实验室检查结果或临床症状如疲乏、生长发育迟缓、低血糖和胰腺炎等。CTLN2表现为反复发作的高氨血症及其相关神经精神症状，症状类似于肝性脑病或遗传性尿素循环障碍，包括行为异常、定向力障碍、记忆障碍和意识障碍等。FTTDCD和CTLN2患者多有典型的高蛋白、高脂和低碳水化合物饮食偏好，少数NICCD或FTTDCD患者在十年至数十年后可发展为CTLN2。

*SLC25A13*基因检测是希特林蛋白缺乏症确诊的重要依据，尤其对于临床疑似而生化诊断不明确或有家族史的患者。当前*SLC25A13*基因突变分析的方法主要是经典的Sanger测序技术、PCR-RFLP技术等。同时，可采用高通量测序技术对点突变和CNV同时进行检测。*SLC25A13*基因高频突变位点包括c.852_855delTATG、c.1638_1660dup23、IVS6+5G＞A、IVS16ins3kb、c.1399C＞T和c.955C＞T等。

第四节　新生儿遗传性疾病基因筛查的遗传咨询与随访

（一）检测前遗传咨询要点

新生儿筛查主要是发现对儿童生长发育和健康有巨大影响的先天性遗传性疾病，以期早诊断、早干预、早治疗，改善疾病的预后和儿童的未来。对于新生儿基因筛查，咨询对象为新生儿的父母或者法定监护人，检测前家属需得到遗传咨询服务，充分了解情况，做出知情决策。检测前的遗传咨询包括以下要点：

（1）告知检测的目的及送检样本类型（全血、干血片等）。

（2）告知检测项目所涉及的范围和检测周期。

（3）告知检测技术的基本原理、优势、风险和局限性。例如，基于高通量靶向捕获测序的检测技术方案，由于技术原因和人类基因组的复杂性，如其所在区域为高GC含量区、高度重复序列区及假基因区域等，不能保证对基因的编码区完全覆盖，并且目前对于较大片段的插入/缺失也无法检测。

（4）告知预期的各种结果及意义，如检测结果可能提示变异基因型为纯合子、杂合子、双杂合、未见异常。由于现有检测技术及对变异与疾病关系的认知局限性等，若检测报告为未见异常，并不代表可以完全排除受检者患所检疾病的风险。

（5）告知可能发现的变异类型及意义，如致病、意义不明、良性等。如变异位点的致病性判断主要基于美国医学遗传学与基因组学学会（ACMG）编写和发布的《ACMG遗传变异分类标准与指南》、相关致病变异数据库和最新的文献报道，由于科学研究的局限性，有些变异的致病性分类可能有误或无法准确确定；随着科学研究的深入，一些变异的致病性可能会被重新分类。

（6）告知受检者的基因信息数据保密。如受检者的个人识别信息、健康信息及检测数据（包括但不限于检测结果报告、检测原始数据等）在检测过程中将按照中国相关法律法规进行严格保护及慎重使用。

（7）告知检测结果意义、报告发放、遗传咨询等，如说明报告发放的方式（家属自主获得或由医生转交给家属）、如何进行遗传咨询等。

（8）告知基因信息可能对受检者亲属的影响。

（9）告知费用如何支付。

（10）告知可以作为研究对象参与科研的机会。若家属选择参与科研项目，需另外取得其知情同意。

交谈过程中语言应通俗易懂，耐心解决受检方关心的问题。讨论解答家属的疑问后，如其仍愿意接受新生儿基因筛查，则签署知情同意书。之后医生安排采样送检，并可预约检测后的遗传咨询。

（二）检测后遗传咨询要点

让家属知晓检测结果，正确领会检测结果的意义是基因检测的最终目的，也是连接下一步诊疗和预防的必要环节，所以检测后的遗传咨询尤为重要。检测后的遗传咨询要点包括以下几个方面内容：咨询前、咨询中及咨询后。

咨询前遗传咨询师应充分做好以下准备：①仔细审查基因检测的结果，消除对结果的任何疑问；②知晓如何解读检测报告，如清楚相关疾病的介绍；③列出咨询的提纲、咨询的重点；④预计任何可能的咨询挑战（如意外结果、家庭关系紧张等），并准备好对策。

咨询中遗传咨询师应按照先前准备的提纲要点，逐一用通俗易懂的语言进行咨询。例如，检测结果显示新生儿 *MMAA* 基因纯合突变，提示有甲基丙二酸血症cblA型发病高风险。此时应给予新生儿父母或监护人足够充裕的时间做出回应并表达其情绪和反应。咨询师应本着专业的态度同情对方，承认并证实其感受，介绍与检测结果有关的遗传信息，为家属提供心理支持和可获得的资源，同时要评估家属对检测结果是否理解清楚，因为这对于后续的生育规划选择及家庭关系的处理至关重要。

有些代谢病的婴儿在验证结果出来前可能已出现代谢危象（如低血糖、代谢性酸中毒、高氨血症等），患儿需立即接受干预和治疗，包括特殊配方奶粉、药物治疗、住院治疗等。此时的咨询师需指导临床观察和需要就医的注意事项等。

检出不同遗传模式的致病/可能致病变异，此类检测结果可能提示新生儿疾病发病高风险。根据咨询的需求，给出相应的指导，评估临床预后和其家庭再生育风险及后续产前诊断/植入前遗传学诊断的选择。

咨询后遗传咨询师应制订一个有助于新生儿健康管理的随访计划，其中包括：①向新生儿父母或监护人进行遗传咨询的内容摘要；②提供针对检出疾病的相关信息资源；③推荐专家门诊并提供门诊信息等；④提供后续联系方式，以便咨询者存留疑问时可以联系。

查出遗传病对于一个家庭而言是从未有过的并且令人意外的消息，因此咨询过程中家属会有巨大的焦虑。咨询师的任务就是用通俗易懂的语言来帮助家属了解疾病的相关信息和对未来的预期，提供充裕的时间解答家属的疑问，表达希望与家属长期联系，保护儿童、提供资源及改善预后的期望。

（三）新生儿基因筛查的随访系统

建立检测后的跟踪随访机制，相关数据形成文档、归类保存。随访模式建议采用集中跟踪随访，指定专业人员或小组，重点对基因筛查检测结果提示发病高风险的病例进行随访。携带者一般不作为常规随访的对象，可告知发病风险低，减轻家属的心理负担。随访人员可为医院临床遗传医生或遗传咨询师，其主要职责是进行有效沟通，给出进一步的诊疗指导，所有的行动与对话都应有详细的记录，以便追踪。需制定合理合规的随访制度，加强随访体系的管理和可行性。建议要点如下：

（1）随访人员的培养，随访人员需对筛查的相关疾病知识，对疾病的遗传模式、临床进展、预后等充分了解，以便能够准确地向家属传递信息。

（2）发病高风险的病例应立即联系受检者父母或法定监护人，告知情况，要求对新生儿进行临床评估诊治，达到早干预、早治疗的目的，改善预后。整个过程中的细节需详细备案记录，如电话告知可保留通话记录。

（3）不同的疾病可制定个体化随访频率，可以1个月、3个月、半年、一年的频率进行。根据具体疾病的特点制定需随访的内容及复查指标。

（4）每次通知随访均须详细记录，随访到相关资料须完好保存，做好信息保密和安全管理。

（5）如因电话信息过期或家属情绪拒绝随访等原因导致病例失访，须注明失访原因，做好备案工作。特殊情况下随访人员可以依托当地医院进行追踪随访。

（6）监测随访工作的质量，如定期分析失访的数量和比例等。

短期的随访主要是对补充检测咨询建议的实施情况及结果进行反馈。长期随访更注重对临床表型进展的监测。随访内容和随访记录要规范，分为文字记录和影像学记录（尤其针对随访中出现的新的临床症状或病情进展的个体）两部分。文字记录主要包括临床表型（疾病发生时间、表型描述、进展情况等）、治疗情况（治疗方案、治疗时间及频次、治疗效果等）。影像学检查结果主要包括影像学辅助检查结果图片等（辅助检查项目、检查结果描述、检查时间等），根据随访结果指导下一步的健康管理。

第五节　新生儿遗传性疾病筛查的发展现状与前景展望

新生儿和儿童期常见的遗传性出生缺陷，如新生儿遗传代谢性疾病、先天性听力障碍及其他多种单基因病等，占全球总出生人口的6%，在新生儿死亡病例中由先天性遗传病导致的新生儿死亡率高达30%，严重影响儿童生存状况和生活质量。由此可见，出生缺陷防控工作在我国任重道远，防治出生缺陷是妇幼健康全程服务的重要内容，也是提高出生人口素质、推进健康中国建设的重要举措。党的十八大以来，新生儿疾病筛查广泛开展，出生缺陷救助项目成效明显，实施范围和救助网络逐步扩大。

近年来，多个国内外研究显示，在新生儿表型筛查的基础上联合基因筛查能够提高疾病的检出率。美国在2013年启动了基因组医学和公共卫生领域的新生儿测序计划，美国国立卫生研究院（NIH）累计拨款2500万美元资助了包括BabySeq在内的四个新生儿基因检测项目，旨在研究家长与医生如何应用新生儿序列资料，在新生儿出生后24h内诊断出遗传性疾病，评估家长对药物代谢基因检测的态度及研究多元文化背景下的基因检测伦理学等问题。而在2016年8月，中国遗传学会遗传咨询分会联合复旦大学附属儿科医院在上海发起中国新生儿基因组计划——将在未来的5年内开展10万例样本的新生儿基因检测，旨在构建中国新生儿基因组数据库，建立新生儿遗传病基因检测标准，促进新生儿遗传病基因检测的产业化，制定新生儿遗传病遗传咨询标准，联合医院进行遗传咨询培训，完善遗传咨询培训体系。

但是，要通过新生儿基因筛查实现有效提高出生缺陷三级预防的效能，在目前这个阶段，我们还面临着一系列的挑战。

首先，人类的2万多个基因中，目前已经明确致病机制和相关表型的基因有4000多个，如何从数目众多的致病基因中挑选适合在新生儿期进行筛查且符合社会与经济效益的基因组合或名目，需要综合多种因素进行选择，如纳入筛查的基因所导致的疾病要有一定的人群发病率，通常会导致患儿严重的临床症状，加剧家庭和社会经济负担，在确诊后有可行的干预方法且治疗效果可期等，需要各筛查中心与检测机构根据自身检测能力参考各方因素慎重选择。同时，也可针对临床特别关注的某类表型制定表型关联的优选致病基因目录，实施快速精准的筛查，能够有效降低基因检测的成本和缩短出具报告的时间，为新生儿遗传病的及时治疗和干预争取时间。

其次，各种单基因病的变异类型多样，除了点突变外，还有大片段的缺失重复或基因组水平的微缺失和微重复，这些变异也会导致相应的疾病。因此，对于包含各种变异类型的新生儿基因筛查病种的检测，需要联合新一代高通量测序技术、多重连接探针扩增技术（MLPA）、基于微阵列的比较基因组杂交（aCGH）技术和CNV-Seq等基因分析技术进行检测，并不适用于大规模的新生儿人群筛查。在以基因组学为基础的新生儿遗传病精准诊断体系的基础上，融合代谢组学、宏基因病原学、电生理影像组学及基于人工智能的面部特征组学识别系统构建极速化、智能化的诊断体系可助力新生儿遗传病的早诊早防。目前，基于海量基因大数据的生物信息分析领域的进展也十分喜人，部分机构已可实现仅使用NGS的检测数据即可同时检出SNV、CNV甚至染色体异位倒位等基因组结构变异，这将会是未来新生儿基因筛查极有前景的实现手段。

最后，最为重要的一点是，新生儿基因筛查作为出生缺陷防控体系中重要的一环，必须有系统化和全流程的管理与质量控制，才能真正实现提高儿童健康水平和人口素质的终极目标。例如，要建立运行良好和完整的流程，包括宣教、样本采集与物流运输、实验室检测与分析方案、验证实验、规范报告格式与内容、遗传咨询、精准治疗干预、临床随访、公众教育及行业监管等，每个环节均设立质量控制指标与评估反馈机制。同时，随着新生儿基因筛查数据的不断积累，可建立中国各地人群本地基因组数据库，加深我们对基因型与表型相关性的认识，通过基因型与表型的研究建立更适合我国人群的疾病防控路径。

现阶段，新生儿疾病筛查的适宜策略应是"一线表型筛查"联合"二线基因筛查"。在不远的未来，随着基因检测技术的飞速进步，人类对基因组学和遗传病发病机制研究的深入，测序成本的降低和教育管理体系的完善，基因筛查将有潜力成为新生儿筛查的一线筛查手段。

第六节　案例分析与新生儿基因筛查规范报告及解读

案例一：常染色体隐性耳聋1A型

患儿，男，足月剖宫产出生，出生体重3.2kg。病史：无窒息史，Apgar评分生后10min 10分，无外耳畸形，无耳聋家族史，无耳毒性药物使用史；父母非近亲结婚；母亲无先兆流产，孕期无病毒感染史，孕期无服用致畸药物史、无放射线接触史。

出生当天行新生儿听力物理筛查（OAE），显示双耳均通过筛查（图16-1）。

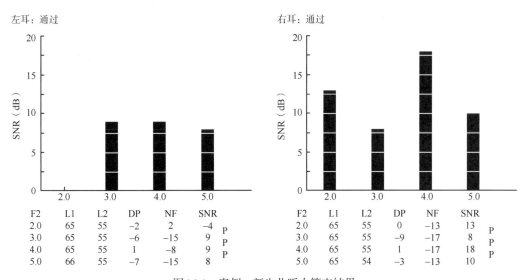

图16-1　案例一新生儿听力筛查结果

生后3天采足跟血行新生儿基因筛查。

1. 检测方案 从干血片中提取基因组DNA，进行建库和测序。去除低质量读长和接头序列，运用BWA软件将测序读长比对到人类参考基因组上（hg19版本），再用GATK软件标识出相关位点。通过gnomAD、ClinVar、HGMD专业版和本地数据库等进行注释分析，对疑似阳性和阳性位点进行验证并建议遗传咨询。

2. 结果与建议 患儿*GJB2*基因位点检出1个纯合致病变异c.109G＞A（图16-2）。该变异与常染色体隐性耳聋1A型相关，应尽早完善相关临床检查。建议遗传咨询并定期随访。

×××医学检验实验室

基因检测报告

样本信息

姓　　名：×××　　　　性　　别：×××　　　　出生日期：××××-××-××

样本编号：×××　　　　样本类型：干血片　　　取样日期：××××-××-××

检测编号：×××　　　　送检科室：×××　　　　联系方式：×××

门诊住院号：×××　　　送检医生：×××　　　　送检医院：×××

临床信息：×××

检测项目：新生儿基因筛查

检测结论

本次检测结果提示受检者有"常染色体隐性耳聋1A型"发病高风险。

变异信息

基因	染色体位置	转录本	核苷酸变化	氨基酸变化	基因型	群体频率	致病性	疾病/表型
GJB2	chr13:20763612	NM_004004.5	c.109G＞A	p.Val37Ile	Hom	0.072	PAT	常染色体隐性耳聋1A型(含双基因遗传)[AR]

注：参考基因组版本为GRCh37/hg19；Het表示杂合，Hom表示纯合，Hemi表示半合子；AR为常染色体隐性遗传，AD为常染色体显性遗传，XL为X染色体连锁遗传，XLR为X染色体隐性遗传，XLD为X染色体显性遗传；PAT表示致病变异，LP表示可能致病变异，VUS为临床意义不明，DFP为功能性多态；群体频率表示位点在ExAC东亚人群中的频率；染色体位置的*表示该位点为本地数据库收录而ClinVar与HGMD数据库未收录的变异位点。

图16-2 案例一新生儿基因筛查结果

3. 临床表现及随访 新生儿基因筛查结果提示阳性，患儿在临床医生的建议下于出生后12天行自动听性脑干反应（AABR）听力检测，双耳均未通过。出生后42天复查，仍未通过，结果如图16-3所示。后遵医嘱进行听力学评估随访。

第一次听力学评估随访：出生后4个月，行AABR、OAE、听性稳态反应（ASSR）及声导抗听力学诊断检测，结果显示左耳轻度听力异常，右耳疑似听力异常。考虑左耳听神经未发育成熟或听神经受损影响，嘱咐半年后复查。

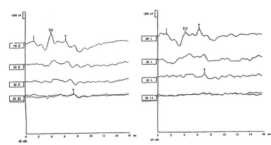

检查报告：

1. 阈值：左耳 40dBnHL，右耳 30dBnHL。
2. 80dBnHL click声刺激，双耳Ⅰ、Ⅲ、Ⅴ波潜伏期均正常。

听力学评估：左耳轻度异常，右耳可疑异常。

曲线	潜伏期（ms）								潜伏期间距差异R/L			
	Ⅰ	Ⅱ	Ⅲ	Ⅳ	Ⅴ	Ⅰ～Ⅲ	Ⅲ～Ⅴ	Ⅰ～Ⅴ	Ⅰ～Ⅲ	Ⅲ～Ⅴ	Ⅰ～Ⅴ	Ⅴ～Ⅴ
60L	1.33		4.20		6.33	2.82	2.13	5.00	0.2	0.13	0.07	0.07
60R	1.33		4.00		6.27	2.67	2.27	4.93	0.2	0.13	0.07	0.07
50L												
50R												
40L					7.13							
40R												
30L												
30R					7.40							

图16-3 案例一听力学评估结果

第二次听力学评估随访：出生后11个月，复查AABR、OAE及声导抗听力学诊断检测，结果显示双耳均有轻度听力异常，听力水平较首次评估进一步下降，诊断为双耳感音性听力损失（轻度）。嘱咐患儿每年至少进行一次听力复查至3周岁，并进行听觉语言康复及效果评估。

本案例患儿出生时常规听力筛查双耳通过，但后续的听力学评估随访中确诊为感音性听力损失。常规听力筛查联合基因筛查能在新生儿期及早有效发现迟发性耳聋和药物敏感性耳聋的患儿，提高检出率。在临床医生的指导下对患儿进行有效防治，减轻社会和家庭负担。

听力专科建议：

（1）平时适当进行声音刺激。

（2）严禁使用氨基糖苷类抗生素等耳毒性药物。

（3）平时注意哺乳姿势，定期进行听力复查。

（4）建议明确突变是新发还是来自父母。若来自受检者父母，则在下次生育时有25%概率生下相同的常染色体隐性耳聋1A型患儿，可到相关科室进行优生咨询。

（5）患者亲属有携带此突变的可能，建议完善家系遗传分析。

案例二：枫糖尿症

患儿，男，胎龄37^{+2}周，顺产出生。Apgar评分均10分，无其他异常，生后母乳喂养，吃奶好，无呕吐。出生第2天采足跟血，行新生儿基因筛查。

患儿第9天因巩膜黄染并逐渐加重，吃奶量减少，反应一般，哭声小，于门诊就诊。

以"新生儿高胆红素血症？反应差查因"收住新生儿科。第10天尿液出现特殊气味，后出现呼吸暂停、发绀，血氧降至76%。反应一般，精神困倦。血气分析提示酸中毒及二氧化碳储留。

1. 检测方案 同案例一。

2. 结果与建议 患儿*BCKDHB*基因上检出一个可能致病变异c.818C＞T和一个临床意义不明变异c.374G＞A，结果如图16-4所示。建议采集父母样本完善一代验证以明确变异位点来源，同时完善血液串联质谱及尿液气相色谱-质谱（GC-MS）检测，建议遗传咨询并定期随访。在临床医生的指导下及时按枫糖尿症治疗方案进行干预。

检测结论

在*BCKDHB*基因上检测到2个杂合变异，建议采集父母样本进行家系验证并结合受检者临床症状以评估其"枫糖尿症Ⅰb型"的发病风险。

变异信息

基因	染色体位置	转录本	核苷酸变化	氨基酸变化	基因型	群体频率	致病性	疾病/表型
BCKDHB	chr6: 80910726	NM_000056.3	c.818C>T	p.Thr273Ile	Het	0.0002	LP	枫糖尿症Ⅰb型[AR]
	chr6: 80877425*	NM_000056.3	c.374G>A	p.Cys125Tyr	Het	—	LP	

注：参考基因组版本为GRCh37/hg19；Het表示杂合，Hom表示纯合，Hemi表示半合子；AR为常染色体隐性遗传，AD为常染色体显性遗传，XLR为X染色体隐性遗传，XLD为X染色体显性遗传；PAT表示致病变异，LP表示可能致病变异，VUS为临床意义不明，DFP为功能性多态；群体频率表示位点在ExAC东亚人群中的频率；—表示数据库中未记录；染色体位置的*表示该位点为本地数据库收录而ClinVar与HGMD数据库未收录的变异位点。

图16-4 案例二新生儿基因筛查结果

家系验证结果：患儿*BCKDHB*基因上两个变异（c.818C＞T，c.374G＞A）分别遗传自父亲和母亲，案例二及其父母的基因测序结果如图16-5～图16-7所示，患儿为复合杂合变异。分子水平诊断为"枫糖尿症Ⅰb型"，需要结合临床。

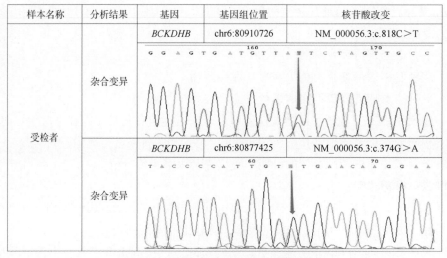

图16-5 案例二新生儿Sanger测序结果

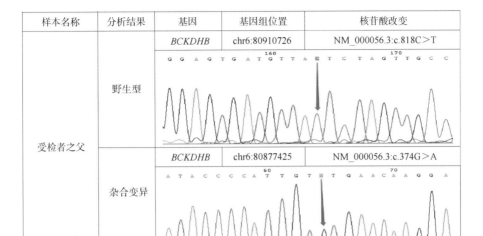

图16-6　案例二新生儿父亲Sanger测序结果

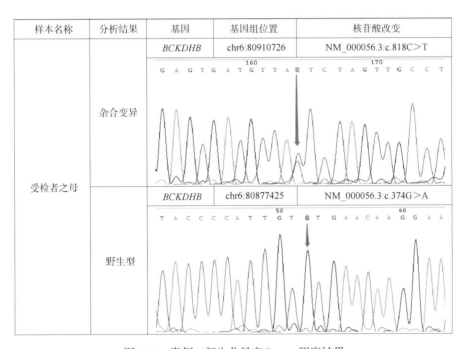

图16-7　案例二新生儿母亲Sanger测序结果

血液串联质谱检测结果（图16-8）：亮氨酸（Leu）升高至3174.02μmol/L，为检测上限值的12.7倍，同时伴有缬氨酸（Val）升高，高度提示枫糖尿症。

尿液GS-MS检测结果（图16-9）：乳酸、2-羟基异戊酸、2-羟基异己酸大量检出，高度提示枫糖尿症。

3. 临床诊治及随访 临床诊断：结合血液串联质谱、尿液GC-MS、家系基因检测结果和患儿临床表现确诊为枫糖尿症Ⅰb型。

诊断明确后及时给予维生素B_1及枫糖尿症特殊奶粉鼻饲喂养，复查血气分析较前明显好转。患儿7月余龄拟转上级医院进行肝移植治疗。

案例三：希特林蛋白缺乏症

患儿，男，系第3胎第2产，孕38^{+2}周剖宫产出生，出生体重2.8kg。患儿出生后开始出现气促、痰鸣，有口吐泡沫，无呻吟，无发热、抽搐。无烦躁不安，无呼吸暂停，经会诊后，拟"新生儿胎粪吸入综合征"收治入院。

入院后体格检查情况：发育正常、营养良好、反应正常、哭声响亮、面色红润，无皮下出血、浅表淋巴结无肿大。呼吸运动对称，呼吸稍促，节律规则，无吸气性三凹征，心音正常。采集足跟血，行新生儿基因筛查。

1. 检测方案 同案例一。

2. 结果与建议 患儿*SLC25A13*基因检出1个纯合致病变异c.852_855delTATG。该变异与希特林蛋白缺乏症相关，应尽早完善相关临床检查。建议遗传咨询并定期随访（图16-10）。

家系验证结果：患儿父亲和母亲均为*SLC25A13*基因c.852_855delTATG位点杂合变异携带者。患儿分子水平诊断为"希特林蛋白缺乏症"，需要结合临床。图16-11～图16-13为案例三新生儿及父母基因测序结果。

3. 临床表现及随访 患儿肝功能检测结果提示天冬氨酸转氨酶（AST）稍升高，血浆总蛋白和白蛋白水平均降低。凝血功能检测结果提示凝血酶原时间（PT）和活化部分凝血活酶时间（APTT）延长，纤维蛋白原（FIB）水平下降。

血液串联质谱检测结果（图16-14）：瓜氨酸（Cit）显著升高（82.82μmol/L，参考值3.00～25.00μmol/L），提示希特林蛋白缺乏症，瓜氨酸血症Ⅰ型和精氨酸琥珀酸尿症可疑。建议复查肝功能、甲胎蛋白，进行尿液GC-MS分析。

血液串联质谱分析报告

姓　　名	×××	性　别	男	年　龄	14D
标本类型	干血片	检测编号	×××	出生日期	××××-××-××
送检医生	×××	送检科室	×××	住 院 号	×××
送检医院	×××			诊　断	×××

结果：Leu、Val升高，Ala、Gln、Glu、Lys、Pip、Pro、Thr、Tyr、C_2、C_3、C_4、C_5、C_{10}、C_{12}、$C_{14:1}$、C_{18}降低及相关比值异常。

本次血检分析结果如附表所示，其改变高度提示枫糖尿症，请结合临床表现（该症重型多数在出生3～5天后出现喂养困难、酮尿及嗜睡、昏迷、角弓反张等严重脑病症状，尿液或汗液有枫糖样特殊气味）、尿GC-MS结果综合判断，确诊需进行基因检测。经典型枫糖尿症最佳治疗时机是出生后5天内，严格治疗者预后良好，出生14天后开始治疗者预后较差；如果临床高度怀疑枫糖尿症，建议立刻进行对症治疗。

检测结果

（单位：μmol/L）

检测指标	英文缩写	正常下限	正常上限	检测结果	备注
丙氨酸	Ala	120.00	535.00	65.07	↓低
精氨酸	Arg	0.65	32.00	7.83	
天冬酰胺	Asn	5.65	52.00	10.29	
天冬氨酸	Asp	7.00	100.00	8.99	
瓜氨酸	Cit	5.00	23.00	7.62	
谷氨酰胺	Gln	21.00	175.00	15.20	↓低
谷氨酸	Glu	37.50	414.00	33.77	↓低
甘氨酸	Gly	150.00	580.00	208.23	
组氨酸	His	8.50	300.00	48.05	
亮氨酸	Leu	50.00	250.00	3174.02	↑高
赖氨酸	Lys	111.00	570.00	71.75	↓低
甲硫氨酸	Met	7.10	33.00	9.37	
鸟氨酸	Orn	35.50	175.00	38.90	
苯丙氨酸	Phe	25.00	90.00	40.66	
胡椒酰胺	Pip	36.00	160.00	23.17	↓低
脯氨酸	Pro	72.00	286.00	59.50	↓低
丝氨酸	Ser	50.00	485.00	50.48	
苏氨酸	Thr	71.00	331.00	61.73	↓低
色氨酸	Trp	24.00	122.00	29.97	
酪氨酸	Tyr	23.00	205.00	22.87	↓低
缬氨酸	Val	45.00	210.00	226.05	↑高
肌酸	CRE	100.00	880.00	191.93	
胍基乙酸	GAA	0.45	3.00	1.17	
游离肉碱	C_0	9.00	62.00	13.21	
乙酰基肉碱	C_2	4.50	44.50	2.88	↓低
丙酰基肉碱	C_3	0.45	4.10	0.31	↓低
丁酰基肉碱	C_4	0.06	0.40	0.05	↓低
异戊酰基肉碱	C_5	0.03	0.25	0.01	↓低
葵酰基肉碱	C_{10}	0.02	0.18	0.01	↓低
月桂酰基肉碱	C_{12}	0.02	0.20	0.01	↓低
肉豆蔻烯酰基肉碱	$C_{14:1}$	0.03	0.30	0.02	↓低
十八碳酰基肉碱	C_{18}	0.25	1.68	0.15	↓低

图16-8 案例二血液串联质谱（MS-MS）检测结果（部分截取）

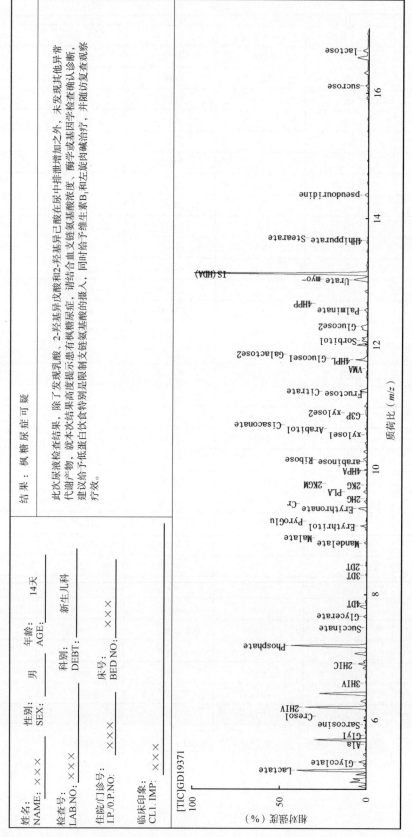

姓名：
NAME： ×××

性别：
SEX： 男

年龄：
AGE： 14天

检查号：
LAB.NO： ×××

科别：
DEBT： 新生儿科

住院/门诊号：
I.P./O.P.NO： ×××

床号：
BED NO： ×××

临床印象：
CL1. IMP： ×××

结果：枫糖尿症可疑

此次尿液检查结果，除了发现乳酸、2-羟基异戊酸和2-羟基异己酸在尿中排泄增加之外，未发现其他异常代谢产物。就本次结果提示患有枫糖尿症，请结合血支链氨基酸浓度、酶学或基因学检查确认诊断，建议给予低蛋白饮食特别是限制支链氨基酸的摄入，同时给予维生素B₁和左旋肉碱治疗，并随访复查观察疗效。

图16-9　案例二尿液 GC-MS 检测结果

检测结论

本次检测结果提示受检者"希特林蛋白缺乏症"发病高风险。

变异信息

基因	染色体位置	转录本	核苷酸变化	氨基酸变化	基因型	群体频率	致病性	疾病/表型
SLC25A13	chr7: 95818684	NM_014251.2	c.852_855del TATG	p.Met285 ProfsTer2	Hom	0.004	PAT	希特林蛋白缺乏症[AR]

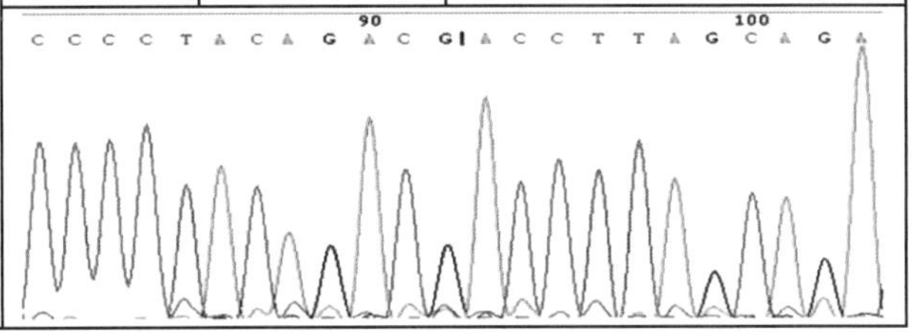

注：参考基因组版本为GRCh37/hg19；Het表示杂合，Hom表示纯合，Hemi表示半合子；AR为常染色体隐性遗传，AD为常染色体显性遗传，XLR为X染色体隐性遗传，XLD为X染色体显性遗传；PAT表示致病变异，LP表示可能致病变异，VUS为临床意义不明，DFP为功能性多态；群体频率表示位点在ExAC东亚人群中的频率；染色体位置的*表示该位点为本地数据库收录而ClinVar与HGMD数据库未收录的变异位点。

图 16-10　案例三新生儿基因筛查结果

样本名称	分析结果	基因	基因组位置	核苷酸改变
受检者	纯合变异	*SLC25A13*	chr7:95818684	NM_014251.2 c.852_855delTATG

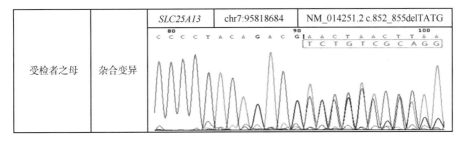

图 16-11　案例三新生儿Sanger测序结果

受检者之母	杂合变异	*SLC25A13*	chr7:95818684	NM_014251.2 c.852_855delTATG

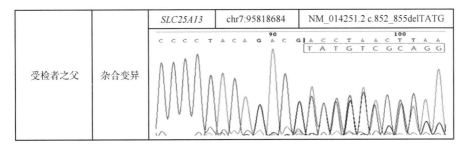

图 16-12　案例三新生儿母亲Sanger测序结果

受检者之父	杂合变异	*SLC25A13*	chr7:95818684	NM_014251.2 c.852_855delTATG

图 16-13　案例三新生儿父亲Sanger测序结果

串联质谱分析报告

姓　　名	×××	性　　别	男	年　　龄	3D
标本类型	干血片	检测编号	×××	出生日期	××××-××-××
送检医生	×××	送检科室	×××	住院号	×××
送检医院	×××			诊　　断	×××

结果：Cit、Phe、Cit/Arg、Cit/Phe升高，Gly、Val/Phe、Glu/Phe、Gly/Phe、Leu/Phe、Trp/Phe降低。

本次血检分析结果如附表所示，其改变提示希特林蛋白缺乏症、瓜氨酸血症Ⅰ型和精氨酰琥珀酸尿症可疑，但也不排除肝代谢异常、外源性用药或其他疾病引起的继发性改变的可能，建议监测肝功能，并结合尿GC-MS检测结果、临床表现及其他检查综合判断，建议随访复查。

检测结果　　　　　　　　　　　　　　　　　　　　　　（单位：μmol/L）

检测指标	英文缩写	正常下限	正常上限	检测结果	备注
丙氨酸	Ala	45.00	330.00	73.39	
精氨酸	Arg	1.00	30.00	4.59	
天冬酰胺	Asn	7.00	40.00	16.08	
天冬氨酸	Asp	10.00	95.00	30.19	
瓜氨酸	Cit	3.00	25.00	82.82	↑高
半胱氨酸	Cys	0.10	0.55	0.21	
谷氨酰胺	Gln	1.50	120.00	7.47	
谷氨酸	Glu	120.00	550.00	171.21	
甘氨酸	Gly	110.00	500.00	95.03	↓低
同型半胱氨酸	Hcy	15.00	45.00	20.36	
组氨酸	His	1.00	120.00	43.96	
亮氨酸	Leu	45.00	300.00	79.19	
赖氨酸	Lys	1.00	90.00	9.67	
甲硫氨酸	Met	3.00	35.00	24.39	
鸟氨酸	Orn	5.00	180.00	67.75	
苯丙氨酸	Phe	20.00	90.00	98.06	↑高
胡椒酰胺	Pip	15.00	150.00	24.53	
脯氨酸	Pro	50.00	400.00	87.02	
丝氨酸	Ser	12.00	140.00	37.93	
苏氨酸	Thr	10.00	90.00	50.53	
色氨酸	Trp	10.00	70.00	20.40	
酪氨酸	Tyr	5.00	200.00	107.87	
缬氨酸	Val	40.00	160.00	77.32	
游离肉碱	C_0	5.00	45.00	14.46	

图16-14　案例三血液串联质谱检测结果（部分截取）

甲胎蛋白检测结果提示显著异常（＞1000μg/L），尿液GC-MS分析提示4-羟基苯乳酸（基准值1331.1倍）、4-羟基苯丙酮酸（基准值641.1倍）和半乳糖（基准值61.9倍）水平显著升高（图16-15）。

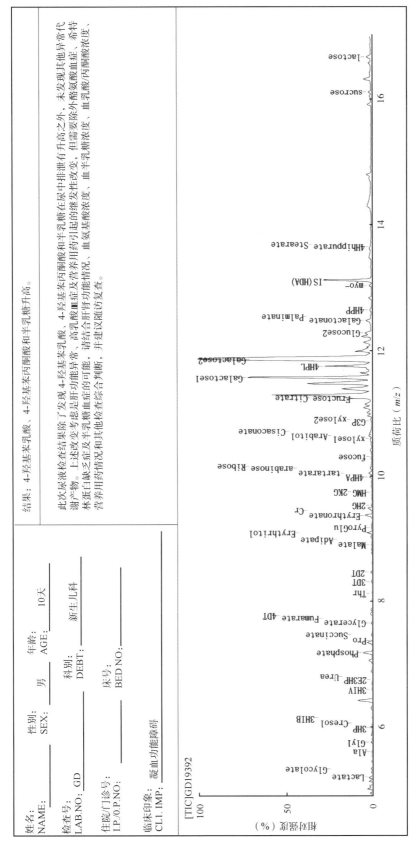

图16-15 案例三尿液GS-MS检测结果

临床诊断：希特林蛋白缺乏症引起的新生儿肝内胆汁淤积症（NICCD）。

治疗：改用无乳糖配方奶和强化中链三酰甘油（MCT）的治疗奶粉喂养，补充脂溶性维生素和微量元素锌。

随访：8月龄随访结果显示，ALT、AST轻度升高，无胆汁淤积。血清总蛋白水平轻度降低，白蛋白恢复正常，甲胎蛋白稍升高，较1月龄显著降低，治疗效果显著。临床医生建议继续用无乳糖配方奶和强化MCT的治疗奶粉喂养，补充脂溶性维生素和微量元素锌，并持续随访。

新生儿基因筛查检测报告的内容应符合相关标准及行业共识要求，做到结构清晰，结果描述准确、规范。《临床基因检测报告规范与基因检测行业共识探讨》及团体标准T/SZGIA 4—2018《临床单基因遗传病基因检测报告规范》对临床基因检测报告内容都提出了统一而具体的要求。

第十七章

移植配型的分子诊断

移植（transplantation）是指应用自体或异体的正常细胞、组织或器官，将其植入同一机体或不同机体，目的是使患者因疾病丧失的功能全部或部分恢复的一类治疗方法。广义的器官移植包括细胞移植、组织移植和器官移植，下文主要讨论狭义的器官移植。

自20世纪中叶以来，器官移植的免疫学理论逐渐建立并不断完善，器官移植手术技术和围手术期治疗水平不断提高，新型免疫抑制药物不断涌现并应用于临床，肾、肝、心脏、胰腺、小肠移植等相继获得成功，器官移植患者的生存率和生活质量显著提高，器官移植技术已经成为公认的治疗各种终末期器官疾病的有效手段。根据移植物的来源和遗传背景不同，可将移植分为四类：自体移植、同系移植、同种异体移植和异种移植。

第一节　移植配型概述

移植物本身是具有生命和活力的，当移植到受者体内时，它们能针对免疫或非免疫损伤产生一系列防御和修复机制，以尽可能维持其器官组织的内环境和正常的生物学功能。

一、移植排斥反应

移植抗原主要包括主要组织相容性抗原、次要组织相容性抗原、血型抗原、组织特异性抗原等。移植排斥反应是移植物（细胞、组织或器官）抗原可刺激受者的免疫系统从而诱发免疫应答（宿主抗移植物反应）；受者组织抗原也可能刺激移植物中的免疫细胞从而诱发免疫应答（移植物抗宿主反应）。各类器官移植排斥反应的免疫学效应机制基本相同，根据排斥反应发生的时间、强度、机制和病理表现，大致可分为超急性排斥反应、加速性排斥反应、急性排斥反应、慢性排斥反应、移植物抗宿主反应五类。

二、器官移植供受者的选择

预防和逆转急性排斥反应是保证移植成功与提高器官移植受者和移植物长期存活率的关键。临床上移植后最常发生的排斥反应是急性细胞性排斥反应，其本质是异抗原刺激下T细胞的活化、白细胞介素-2（IL-2）的产生和致敏T细胞大量的克隆增殖。当异体器官植入后，由于供受者之间的组织相容性抗原不同，受者循环中的T细胞受到移植物抗原刺激而致敏,即进入附近淋巴结中,一部分转化成淋巴母细胞并迅速增殖分化为致敏淋巴细胞,其中致敏的CD8可直接攻击移植物,致敏的CD4(Th1)可释放多种细胞因子(IL-2、IL-6、IFN-γ等)直接或间接地损伤靶细胞。若受者体内因输血、妊娠或既往器官移植等途径免疫后产生IgG类免疫球蛋白,引起移植排斥的HLA抗体可介导超急性、急性和慢性排斥反应,故在器官移植前需要进行组织配型,并且需要在HLA抗体检测分析基础上选择最适供者和受者进行移植手术,减少排斥反应发生,以提高移植物和受者存活率。

最适供受者选择需要符合三种条件:一是供受者ABO血型一致,至少符合输血原则;二是供者的HLA分型与受者尽可能一致;三是受者体内不存在针对供者的HLA抗体。为了符合以上三种条件,器官移植供受者需要进行ABO血型检测、HLA配型和群体反应性抗体(PRA)、供者特异性抗体(DSA)检测及交叉配型。

第二节　移植配型HLA抗原的分子分型

移植分型技术和方式多种多样,术前识别超急性排斥反应等严重排斥反应、选择HLA配合供者及术后指导性使用免疫抑制剂是移植的关键,直接影响器官移植的近远期效果。HLA抗原检测有血清学分型、细胞学分型、HLA抗体筛选和HLA分子分型等技术。

一、常用的HLA分子分型方法

随着分子生物学技术的发展,HLA分型已由HLA技术领域应用40多年的血清学方法逐渐发展到20世纪90年代后期的基于DNA碱基序列的分型技术。与传统血清学相比,建立在DNA基础上的分子生物学技术有如下几个优点:①对样本要求较低。新鲜或陈旧血液,EDTA或柠檬酸-葡萄糖(ACD)抗凝,溶血或凝固样本,脾脏或淋巴结,均可满足试验的质量控制标准,且样本用量少(<2mL)。②试验操作简单,时间显著缩短,即1~4个HLA分型试验仅需2h,每增加1个只需增加15min。用于分型的引物和(或)探针可以随意设计合成检测新的等位基因。经WHO的HLA命名委员会公布后,可迅速实现商品化升级,对技术人员熟练程度和经验值要求低。③便于规范化管理。试验灵敏度高、特异性好,而且原始图谱经电子记录和数据化处理后,结果判断更加客观、准确,并可长期保存。④可以提供高分辨率的实验结果,能分析出血清学不能分辨的纯合子基因型。随后HLA的DNA分型技术应运而生,并在DNA限制性片段长度多态性(RFLP)分析、DNA指纹图、等位基因特异性寡核苷酸杂交等基础上,引入PCR技术,得以在更精细的水平进行HLA分型。实验室常用的HLA分型和抗体检测方法汇总如表17-1所示。

表 17-1　实验室常用的 HLA 分型和抗体检测技术

产品类别	产品名称	用途
HLA 抗体检测	ELISA	检测 PRA 移植前后抗体检测
	流式点阵仪 - 微珠法	检测 PRA/DSA 移植前后抗体检测
HLA 分型	PCR-SSO	HLA 分型 适合受者批量检测
	PCR-SSP	HLA 分型 适合应急供者检测
	PCR-SBT	HLA 分型方法的"金标准"
	高通量测序	HLA 分型 大通量，低成本
	三代测序	HLA 分型 长读序列技术，可构建更完整的单倍型结果

二、HLA 基因分型的新方法

（一）HLA 复合体微卫星分析技术

在真核细胞中，某些 DNA 组分在碱基成分上与主要的 DNA 组分明显不同，且在 CsCl 梯度离心时能分离为明显的区带，此为卫星 DNA 或随体 DNA。根据卫星 DNA 的碱基数目不同可将其分类，其中含有 2～3 个碱基的称为微卫星。在真核细胞常染色体中，微卫星可以不同的间隔和频率重复出现，从而表现为高度多态性。在 HLA 基因复合体或其邻近区域，这种微卫星重复序列已绘制成图。因此，可应用序列特异性引物进行 PCR 扩增，根据产物的长度确定微卫星的多态性。微卫星分析技术能够快速、准确地识别供受体间 HLA 单倍型的异同，且由于它包括了 HLA 复合体的更宽区域，可能比 HLA- I 或 II 类单个座位等位基因的分析更为有效，为骨髓移植时供体的选择提供了重要方法。

（二）MHC 区段配型技术

区段配型的理论依据为在主要组织相容性复合体（MHC）的进化过程中，由于各 MHC 基因的内含子不编码功能蛋白，故相对外显子而言更稳定。研究证实，在一组等位基因中，可能共享某一段内含子序列。因此，不同的 MHC 等位基因可据此归于不同谱系，且不同谱系间 MHC 基因序列的差异明显大于同一谱系内 MHC 基因序列的差异。对随机人群进行区段配型，目的是寻找与受者属于同一 HLA 谱系的供体，以避免移植后出现强烈的排斥反应。区段配型既保证了供受者间 HLA 基因序列的相似性，又尽可能地扩大了供者来源，其实践应用价值正在被逐步证实。

三、移植配型原则与标准

HLA是引起同种异型移植排斥反应的主要抗原，供受者HLA等位基因的匹配程度决定了移植排斥反应的强弱程度。基于血清学或DNA分子分型方法确定HLA分型后，按照HLA六抗原配型标准或HLA-氨基酸残基配型标准，采用人工方法或配型软件，筛选出相匹配的供受者。

（一）供受者HLA匹配的原则

（1）供受者HLA-A和HLA-B相配的位点数越多，移植物存活概率越高。

（2）供受者HLA-DR位点相配更重要，因为HLA呈单倍型遗传，所以与DR位点相配的个体，通常DQ位点也相配。

（3）不同地区HLA匹配程度与移植结果的关系有着不同的预测价值，在欧洲HLA匹配的程度对移植结果的预测性比美国高，因为欧洲人群的近交程度较高，导致HLA位点连锁不平衡性削弱。

（二）HLA六抗原配型标准及局限性

1987年，美国成立器官管理委员会——器官分配联合网络（United Network for Organ Sharing，UNOS），并制定了强制性HLA-A、HLA-B、HLA-DR六抗原相配肾脏分享政策，同时UNOS继续收集肾移植中心的数据，为临床和基础研究提供依据。1995年UNOS将六抗原相配标准延伸为HLA-A、HLA-B、HLA-DR六抗原无错配，即国际上通用的HLA六抗原无错配标准（0 Ag MM）。1995年全美国达到0 Ag MM的肾移植占15%，1996～1997年达到17%，2000年达到22%。但鉴于HLA系统的高度多态性，等待肾移植的患者数量有限，就单个移植中心而言，要找到HLA匹配的供受者十分困难。

（三）HLA-氨基酸残基配型标准

鉴于HLA六抗原配型标准的临床实际应用受到诸多客观条件的限制，寻找更为实用、临床可行的配型策略成为移植免疫学者、组织配型中心的临床医生共同关注的重要问题。

1996年3月，Terasaki领导的世界著名的UCLA组织配型中心提出了新的配型策略——HLA-I类氨基酸残基配型标准，又称交叉反应组配型。目前，肾移植配型标准既可以采用经典的HLA六抗原配型标准，也可以采用新的HLA-氨基酸残基配型标准。

第三节　器官移植的分子诊断

分子生物学技术的飞速发展，极大地促进了HLA基因分型技术的发展与完善。目前，移植免疫分子诊断技术已经被广泛应用于临床。本节将介绍分子诊断技术在器官组织移植检测的临床应用。

一、肾脏移植

在肾移植中，Ⅰ类抗原主要影响受者长期存活率，尤以HLA-B抗原最重要，Ⅱ类抗原对受者的长期和短期存活率均有重大影响，以HLA-DR抗原最重要。

早期的研究表明，HLA-Ⅰ类抗原不匹配是活体供体肾移植临床效果的预测因子，随着HLA-DR抗原的发现，HLA抗原不匹配对尸体供体移植结果的影响也得到了证实。例如，1997年Cecka对UNOS 1987～1997年共99 325例大样本肾移植的回顾性分析显示，HLA相配的尸体肾移植例数为3940例，10年肾脏存活率为55%，半寿期12.7年；HLA错配的尸体肾移植例数为50 900例，10年肾脏存活率为39%，半寿期为8.4年。总体1年肾存活率也由1987年的77%提高到1997年的87%，主要归功于供肾质量的提高和HLA相容性程度的改善。长期以来，免疫抑制剂的发展显著改善了移植效果，使一些学者质疑HLA的作用，但近年来的研究结果进一步证明了HLA抗原匹配在肾移植中的重要性。2016年一项针对美国189 141例成人肾脏移植的研究显示，即使是在钙调神经磷酸酶抑制剂的免疫抑制疗法时代，HLA-A、HLA-B、HLA-DR的匹配情况和移植物存活率之间仍存在着显著的线性关系。因此，大多数国家和地区的尸体供体器官分配法则优先考虑没有或者很少HLA抗原错配的移植。

最新的HLA命名已包括300种以上的Ⅰ类和350种以上的Ⅱ类等位基因，其中经典的HLA-2A、HLA-2B和HLA-2DR抗原由于与造血干细胞移植和器官移植的效果密切相关而被称为"移植抗原"。目前国际上通用的器官移植配型标准是HLA-2A、HLA-2B和HLA-2DR六抗原无错配标准。最佳的HLA配型为HLA-2A、HLA-2B和HLA-2DR六抗原分型全相合。

二、肝脏移植

在肾移植中已经很明确供受者HLA位点相符可明显提高移植肾存活率，但在肝移植中却没有定论。肝移植HLA配型是否有必要一直存在争论。Neumann采用新型免疫抑制剂和新的配型技术分析HLA配型对肝移植的结果及相关免疫学不良事件的影响，并对924例肝移植HLA配型进行了回顾性分析，其结果表明，应用基础免疫抑制剂环孢素A（CsA）或他克莫司（FK506），随访1～144.8个月（平均66个月），CsA和FK506两组移植肝1年存活率88%，5年存活率78.7%，无明显差异。在HLA配型越好的肝移植案例发生急性排斥反应明显越少。Opelz等对欧洲1538例肝移植进行回顾性分析，发现无论HLA-A+HLA-B相容还是HLA-B+HLA-DR相容，均可显著改善移植物的存活率，尤其对于原发病是自身免疫性肝硬化或酒精性肝硬化患者。Nikafen等比较了800例肝移植患者的受体，发现HLA-A、HLA-B、HLA-DR从1～2个错配到6个错配可极大地影响患者的生存。因此，肝脏移植时仍应尽可能进行HLA配型。

三、骨髓移植

骨髓移植对HLA分型的精细程度要求更高，除了HLA-A、HLA-B、HLA-DR抗原外，HLA-C抗原、HLA-DP抗原的影响也不容忽视。由于HLA的高度多态性，现代的骨髓移植术前配型已不满足于血清学配型及混合淋巴细胞反应，对不同位点等位基因之间的差异，以及基因表现型差异的相合程度要求越来越高。然而检测供受者之间HLA基因差异仍不足以预测移植效果，这是因为某些HLA的差异可以耐受，而另一些即使是某一单个氨基酸位置变化就可以引起强烈的细胞免疫反应，导致致死性的骨髓移植并发症。因此，采用更新的配型措施，如HLA核苷酸系列分析，以及结合临床观察才能较好地评价HLA的差异和骨髓移植效果的关系。

血清学配型相合的患者仍有30%的比例存在基因型配型不相合的情况，HLA基因配型为选择更优的骨髓移植供者提供了技术上的保证。目前基因配型已开始广泛应用于临床，保证了HLA配型的准确性。常用方法有PCR-RFLP、PCR-SSO、PCR-SSP、PCR-SSCP、PCR-DNA序列分析等。骨髓移植一般首选HLA完全相合的同胞供者；其次为HLA相合的非血缘关系供者；再考虑HLA配型一个位点不合及两三个位点不合的同胞供者，其中优先选择具有非遗传母系抗原（NIMA）者，再次为子女与母亲之间的移植，最后选择子女与父亲的移植。

第四节　案例分析

患者，男，38岁。术前PRA：Ⅰ类50%、Ⅱ类33.3%。

HLA基因型A2/11、B27/46、Bw4/6、DR4/9、DRw52/53、DQ7/5。

供者HLA基因型：A2/-、B54/67、Bw6、DR4/12、DRw52/53、DQ7/DQ6或DQ7/-。

供者HLA八抗原配型标准：4MM或3MM（2MM-B、1MM-DR、1MM-DQ或0MM-DQ）。

使用PCR-反向序列特异性寡核苷酸探针（PCR-rSSO）法的低分辨率试剂检测时，DQB1检测结果为分不开状态（图17-1）。

在IMGT/HLA数据库查询得到序列比对信息，这两个基因型别在第2号外显子处有碱基变化（图17-2）。

使用PCR-SBT检测方法，得到高分辨率结果（图17-3）。

2017年3月成功施行移植，术后PRA 2.2%，血肌酐术后第3天正常，现术后3年稳定在80～110μmol/L，恢复良好。

由以上案例可以看出，HLA高分辨率分型技术与过去的低分辨率分型技术相比配型速度更快，配型更精确，使得移植排斥反应更小，手术成功率和术后存活率更高。

LABType XR

Sample ID: U1074　　　　**Local ID:**
Sample Date:　　　　**Test Date** 2月 9, 2023

Interpretation

Assigned Allele Code: **C*04:01 C*16:02**
Possible Allele Code Grouping Excludes(G2,G3)

Possible Allele Code: C*04:01 C*16:02

Assigned Serology: **Cw4 C-**

Assigned Allele Pairs:
C*04:01:01:01 C*16:02:01:01

图 17-1　PCR-rSSO检测方法低分辨率检测报告示例

```
cDNA                      110        120        130        140        150        160        170        180        190        200
DPB1*03:01:01:01   AGAATTACGT GTACCAGTTA CGGCAGGAAT GCTACGCGTT TAATGGGACA CAGCGCTTCC TGGAGAGATA CATCTACAAC CGGGAGGAGT TCGTGCGCTT
DPB1*06:01:01:01   ---------- ---------- ---------- ---------- ---------- ---------- ---------- ---------- ---------- ----------

cDNA                      210        220        230        240        250        260        270        280        290        300
DPB1*03:01:01:01   CGACAGCGAC GTGGGGGAGT TCCGGGCGGT GACGGAGCTG GGGCGGCCTG ATGAGGACTA CTGGAACAGC CAGAAGGACC TCCTGGAGGA GAAGCGGGCA
DPB1*06:01:01:01   ---------- ---------- ---------- ---------- ---------- ---------- ---------- ---------- ---------- -G--------

cDNA                      310        320        330        340        350        360        370        380        390        400
DPB1*03:01:01:01   GTGCCGGACA GGGTATGCAG ACACAACTAC GAGCTGGACG AGGCCGTGAC CCTGCAGCGC CGAG|TCCAGC CTAAGGTGAA CGTTTCCCCC TCCAAGAAGG
DPB1*06:01:01:01   ---------- --A-G----- ---------- ---------- ---------- ---------- ----|------ ---------- ---------- ----------

cDNA                      410        420        430        440        450        460        470        480        490        500
DPB1*03:01:01:01   GGCCCCTGCA GCACCACAAC CTGCTTGTCT GCCACGTGAC AGATTTCTAC CCAGGCAGCA TTCAAGTCCG ATGGTTCCTG AATGGACAGG AGGAAACAGC
DPB1*06:01:01:01   ---------- ---------- ---------- ---------- ---------- ---------- ---------- ---------- ---------- ----------

cDNA                      510        520        530        540        550        560        570        580        590        600
DPB1*03:01:01:01   TGGGGTCGTG TCCACCAACC TGATCCGTAA TGGAGACTGG ACCTTCCAGA TCCTGGTGAT GCTGGAAATG ACCCCCCAGC AGGGAGACGT CTACATCTGC
DPB1*06:01:01:01   ---------- ---------- ---------- ---------- ---------- ---------- ---------- ---------- ---------- ----------

cDNA                      610        620        630        640
DPB1*03:01:01:01   CAAGTGGAGC ACACCAGCCT GGACAGTCCT GTCACCGTGG AGTGGA
DPB1*06:01:01:01   ---------- ---------- ---------- ---------- ------
```

图 17-2　IMGT/HLA数据库查询结果示例

HLA高分辨率基因分型检测报告

报告单号：2021HLA00105

送检单位	×××	送检医生	×××
检测项目	HLA-DQB1基因分型		

样本信息							
姓名	性别	年龄	样本类型	采样日期	收样日期	住院/门诊号	床号
×××	×××	×××	DNA	2021-01-03	2021-01-04	×××	×××

样本编号	姓名	关系	HLA分型结果				
			A	B	C	DRB1	DQB1
2021TB00173	×××	申请者	—	—	—	—	03:01,03:01

备注1: 检测方法为PCR-SBT法，采用IMGT/HLA数据库分析，结果仅供参考。
备注2: 本报告用于生物学数据比对、分析，结果只对所检测样本负责。

图 17-3　PCR-SBT高分辨率HLA检测结果

第十八章

法医学领域的分子诊断

第一节 法医学领域的分子诊断概述

法医学是研究并解决与法律有关的人身损害、死亡、身份鉴识等问题，为刑事侦查提供线索、为审判提供科学证据的鉴识性医学学科。法医学的建立、发展与医学及其他学科的进步、社会经济的发展、法律法规的完善密切相关。当前的法医学学科体系已逐步完善，法医学已发展成为一门含有多个分支学科的一级学科，其研究与应用领域包括现场勘验、证据搜集、法医病理鉴定、法医物证鉴定、活体损伤鉴定、医疗损害鉴定、毒物鉴定、司法精神病鉴定等多个方面。

一、法医分子诊断的概念与基本任务

法医分子诊断指通过各种分子检测或诊断技术对人体相关生物检材/样本进行分析检测，从中挖掘有效的生物信息，是法医司法实践中的重要技术手段；其中生物检材/样本的发现、提取和基因分型均需基于科学技术完成，因此法医分子诊断离不开生命科学技术的发展。但法医诊断目的的特殊性决定了法医分子诊断的性质不同于其他学科的分子诊断。一方面，在实际的法医案件中，法医分子诊断涉及的生物检材具有多样性和特殊性，包括血液、唾液、精液、阴道分泌物、毛发、牙齿和骨骼等，且常是微量、混合或降解检材，因此要求分子诊断技术具备灵敏度高、特异性强及重现性好等特点。另一方面，法医分子诊断的目的是为案件侦查提供科学线索、为司法公正提供科学证据，这就决定了分子诊断结果的解读离不开缜密的科学理论和严谨的逻辑推理。

在我国，法医学的中心任务是为社会主义法治建设服务，法医分子诊断的基本任务是运用分子诊断技术解决与法律有关的医学问题。法医分子诊断的研究方法涉及医学、分子生物学、生物化学等诸多学科和研究领域，其涵盖范围广，不同学科的理论与技术在解决法医学领域的诸多科学问题上得到了很好的交叉、融合和应用。

目前，法医分子诊断技术在法医物证学的科学研究及司法实践中均发挥着重要的作用。传统的法医物证鉴定方法包括基于红细胞血型、白细胞血型、酶型及血清型等表达产物水平的遗传标记对生物检材进行分析检测。随着法医实践需求的增加及生命科学技术的不断发展，法医分子诊断的研究方法已从传统的表达产物水平过渡到核酸分子水平的检

测。此外，现阶段法医分子诊断技术在法医物证学领域的应用已不再局限于传统的个体识别及亲权鉴定两大主要任务，而是在法医物证学多个应用领域中都得到了拓展，如对现场生物检材的个体表型特征进行精细刻画、个体年龄预测、生物地理祖先溯源和复杂亲缘关系鉴定等多个方面。

二、法医分子诊断的发展概况

法医学诊断的历史源远流长。三国时期，谢承的《会稽先贤传》中有以弟血滴兄骨验亲的记载；南宋时期，宋慈的《洗冤集录》中也有判血入水辨认亲子、兄弟。上述检验方法虽然缺少科学性，但却是法医学诊断和鉴定的萌芽。近半个世纪以来，法医诊断的发展主要围绕基于表达产物水平的遗传标记检测及基于DNA水平的遗传标记检测。

（一）法医诊断中既往常用的表达产物水平的遗传标记

1900年Landsteiner发现了人类红细胞ABO血型，由于其具有个体特异性和终身不变的特征而被应用于法医鉴定，标志着法医诊断步入科学时代。传统的ABO血型检测是根据红细胞抗原与特异性抗体反应来分型，但其多态性较低。目前基于分子水平的ABO血型分型方法，主要针对核苷酸序列的差异区域设计引物、进行基因分型，能够发现不同个体的ABO血型在DNA水平上的微小差异，从而更加精确地检测到ABO血型系统在群体中的高度多态性，进一步提高分型的准确性、检测的灵敏度和适用范围。此外，其他红细胞血型检测如Rh血型系统、MNSs血型系统等，也同样在既往的法医诊断中发挥了一定的作用。

20世纪60～70年代，人体中的血清型及酶型多态性在凝胶电泳及等电聚焦技术的应用中被发现，为法医诊断提供了更多的检测标记。但血清蛋白及同工酶易受外界环境条件影响，因此受限于稳定性差和检测时限短等不足，目前在法医诊断中已经较少应用。

人类白细胞抗原（HLA）是人类最复杂的高度遗传多态性系统，具有共显性、单倍型及连锁不平衡的遗传特征。HLA的高度多态性使其在法医学个体识别和亲权鉴定中有较好的应用价值。HLA的分型诊断最初是应用补体依赖的微量淋巴细胞毒试验检测HLA基因座的抗原多态性；后来基于序列特异性引物PCR技术或序列特异性寡核苷酸探针PCR技术等方法检测HLA基因座的多态性；目前已发展到基于高通量测序技术进行HLA的高分辨率基因分型检测。随着短串联重复序列（STR）在个体识别和亲权鉴定中的广泛应用，HLA在法医学中的应用已较少，目前HLA分型主要应用于骨髓移植或者肾移植前供受者的移植配型检测。

（二）法医分子诊断中常用的核酸分子水平的遗传标记

1980年，可变数目串联重复序列（variable number of tandem repeat，VNTR）作为具有长度多态性的DNA片段首次被报道，不同个体间重复单位数目的差异是其长度多态性形成的主要机制。1985年，英国科学家杰弗里斯（Jefferys）利用限制性片段长度多态性（RFLP）分析技术检测出个体的多个VNTR基因座，其RFLP图谱呈现高度多态性和个体差异，并提出了"DNA指纹"的概念，使法医分子诊断实现了从"排除"到"认定"的飞跃，被誉为法医物证分析的里程碑。同时，该技术的出现也实现了法医诊断从检测表达产物水平发展为检测核酸分子标记水平的飞跃，具有划时代的意义。

20世纪80年代以来，PCR技术在法医分子诊断中得到推广和应用。该技术可以在体外快速扩增目标DNA序列片段，在短时间内获取足够量的特异性目标片段，以供法医分子诊断的进一步分析。最初该技术在法医领域主要用于扩增包含VNTR基因座侧翼和重复单位的序列，通过凝胶电泳分离不同片段长度的扩增产物，根据扩增片段长度差异确定其基因型。

1988年，Saiki等首次发现人类基因组中存在STR基因座，表现为以2～6个碱基对为核心单位，串联重复形成的DNA片段；其核心单位的重复次数不同，是形成STR基因座遗传多态性的基础。通过调整和优化STR基因座的PCR引物终浓度、体系的组分比及循环参数等，可以实现多个STR基因座复合扩增，有助于快速、高效、灵敏地进行法医分子诊断。既往STR基因座多采用硝酸银染色检测技术，现在主要应用多色荧光物质标记STR基因座的引物进行分型检测。因银染显色为同一种颜色，硝酸银染色复合扩增的多个STR基因座扩增子片段大小不能相互重叠，故在一个银染检测体系里可以同时检测的STR基因座数量有限。20世纪90年代中后期，随着毛细管电泳分型技术的不断发展和完善，应用多色荧光标记PCR-STR基因座检测技术已经成为法医物证学应用的主流技术。其工作原理是应用多色荧光物质标记多个STR基因座的引物，对扩增片段大小不重叠的STR基因座可用同一种颜色的荧光物质标记；有重叠的用不同颜色的荧光物质进行标记，可以实现40多个STR基因座的同步分型检测。荧光标记PCR-STR基因检测技术因其具有高灵敏度、高鉴别能力、强种属特异性，易于扩增、分型方法简便、结果准确、易于标准化和自动化等特点，已经成为法医物证学个人识别和亲权鉴定的常规技术。近年来，PCR结合不同物种种属特异性STR基因座，在涉及动物个体识别、亲权鉴定、种属鉴定及打击肉类掺假、非法贩卖野生动物和非法饲料添加等领域也发挥着重要作用。

人类基因组计划的完成揭开了人类基因组中30亿个碱基对的秘密。随着高通量测序技术不断发展，随后开展的不同族群全基因组测序计划（如千人基因组计划、炎黄计划、英国十万人基因组计划等）在人类全基因组范围内揭示了更多的遗传变异模式，为法医学研究提供了更多可用的分子遗传标记。2007年召开的国际法医遗传学大会明晰了单核苷酸多态性（SNP）分子遗传标记在法医个体识别、表型信息、系谱信息及祖先信息推断领域的应用潜能。同时，根据SNP拥有的等位基因数目不同，可分为二等位基因、三等位基因和四等位基因变异的SNP位点，其中最常见的类型是二等位基因SNP位点。法医学常用的SNP分型技术有直接测序、DNA芯片、焦磷酸测序、SNaPshot微测序、qPCR技术及二代测序等。

插入缺失（insertion/deletion，InDel）多态性遗传标记作为二等位基因的长度多态性DNA遗传标记，表现为基因组中插入或缺失了不同大小的DNA片段，可利用荧光标记InDel位点的引物，复合扩增结合毛细管电泳技术进行分型检测。InDel位点兼具STR与SNP的优点，突变率低；其扩增片段小，有助于降解检材的DNA分型；二等位基因的特点易于分析和检测；不会出现影子峰（stutter峰），等位基因分型更为准确。InDel位点除了可以用于个体识别和亲权鉴定外，祖先信息的InDel位点还可以用于群体遗传结构的分析和个体生物地理祖先信息推断研究。

法医学性染色体遗传标记通常包括X和Y染色体上的分子遗传标记。因男性个体只有一条X染色体，男性的X-STR在遗传过程中表现为性连锁遗传，只遗传给女儿，所以可用X-STR基因座进行同父异母的姐妹关系、父女关系及祖母与孙女等亲缘关系判定。Y染色体STR基因座呈单倍体父系遗传，可以进行单亲的父子对亲子鉴定、同父异母的兄弟关系鉴定、叔侄关系与爷孙关系，甚至相隔几代以上的父系亲缘关系判定。对于无法获得犯罪嫌疑人样本的案件中，利用Y-STR单倍体父系遗传特征，可以采集嫌疑人父亲、兄弟、儿子或侄子的血液，与现场检材的Y-STR分型进行对比，从而锁定或者排除嫌疑人。

线粒体DNA（mitochondrial DNA，mtDNA）呈严格的母系遗传，在没有突变情况下，同一母系血亲间mtDNA序列完全一致，有助于法医学中全同胞和同母半同胞等母系亲缘关系鉴定。线粒体D环区因无修复系统，不受选择压力的影响，因而积累了较多的变异，多态性较高，对高变区（hypervariable region，HV）-Ⅰ、Ⅱ及Ⅲ进行直接测序或基因分型，可以用于母系亲缘关系判定。此外，随着测序技术的不断发展，已经可以实现对mtDNA基因组测序，进而为母系亲缘关系的鉴定提供更多遗传信息。线粒体基因组拷贝数多且抗降解能力强，故可对微量陈旧降解检材，尤其是毛干、骨骼、牙齿等检材的mtDNA成功进行基因分型。值得注意的是，mtDNA分型解析时要考虑它的异质性和多聚C等情况。

（三）法医分子诊断中新近发现的分子遗传标记

近年来，微单倍型（microhaplotype，MH）、多重插入缺失（multi-InDel）等一系列新型连锁遗传标记逐渐进入法医研究人员的视野，其在法医分子诊断中的应用也处于逐步探索中。2011年，有学者提出了一种新型分子遗传标记，这种遗传标记由一个STR和其侧翼的一个InDel构成，并把这种类型的遗传标记命名为复合遗传标记。在随后的研究中，其他法医学者逐步扩展复合遗传标记的类型，目前常用的复合遗传标记包含STR-InDel、STR-SNP及SNP-InDel等。其他新近发现的分子标记，如DNA甲基化、RNA分子标记、微生物标志物等在法医学多个领域也均具备一定的应用价值。

第二节　法医学领域分子诊断技术的应用

一、个体识别

（一）从血型检测到DNA分析

个体识别是法医物证学的主要任务之一，是通过对分子遗传标记进行检验，来判断案发现场或事故现场遗留的生物检材与可疑人员的生物学样本，或者两次、多次出现的生物检材是否属于同一个人的过程。个体识别实际检案中，倾向于采用似然比（likelihood ratio，LR）评估分子遗传标记分型提供的证据强度。

在大规模基因检测兴起之前，法医学个体识别常通过检测表达产物水平遗传标记实现。既往应用最广泛的红细胞血型系统主要有 ABO、Rh、MN 等；白细胞血型分析主要是基于补体依赖的淋巴细胞毒试验来检测 HLA-Ⅰ、Ⅱ类抗原；血清型中最常用的蛋白包括结合珠蛋白（haptoglobin，Hp）、维生素 D 结合蛋白[（vitamin D blind in protein，DPB），又称簇特异性成分（group-specific component，Gc）]、转铁蛋白（transferrin，Tf）等；红细胞酶型主要有红细胞酸性磷酸酶（erythrocytic acid phosphatase，EAP）、酯酶 D（esterase-D，EsD）、磷酸葡萄糖变位酶 1（phosphoglucomutase 1，PGM1）、乙二醛酶Ⅰ（glyoxal enzymeⅠ，GLOⅠ）、葡萄糖-6-磷酸脱氢酶（glucose-6-phosphate dehydrogenase，G6PD）等。这些表达产物水平的遗传标记分型主要依赖血清学、免疫学等技术实现。因其多态性较低、稳定性不佳，在法医学中已很少应用。近年来，随着分子生物学技术的快速发展，DNA 分析已成为法医学个体识别的主要检测手段。

（二）各类分子遗传标记在个体识别中的应用

RFLP 是第一代法医 DNA 水平的分子遗传标记。RFLP 技术能检测多个 VNTR 基因座，图谱由多个条带组成，具有高度的个体特异性，也曾被用于个体识别的实践中。但该技术也存在一些局限，如 VNTR 扩增片段相对较长，若 DNA 严重降解，较大的等位基因片段可能出现扩增失败；等位基因间片段长度相差较大，易出现较小片段优势扩增的现象等。

STR 自发现以来，因其高度多态性及灵敏度高、种属特异性强、易于自动化分型等特点，是目前个体识别应用最广泛的分子遗传标记。当前常用的常染色体 STR 基因座有几十个，包括联合 DNA 检索系统（combined DNA index system，CODIS）核心基因座、欧洲标准基因座（European standard set of loci，ESS）和其他在中国人群中常用的 STR 基因座，数十个 STR 基因座联合应用能达到足够高的累积个体识别概率。

荧光标记 STR 复合扩增结合毛细管电泳自动分型检测技术是当前法医个体识别的主要检测方法。STR 分型包含 DNA 提取、STR 复合扩增和毛细管电泳分型三个步骤，整个过程通常需要 3～4h。然而在某些特殊检案中，往往要求法医工作者尽快完成鉴定。因此，实现快速 DNA 分析也是法医分子诊断攻关的重点之一。目前国内外已有多个免 DNA 提取的 STR 扩增试剂盒相继出现，因为省去 DNA 提取步骤直接扩增，从而有效缩短了 STR 检测时间。也有通过选用适宜的快速酶并结合快速循环程序，对扩增体系进行优化，达到缩短 PCR 扩增时间的目的，从而实现快速检测。

SNP 主要表现为单个核苷酸的变异，属于序列多态性遗传标记。SNP 具有与 InDel 相类似的优势，如突变率低、可获得较小的扩增子等。近几年，随着 DNA 测序技术的发展，尤其是高通量测序技术的出现，SNP 遗传标记在个体识别分子诊断中发挥重要作用。目前，用于法医学个体识别的 SNP 体系有基于毛细管电泳平台分型的商品化试剂盒，如 SNPforID 52-plex 和 55-plex SNP 等，以及基于二代测序平台的 HID-Ion AmpliSeq™ Identity 试剂盒，该体系可以同时检测常染色体 90 个个体识别的 SNP 位点，研究发现这些位点在广东汉族的累积随机匹配概率为 4.81×10^{-34}，表明该体系可以用于广东汉族的个体识别。然而，这些体系均基于二等位基因个体识别的 SNP 位点研发，相比 STR，SNP 的多态性较低。因此，一些法医学者开始甄选、评估多等位基因SNP位点（表现为三、四个等位基因的变异）在法医学个体识别分子诊断中的应用效能，如我国学者研发的一组基于高通量测序平台的27个多等位基因SNP位点的分型检测技术体系，该体系可较好地用于东亚地区族群的法医个体识别。

InDel作为新一代遗传标记，具有突变率低、扩增子片段小（可控制在200bp以下）等特点，更适用于降解检材的分析。虽然二等位基因InDel的多态性远不如同等数量的STR基因座，但是多个InDel位点联合应用的累积个体识别效能通常也能满足司法鉴定个体识别的需求。国内已有很多学者筛选和构建了一系列适用于东亚群体个体识别的InDel位点复合扩增试剂盒，分别包含35、43、47和59个InDel位点。这些体系累积个体识别概率能够达到中国族群个体识别的系统效能。

MH最早由Kidd团队提出，指基因组上300个碱基范围内存在两个或者两个以上的强连锁SNP。MH包含至少两个SNP，因此一个MH标记在群体中可能存在三种或三种以上的SNP等位基因组合形式，相比于单个SNP，MH标记在群体中的遗传多态性更高。国内学者筛选了120多个MH标记，研究发现这些MH标记累积的匹配概率为5.23×10^{-66}，能够很好地应用于法医学个体识别。复合遗传标记的提出主要是为了解决法医学实践中混合斑个体识别的问题，特别是可用于分析极端不平衡状态下的混合DNA分型。MH和各种复合遗传标记的研究虽然还在探索阶段，但是目前的研究成果已经表明这些新型连锁、复合遗传标记在亲权关系鉴定、个体识别及极端不平衡混合检材的分析等领域有着非常广阔的应用前景。

（三）同卵双生子甄别

同卵双生子是由同一个受精卵发育而来的两个个体，在理论上两者出生时拥有相同的基因组DNA序列，但在生长发育和外界环境等因素的影响下，会使两者在基因组序列及表观遗传水平等方面产生细微差异，而常规的法医分子检测手段往往难以对这些细微的分子差异进行有效的区别，使得同卵双生子的甄别一直是法医个体识别的难题。研究表明，同卵双生子在基因组DNA序列、线粒体DNA序列、DNA甲基化、RNA和蛋白质表达水平等方面均存在一定程度的差异，针对存在差异的分子标记进行深度挖掘和系统分析检测，有望为同卵双生子甄别提供有效解决方案。例如，单细胞测序技术可实现单个细胞全基因组或转录组等水平的检测分析，有可能发现同卵双生子个体在基因组、表观组等组学水平上存在的细微差异，进而有望实现同卵双生子的甄别。

二、亲缘关系鉴定

亲缘关系鉴定是基于遗传学的理论，利用基因组中具有多态性的遗传标记，对被检者之间是否存在生物学亲缘关系所做的科学鉴定。

（一）亲子鉴定

在DNA检测技术被广泛应用于法医亲权鉴定领域之前，常通过检测多种血型、血清型、酶型及高度多态性的HLA进行亲子鉴定。随着法医分子诊断技术的不断发展，DNA分子遗传标记以其多态性高、稳定性好、结果准确及操作简单等优点被广泛应用于亲权鉴定中。同个体识别一样，常染色体STR基因座是当前亲权关系鉴定中应用最广泛的遗传标记。目前，国内外有30多种常用且具有较高系统效能的商品化常染色体STR荧光复合扩增试剂盒应用在法医亲权鉴定中。

亲权鉴定的鉴定意见主要是基于被鉴定人的STR基因座分型结果，通过统计学分析阐明被鉴定人之间是否存在血缘关系的科学判断。一般分"排除存在亲权关系"和"支持存在亲权关系"两种情形。亲子关系鉴定中常用的参数包括非父排除概率（probability of exclusion，PE）、累积非父排除概率（cumulative probability of exclusion，CPE）、父权指数（paternity index，PI）及累积父权指数（cumulative paternity index，CPI）。PE是指不是孩子生物学父亲的男子能被遗传标记排除的概率，它是衡量遗传标记在亲子鉴定中系统效能的指标，在三联体亲子鉴定或二联体亲子鉴定中使用的遗传标记系统CPE均应大于或等于0.9999；PI是亲子关系鉴定中判断遗传证据强度的指标，可参照CPI数值初步给出相应的鉴定结论。在亲子关系鉴定中排除双胞胎或者近亲情况时：如果CPI大于10 000，支持存在亲子关系；如果CPI小于0.0001，排除存在亲子关系；如果CPI在0.0001～10 000，需要视具体情况增加其他遗传标记，综合分析以给出可靠的鉴定意见。对不符合亲子遗传规律的基因座一般按照突变计算。具体的二联体及三联体亲子鉴定计算公式及标准可参照中华人民共和国国家标准《亲权鉴定技术规范》（GB/T 37223—2018）。

（二）其他亲缘关系鉴定

随着法医物证学的发展与法律诉求的增加，法医学亲权鉴定范畴已经从常规的亲子鉴定扩大到全同胞或半同胞关系、叔侄关系、祖孙关系等更大范围的亲缘关系鉴定。对于遗传关系较远的复杂亲缘关系鉴定，常染色体STR遗传标记鉴定两者亲缘关系的能力将会显著降低，因此就需要增加更多家系个体进行家系重建或对其他的遗传标记进行检测和分析，如性染色体STR与线粒体遗传标记等。性染色体STR遗传标记有特定的性连锁特征，在特定的亲缘关系鉴定中能够提供比常染色体STR遗传标记额外的遗传信息。X染色体STR遗传标记可以应用于有女性参与的亲缘关系鉴定，如祖母-孙女、姑-侄女、姨-外甥等。Y染色体STR遗传标记为男性所特有，在法医学的家系筛查、父系亲缘关系鉴定及混合样本分析中有独特的应用价值。值得注意的是，性染色体遗传标记在亲缘关系鉴定中常可起到排除作用，只有与常染色体遗传标记联合时，才可能做出肯定的结论。线粒体DNA由于具有较强的抗降解能力、母系遗传等特点，在法医母系亲缘关系鉴定中发挥着重要作用，但在实际应用中要注意mtDNA异质性等问题。

法医系谱学是2005年被提出的用于复杂亲缘关系鉴定的新科学技术手段。因不同层级亲缘关系的个体之间共享同源（identity-by-descent，IBD）片段的长度不同，通过分析个体间每条染色体上共享同源片段长度来进行多层级亲缘关系推断。应用法医系谱学研究进行远亲缘关系搜索已经成为一种新型的侦查技术手段，已在如美国"金州杀人案"等案件的侦破中发挥了重要作用。

三、人体表型特征分子鉴识

未知个体的身份识别是法医鉴识工作的重点与难点。传统的个体识别技术是将案发现场检材的DNA分型结果与法医DNA数据库中的数据进行逐一比对，但受限于数据库的人群覆盖范围，直接比中嫌疑人的概率较小。近年来，个体识别技术已从"被动比对"向"主动搜索"转变，即通过检材的DNA信息挖掘更多的侦查线索，如检材遗留人或来源人的性别、年龄、身高、肤色、面部容貌等特征及种族、民族、地域等生物地理祖先信息，对其表型特征进行精细刻画，从而缩小侦查范围，为案件侦破提供指向性的线索。

（一）生物地理祖先信息推断

在不同族群间等位基因频率差异大的分子遗传标记往往富含生物地理祖先信息，可以用于个体或族群的生物地理祖先来源推断，被称为祖先信息位点（ancestry informative marker，AIM）。祖先信息SNP（AIM-SNP）和祖先信息InDel遗传标记（AIM-InDel）是目前常用的祖先信息位点。相比于STR基因座，SNP的突变率更低，这使得发生在SNP上的突变能够不断积累并世代相传，从而固定下来，成为用作生物地理祖先来源推断的分子遗传标记之一。早期甄选和建立的AIM-SNP生物地理祖先信息推断体系仅能对欧洲、亚洲、非洲三大洲际的群体进行区分。随着SNP数据库的不断扩充及分析手段的进步，目前的体系能够以尽可能少的AIM-SNP位点区分更多不同生物地理祖先来源的群体/个体。当前，国际上用于法医学祖先信息推测的AIM-SNP体系有SNPforID 34-plex、Global AIMs Nano和Precision ID Ancestry Panel等。我国的研究人员也致力于AIM-SNP位点的筛选、验证和体系构建等工作，并取得了很多进展，不仅可以实现世界主要洲际人群的祖先信息来源推断，更致力于东亚地区亚人群的祖先信息来源推断，包括基于NGS平台自主研发的包含30个AIM-SNP的分型体系和基于MALDI-TOF平台研发的包含42个AIM-SNP的复合扩增检测体系，实现了对欧洲、非洲、东亚、南亚和欧亚混合人群的区分，也可用于群体遗传背景或遗传结构的分析和个体生物地理祖先信息来源推断。

AIM-InDel具有扩增子短、突变率低、与毛细管电泳分析平台兼容等优势，已经被用于生物地理祖先来源推断的法医实践中。目前，国内学者自主研发了分别包含39个和56个AIM-InDel的复合扩增检测体系，实现了对欧洲、非洲、东亚、欧亚混合人群的生物地理祖先信息来源推断。此外，既往研究也发现一些微单倍型位点在不同洲际群体中等位基因频率分布存在较大差异，表明其可作为祖先信息标记用于祖先信息推测研究。此外，复合遗传标记及多等位基因SNP遗传标记在祖先信息推断中也凸显出一定的研究价值。

（二）年龄推断

法医学个体年龄推断一直是法医学研究的重要内容之一。传统的法医个体年龄推断主要依据人类学方法，通过X线检查和测量与年龄相关的骨骺特征、骨骼、牙齿等形态学变化来预测。目前，用分子诊断技术检测案发现场遗留的生物检材成为法医学个体年龄推断的重要手段。

　　近年来，表观遗传学为个体年龄推断提供了一种新的研究思路。DNA甲基化表达水平随年龄变化的特点为利用DNA甲基化标记进行年龄推断提供了理论依据。由于不同年龄段个体的DNA甲基化表达水平存在差异，通过筛选和检测与年龄呈线性相关的DNA甲基化位点，建立相应的预测模型和推断算法，可以对检材来源人的实际年龄进行较为准确的预测，准确度大多在2.89～7.9年。此外，对与年龄/衰老相关的RNA分子标志物的初步研究发现，RNA表达水平也呈现出与发育、衰老的高度相关性。多种类型年龄预测分子标记的协同应用及人工智能技术方法的优化有望进一步提高个体年龄预测的精确性。

（三）人体外部可见表型特征预测

　　人类外部可见表型大多是由遗传因素与环境因素共同决定的复杂性状。目前，对法医DNA表型的研究大多采用全基因组关联分析（genome wide association study，GWAS）的方法分析SNP等遗传标记，筛选出与人体外部可见表型相关的位点，并建立相应的数学模型对特征表型进行预测。当前相对较成熟的是人体色素特征（虹膜、皮肤和头发颜色）与DNA分子的关联性研究。人类虹膜颜色由虹膜基质层中色素上皮细胞内的色素含量决定；头发颜色由真黑色素和类黑色素的分布、含量和类型决定；皮肤颜色由皮肤黑色素细胞中黑色素的类型、含量和分布决定。这些色素特征与特定基因存在着高度的相关性。目前，已有用于虹膜颜色推断的IrisPlex及用于虹膜颜色和发色推断的HIrisPlex等SNP预测体系面世。

　　身高是重要的人体外部可见表型之一，在受多基因调控的同时，还受到环境、营养状况等因素的影响，属于复杂性状。既往通过GWAS研究筛选出的身高相关SNP位点大多基于欧美人群队列，这些位点与中国人群身高的相关性研究还需要进一步的评估和验证。目前国内已有研究人员在我国汉族、藏族等群体中挖掘出与身高密切相关的基因，并构建了多种预测模型，可提高我国人群个体身高预测的准确性。

　　人的面部容貌特征具有高度的辨识性，相对于色素表型，面部容貌特征要复杂得多，既要明确基因与容貌表型的相关性，也要考虑如何将容貌表型转化为可分析的数据，更重要的是将基因与容貌表型相关联并建立准确的预测模型。通过甄选相关的表型特征分子遗传标记，构建相应的面部形态特征推断模型，形成"分子模拟画像"，是表型推断研究的重要目标之一。目前，CT扫描+重建技术、3D扫描+重建技术已经能够实现容貌表型的快速扫描和面部标志点的准确测量，越来越多的容貌表型相关基因被挖掘出来，研发的人脸预测模型的准确度不断提高，人脸容貌精细刻画技术已日趋成熟。

四、疑难生物检材的分子鉴识

　　法医学中常见的生物检材往往处于微量、降解或者混合状态，如何成功实现对这些疑难检材的DNA分型，是法医学实践中亟待解决的科学问题。此外，偶有罪犯伪造DNA样本以干扰侦查工作的情况发生，这类样本的甄别在法医实践中也至关重要。

（一）微量检材的分子鉴识

随着违法犯罪分子反侦查意识的增强，遗留在犯罪现场的生物检材量越来越少，研究发现约有45%的现场生物检材的DNA含量低于100pg。为了进行微量检材的有效DNA分型，法医DNA实验室可通过增加DNA模板量、减少PCR反应体系、增加PCR循环数或者增加电泳时的上样量等方式来提高DNA分型检测的成功率。近年来，分子生物学技术发展迅速，研究者可以通过显微操作捕获仪、激光捕获显微操作系统获取更多的细胞，以满足DNA模板量的要求；也可以通过巢式PCR或者全基因组扩增技术增加扩增产物的量，以满足STR分型的最低需求。目前，已有研究人员针对模拟的法医微量检材，在全基因组扩增策略的基础上分别结合毛细管电泳平台和二代测序技术平台，成功检测出STR、SNP等分子遗传标记。就相同的微量DNA模板而言，相较于毛细管电泳技术平台，二代高通量测序技术不仅能在一次检测中靶向测序多种类型的分子遗传标记，也能在一次检测中测序更多数量的分子遗传标记，可以更加高效地提取微量检材中包含的基因信息。

（二）降解检材的分子鉴识

生物检材离体后暴露在外界环境中，由于受物理、化学、生物等因素影响极易发生降解，降解的DNA片段多在200bp以下。传统基于毛细管电泳平台的PCR-STR体系中，STR扩增产物范围在450bp以内，降解检材分型图谱中常出现扩增子较大的STR基因座或者STR基因座中较大片段的等位基因丢失的现象。为此，目前主要的解决方案是选用扩增子较短的分子遗传标记建立DNA分型体系，如miniSTR、SNP和InDel等遗传标记。miniSTR是在引物设计时，通过使引物更靠近核心重复区的侧翼序列，从而减小扩增子。基于高通量测序或者SNaPshot的技术平台可以通过设计引物使SNP位点的扩增子小于200bp，以利于降解检材的DNA分型。基于毛细管电泳平台甄选插入/缺失片段较小（通常小于20bp）的InDel位点，构建复合扩增体系可以实现对降解检材的成功分型。例如，有学者从"短扩增片段"策略出发分别构建了具有高度遗传多态性的43个及59个InDel位点的荧光标记复合扩增检测体系，所有位点的扩增子片段均小于200bp，成为降解检材DNA分型的有效解决方案，已成功应用于涉及降解检材的案件。

（三）混合检材的分子鉴识

混合检材是指包含两名或两名以上个体的混合生物检材。在实际检案中，首先要确证收集到的检材是否为混合检材，然后对其进行检测与分析，最终达到个体识别的目的。混合检材大致可分为两类：一类是性侵案件中女性阴道分泌物与男性精液组成的混合检材；另一类是普通来源的生物检材之间的混合，包括来自不同个体间的同种体液或不同种体液的混合检材。由于混合斑检材中各组分通常难以分离，检出的STR基因分型往往表现为多个供者等位基因相互重叠、共存的现象，故通常难以确定混合检材是几个人的混合；对不平衡混合检材中的次要成分往往难以检测到有效分型。近年来，随着分子诊断技术及生物统计学理论的不断发展，针对第一类混合检材主要提出了基于样本层面的个体分离策略，除了常规使用差异裂解法提取精子的DNA外，还可以使用激光显微切割技术、荧光/磁性激活细胞分选技术、显微操纵等新技术进行精子分离后基因分型等；针对第二类混合检材主要提出了提高次要成分检出概率的策略，如使用大规模平行测序、液滴微流控技术、乳液 PCR、全基因组扩增等技术实现。从生物统计分析上来讲，分析方法的优化主要集中于混合检材来源人数的评估及应用法医专业软件对混合检材的基因分型结果进行拆分两个方面。此外，新型分子遗传标记在混合检材研究中也发挥了重要作用，如 InDel-STR、SNP-STR 及 MH 等。

（四）伪造 DNA 的分子鉴识

近年来，有些罪犯为了遮蔽犯罪行径，将人工合成 DNA 抛撒到犯罪现场，从而干扰案件侦查方向，阻碍案件破获的进程。目前常规的法医 DNA 鉴定技术尚难以辨别现场提取的 DNA 是来源于现场检材的 DNA 还是犯罪人员带入现场的人工合成 DNA。现场检材的 DNA 与人工合成 DNA 的甄别也成为维护 DNA 证据高度可靠性和信服力的关键。表观遗传修饰是多类 DNA 的天然化学修饰，在现有的生物技术下，难以添加到人工合成 DNA 上。目前已有学者以此为切入点，探讨 DNA 甲基化鉴别人工合成 DNA 的可行性，并已利用 DNA 甲基化成功甄别出天然 DNA 与人造 DNA。

五、体液斑组织来源鉴识

犯罪现场的体液斑往往蕴含着丰富的涉案人员生物信息，推断其组织来源，有助于判断案件性质、推测案发过程并进行现场重建。早期主要通过形态学、血清学或免疫学方法识别不同体液特有的酶或蛋白进行体液斑组织来源推断，但因存在灵敏度低、特异性不强等不足，此类方法在法医实践中的应用受限。

研究发现在胚胎发育的过程中，同一机体内不同的组织、细胞经历了甲基化重编程过程，最终表达出不同的 DNA 甲基化模式，这种模式相对稳定、具有可遗传性，且在不同组织中存在特异性差异甲基化区域，这一特性是应用 DNA 甲基化进行体液（斑）组织溯源的理论基础。此外，RNA 表达模式也提供了可用于体液组织来源鉴定的细胞和组织特异性信息，目前法医研究者已开发了包含 mRNA、miRNA、circRNA 及 Piwi 相互作用 RNA（piRNA）在内的几种 RNA 生物标志物的检测体系来区分不同类型的体液。其中，mRNA 是目前体液（斑）组织来源鉴定应用中使用较广泛的分子标志物。与 mRNA相比，miRNA 片段更小、化学特性更稳定、抗降解能力更强，案发后长时间仍可被检测到。circRNA 具有独特的环状分子结构，不易被 RNA 核酸外切酶降解，故对于陈旧或降解的生物检材组织溯源具有潜在的法医学应用价值。piRNA 短小、稳定且存在组织特异性表达，也是鉴定体液的潜在生物标志物。此外，基于微生物群落的组成与结构差异进行体液（斑）组织来源鉴定也是新的研究方向。

近年来，为打破传统寻找或者应用某单一类型分子标记进行体液（斑）组织溯源研究的壁垒，研究者多采用高通量测序结合全转录组、表观基因组、微生物宏基因组学等多组学技术，系统甄选不同体液间差异表达的特异性 mRNA、miRNA、circRNA、DNA 甲基化、微生物组等分子标记，选取同一类型体液不同个体间无明显差异，并剔除易受性别、年龄、疾病等因素影响的分子标记，在溯源时多种标记联合应用，优势互补、相互印证，结合人工智能预测模型，助力实现体液（斑）精准组织溯源。

六、死亡原因相关分子诊断、死亡时间和损伤时间推断

（一）死亡原因相关分子诊断

死亡原因是指导致死亡发生的暴力、疾病或衰老等因素。常规的死因分析为尸体解剖和组织病理学检验，但当尸体严重腐败时，可能会影响死因诊断的准确性。有时导致死亡的机制可能主要表现为功能性改变，或因死亡过程持续时间较短，部分器官尚未发生明显的病理形态变化，不足以使机体产生可视的变化。RNA在不同组织器官中差异表达，且其表达易受疾病等因素的影响，因此RNA分子标记表达水平变化，可为组织器官疾病的早期诊断提供一定依据，也可辅助死因分析。例如，有研究报道，多巴胺D_2受体、脑啡肽原等mRNA标志物的表达水平下降，可以辅助推断吗啡过量致死；急性冠脉综合征发病后有17种miRNA标志物表达水平发生改变；如果在猝死者血浆中检测到miRNA-1含量升高，提示死因可能是心肌梗死后诱发的心律失常；应用mRNA、miRNA和circRNA能从分子水平更深入地揭示在缺氧及窒息状态下引起机体死亡的机制。

（二）死亡时间推断

死亡时间（postmortem interval，PMI）是指从死亡发生到法医进行尸体检验时所经过的时间。尸僵等尸体现象的形态学观察一直是PMI推断最常用的方法之一。尸冷及尸体各项物理化学指标和蛋白质等生化指标由于具有较好的死后时序性变化规律，也可用于推断PMI。然而由于受个体差异、死亡原因及环境等多种体内外因素影响，单一的检测方法往往无法进行精确的PMI推断，因此国内外学者相继开展DNA和RNA等分子标记在死后的时序性变化规律研究，建立相应的预测模型和推断算法，以期实现精确的PMI推断。

DNA分子相对稳定，在死后其降解规律与PMI显著相关，但其受环境温度的影响较大。RNA虽不如DNA稳定，但随着分子诊断技术的发展，死后其降解规律的相关研究也在不断深入。与其他RNA相比，miRNA在死后组织中稳定性较高，可作为内源性参照与其他RNA标记联合应用来推断PMI。circRNA不易被RNA核酸外切酶水解，因此对于某些富含水解酶的组织来说是理想的PMI推断的分子标记。此外，一些mRNA或miRNA的表达水平与昼夜节律相关，呈现出"生物钟现象"，可以作为PMI推断的辅助工具。值得注意的是机体死亡后，在富含核糖核酸酶的器官（如胰腺等）中，RNA显示出快速的断裂降解，而其他组织（如大脑）在死后96h内仍表现出较好的RNA稳定性。近年来，死亡微生物组学的提出为PMI推断提供了新的研究思路。机体死亡后，微生物群落开始在尸体内外增殖演替，随时间推移发生与环境相关的动态变化，已成为PMI推断的新工具。

（三）损伤时间推断

损伤时间是指人体组织、器官从损伤后到检验之前的间隔时间。明确损伤发生的时间

可以提示同一个体不同部位损伤的时间先后、损伤后的存活时间及损伤与死亡的关系等，也有助于犯罪过程的重建，为法医学活体案件及死亡案件的鉴定、审理及事件处理等提供科学客观的证据。

机体的组织、器官在受到物理性、化学性及生物性等致伤因素作用时，会产生一系列的病理生理变化，主要是损伤后组织修复过程中的组织病理学改变。损伤时间推断是基于损伤后组织修复过程中相关生物标志物的变化与损伤经过时间的线性关系而进行的。随着分子生物学技术的发展，对组织器官损伤修复的分子生物学机制的认识也在不断深入，损伤时间推断的研究也从基于组织学、组织化学、免疫组织化学等形态学指标逐步发展为以检测蛋白、细胞因子、RNA等作为推断损伤时间的分子生物学指标。研究表明，DUSP1、IL-1β、IL-7、TNF-α和VEGFA等的mRNA分子标记具有预测损伤时间的潜力；mRNA在理论上可用于鉴定生前烧伤和死后烧伤。此外，miRNA与骨的代谢、发育、修复相关，有望在新旧骨折判定及骨折时间推断中发挥重要作用。

七、其他

（一）骨髓移植植活分子诊断

白血病严重危害人类健康和生命，骨髓移植是治疗白血病的有效途径。在骨髓移植前，需要对供者与受者进行HLA移植配型检测。移植器官的存活质量与供受者之间HLA配型的相符程度密切相关。检测同种异体骨髓移植是否成功的一个重要指标是在受者血液中检测到供者来源的血细胞。当前，骨髓移植植活诊断检测应用的是具有高度多态性的STR遗传标记。骨髓移植后进行骨髓移植植活诊断时，如果受者血液中所检测的STR分型与供者相同，则提示移植成功；如果受者血液中同时检测到供者与受者的STR分型，说明移植处于嵌合状态，提示移植不成功或者复发；如果受者血液中的STR分型与供者STR分型不同，提示移植失败。

（二）土壤微生物溯源

土壤是案发现场常见的一种检材，易于转移和保存，常黏附于鞋、衣物或凶器等载体的表面，确定特定土壤检材的来源是法医实践工作的重要组成部分。土壤中含有多元化的微生物群落，可以通过多种测序技术揭示土壤微生物的群落组成。不同地域的土壤微生物分布具有一定的规律性和差异性，研究表明通过对不同地域的土壤微生物进行测序，分析不同土壤微生物群落的多样性及丰度并揭示不同地域土壤的微生物群落结构特征，能够有效鉴定不同地域来源的土壤，此时的微生物群落构成可称作"土壤指纹"。如果土壤微生物能有效建立起嫌疑人和犯罪现场之间的联系，这种特殊的"土壤指纹"可被作为证据而应用于案件的侦查中。具体来说，当犯罪发生在室外时，可以通过对作案工具、运输工具或尸体表面的土壤微生物群落结构进行分析来寻找可能的案发地点，也有助于将嫌疑人或受害者与案发现场联系起来。例如，从鞋底或衣服上的污渍中提取土壤微生物，根据16S rRNA基因分析展现其微生物群落构成，可对目标土壤进行较为准确的溯源。

第三节　法医学领域分子诊断的发展现状与前景展望

犯罪现场遗留的生物检材蕴含着丰富的信息，对案发现场的微量、降解及混合斑等疑难体液（斑）生物检材的精准组织溯源和鉴识是法医领域的重点研究内容之一。对生物检材的精准鉴识能够明确现场体液（斑）组织来源类型（现场检材是血液、唾液、精液还是阴道分泌液等），有助于判断案件性质；也能够实现检材来源人的生物地理祖先信息推断；可以进行检材来源人外部表型特征精细刻画和实现检材来源人的个体识别；有助于进行案件现场重建，揭示物证检材与案件间的内在联系，从而形成完整的证据链；能为刑事侦查提供线索，为法庭审判提供科学证据。此外，近年来由于移民、财产继承、被拐卖人员认亲等原因，涉及疑难复杂亲缘关系鉴定的案件越来越多，隔代、旁系等复杂亲缘关系精准鉴识也是亟待解决的科学问题。

上述科学问题的系统解决，需以多源性分子遗传标记的甄选、验证及法医学应用评估为抓手；以不同组学研究体系为物证鉴识创新性研究的理论基础；以新一代高通量测序平台的优化为技术支撑；以分子诊断鉴识体系的精准性、信息化、智能化为源动力；以系统解决疑难复杂亲缘关系精准鉴识、人体表型特征精细化、智能化分子鉴识、法医生物检材精准组织溯源为目标；最终实现关键核心技术自主创新和关键试剂盒的自主研发，以及国产化和产业化。因此，法医分子诊断物证精准鉴识系统创新理论、前沿技术体系及转化应用研究是法医学亟待解决的重大前沿基础科学问题，是法医分子诊断的发展趋势，也是面临的机遇与挑战。针对具体的科学问题，法医分子诊断的发展趋势主要包括以下几个方面。

法医疑难生物检材系统化鉴识：针对微量、降解及混合检材的研究，多层次、多组学、系统地开展多种分子遗传标记的甄选、验证和法医学应用效能系统评估；基于高通量测序平台建立疑难生物检材法医基因组分析体系；基于核小体空间构象对DNA分子保护的理化机制，优选适宜检测高度腐败降解检材的DNA遗传标记；并结合大数据及人工智能算法构建混合检材拆分及分型分析软件，综合实现疑难检材精准个体鉴识。

疑难复杂亲缘关系精准鉴识：开发多源性分子标记及微单倍型组合分型体系，基于新一代测序技术，应用贝叶斯聚类分析、Wright-Fisher模型、机器学习及大数据深度挖掘等理论和方法，以解决全同胞、半同胞、隔代及旁系等复杂亲缘关系鉴识和同卵双生子的个体甄别。

人体表型特征智能化分子鉴识：系统甄选与人体外部可见表型特征相关的分子标记及应用疾病相关的生物标志物；评价这些标记的分类强度，创新分型技术和检测体系；全方位系统解析、精细刻画现场检材来源人的生物地理祖先、年龄、身高、色素特征及发展基于人工智能的面部容貌生物学成像技术；同时，揭示其生理状态、生活习惯、健康状况及疾病特征谱等。

法医生物检材精准组织溯源：结合多组学（DNA甲基化、基因组、转录组、蛋白质组、宏基因组及表型组学等）相关理论，探索案发现场不同生物检材在降解、混合及极端环境条件下实现精准组织溯源的新技术，构建溯源预测模型和创建推断算法，搭建法医物证检材组织溯源的智能化预测平台。这有助于缩小侦查范围，给案件的侦破提供指向性线索，为科技强警提供技术支撑和保障。

人体微生物群落结构特征用于法医个体鉴识：人体微生物群落的结构特征、多样性与其生存环境状态密切相关。人体微生物群落组成结构与不同个体的遗传特征、健康状态、饮食结构、生活习惯、居住环境、文化社会背景等多种因素密切相关。人体微生物群落结构具有多态性和相对稳定性，探索不同个体微生物群落组成结构的变化规律及表征差异，在法医学个体鉴识中具有重要意义。基于微生物扩增子全长测序、转录组测序、宏基因组测序等技术；深入解析不同个体体表、消化道、呼吸道微生物群落组成结构特征与其生存环境所属个体特征的相关性，确立算法、构建模型，建立基于人工智能与法医微生物组学融合式证据解析系统和犯罪嫌疑人追踪系统。

转化法医学研究：国内法医学专家指出，法医转化医学的科研方法和技术体系的证据链要素研究、法医转化应用技术规范的制定、科研成果证据学属性评价标准等的发展至关重要。同时，面向国际前沿、国家重大战略需求、经济主战场和法治中国建设，基于核心专利技术研究成果，建立产学研大平台，开发具有自主知识产权的用于痕量、降解检材祖源推断和个体精准鉴识的系列试剂产品，实现科研成果的转化落地和法医学成功应用。

多学科交叉融合是当前科学研究的主流，法医分子诊断研究也不例外。随着高通量测序、单分子测序等技术的应运而生，在对多种类型的法医分子诊断标记研究逐个突破的同时，运用基因组学、表观基因组学、转录组学、蛋白质组学、宏基因组学和表型组学等多组学技术捕获更多的遗传信息是法医学分子诊断研究的全新策略。与此同时，法医分子诊断也迎来了大数据时代。高通量、多组学技术获取的遗传信息量非常大，如何从中系统分析、深度挖掘高效的信息数据成为新时代法医分子诊断的难题，而生物信息学、计算机科学、人工智能技术等多学科技术的联合应用为法医分子诊断的精准化、智能化带来了新的机遇和突破。

第十九章
分子诊断在其他领域的应用及进展

目前，分子诊断除广泛应用于感染病学、遗传病学、肿瘤学、药物基因组学、生殖医学、法医学等多个学科领域外，在复杂性疾病、肠道微生物等相关疾病的诊治中也发挥着重要作用。

第一节　分子诊断在复杂性疾病与多基因风险评分中的应用

复杂性疾病如糖尿病、肥胖、恶性肿瘤等，在人群中存在较高的发病率。相较于孟德尔遗传病（单基因病），复杂性疾病的遗传易感机制更为复杂，该类疾病的发生发展受环境和个体遗传易感性共同作用。既往研究运用全基因组关联分析（GWAS）揭示了许多复杂性疾病相关的易感位点或基因，为解释该类疾病的遗传机制和实现精准诊治提供了参考依据。然而通过 GWAS 检出的易感位点其效应值一般不强，只能解释较小比例的患病风险。因此，在复杂性疾病中检测单一易感位点通常不足以实现预测发病或监测疾病进展的目的，限制了其在临床的应用。

目前普遍认为复杂性疾病发生受多个易感基因共同作用，对此研究者提出多基因风险评分（polygenic risk score，PRS）模型，即联合多个易感位点的效应值来评估个体的患病风险。经典 RPS 的构建是基于大规模 GWAS 的结果，选取其中假设检验 P 值达到特定显著阈值且相互独立的 SNP，通过对这些易感位点的权重及等位基因剂量的累加，获得个体发病风险评分绝对值。PRS 作为复杂性疾病遗传学研究的工具，在高危亚组人群鉴别、个体化医疗方案定制，以及健康管理等方面具有广阔的应用空间。在分子诊断领域中，基于 PRS 的基因检测的应用场景和形式与单基因检测相比均有所不同。单基因检测一般适用于孟德尔遗传病，该类疾病在人群中发病率较低且通常具有明显的家族聚集性，所检测的基因变异效应值很强。基于 PRS 的基因检测主要针对复杂性疾病，该类疾病在人群中具有较高的发病率，所纳入的基因较单基因检测更多，覆盖的易感位点从十几到几百甚至数万个不等。

多基因风险评分最初被应用于发病风险评估以鉴定高危个体，在肿瘤早期筛查和预防中有很好的应用。以乳腺癌为例，在大规模 GWAS 研究之前，研究者通过对乳腺癌家族史患者的研究证实 BRCA1、BRCA2、PTEN、TP53 是与乳腺癌发生密切相关的风险基因，然而在散发乳腺癌群体中这些基因的易感位点罕见，并不能很好地预测该类型肿瘤的发病风险。对此有研究通过大规模乳腺癌GWAS筛选313个易感SNP构建PRS，进一步在独立队列中运用该工具预测个体终身罹患肿瘤的风险，结果表明该模型能有效识别高危个体，风险评分值排名前1%的个体患雌激素受体（ER）阳性乳腺癌风险是中位风险评分个体的4.7倍。

目前绝大多数复杂疾病的PRS构建是基于欧美人群的GWAS结果，其预测中国人群的效果仍有待评估。我国人口基数大，内分泌代谢病、心血管疾病、恶性肿瘤等复杂性疾病发病率较高，因此构建基于中国人群的复杂性疾病PRS，对提升我国疾病筛查防治效果和地区居民医疗健康水平具有重要意义。近年来，我国研究者在心脑血管疾病、恶性肿瘤等复杂性疾病的遗传易感性研究中取得多项重大进展，揭示了与之关联的多个易感位点和基因，同时也为PRS构建、预测遗传风险奠定了基础。有研究通过选取东亚人群22个高血压相关的风险SNP构建评分工具，在26 000多例中国人中分析其心血管疾病的发病风险，结果显示评分大于80的群体相较其他人群罹患心血管疾病风险增加43%，表明了利用PRS监测心血管相关疾病风险及干预性治疗的可行性。此外有研究通过汉族人群肺癌GWAS选取19个易感位点建立肺癌PRS，结果显示评分大于90的群体罹患肺癌的风险是评分小于90群体的2.37倍，并发现高遗传风险的轻度吸烟者患病风险与低遗传风险的重度吸烟者相近，提示了PRS作为肺癌早期筛查指标的重要价值。

随着手机互联网应用的普及，全基因组SNP微阵列芯片基因分型费用逐年降低，已有多个商业公司开展直接面对受检者的基因型检测和复杂疾病遗传风险分析服务。受检者只需用特定装置收集唾液并寄送至检测公司进行基因分型，后者利用相应试剂富集唾液中的脱落细胞提取DNA并通过SNP芯片进行基因分型。获得个体的基因型数据后，检测公司基于公开发表的GWAS结果构建多个复杂疾病的PRS模型并计算消费者的遗传风险评分，最终结果通过手机端推送至受检者，其中常见的PRS表型包括心脑血管疾病、恶性肿瘤、神经系统和精神疾病等。与传统的疾病风险因素相比，所测的胚系变异是终身不变的，因此在个体的生命早期即可进行遗传风险评分，对实施疾病预防措施具有重要指导意义。虽然基因检测和遗传分析日益普及，但可能导致的遗传歧视现象令该技术存在一定争议，其影响包括个人求职、健康保险购买、择偶婚配等多个方面。随着人类基因型数据的累积，在符合伦理要求的情况下，这些数据可为科研提供有力支持。在新冠疫情期间，为探究新冠患者轻症或重症临床表型是否受易感基因作用，研究者通过回访受检者并采集相关临床信息，在较短时间内即完成了大规模的GWAS研究，并发现*ABO*、*SLC6A20*是新冠患者症状相关的易感基因，为降低重症发生率提供了理论依据。

第二节　转录后调控在疾病诊治中的应用

在遗传性疾病的基因检测中，全基因组和靶基因测序均只对人的DNA进行胚系变异的检测，并不能反映疾病状态时基因的转录后调控状况，存在诊断率偏低的不足。

相较于荧光定量PCR，转录组测序具有更高通量筛选的能力，在检测新的致病基因中被广泛应用。转录组测序是在测序文库构建过程中将RNA逆转录为cDNA后经高通量测序的一种方法。在转录组测序分析中，通过计算比对至基因区间的序列数可以获得组织中基因的表达量，同时还可以检测基因的选择性剪接变化，这是全基因组和靶基因测序所不能实现的。此外，转录组测序所得原始数据包含RNA序列信息，因此可以检出RNA中的突变位点基因型。通过转录组分析获得基因表达量或选择性剪接比例改变，结合突变位点基因型信息，可以分析并明确这些突变位点对基因的转录后调控作用。研究表明，全基因组或靶向基因测序在剪接异常所导致编码蛋白功能缺陷的疾病中可能存在大量的漏检情况，利用转录组测序可以弥补DNA测序的不足。有研究者采用转录组测序对50例肌肉疾病样本进行检测，通过与正常肌肉组织基因表达量进行比较，并分析RNA的异常剪接事件，鉴定导致严重肌营养不良的新致病基因COL6A1，并达到严重肌营养不良35%的总体检出率。

已有研究表明，非编码RNA（ncRNA）广泛参与基因表达调控、细胞增殖分化、机体免疫应答等重要生理过程，与心血管疾病、多种恶性肿瘤等的发生发展密切相关。目前针对特定的非编码RNA检测主要使用荧光定量PCR方法，该方法检测成本低且灵敏度高。非编码RNA检测在肿瘤早期筛查与临床监测中具有较好的预测作用，在多种肿瘤诊疗中的作用被逐渐重视。以胃癌为例，研究表明长链非编码RNA（lncRNA）HULC和ZNFX1-AS1是该疾病潜在的标志物，能有效区分健康和患病个体，相应曲线下面积（AUC）分别为0.65和0.85，高于传统的血清标志物如CEA（0.62）、CY211（0.59）。

第三节　分子诊断在肠道微生物组学中的应用

微生物组是指一个特定环境或生态系统中全部微生物及其遗传信息的集合。按照正常微生物群分布空间不同，人体微生态系统分口腔微生态系统、胃肠道微生态系统、泌尿微生态系统和生殖道微生态系统等。研究显示，肠道微生物菌群与抑郁、老年痴呆、孤独症等神经系统疾病，过敏、系统性红斑狼疮等自身免疫病，膀胱癌、胰腺癌、结直肠癌等肿瘤，心血管疾病、糖尿病等代谢功能疾病，肠易激综合征、胃癌、结直肠癌等消化道疾病等均具有很高的相关性，表明肠道微生物组学有望为疾病的风险预测、诊断治疗和预后判断等提供新的思路和策略。随着高通量测序技术的发展，肠道微生物组学分析逐步从科研转向临床应用。使用宏基因组测序（mNGS）对微生物种群及其可能参与的急慢性疾病进行研究发现，长期暴露于抗菌药物或近期行胃肠道手术的免疫功能低下患者，因肠道微生物菌群失调易感染艰难梭菌。粪便移植治疗艰难梭菌感染具有80%~90%的疗效，微生物种群分析的mNGS技术促进了益生菌的开发。Ley等利用mNGS研究孕妇粪便，发现在妊娠前3个月和后3个月里，其肠道内致病菌数急剧上升，有益细菌数明显降低，炎性标志物也增加。因此，围孕期给母体补充适量益生菌，不仅可以改变母体消化及免疫功能，也有利于胎儿肠道有益菌生长及肠道免疫系统的成熟。同时，越来越多的研究显示微生物种群组成不平衡与各种疾病相关，如克罗恩病、肠易激综合征、息肉病或结直肠癌、2型糖尿病、坏死性小肠结肠炎、肥胖症和孤独症等。宏基因组学的发展，对研究肠道微生物群落与人体健康的关系具有十分重大的意义，甚至在疾病不同治疗阶段的种群变化可对疾病预后进行判断。此外，分子诊断促进了微生物组在肿瘤诊治和肿瘤免疫治疗评估中的应用。有研究通过对TCGA数据库的1.8万份肿瘤样本的全基因组及转录组数据分析发现，其中微生物的核酸序列占7%，进一步分析表明这些样本中的微生物种类与33种恶性肿瘤具有显著的关联。该研究结果还表明相较于ctDNA检测方法对突变负荷较低的早期肿瘤（Ⅰa～Ⅱc期）检测准确率较低的缺点，基于微生物组的检测方法可实现更为精准的肿瘤早期筛查。肿瘤免疫治疗是一种新兴的治疗手段，被应用于多种恶性肿瘤的晚期治疗。但该治疗方法存在费用高昂、部分患者对治疗的应答效果较差的缺点。因此，精准预测肿瘤患者免疫治疗的临床获益，有利于实现肿瘤治疗策略的精准定制。有研究者通过细菌16S测序对接受PD-1免疫治疗的黑色素瘤患者口腔及肠道微生物组成进行分析，结果显示免疫治疗应答者和无应答者的肠道微生物组存在显著的组成差异，且相比于肠道中粪杆菌水平较低的患者，肠道中粪杆菌水平更高的患者可获得显著延长的无进展生存期。

第四篇

分子诊断技术的质量管理及问题应对

第二十章

分子诊断产品的质量控制

分子诊断产品的质量控制体系包含以下4个方面。①产品预期用途：需要根据产品预期用途确定相关技术指标；②分析性能评价：准确性、特异性、重复性、检测限、分析干扰等技术指标的合理性；③临床性能评价：观察分析性能建立的阳性和阴性判断，根据其临床预期用途，在临床实际中是否满足应用要求，通常以临床诊断敏感性、临床诊断特异性、阳性预测值和阴性预测值表示；④产品局限性：技术原理的局限性、技术方法的边界、样本类型的局限性、性能的平衡、与现有技术方法的卫生经济学显著性等。分子诊断产品的质量控制体系的标准化将从参考物质、标准、技术指导原则等几个方面进行阐述。

第一节　分子诊断产品的性能评价

体外诊断（*in vitro* diagnosis，IVD）分析性能的评价是指对测量系统检测患者样本结果可靠性的估计。体外诊断系统的分析性能包括精密度、准确度、检测限与定量限、线性区间与可报告区间、分析特异性等。分子诊断产品的评价体系和其他诊断产品基本一致。

一、产品性能评价相关概念

产品性能评价相关定义包括预期用途或预期目的、测量精密度、测量准确度、分析特异性、分析干扰（干扰）、交叉反应、高剂量钩状效应、检测限、定量限、临界值、基质效应、诊断灵敏度、诊断特异性、预测值（包含阳性预测值、阴性预测值）等，在诊断试剂产品的评价中经常被使用。在分子诊断产品中这些定义也基本适用，但还存在一些相对特殊的定义要求，如数据库解读能力评价要求、阴阳性参考品符合率要求、算法模型的稳健性要求等。下面介绍几个重要概念。

（一）预期用途/预期目的

IVD制造商在技术指标、使用说明和提供的信息中给出关于产品、过程或服务使用的目标意图，预期用途通常与适应证存在差异。美国FDA对适应证的定义和描述依据实际情况可以是以下三种情况：①描述可以诊断、治疗、预防、治愈、缓解的疾病或症状等；

②消除或缓解与某种疾病/状态有关的症状；③作为某种治疗/诊断的辅助或附件。描述一般包括疾病的名称、适用部位、目标人群、使用科室等信息。

常见预期用途包括诊断、辅助诊断、筛查、监测、预后、预测、伴随诊断等。诊断一般指检测作为唯一的决定因素，用来确定、验证或确认受试者的临床状态，包括唯一确认性实验和唯一排除性实验。辅助诊断一般指检测用来提供额外的信息，帮助决定或确认受试者的生理状态，此检测不能作为唯一的决定因素。筛查是用来确定无症状人群或特定人群中的某一疾病状态或其他生理病理状态存在的检测，包括基因筛查及用于减少感染性疾病传染风险的检测等，根据临床状态特征和目标人群，筛查检测可定期进行或限定于高风险人群。监测一般指通过检测靶标的水平判定受试者的临床状态，如疾病进展、恢复、复发、微小残留病灶等，按照临床现有治疗决策要求对治疗/干预进行调整的检测。

例如，基于宏基因组高通量测序（mNGS）技术的产品，预期用途可表述为，一般用于传统检验方法未能给出明确病原学结果而影响对患者准确诊疗的新发或突发感染性疾病、免疫低下人群感染、急危重症感染需快速明确病原体、验证经验性诊断结果或排除其他发热疾病的辅助诊断。从临床角度，mNGS结果不能单独作为病原学确诊或排除的证据。适用人群举例如下：①患者表现为发热或发热症候群，病因未明确（符合不明原因发热定义），考虑感染或不除外感染，但规范经验性抗感染治疗无效，考虑在应用常规技术检测的基础上开展mNGS产品检测。②各种原因导致患者急危重症表现，不除外感染所致，或考虑继发或并发危及生命的严重感染，考虑在常规检测基础上开展mNGS产品检测。③免疫受损患者疑似继发感染，常规病原学检查未能明确致病原和（或）规范经验性抗感染治疗无效，建议进一步完善常规病原学检测的同时，或在其基础上开展mNGS产品检测。④疑似局部感染，病原学诊断未明确、不及时处理则后果严重时，在常规检测基础上开展mNGS产品检测。⑤高度疑似感染性疾病，但病原学诊断未明确且常规抗感染治疗无效，建议进一步完善常规病原学检测、处理原发感染灶，调整经验性抗微生物治疗方案的同时开展mNGS检测等。

急性髓系白血病微量残留病（minimal residual disease/molecular residual disease，MRD）检测产品的预期用途可示例表述如下：①通过干预性/观察性临床试验选择合适的临床疗效终点（如总生存期、无进展生存期等）作为临床试验终点，用于评估达到形态学完全缓解的急性髓系白血病患者的复发风险。②通过观察性临床试验，作为形态学完全缓解的急性髓系白血病患者分层的预后分析。除了这两个可能的预期用途示例外，还可以根据不同的临床试验、不同的参比方法设定不同的预期用途，如选择合适的临床治疗方案等。

（二）遗传变异数据库解读能力评价要求

根据规定的程序进行数据采集、数据库的数据规范，建立参考数据库，按照遗传变异分类规则不同证据的判断标准进行变异分级，制定变异解读流程和解读标准，解读规定的数据库数据，并对数据库解读结果进行评价。主要用于遗传性疾病变异位点最终的致病、可能致病、意义不明、可能良性和良性分级结果的判定，如耳聋基因突变、遗传性乳腺癌相关*BRCA*基因突变等的解读能力评价。

（三）诊断灵敏度

诊断灵敏度指IVD检验程序可以识别与特定疾病或状态相关的目标标志物存在的能力。在目标标志物已知存在的样本中也定义为阳性百分数。诊断灵敏度一般以百分数表示：

$$\frac{TP}{TP+FN}\times100\%$$

式中，TP为真阳性数值；FN为假阴性数值，此计算基于从每个对象中只取一个样本的研究设计。

（四）诊断特异度

诊断特异度指IVD检验程序可以识别特定疾病或状态相关的目标标志物不存在的能力。在目标标志物已知不存在的样品中也定义为阴性百分数。诊断特异度一般以百分数表示：

$$\frac{TN}{TN+FP}\times100\%$$

式中，TN为真阴性数值；FP为假阳性数值，此计算基于从每个对象中只取出一个样品的研究设计。

（五）流行率

流行率指与特定人群中总的成员数相比，患病或受特定健康状态影响的人数所占的比例。

（六）阳性预测值

阳性预测值指示一个检验在给定人群中对给定目标条件由假阳性检查结果中区分出真阳性检验结果的有效性，具体计算方法见表20-1。

（七）阴性预测值

阴性预测值指示一个检验在给定人群中对给定目标条件由假阴性检验结果中区分出真阴性检验结果的有效性。预测值通常取决于所研究人群中的疾病或状态的患病率，具体计算方法见表20-1。

表20-1 诊断灵敏度、诊断特异度和阳性预测值、阴性预测值的计算方法

试剂的检测结果	分析物阳性	分析物阴性	合计
阳性结果数	TP	FP	TP+FP
阴性结果数	FN	TN	FN+TN
合计	TP+FN	FP+TN	TP+FP+FN+TN
诊断灵敏度	$\frac{TP}{TP+FN}\times100\%$		
诊断特异度	$\frac{TN}{TN+FP}\times100\%$		

试剂的检测结果	分析物阳性	分析物阴性	合计
阳性预测值		$\dfrac{TP}{TP+FP} \times 100\%$	
阴性预测值		$\dfrac{TN}{TN+FN} \times 100\%$	
符合率		$\dfrac{TN+TP}{TP+FP+TN+FN} \times 100\%$	

注：式中，TP表示分析物存在时检测结果为阳性的数量；FP表示分析物不存在时检测结果为阳性的数量；TN表示分析物不存在时检测结果为阴性的数量；FN表示分析物存在时检测结果为阴性的数量。

二、性能评价方法

IVD在个人与公共健康方面发挥着至关重要的作用，其产品可能随着医学检验的发展、病理学研究、监管条例改变及国家法规的完善等，在实际使用中无法满足预期要求，不符合临床实际需求，从而导致检测结果延迟、错误或无效，未能达到辅助医疗诊断的目的。因此，建立科学合理的性能评价方案对IVD产品进行安全有效性评价是IVD研制生产过程中非常重要的环节。分子诊断产品的性能评价和其他类型产品的性能评价体系基本一致（除了部分特征项目需单独叙述），下面通过举例说明进行性能评价的几个指标。

（一）正确度评价

测量正确度是评价均匀样本一系列测量结果的系统测量误差的性能特征。正确度是定性概念，测量偏倚可以评估。准确度是正确度和精密度的组合。美国临床和实验室标准协会（Clinical and Laboratory Standards Institute，CLSI）的EP05-A3、EP09-A3和EP15-A3，为IVD试剂厂家提供定量测定试剂、建立测量程序正确度和精密度确认的方法，为监管机构和临床实验室验证正确度和精密度提供指导。对于有参考物质或参考测量程序的定量测定项目，参考物质的回收率及和参考测量程序的比对构成了正确度评价最优先的方法；很多情况下，有些检测项目既无参考物质也无参考测量程序，根据ISO 17511，定量测定试剂体外诊断厂家选择当前最佳的测量程序进行比较，并根据EP09-A3利用临床样本进行方法学比对。业内曾将室间质量评价（external quality assessment，EQA）或能力验证（proficiency testing，PT）靶值符合度作为正确度评价的一种方式，但按照现有的理解，这种方式目前不被监管机构认可。可以采用的主要评价方法如下：

1. 与国际或国家参考物质的比对研究 检测项目有相应国际和（或）国家参考物质时，可以使用国际和国家参考物质进行评价，观察测量结果对相应参考物质靶值的偏倚情况。

推荐的参考物质包括具有互换性的国家/国际参考物质、具有互换性的正确度控制物质、参考方法赋值的临床样本。

2. 回收实验 指用于评价定量检测方法准确测定加入纯分析物的能力，结果用回收率表示。在《体外诊断试剂分析性能评估（准确度-回收实验）技术审查指导原则》和一些体外诊断试剂的行业标准中提到，通过添加标准物质、纯物质等方式进行试剂正确度的评价。

需要注意的是，加入的待测物标准液体积一般在样本体积的10%以内；保证加样过程中的取样准确度；尽量做到加入标准液后，有一份样本中的被测物浓度达到医学决定水平；注意基质效应，尽量采用和临床待测样本一致的基质。

3. 使用临床样本的方法学比对　主要用于评价两种检测程序检验同一项目之间的偏倚，确定偏倚是否在可接受的范围之内。

通常两种程序分别称为参比程序和待评程序，参比程序可以是检验医学溯源联合委员会（JCTLM）推荐的参考测量程序，也可以是厂家选定的参考测量程序。对比较方法有以下要求：具有与待评价产品相同的单位或能够转换成相同的单位；比待评价产品更低的不确定度；优先选择参考测量程序或标准方法。

上述三种方法是定量检测IVD产品常用的正确度评价方法。对有形成分分析产品和定性检测产品的正确度评价与上述方法有一定差异，在此不具体描述。

（二）检测限评价

检测限是临床实验室测量程序的功能性性能特征，该指标很大程度上体现了IVD测量程序的检测能力，尤其是当分析物在低浓度水平有重要临床意义时，检测方法的下限尤为重要。

检测限的建立评价应根据具体产品的原理、检测结果差异和分布，选择合适的分析方法，并选择数据统计方法进行计算。可选择的方法有多种。方法一：使用一组空白样本和一组低浓度水平样本（浓度接近假定检测限）进行测量，根据空白样本和低浓度水平样本结果的分布，选择适宜的数据统计方法计算空白限和检测限值。使用该方法建立检测限的前提是假定检测限范围的低浓度水平样本的测量结果变异是一致的。方法二：以系列浓度水平为横坐标，以浓度水平相应的不精密度为纵坐标的函数关系曲线。方法三：当测量程序的检测能力以比例（阳性结果数/重复检测的总数）的形式表示时采用，适用于分子检测或其他利用PCR技术进行扩增和检测的程序。具体操作是对已知测量浓度的样本做梯度稀释，测量程序对这些稀释物进行重复检测，得到两种结果，检出或未检出。对每个稀释浓度，计算检出率，最后用回归模型计算预期检出率的测量浓度，即检测限。

（三）其他分析性能指标评价

IVD产品安全有效性评价中还涉及临床可报告范围、基质效应、校准品赋值及互换性、生物参考区间等多个指标的建立和评估，这些都需要在试剂研制生产过程中根据具体的产品特性进行科学评价。

（四）临床性能评价

临床性能指临床试验中体外诊断试剂由预期使用者在预期使用环境中使用，针对目标人群获得与受试者目标状态相关的检测结果的能力。临床试验的目标在于证明体外诊断试剂能够满足预期用途要求，并确定产品的适用人群及适应证。

体外诊断试剂临床试验设计与产品预期用途、适应证、适用人群（目标人群）、被测物特点、检测样本类型、产品使用方法（如使用者）和检测结果报告方式（如定性、定量）等直接相关。

根据产品特点和产品性能评价需要，体外诊断试剂临床试验可能包括不同的临床试验目的，有必要针对各个临床试验目的，分别进行科学的临床试验设计，包括选择适当的临床试验设计类型，确定适合的对比方法、受试者入组/排除标准和临床评价指标等，并进行科学的样本量估算。

临床试验结果为确认体外诊断试剂安全有效性和风险受益分析提供了科学有效的证据。临床性能评价是体外诊断产品性能评价必不可少的部分。

三、部分类别产品的性能评价注意事项

（一）感染性疾病分子诊断产品性能评价

感染性疾病的分子诊断广泛应用于特定或多种病原体检测、评估和监测新出现的传染源及对抗菌剂和抗病毒药物的耐药性分析。

分子检测方法最早用于鉴定不易培养、需长时间孵育或技术原因（如样本运输要求、延长周转时间、技术要求高的程序）不易检测的生物。随着自动化设备和多通道检测系统的出现，分子诊断已广泛应用于传染源检测和耐药性分析。

适当的标本采集、运输、储存和处理，确保标本完整性对定量和定性核酸检测的准确性至关重要。尤其是出现新型感染性综合征时，选择合适的标本类型和标本量，需特别注意标本采集、运输和储存对标本核酸提取步骤的潜在影响。这些因素包括标本类型、标本容器、标本可接受性标准、标本处理程序（以尽量减少因核酸丢失或污染而产生的变化）、所需数量、所需添加剂、运输条件、储存条件、稳定性因素和预防措施等。

待测目标的遗传变异会极大影响分析性能，选择合适的目标核酸序列是感染性疾病分子诊断产品设计的基础，可以使用公开的核酸序列数据库，评估目标序列与其他生物之间的同源度。目前，国际核苷酸序列数据库合作联盟包括欧洲分子生物学实验室（EMBL）核苷酸数据库、日本DNA数据库（DDBJ）及美国国家生物技术信息中心（NCBI）的GenBank，三个机构每天交换数据。基因组测序虽已取得巨大进展，但并非所有已知的细菌、真菌、原生动物和病毒物种均已测序。如果没有足够证据表明目标序列普遍存在于目标病原微生物，可检验足够数量的病原微生物样本（如菌株），提供其普遍存在于目标病原体的统计学确认证据。如果5%的生物缺少目标序列，那么至少应对60%的样本进行检验，才能保证有95%的可能性发现至少一株缺少目标序列的菌株。

1. 定性检测感染性疾病分子诊断产品性能评价　前文概述了分子诊断产品的性能评价指标，本部分仅对定性检测感染性疾病分子诊断产品性能评价注意事项做出提示，包括检测限、分析特异性、测量精密度、临床准确性，多重病原体诊断产品还应评价竞争性干扰。

（1）检测限：确定95%置信度的样本中可检测到的目标核酸序最小量。对含有检测限浓度病原体的样本进行至少20次检测，阳性检出率为95%。

（2）分析特异性（阴性符合率）：在整个检验过程中确定目标病原体的分析特异性，包括交叉反应性和分析干扰。交叉反应性由一组相关生物体进行验证。交叉反应的病原体种类主要考虑以下几方面：核酸序列具有同源性，易引起相同或相似的临床症状，采样部位正常寄生或易并发感染的其他病原体。分析干扰应由一组相关内源性物质（如血液、黏液、人细胞等）和外源性物质（如药物等）进行验证。样本处理程序从核酸提取步骤到病原体的检测和鉴定步骤中对检验程序的干扰应得到评价验证。

（3）测量精密度：在适当情况下，确定测量结果的相关精密度特征，如重复性、中间精密度、再现性等。定性结果（如阳性和阴性结果）由数值测量结果确定，临床临界值附近的测量精密度十分重要。选择评价精密度的合适物质监测测量精密度，至少应包括阴性样本、临界值附近的样本和中等阳性样本。

（4）临床准确性（阳性符合率）：流行的目标病原体均应能被检出，可用一组具有代表性的含有目标病原体的样本进行验证。这组样本应该有其来源、特性、型别及浓度等信息，证明所有采用的样本含有靶核酸序列。

（5）竞争性干扰：在设计为多重病原体检测的分子诊断产品中，应考虑到高浓度靶病原体对低浓度靶病原体检测的影响，可以使用一种最低检测限浓度的分析物和一种高浓度分析物评估竞争性干扰，竞争性感染的病毒组合建议为同一反应体系内病原体、常见重症感染病原体及常见混合感染病原体。

2. 定量检测感染性疾病分子诊断产品性能评价　相对于定性检测感染性疾病分子诊断产品，定量检测感染性疾病分子诊断产品增加量值溯源、线性范围、检测限和定量限的性能评价。注意，量值测量的准确性并不能证明其临床准确性和分析特异性能，但定量的产品仍然需要对这两项进行评价。

（1）溯源性：选择合适的参考物质和程序，根据ISO 17511规定方法对产品进行量值溯源，逐级传递至产品校准品，使其具有良好的量值计量溯源性。选择得到广泛认可的国际参考品或国家参考品进行溯源，可使产品得到良好的一致性。

（2）线性：是测试系统在给定范围内提供与测试样本中被测物浓度成正比的结果的能力。在线性范围内使用已知量值的高值临床样本进行梯度稀释，稀释液应使用经确认为阴性的临床样本，不少于5个浓度（应包含接近最低检测限的临界值浓度）。

（3）检测限和定量限：确定95%置信度的样本中可检测到的目标核酸序最小量。用检测限浓度的样本对病原体进行至少20次的检测，检出率为95%。定量限应高于或等于检测限，将多次（至少10次）测量的结果符合准确度要求的最低水平作为定量限。

（二）遗传性疾病分子诊断产品性能评价

1. 染色体非整倍体等结构变异遗传性疾病诊断产品性能评价　染色体非整倍体等结构变异遗传性疾病诊断产品根据不同的临床应用场景通常包括胚胎植入前筛查、产前筛查或诊断及患者遗传性疾病辅助诊断等几个方面。应根据产品自身特点和临床预期用途进行分析性能的评估及临床性能的评价。分析性能评估的实验方法可以参考相关的美国CLSI批准指南（CLSI-EP）文件或国内有关体外诊断产品性能评估的指导原则进行。本部分对部分产品性能评价注意事项做出提示。

（1）准确性：定性试剂盒的准确性通常采用阴/阳性符合率进行评估，使用国家参考品或企业参考品及溯源后的临床样本对产品进行测试，通过统计阳性符合率和阴性符合率，对该类产品进行准确性评价。

（2）检测限：需要考虑影响染色体非整倍体等结构变异诊断产品检测限性能的因素包括DNA上样量、检测变异区域的大小和嵌合比例。在确定最低检测限时，应综合考虑以上因素，通过梯度稀释将具有95%阳性检出率所对应的待测目标浓度作为最低检测限，并应对确定的最低检测限进行验证。检测限参考品应使用公认的准确定量方法进行定值。

（3）分析特异性：通常从干扰试验和交叉反应两方面进行评价。干扰试验应包括内源性干扰物质和外源性干扰物质。应针对临床样本本身及在整个检测过程中可能存在的干扰情况进行验证。在干扰物质可能存在的最高浓度条件下进行评价，以充分评估干扰物质的影响。交叉反应是通过检测范围之外的其他染色体非整倍体等结构变异、对检测范围内的染色体非整倍体等结构变异检出能力的影响对该产品的特异性进行评价。

（4）临床诊断性能评价：染色体非整倍体等结构变异遗传性疾病诊断产品临床诊断性能评价应在已取得相应技术服务资质的医疗机构开展，操作人员应经过培训并取得相应资质。应用于产前诊断的产品，临床机构和人员应遵循《产前诊断技术管理办法》《母婴保健专项技术服务许可及人员资格管理办法》，机构取得《母婴保健技术服务执业许可证》，人员取得《母婴保健技术考核合格证书》。首选已上市同类产品作为临床试验的对比试剂；对于超出已上市产品检测范围的染色体非整倍体等结构变异，采用行业公认的标准方法或共识方法进行对照，并应进行充分的方法验证。例如，胎儿染色体异常的产前诊断金标准为介入前产前诊断手术，即通过绒毛取材术/羊膜腔穿刺术/经皮脐血管穿刺术取得相应细胞进行胎儿染色体核型分析。

根据产品预期用途和发病率合理进行样本量的估算，明确适用人群和入选及排除标准；应采用盲法进行试验操作和结果判定，以保证试验结果的客观性。

统计学分析一般采用卡方检验或一致性检验等，以交叉四格表的形式总结评价试剂和对应的金标准的检测结果，与金标准比对进行敏感性、特异性分析，计算阳性预测值、阴性预测值。对于以上统计值，均应做统计假设，并报告置信区间。

2. 点突变、插入缺失等基因变异遗传性疾病诊断产品性能评价　点突变、插入缺失等基因变异遗传性疾病诊断产品主要包括耳聋基因检测试剂盒、地中海贫血基因检测试剂盒等，一般用于体外定性检测人外周静脉血或干血斑样本中人基因组DNA的相关疾病基因突变，用于相关疾病的辅助诊断或相关基因突变的筛查，具体预期用途应与产品临床验证相对应。用于点突变、插入缺失等基因变异的遗传性疾病诊断产品的性能评价主要考察产品在点突变、插入缺失等基因变异方面的性能，具体指标包括检测限、准确度、精密度、特异性、稳定性等分析性能评估指标，以及特异度、灵敏度、漏诊率、误诊率、阳性预测值、阴性预测值和诊断效率等临床诊断性能指标。

分析性能评估重点关注产品的实验室性能，用于点突变、插入缺失等基因变异的遗传性疾病诊断产品的分析性能指标主要包括检测限、准确度、精密度、特异性、致病性解读、稳定性等项目。

（1）准确性：建议采用临床样本验证产品检测的准确性，样本类型应与说明书声称的样本类型一致。样本应涵盖野生型、所有检测范围内位点的突变型，还应考察杂合突变型和纯合突变型的差异。对于临床难以获得的稀有基因型，也可采用相应的细胞系样本进行验证。一般不建议使用质粒进行验证。

（2）检测限：点突变、插入缺失等基因变异遗传性疾病诊断产品的最低检测限一般可以定义为，在满足一定的检测准确性和精密度的条件下，能够检出目标变异的人基因组DNA的最低浓度。在最低检测限的建立过程中，可根据产品的技术原理，选择代表性突变类型，在合适的范围内对样本进行梯度稀释，以能够95%检出的最低浓度作为该突变类型的最低检测限。应采用临床样本对检测范围内全部突变位点和突变类型最低检测限进行验证，对于罕见型应至少包含杂合型突变。

（3）特异性：重点提示交叉反应性的评价。应充分验证检测范围内各基因及突变位点是否存在交叉反应，同时还应针对野生型、检测范围外的基因和位点（如与待测目标相邻的其他突变位点和基因）、同源序列、非人类基因组等其他可能引起交叉反应的样本进行验证。

（4）致病性解读：基因组测序的一个主要挑战是每个个体存在大量的变异，每个测序的患者可能会产生数百万个遗传变异。例如，遗传性听力损失主要有隐性、显性、伴性染色体遗传和线粒体母系遗传四种遗传方式，其中，常染色体隐性遗传约占非综合性耳聋的80%，而*GJB2*基因的致病变异又是其中最常见的原因。以*GJB2*基因的Met34Thr和Val37Ile变异致病性分析为例，从包括人群数据、功能实验、计算机软件预测、共分离情况等多个方面收集证据，进行综合分析和评级，获得的证据如下：变异的纯合子和复合杂合子出现在患病群体中的频率显著高于对照群体；变异在其他家庭成员中均与听力损失共分离；听力损失先证者的反式位置中存在多个其他的致病或可能致病变异；变异在人群中大量存在；体内外功能实验证明该变异会影响缝隙连接蛋白26的功能，最终判定这两个突变为对具有可变表达性和年龄依赖性外显率的常染色体隐性非综合征性听力损失具有致病性。

（5）临床诊断性能评价：应根据产品临床预期用途、性能指标制订科学合理的临床试验方案，在对比试剂（对照方法）的选择上，应选择性能相近、检测结果有可比性的试剂（方法）。对于已批准的点突变、插入缺失等基因变异位点，原则上应选择已上市同类产品作为对比试剂，对比试剂应涵盖考核试剂的检测位点，以此评价申报产品的临床检测性能。对于临床意义明确的新突变位点可选择行业内公认的参考方法（如Sanger测序法）作为对比方法，评价新突变位点的临床检测性能。对于临床意义不明的新突变位点，应先证明该位点的临床意义，再进行临床检测性能的评价。

（三）肿瘤基因突变分子诊断产品性能评价

1. 多基因检测的肿瘤基因突变分子诊断产品性能评价　针对肿瘤基因的NGS检测，现已向泛癌种、大Panel的方向发展，除了传统的驱动基因突变检测，还有微卫星不稳定性（MSI）、肿瘤突变负荷（TMB）等新的生物标志物。多基因检测的肿瘤基因突变分子诊断产品的分析性能主要包括特异性、准确性、最低检测限、精密度等。进行分析性能评估时需要根据产品的预期用途充分确定和评估多基因检测可报告范围，即覆盖的检测范围，在性能评价上应依据不同标志物的特点，如驱动基因检测、TMB检测、MSI检测分别进行考虑。本部分对部分产品性能评价注意事项做出提示。

（1）准确性：准确性指标要求产品能够正确检出所声称的覆盖范围内检测目标。对于驱动基因检测，设置各水平、各突变位点的阳性参考品，均应按要求检出阳性。

对于TMB检测，准确性评价首先要与WES检测TMB方法进行一致性评价，其次还要评价突变位点检测的准确性。

对于MSI检测，准确性评价应使用不同MSI状态的阳性参考品进行，检测结果均应为微卫星高度不稳定（MSI-H）。

（2）特异性：特异性评价可使用阴性参考品进行。对于驱动基因检测，设置各种基因型的阴性参考品，各目标位点均应检出为阴性。阴性参考品的设置不仅要采用目标位点野生型样本，同时还要考虑交叉反应，包括申报试剂所覆盖的全部突变类型间的交叉反应，以及核酸序列相近或具有同源性、易引起交叉反应的野生型或其他突变类型序列间的交叉反应。

对于TMB检测和MSI检测，特异性评价可以使用不同的健康人基因组DNA进行，TMB检测结果应为TMB-L状态；MSI应为微卫星稳定（microsatellite stable，MSS）或微卫星低度不稳定（MSI-L）。

另外要根据试剂盒所采用的样本类型，确定潜在的干扰物质。建议同时在每种干扰物质的潜在最大浓度条件下进行评价。

（3）检测限：检测限水平体现了检测试剂在大量野生型核酸中检出突变序列的能力，当检出试剂可检测的基因突变类型不止一种时，应针对不同突变类型分别评价检测限。对于MSI检测，可采用一定DNA投入量下95%（$n \geq 20$）的阳性检出率对应的最低肿瘤细胞DNA含量作为最低检测限。针对TMB检测来说，检测限的指标内容与基因突变、MSI检测有一定的差异，需要从DNA投入量、可准确检出的位点比例、TMB数值变动对判定结果的影响等进行综合考虑，一般以一定DNA投入量、相对低比例的突变位点比例得出的TMB值与参照标准检出的TMB值具有良好的相关性作为检测限的评价方法。

确定最低检测限后应使用至少三批次的产品对检测限进行验证。

2. 遗传性肿瘤基因胚系突变分子诊断产品性能评价　应首先确认产品的可报告范围，在可报告范围内评价产品的性能指标包括准确度、分析敏感性、精密度和分析特异性、致病性解读等。这里仅针对遗传性肿瘤基因胚系突变分子诊断产品需另行关注的性能评价指标进行叙述。

（1）可报告范围：遗传性肿瘤相关基因的有害突变，其突变位点的分布情况决定了产品适合的检测范围。例如，*BRCA1*基因定位于17q21，含有23个外显子（NM_007294.3），编码1863个氨基酸。*BRCA1*编码蛋白的N端序列含有一环状结构域，能够与BRCA1相关环状蛋白（BRCA1 associated ring domain protein，BARD1）组成环2异二聚体。*BRCA2*基因定位于13q13，含有27个外显子（NM_000059.3），编码3418个氨基酸。*BRCA1*和*BRCA2*均为抑癌基因，在德系犹太人以外的人群没有热点突变。不仅突变形式多样，包括点突变、短片段插入缺失和拷贝数变异，并且突变位点分散遍布于2个基因整个编码区。因此，精准评估遗传风险需要确定合适的基因区域进行检测，如*BRCA*基因的检测靶区域宜不小于编码序列（coding sequence，CDS）±20bp。

应确定遗传性肿瘤基因胚系突变的质控标准，如*BRCA*基因检测可参考《基于下一代测序技术的*BRCA*基因检测流程中国专家共识》中NGS测序及质控标准，建议基于扩增文库构建方法最低测序深度为100×，基于捕获文库构建方法最低有效测序深度为30×。根据制定的评价标准评价所有纳入研究样本的待评价的检测范围，将满足评价标准的区域作为产品的可报告范围。

（2）致病性解读：按照遗传变异分类规则不同证据的判断标准进行变异分级时，判断变异在公共人群数据库的突变频率，收集变异在不同数据库及文献中报道的表型或家族史、群体对照、家系共分离、新发变异、等位基因相位关系及功能学实验的证据，确定针对特定变异类型的计算机预测结果及结构域信息。最后结合以上所有信息，按照遗传变异分类联合标准规则对结果进行加权计算，得到最终的致病、可能致病、意义不明、可能良性和良性的分级结果。在变异分级解读过程中各实验室可以根据实际情况调整优化分级流程步骤，部分变异不必走完全部解读流程，确保搜集到的相关证据足以支持得出准确分级，具体解读流程见图20-1。

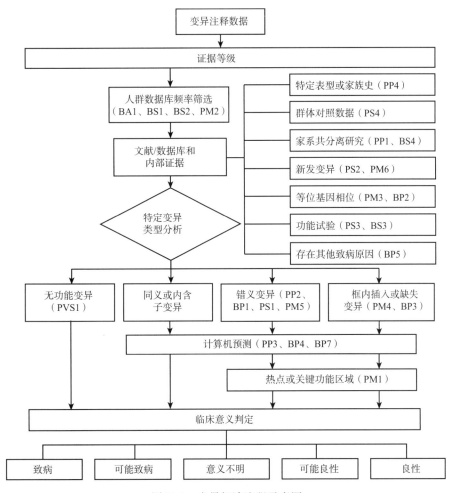

图20-1　变异解读流程示意图

图中的证据等级如BA1，参考美国医学遗传学与基因组学学会（ACMG）发布的遗传变异分类标准与指南

在获得突变列表和家族史及表型信息后，应先将变异按照解读标准和规范进行证据分级，包括非常强致病证据（very strong evidence of pathogenicity，PVS）、强致病证据（strong evidence of pathogenicity，PS）、中等致病证据（moderate evidence of pathogenicity，PM）、支持致病证据（supporting evidence of pathogenicity，PP）、独立良性证据（stand-alone evidence of benign impact，BA）、强良性证据（strong evidence of benign impact，BS）、支持良性证据（supporting evidence of benign impact，BP）。

获取证据分级之后，可以对每个变异获得的证据进行加权计算，并按照遗传变异分类联合标准规则，分为致病、可能致病、意义不明、可能良性和良性5类。

变异解读时应使用参考数据库。判断等位基因频率应使用正常人群数据库，包括但不限于外显子测序项目数据库（NHLBI Exome Sequencing Project，ESP）、千人基因组数据库（1000 Genomes Project）、外显子组整合数据库（Exome Aggregation Consortium，ExAC）、gnomAD数据库。判断已有文献证据应使用突变和疾病信息数据库，包括但不限于ClinVar数据库、人类基因突变数据库（Human Genome Mutation Database，HGMD）、Leiden开放突变数据库（Leiden Open Variation Database，LOVD）和BRCA Exchange数据库（BRCA Exchange Database）。例如，对*BRCA*基因变异解读的评价可使用中国食品药品检定研究院建立的*BRCA*数据库，将数据库的VCF文件导入企业的*BRCA*基因突变分析流程中，按照企业的生物信息分析流程进行分析，给出相应突变位点的解读结果。

第二节　分子诊断产品的参考物质研制

随着生物技术的进步，核酸检测在医学诊断领域得到广泛应用。但核酸检测易受到不同检测原理、样本基质、检测病毒基因变异、人群中基因多态性及不同基因突变类型等多种因素的影响，导致不同实验室的检测结果在准确性、量值、灵敏度和特异性方面也出现较大的差异。数字PCR方法是比较新的一种DNA定量技术，目前美国国家标准技术研究所（National Institute of Standards and Technology，NIST）等国际机构已有核酸参考物质采用数字PCR方法进行定值，但现有的技术还很难从绝对意义上对核酸的量值进行确定。

世界卫生组织（WHO）通过多中心研究，建立了一系列肝炎、巨细胞病毒等核酸检测用国际标准品，研制单位为英国国家生物制品检定所（National Institute for Biological Standards and Control，NIBSC）。近年来国内在核酸标准物质的研制方面也做了大量工作，早期研制的HBV DNA血清标准物质、HCV RNA血清标准物质被国家质量监督检验检疫总局批准为国家二级标准物质，其量值可溯源到第1代HBV DNA和HCV RNA国际标准品。人脲原体核酸检测国家参考品、人乳头瘤病毒全基因组基因分型国家参考品等的建立也对相应检测项目进行了规范。此外，国内已发布的核酸标准物质还包括乙型肝炎病毒分型、丙型肝炎病毒分型、沙眼衣原体、禽流感病毒H7N9、结核分枝杆菌、EB病毒等。

同时，随着测序技术的大规模应用，为能对高通量测序技术平台及相关试剂产品进行有效性能评估，中国食品药品检定研究院采用多中心合作标定的方式研制了多种参考品。

现有的部分分子诊断国家参考品见表20-2。

表20-2 部分分子诊断国家参考品列表

编号	品名	编号	品名
210015	淋病PCR试剂盒质控参考品	360035	人类白细胞抗原B27核酸检测国家参考品
210017	流感嗜血杆菌核酸检测试剂国家参考品	360036	人类白细胞抗原B5801/5701/1502核酸检测国家参考品
210018	A族链球菌核酸检测试剂国家参考品		
210019	脑膜炎奈瑟菌核酸检测试剂国家参考品	360037	血浆ctDNA *KRAS/NRAS/EGFR/BRAF/MET*基因突变检测国家参考品
210020	肺炎克雷伯菌核酸检测试剂国家参考品		
210021	肺炎链球菌核酸检测试剂国家参考品	360038	长读长测序平台结构变异检测单体型国家参考品
210022	金黄色葡萄球菌核酸检测试剂国家参考品	360040	第二代*EGFR/MET/ALK*基因突变检测国家参考品
210023	铜绿假单胞菌核酸检测试剂国家参考品	360041	第二代*KRAS/NRAS/BRAF/PI3KCA*基因突变检测国家参考品
210024	鲍氏不动杆菌核酸检测试剂国家参考品		
220017	HIV-1RNA国家参考品	360042	肿瘤突变负荷检测国家参考品
220018	HIV-1耐药性分析试剂国家参考品	360044	杜氏肌营养不良基因突变检测国家参考品
230030	结核分枝杆菌PCR检测试剂盒用国家参考品	360045	人类白细胞抗原组织配型基因分型国家参考品
230033	结核分枝杆菌利福平耐药基因检测试剂用国家参考品	370005	人细小病毒B19核酸检测试剂国家参考品
		370007	第二代甲/乙型流感病毒核酸检测试剂国家参考品
230034	结核分枝杆菌异烟肼耐药基因检测试剂用国家参考品	370010	扎伊尔型埃博拉病毒核酸检测试剂国家参考品
		370013	甲/乙型流感病毒抗原检测试剂国家参考品
250016	发热伴血小板减少综合征布尼亚病毒核酸检测试剂国家参考品	370017	肠道病毒EV71型核酸检测试剂国家参考品
		370019	寨卡病毒核酸检测试剂国家参考品
300009	乙型肝炎病毒DNA国家参考品	370020	季节性流感病毒H3亚型核酸检测试剂国家参考品
340006	乙型肝炎病毒核酸基因分型（B型）国家标准品	370023	人细小病毒B19核酸检测试剂国家标准品
340007	乙型肝炎病毒核酸基因分型（C型）国家标准品	370026	34种细菌和真菌感染多重核酸检测试剂国家参考品
340008	乙型肝炎病毒RNA检测试剂国家标准品	370030	B族链球菌核酸检测试剂国家参考品
340015	乙型肝炎病毒核酸血筛剂国家参考品	370033	登革病毒核酸检测试剂国家参考品
340016	丙型肝炎病毒RNA（1b型）国家标准品	370037	中东呼吸综合征冠状病毒核酸检测试剂国家参考品
360007	测序仪性能评价用脱氧核糖核酸国家参考品	370038	艰难梭菌及其毒素A和B基因核酸检测试剂国家参考品
360008	高通量测序用外周血胎儿染色体非整倍体（T21、T18和T13）国家参考品		
		370040	EB病毒核酸检测试剂国家标准品
360010	胚胎植入前染色体非整倍体国家参考品	370042	马尔堡病毒核酸检测试剂国家参考品
360013	耳聋基因突变检测国家参考品	370046	第二代人脲原体核酸检测试剂国家参考品
360014	地中海贫血核酸检测国家参考品	370049	百日咳杆菌核酸检测试剂国家参考品
360016	*BRCA*基因突变检测国家参考品	370050	第二代人感染H7N9禽流感病毒核酸检测试剂国家参考品
360023	脆性X综合征*FMR1*基因核酸检测国家参考品		
360024	染色体拷贝数变异检测国家参考品	370051	第二代甲型流感病毒核酸检测试剂国家参考品
360025	基于SNP检测方法的胎儿染色体非整倍体（21三体、18三体和13三体）国家参考品	370052	第二代乙型流感病毒核酸检测试剂国家参考品
		370054	第二代甲型H1N1流感病毒核酸检测试剂国家参考品
360027	胚胎植入前地中海贫血诊断国家参考品		
360028	微卫星不稳定性（MSI）检测国家参考品	370057	呼吸道合胞病毒核酸检测国家参考品
360030	葡萄糖-6-磷酸脱氢酶（G6PD）基因突变检测国家参考品	370060	第二代人乳头瘤病毒全基因组分型国家参考品
		370083	呼吸道腺病毒核酸检测国家参考品
360059	同源重组修复缺陷检测国家参考品	370099	新型冠状病毒核酸检测国家参考品

下面举例说明几个具体参考物质的研制过程。

一、血浆 ctDNA *KRAS/NRAS/EGFR/BRAF/MET* 基因突变检测国家参考品研制

（一）研究背景

随着肿瘤细胞的凋亡，会有循环肿瘤 DNA（ctDNA）片段存在于血液中，而且血液游离 DNA 含量及变异情况会随着肿瘤病情的发展、转移性肿瘤的发生及用药治疗情况发生实时变化，通过对血液 ctDNA 的检测解读，可以更好地了解肿瘤病情的发展情况及寻找适合的治疗方案，尤其对于那些无法通过手术取得肿瘤组织或希望在治疗后对病情进行跟踪随访的人群，是一种非常理想和有效的检测手段。

随着 NGS 技术的飞速发展，国内外越来越多的实验室已将 NGS 技术应用于肺癌相关基因变异的临床检测。因此，亟须完善的测评考核方法来评估基于 NGS 的相关肿瘤基因突变检测产品的性能。因此，本研究拟制备肿瘤相关基因突变国家参考品来评估血浆 ctDNA *KRAS/NRAS/EGFR/ BRAF/MET* 基因突变检测试剂盒的性能。

（二）技术路线

采用真实血浆样本混合而成的血浆（NGS 检测结果表明关注的肿瘤突变位点均为阴性）作为基底血浆和细胞系阳性突变 DNA 打断模拟的 160bp 血浆 DNA 进行混合制备模拟 ctDNA 阳性血浆样本。混合而成的模拟 ctDNA 阳性血浆样本提取得到的 ctDNA 片段分布和肿瘤患者血浆中提取得到的 ctDNA 形态分布相似，可用于 ctDNA/cfDNA 提取方法的比较，并评估目前国内外市场上涌现出的大量试剂盒。

技术路线：突变位点细胞系构建收集、培养、鉴定突变位点→突变频率定值及基因组片段化→正常人血浆样本收集、定量→片段化基因组 DNA 和血浆混合→参考品盘候选样本制备→协作标定、结果汇总及技术指标确定。

1. 突变位点细胞系筛选　通过对系列细胞系进行盲检，对 *KRAS*、*NRAS*、*BRAF*、*PIK3CA*、*EGFR*、*MET* 等基因突变位点筛选出 20 株细胞肿瘤突变细胞系，涵盖 23 种突变位点类型，具体信息见表 20-3。

表 20-3　目标突变位点及相应细胞系信息列表

序号	基因	氨基酸序列变化	碱基序列变化	Cosmic 号	基因位点	突变频率	标定位点编号
1	*KRAS*	p.G12D	c.35G > A	COSM521	chr12: 25398284	45.52%	BD_001
2	*KRAS*	p.G12C	c.34G > T	COSM516	chr12: 25398285	75.32%	BD_003
3	*KRAS*	p.G12A	c.35G > C	COSM522	chr12: 25398284	61.65%	BD_004
4	*KRAS*	p.G13D	c.38G > A	COSM532	chr12: 25398281	46.41%	BD_005
5	*KRAS*	p.G12S	c.34G > A	COSM517	chr12: 25398285	100.00%	BD_006

续表

序号	基因	氨基酸序列变化	碱基序列变化	Cosmic号	基因位点	突变频率	标定位点编号
6	*KRAS*	p.G13C	c.37G > T	COSM527	chr12：25398282	47.04%	BD_007
7	*NRAS*	p.Q61K	c.181C > A	COSM580	chr1：115256530	30.35%	BD_009
8	*NRAS*	p.Q61R	c.182A > G	COSM584	chr1：115256529	99.88%	BD_010
9	*BRAF*	p.V600E	c.1799T > A	COSM476	chr7：140453136	30.19%	BD_011
10	*BRAF*	p.G469A	c.1406G > C	COSM460	chr7：140481402	96.63%	BD_012
11	*BRAF*	p.L597V	c.1789C > G	COSM470	chr7：140453146	38.76%	BD_013
12	*PIK3CA*	p.E542K	c.1624G > A	COSM760	chr3：178936082	71.10%	BD_014
13	*PIK3CA*	p.E545K	c.1633G > A	COSM763	chr3：178936091	47.98%	BD_015
14	*PIK3CA*	p.H1047R	c.3140A > G	COSM94986	chr3：178952085	66.50%	BD_016
15	*PIK3CA*	p.H1047L	c.3140A > T	COSM776	chr3：178952085	48.00%	BD_017
16	*EGFR*	p.T790M	c.2369C > T	COSM6240	chr7：55249071	75.78%	BD_018
17	*EGFR*	p.G719S	c.2155G > A	COSM6252	chr7：55241707	28.77%	BD_019
18	*EGFR*	p.L858R	c.2573_2574delTGinsGT	COSM12429	chr7：55259514	70.50%	BD_020
19	*EGFR*	p.E746_A750del	c.2236_2250del15	COSM6225	chr7：55174773-55174787	60.06%	BD_022
20	*EGFR*	p.L747_E749del	c.2239_2247delTTAAGAGAA	COSM6218	chr7：55174776-55174784	62.49%	BD_023
21	*EGFR*	p.E746_S752 > I	c.2235_2255 > AAT	COSM12385	chr7：55174772-55174792	16.17%	BD_026
22	*EGFR Gain*	EGFR Gain	—	—	—	45个拷贝	BD_027
23	*MET Gain*	MET Gain	—	—	—	25个拷贝	BD_024

2. 片段化DNA的获取 对肿瘤突变细胞系基因组DNA进行酶切打断，采用游离核酸提取试剂盒对片段化DNA进行纯化回收，并采用生物分析仪2100对回收文库片段进行检测质控，结果如图20-2所示。

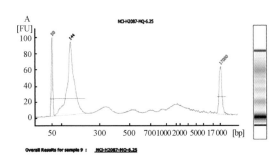
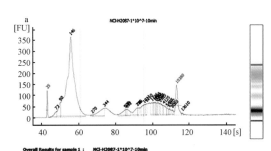

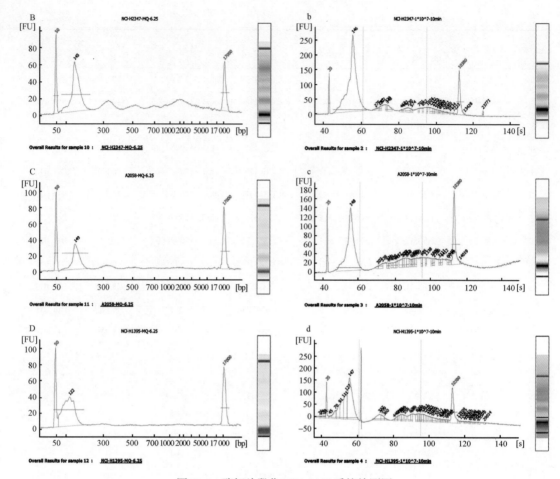

图20-2　酶切片段化DNA 2100质控检测图

A～D分别为NCI-H2087细胞系、NCI-H2347细胞系、A2058-1细胞系、NCI-H1395细胞系（5×10⁶个细胞）基因组DNA酶切5min后的片段化分析结果，图中横坐标为DNA片段大小，纵坐标为荧光单位；a～d分别为NCI-H2087细胞系、NCI-H2347细胞系、A2058-1细胞系、NCI-H1395细胞系（1×10⁷个细胞）基因组DNA酶切10min后的片段化分析结果，图中横坐标为DNA片段迁移时间，纵坐标为荧光单位

3. 基质血浆的制备　将大量真实血浆样本混合后充分混匀，并采用游离核酸提取试剂盒提取cfDNA后进行突变情况检测。共收集血浆样本15万mL。混合血浆未检出需制备ctDNA血浆国家标准品的相关突变位点的突变，方可作为基底血浆用于后续标准品的制备。

4. 配制10%突变频率标准品　取相应量的阳性细胞片段化DNA掺入分装好的500mL基底血浆中，上下颠倒数次混合均匀。采用QIAamp Circulating Nucleic Acid Kit对10%参考品进行ctDNA抽提，使用NGS、ddPCR进行突变频率检测，并采用多家单位联合定值的方式进行协作标定，对不同方法测定突变频率进行平均，以平均值作为10%参考品真实突变频率定值。

5. 国家参考品盘的制备

（1）3%血浆标准品配制：以配制850mL 3%标准品作为示例，实际配制可根据需求量等比例调整10%血浆标准品及基底血浆用量。

$$标定品取用量(mL) = \frac{850mL}{标定品频率/3\%}$$

基底血浆掺入量（mL）=850mL-标定品取用量（mL）

（2）1%血浆标准品配制：以配制810mL 1%标准品作为示例，实际配制可根据需求量等比例调整3%血浆标准品及基底血浆用量。在1L的试剂瓶中分别量取527mL基底血浆及283mL 3%血浆标准品成品，充分混合后配制成1%血浆标准品。

（3）0.3%血浆标准品配制：以配制750mL 0.3%标准品作为示例，实际配制可根据需求量等比例调整1%血浆标准品及基底血浆用量。在1L的试剂瓶中分别量取525mL基底血浆及225mL 1%血浆标准品成品，充分混合后配制成0.3%血浆标准品。

（4）0.1%血浆标准品配制：以配制550mL 0.1%标准品作为示例，实际配制可根据需求量等比例调整1%血浆标准品及基底血浆用量。在1L的试剂瓶中分别量取495mL基底血浆及55mL 1%血浆标准品成品，充分混合后配制成0.1%血浆标准品。

6. 候选国家参考品组成 表20-4汇总了目前国家参考品的组成情况。

表20-4 国家参考品组成

序号	样本编号	突变位点	理论突变频率	氨基酸突变	Cosmic号	参考品分类	其他突变位点1	其他突变位点2
1	CP-000	野生型	—	—	—	阴性参考品	—	—
2	CP_001_01	*KRAS* p.G12D	3.00%	p.G12D	COSM521	阳性参考品	*PIK3CA*: p.H1047R	—
3	CP_001_02	*KRAS* p.G12D	1.00%	p.G12D	COSM521	检测限参考品	*PIK3CA*: p.H1047R	—
4	CP_001_03	*KRAS* p.G12D	0.30%	p.G12D	COSM521	检测限参考品	*PIK3CA*: p.H1047R	—
5	CP_001_04	*KRAS* p.G12D	0.10%	p.G12D	COSM521	检测限参考品	*PIK3CA*: p.H1047R	—
6	CP_003_01	*KRAS* p.G12C	3.00%	p.G12C	COSM516	阳性参考品		
7	CP_003_02	*KRAS* p.G12C	1.00%	p.G12C	COSM516	检测限参考品		
8	CP_003_03	*KRAS* p.G12C	0.30%	p.G12C	COSM516	检测限参考品		
9	CP_003_04	*KRAS* p.G12C	0.10%	p.G12C	COSM516	检测限参考品		
10	CP_004_01	*KRAS* p.G12A	3.00%	p.G12A	COSM522	阳性参考品		
11	CP_004_02	*KRAS* p.G12A	1.00%	p.G12A	COSM522	检测限参考品		
12	CP_004_03	*KRAS* p.G12A	0.30%	p.G12A	COSM522	检测限参考品		
13	CP_004_04	*KRAS* p.G12A	0.10%	p.G12A	COSM522	检测限参考品		
14	CP_005_01	*KRAS* p.G13D	3.00%	p.G13D	COSM532	阳性参考品	*PIK3CA*: p.E545K	*PIK3CA*: p.D549N
15	CP_005_02	*KRAS* p.G13D	1.00%	p.G13D	COSM532	检测限参考品	*PIK3CA*: p.E545K	*PIK3CA*: p.D549N
16	CP_005_03	*KRAS* p.G13D	0.30%	p.G13D	COSM532	检测限参考品	*PIK3CA*: p.E545K	*PIK3CA*: p.D549N

序号	样本编号	突变位点	理论突变频率	氨基酸突变	Cosmic 号	参考品分类	其他突变位点1	其他突变位点2
17	CP_005_04	*KRAS* p.G13D	0.10%	p.G13D	COSM532	检测限参考品	*PIK3CA*: p.E545K	*PIK3CA*: p.D549N
18	CP_006_01	*KRAS* p.G12S	3.00%	p.G12S	COSM517	阳性参考品	—	—
19	CP_006_02	*KRAS* p.G12S	1.00%	p.G12S	COSM517	检测限参考品	—	—
20	CP_006_03	*KRAS* p.G12S	0.30%	p.G12S	COSM517	检测限参考品	—	—
21	CP_006_04	*KRAS* p.G12S	0.10%	p.G12S	COSM517	检测限参考品	—	—
22	CP_007_01	*KRAS* p.G13C	3.00%	p.G13C	COSM527	阳性参考品	—	—
23	CP_007_02	*KRAS* p.G13C	1.00%	p.G13C	COSM527	检测限参考品	—	—
24	CP_007_03	*KRAS* p.G13C	0.30%	p.G13C	COSM527	检测限参考品	—	—
25	CP_007_04	*KRAS* p.G13C	0.10%	p.G13C	COSM527	检测限参考品	—	—
26	CP_009_01	*NRAS* p.Q61K	3.00%	p.Q61K	COSM580	阳性参考品	*BRAF*: p.L597V	*TP53*: p.V157F
27	CP_009_02	*NRAS* p.Q61K	1.00%	p.Q61K	COSM580	检测限参考品	*BRAF*: p.L597V	*TP53*: p.V157F
28	CP_009_03	*NRAS* p.Q61K	0.30%	p.Q61K	COSM580	检测限参考品	*BRAF*: p.L597V	*TP53*: p.V157F
29	CP_009_04	*NRAS* p.Q61K	0.10%	p.Q61K	COSM580	检测限参考品	*BRAF*: p.L597V	*TP53*: p.V157F
30	CP_010_01	*NRAS* p.Q61R	3.00%	p.Q61R	COSM584	阳性参考品	—	—
31	CP_010_02	*NRAS* p.Q61R	1.00%	p.Q61R	COSM584	检测限参考品	—	—
32	CP_010_03	*NRAS* p.Q61R	0.30%	p.Q61R	COSM584	检测限参考品	—	—
33	CP_010_04	*NRAS* p.Q61R	0.10%	p.Q61R	COSM584	检测限参考品	—	—
34	CP_011_01	*BRAF* p.V600E	3.00%	p.V600E	COSM476	阳性参考品	*MAP2K1*: p.P124S	—
35	CP_011_02	*BRAF* p.V600E	1.00%	p.V600E	COSM476	检测限参考品	*MAP2K1*: p.P124S	—
36	CP_011_03	*BRAF* p.V600E	0.30%	p.V600E	COSM476	检测限参考品	*MAP2K1*: p.P124S	—
37	CP_011_04	*BRAF* p.V600E	0.10%	p.V600E	COSM476	检测限参考品	*MAP2K1*: p.P124S	—
38	CP_012_01	*BRAF* p.469A	3.00%	p.G469A	COSM460	阳性参考品	—	—
39	CP_012_02	*BRAF* p.469A	1.00%	p.G469A	COSM460	检测限参考品	—	—
40	CP_012_03	*BRAF* p.469A	0.30%	p.G469A	COSM460	检测限参考品	—	—
41	CP_012_04	*BRAF* p.469A	0.10%	p.G469A	COSM460	检测限参考品	—	—
42	CP_013_01	*BRAF* p.L597V	3.00%	p.L597V	COSM470	阳性参考品	*NRAS*: p.Q61K	*TP53*: p.V157F
43	CP_013_02	*BRAF* p.L597V	1.00%	p.L597V	COSM470	检测限参考品	*NRAS*: p.Q61K	*TP53*: p.V157F
44	CP_013_03	*BRAF* p.L597V	0.30%	p.L597V	COSM470	检测限参考品	*NRAS*: p.Q61K	*TP53*: p.V157F
45	CP_013_04	*BRAF* p.L597V	0.10%	p.L597V	COSM470	检测限参考品	*NRAS*: p.Q61K	*TP53*: p.V157F
46	CP_014_01	*PIK3CA* p.E542K	3.00%	p.E542K	COSM760	阳性参考品	*KRAS*: p.G13D	—
47	CP_014_02	*PIK3CA* p.E542K	1.00%	p.E542K	COSM760	检测限参考品	*KRAS*: p.G13D	—
48	CP_014_03	*PIK3CA* p.E542K	0.30%	p.E542K	COSM760	检测限参考品	*KRAS*: p.G13D	—
49	CP_014_04	*PIK3CA* p.E542K	0.10%	p.E542K	COSM760	检测限参考品	*KRAS*: p.G13D	—
50	CP_015_01	*PIK3CA* p.E545K	3.00%	p.E545K	COSM763	阳性参考品	*MET*: c.3082+1G>T	—

续表

序号	样本编号	突变位点	理论突变频率	氨基酸突变	Cosmic号	参考品分类	其他突变位点1	其他突变位点2
51	CP_015_02	*PIK3CA* p.E545K	1.00%	p.E545K	COSM763	检测限参考品	*MET*: c.3082+ 1G＞T	—
52	CP_015_03	*PIK3CA* p.E545K	0.30%	p.E545K	COSM763	检测限参考品	*MET*: c.3082+ 1G＞T	—
53	CP_015_04	*PIK3CA* p.E545K	0.10%	p.E545K	COSM763	检测限参考品	*MET*: c.3082+ 1G＞T	—
54	CP_016_01	*PIK3CA* p.H1047R	3.00%	p.H1047R	COSM775	阳性参考品	—	—
55	CP_016_02	*PIK3CA* p.H1047R	1.00%	p.H1047R	COSM775	检测限参考品	—	—
56	CP_016_03	*PIK3CA* p.H1047R	0.30%	p.H1047R	COSM775	检测限参考品	—	—
57	CP_016_04	*PIK3CA* p.H1047R	0.10%	p.H1047R	COSM775	检测限参考品	—	—
58	CP_017_01	*PIK3CA* p.H1047L	3.00%	p.H1047L	COSM776	阳性参考品	*KRAS*: p.G12D	—
59	CP_017_02	*PIK3CA* p.H1047L	1.00%	p.H1047L	COSM776	检测限参考品	*KRAS*: p.G12D	—
60	CP_017_03	*PIK3CA* p. H1047L	0.30%	p.H1047L	COSM776	检测限参考品	*KRAS*: p.G12D	—
61	CP_017_04	*PIK3CA* p.H1047L	0.10%	p.H1047L	COSM776	检测限参考品	*KRAS*: p.G12D	—
62	CP_018_01	*EGFR* p.T790M	3.00%	p.T790M	COSM6240	阳性参考品	*EGFR*: p.L858R	*TP53* p.R273H
63	CP_018_02	*EGFR* p.T790M	1.00%	p.T790M	COSM6240	检测限参考品	*EGFR*: p.L858R	*TP53* p.R273H
64	CP_018_03	*EGFR* p.T790M	0.30%	p.T790M	COSM6240	检测限参考品	*EGFR*: p.L858R	*TP53* p.R273H
65	CP_018_04	*EGFR* p.T790M	0.10%	p.T790M	COSM6240	检测限参考品	*EGFR*: p.L858R	*TP53* p.R273H
66	CP_019_01	*EGFR* p.G719S	3.00%	p.G719S	COSM6252	阳性参考品	*MAP2K1*: p.Q56P	—
67	CP_019_02	*EGFR* p.G719S	1.00%	p.G719S	COSM6252	检测限参考品	*MAP2K1*: p.Q56P	—
68	CP_019_03	*EGFR* p.G719S	0.30%	p.G719S	COSM6252	检测限参考品	*MAP2K1*: p.Q56P	—
69	CP_019_04	*EGFR* p.G719S	0.10%	p.G719S	COSM6252	检测限参考品	*MAP2K1*: p.Q56P	—
70	CP_020_01	*EGFR* p.L858R	3.00%	p.L858R	COSM6224	阳性参考品	*EGFR*: p.T790M	*TP53* p.R273H
71	CP_020_02	*EGFR* p.L858R	1.00%	p.L858R	COSM6224	检测限参考品	*EGFR*: p.T790M	*TP53* p.R273H
72	CP_020_03	*EGFR* p.L858R	0.30%	p.L858R	COSM6224	检测限参考品	*EGFR*: p.T790M	*TP53* p.R273H
73	CP_020_04	*EGFR* p.L858R	0.10%	p.L858R	COSM6224	检测限参考品	*EGFR*: p.T790M	*TP53* p.R273H
74	CP_022_01	*EGFR* p.E746A750del	3.00%	p.E746_A750del	COSM6225	阳性参考品	—	—
75	CP_022_02	*EGFR* p.E746A750del	1.00%	p.E746_A750del	COSM6225	检测限参考品	—	—
76	CP_022_03	*EGFR* p.E746A750del	0.30%	p.E746_A750del	COSM6225	检测限参考品	—	—
77	CP_022_04	*EGFR* p.E746A750del	0.10%	p.E746_A750del	COSM6225	检测限参考品	—	—
78	CP_023_01	*EGFR* p.L747_A750＞P	3.00%	p.L747_E749del	COSM12382	阳性参考品	—	—
79	CP_023_02	*EGFR* p.L747_A750＞P	1.00%	p.L747_E749del	COSM12382	检测限参考品	—	—

续表

序号	样本编号	突变位点	理论突变频率	氨基酸突变	Cosmic号	参考品分类	其他突变位点1	其他突变位点2
80	CP_023_03	EGFR p.L747_A750>P	0.30%	p.L747_E749del	COSM12382	检测限参考品	—	—
81	CP_023_04	EGFR p.L747_A750>P	0.10%	p.L747_E749del	COSM12382	检测限参考品	—	—
82	CP_024	MET扩增	3~5个拷贝	—	—	阳性参考品	MET: c.3082+1G>T	—
83	CP_026_01	EGFR p.EGFR p.E746_S752>I	3.00%	p.E746_S752delinsI	COSM12385	阳性参考品	TP53: p.Y220C	
84	CP_026_02	EGFR p.EGFR p.E746_S752>I	1.00%	p.E746_S752delinsI	COSM12385	检测限参考品	TP53: p.Y220C	
85	CP_026_03	EGFR p.EGFR p.E746_S752>I	0.30%	p.E746_S752delinsI	COSM12385	检测限参考品	TP53: p.Y220C	
86	CP_026_04	EGFR p.EGFR p.E746_S752>I	0.10%	p.E746_S752delinsI	COSM12385	检测限参考品	TP53: p.Y220C	
87	CP_027	EGFR扩增	3~5个拷贝	—	—	阳性参考品	EGFR: p.E746_A750del	—

7. 国家参考品盘的协作标定

协作标定结果：不同实验室检测ctDNA血浆参考品检测结果汇总见表20-5。另外，图20-3还显示了在不同单位各基因不同突变比例的检测情况。

表20-5　不同实验室检测ctDNA血浆参考品检测结果汇总

序号	样本编号	理论突变频率/拷贝	实验室				
			A	B	C	D	E
1	CP_001_01	3.00%	4.88%	2.70%	3.54%	5.33%	2.95%
2	CP_001_02	1.00%	0.51%	1.50%	1.35%	2.17%	1.07%
3	CP_001_03	0.30%	0.14%	0.57%	0.51%	0.53%	0.32%
4	CP_001_04	0.10%	0.17%	0.24%	0.18%	0.25%	0.17%
5	CP_003_01	3.00%	4.38%	3.28%	3.30%	6.22%	4.20%
6	CP_003_02	1.00%	1.28%	1.32%	1.49%	1.65%	0.73%
7	CP_003_03	0.30%	0.27%	0.61%	0.64%	0.43%	0.80%
8	CP_003_04	0.10%	0.13%	—	0.32%	—	0.33%
9	CP_004_01	3.00%	4.08%	2.76%	3.05%	4.54%	3.32%
10	CP_004_02	1.00%	1.18%	0.97%	0.99%	2.48%	0.75%
11	CP_004_03	0.30%	0.96%	0.30%	0.29%	0.55%	0.38%
12	CP_004_04	0.10%	0.47%	0.33%	0.14%	0.56%	0.09%
13	CP_005_01	3.00%	2.94%	2.07%	5.02%	4.04%	3.16%
14	CP_005_02	1.00%	1.37%	1.17%	1.49%	1.16%	0.66%

续表

序号	样本编号	理论突变频率/拷贝	实验室				
			A	B	C	D	E
15	CP_005_03	0.30%	0.24%	0.22%	0.42%	0.32%	0.21%
16	CP_005_04	0.10%	0.11%	0.23%	0.24%	0.14%	0.06%
17	CP_006_01	3.00%	2.11%	2.03%	3.89%	4.79%	2.91%
18	CP_006_02	1.00%	1.47%	0.61%	1.45%	1.88%	1.01%
19	CP_006_03	0.30%	0.48%	0.23%	0.32%	0.49%	0.50%
20	CP_006_04	0.10%	0.10%	0.12%	0.20%	0.23%	0.20%
21	CP_007_01	3.00%	2.35%	3.21%	2.27%	5.00%	4.15%
22	CP_007_02	1.00%	0.96%	1.19%	0.98%	1.20%	1.53%
23	CP_007_03	0.30%	0.44%	0.28%	0.32%	0.80%	0.44%
24	CP_007_04	0.10%	0.07%	0.15%	0.00%	0.19%	—
25	CP_009_01	3.00%	3.06%	3.21%	5.39%	3.67%	4.67%
26	CP_009_02	1.00%	0.99%	1.34%	1.56%	1.12%	1.00%
27	CP_009_03	0.30%	1.09%	0.45%	0.59%	0.68%	0.22%
28	CP_009_04	0.10%	0.07%	0.19%	0.26%	—	—
29	CP_010_01	3.00%	1.28%	2.45%	5.45%	3.16%	3.31%
30	CP_010_02	1.00%	0.98%	0.75%	1.67%	0.99%	0.86%
31	CP_010_03	0.30%	0.53%	0.51%	建库不合格	0.24%	0.18%
32	CP_010_04	0.10%	0.08%	—	0.29%	—	—
33	CP_012_01	3.00%	2.07%	2.82%	3.87%	3.91%	3.86%
34	CP_012_02	1.00%	0.93%	0.91%	1.28%	1.42%	1.71%
35	CP_012_03	0.30%	0.21%	0.53%	0.81%	0.80%	0.57%
36	CP_012_04	0.10%	0.45%	0.31%	0.06%	—	0.11%
37	CP_013_01	3.00%	2.21%	2.63%	4.06%	3.39%	2.53%
38	CP_013_02	1.00%	1.32%	1.08%	1.20%	1.34%	0.86%
39	CP_013_03	0.30%	0.21%	0.39%	0.34%	0.56%	0.60%
40	CP_013_04	0.10%	0.28%	0.47%	0.00%	0.12%	—
41	CP_014_01	3.00%	4.25%	2.71%	3.48%	3.03%	3.97%
42	CP_014_02	1.00%	1.88%	1.18%	1.27%	1.59%	1.57%
43	CP_014_03	0.30%	0.53%	0.30%	0.19%	0.31%	0.20%
44	CP_014_04	0.10%	0.43%	0.22%	0.20%	0.29%	0.25%
45	CP_015_01	3.00%	3.59%	2.20%	3.96%	4.06%	3.69%
46	CP_015_02	1.00%	0.71%	0.77%	1.25%	1.62%	1.23%
47	CP_015_03	0.30%	—	0.37%	0.50%	0.70%	0.36%
48	CP_015_04	0.10%	0.10%	0.10%	0.10%	—	—
49	CP_016_01	3.00%	4.99%	2.92%	6.88%	4.40%	3.06%
50	CP_016_02	1.00%	0.59%	0.80%	1.86%	1.78%	0.97%
51	CP_016_03	0.30%	0.40%	0.31%	0.64%	0.29%	0.50%

续表

序号	样本编号	理论突变频率/拷贝	实验室				
			A	B	C	D	E
52	CP_016_04	0.10%	0.14%	0.24%	0.13%	0.14%	0.11%
53	CP_017_01	3.00%	3.64%	2.07%	2.96%	4.07%	3.74%
54	CP_017_02	1.00%	1.09%	1.00%	1.22%	1.68%	1.53%
55	CP_017_03	0.30%	0.37%	0.55%	0.27%	0.44%	0.55%
56	CP_017_04	0.10%	0.21%	0.09%	0.20%	0.34%	—
57	CP_018_01	3.00%	3.34%	2.42%	3.32%	3.83%	3.65%
58	CP_018_02	1.00%	0.86%	0.62%	1.36%	1.23%	1.10%
59	CP_018_03	0.30%	1.41%	0.37%	0.41%	0.43%	0.49%
60	CP_018_04	0.10%	0.39%	0.15%	0.17%	0.24%	0.14%
61	CP_019_01	3.00%	3.51%	2.46%	5.35%	4.69%	4.83%
62	CP_019_02	1.00%	1.97%	0.75%	1.84%	1.46%	0.98%
63	CP_019_03	0.30%	0.29%	0.61%	0.88%	0.45%	0.46%
64	CP_019_04	0.10%	0.23%	0.29%	0.24%	—	0.11%
65	CP_020_01	3.00%	3.96%	2.40%	2.25%	4.87%	4.58%
66	CP_020_02	1.00%	1.61%	1.32%	0.51%	1.87%	1.56%
67	CP_020_03	0.30%	0.44%	0.49%	0.28%	0.56%	0.51%
68	CP_020_04	0.10%	0.30%	0.29%	0.08%	0.32%	0.36%
69	CP_022_01	3.00%	1.62%	1.73%	5.81%	3.49%	2.82%
70	CP_022_02	1.00%	0.00	0.55%	1.56%	1.12%	0.72%
71	CP_022_03	0.30%	0.43%	0.32%	0.49%	0.37%	0.54%
72	CP_022_04	0.10%	0.39%	0.22%	0.13%	0.19%	0.11%
73	CP_023_01	3.00%	3.15%	1.66%	5.09%	4.84%	4.21%
74	CP_023_02	1.00%	1.18%	0.56%	1.65%	1.20%	1.66%
75	CP_023_03	0.30%	0.58%	0.14%	0.24%	0.39%	0.49%
76	CP_023_04	0.10%	0.16%	0.15%	0.13%	—	0.07%
77	CP_024	3～5个拷贝	5.10个拷贝	Gain：4.7	扩增了3个拷贝	—	2.8个拷贝
78	CP_027	3～5个拷贝	6.77个拷贝	Gain：4.8	扩增了4个拷贝	—	2.9个拷贝
79	CP_000	野生型	—	—	—	—	—
80	CP_011_01	3.00%	5.39%	3.54%	5.48%	5.17%	4.87%
81	CP_011_02	1.00%	1.61%	1.51%	2.55%	1.81%	1.84%
82	CP_011_03	0.30%	0.51%	0.51%	0.91%	0.47%	0.66%
83	CP_011_04	0.10%	0.32%	0.17%	0.15%	0.42%	0.15%
84	CP_026_01	3.00%	6.36%	1.16%	5.14%	3.64%	2.09%
85	CP_026_02	1.00%	1.86%	0.28%	1.37%	0.96%	1.04%
86	CP_026_03	0.30%	0.93%	0.15%	0.41%	0.56%	0.30%
87	CP_026_04	0.10%	0.18%	—	0.15%	0.10%	0.15%

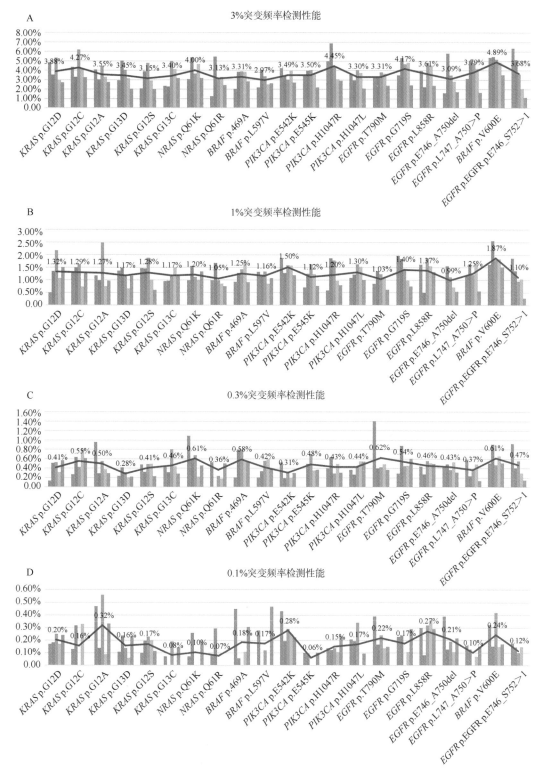

图20-3　各基因不同突变比例在不同单位检测情况

A～D分别为突变频率3%、1%、0.3%、0.1%参考品在5家不同单位的检测结果（单位1用蓝色表示，单位2用橙色表示，单位3
用灰色表示，单位4用黄色表示和单位5用绿色表示），其中横坐标为参考品样本的标注突变位点，纵坐标为突变频率

二、肿瘤突变负荷检测国家参考品研制

（一）研究背景

免疫检查点抑制剂研究近年来取得了突破性进展，多样化的生物标志物在不断的探索中。PD-L1的表达虽然目前最受认可，但由于其与疗效未必呈正相关，FDA将其批准为补充诊断。TMB的免疫治疗疗效预测价值不断被临床试验证明，在回顾性研究的基础上越来越多的前瞻性研究正在启动，如单臂的B-F1RST研究，回顾性分析一线阿替利珠单抗（atezolizumab）治疗后血液检测TMB；前瞻性的BFAST研究，选择高TMB的NSCLC患者一线使用阿替利珠单抗治疗。

目前，国际上通用的TMB检测手段基于全外显子组测序（WES），WES是检测TMB的金标准，也是未来研究的发展趋势。因此，应采用WES检测样本的TMB水平，以得到最真实可信的数据。目前国内有众多单位开展TMB检测，但是这些基于Panel的算法和结果基本都没有经过临床研究数据的验证，存在一系列问题：Panel基因区域差异带来的偏倚，TMB算法和阈值设定方法不同，没有明确标准的医学决定水平，癌种差异和人群差异等。因此以Panel替代WES检测TMB的可行性尚有待评估。

随着NGS技术的飞速发展，国内外越来越多的实验室已将NGS技术应用于肿瘤相关基因变异的临床检测。为了提高肿瘤患者应用免疫检查点抑制剂疗法的受益可能性，亟须完善的测评考核方法来评估基于NGS的TMB检测产品的性能。因此，本研究拟制备TMB检测国家参考品来评估基于NGS的TMB检测产品的性能。

（二）国家参考品盘的制备

1. 细胞系的选择和鉴定 根据已有公开文献报道，选择11对配对细胞系。每一对永生化的细胞系来源于同一名患者，包含肿瘤组织永生化的细胞和配对白细胞永生化得到的细胞系。由协作单位提供剩下一对细胞系。该两株细胞系来自不同人体，且都是非肿瘤组织来源的细胞系。

根据美国生物标准品典藏中心（ATCC）官网和其他细胞系公共数据库提供的STR分型，对所有细胞系进行STR分型鉴定，确定细胞系的背景。

2. WES验证 将上述12对细胞系的基因组DNA进行WES，有效测序深度大于500×，数据量80G以上，采用配对双样本分析方法进行TMB值的计算。

3. 国家参考品制备 将上述12对细胞系的基因组DNA按照不同体积比例进行混合，混合时，肿瘤细胞TMB-X-H（X代表上述12对中的任意一对）基因组DNA所占的体积比例分别为0、1%、2%、5%和10%，配对白细胞TMB-X-BL基因组DNA所占的体积比例分别为100%、99%、98%、95%和90%。根据WES数据，每一对细胞挑选一个突变位点设计特异性的探针和引物，采用ddPCR进行混合比例（突变频率）的确认。

4. 国家参考品盘的标定 采用高深度WES重复检测进行国家参考品的标定，标定结果如下：

（1）WES计算TMB指标的规则：以编码区±2bp的区间内非同义的SNV/InDel作为WES捕获测序样本的TMB指标的计数基础，不区分是否驱动基因突变，可以是拼接功能突变。

拟由变异等位基因频率（variant allele fraction，VAF）＞1%的突变计算的TMB指标为参考指标。为了匹配不同的突变过滤策略，同时给出VAF＞2%、VAF＞3%、VAF＞4%及VAF＞5%要求下的标准TMB。

（2）Panel的TMB回报结果的规则：Panel的TMB指标都可以与WES的TMB指标形成线性回归关系。以目前的研究报道，使用小Panel捕获测序，匹配针对性优化的TMB算法，可以达到与WES中TMB指标的强相关性，现有评估报道中的Panel的TMB指标都可以与WES的TMB指标形成线性回归关系。

从标准化TMB检测的角度提出，希望小Panel检测提供的TMB指标进行自适应的转化来给出与WES的标准TMB指标适配的检测结果。该结果包含两部分内容：①样本标准TMB的指标值（适配WES的）；②按照Panel自身参数估计该数值的90%置信区间（90%CI）。

（3）数据分析：该过程主要分为如下步骤：

1）Adapter清洗去除及低质量读长剔除，使用软件fastp（版本：0.19.4）。

2）比对及变异检测，使用商业软件Sentieon（版本：201808），参考基因组hs37d5。

3）注释，使用软件VEP（版本信息：93.3），对应注释数据库版本 Ensembl Release 93（2018年9月版本）。

4）突变过滤，具体过滤规则如下，满足如下任意条件即进行过滤。

A. 过滤低频突变：过滤突变频率小于0.01的突变。

B. 过滤短片段重复区域的突变：VCF格式文件的INFO列包含STR字段的突变。

C. 过滤PV＞0.01的突变，PV值是Fish检验P值。

D. 过滤TLOD≤8.485的突变，TLOD是肿瘤样本中突变相对于期望噪声的对数概率值。

E. 过滤NLODF≤26.07的突变，NLODF是指给定肿瘤样本的变异频率下，正常样本中不存在该变异的对数概率值（变异不是胚系变异的置信度）。

F. 过滤SOR＞2.74的突变，SOR是检测链偏好性的2×2列联表对称比值比。

G. 过滤MQRankSumPS≤−0.39或MQRankSumPS＞0的突变，MQRankSumPS是每个样本中变异序列比对质量值与参考基因组序列比对质量值的 Wilcoxon 秩和检验Z值。

（4）结果统计

1）标准的TMB值：对于A组和B组两个独立重复的样本，取A、B组样本平均值计算得到标准的TMB值，对应计算结果如表20-6所示。

表20-6 标准TMB值计算结果

样本	原始TMB	1%TMB	2%TMB	3%TMB	4%TMB	5%TMB
TMB-1-1	23.26	1.91	0.14	0.05	0.03	0.03
TMB-1-2	23.26	8.98	1.65	0.35	0.11	0.03
TMB-1-5	23.26	22.05	14.64	6.80	3.14	1.05

续表

样本	原始TMB	1%TMB	2%TMB	3%TMB	4%TMB	5%TMB
TMB-1-10	23.26	23.68	23.14	19.98	13.55	8.29
TMB-2-1	16.62	1.14	0.14	0.06	0.03	0.03
TMB-2-2	16.62	4.30	1.26	0.23	0.09	0.06
TMB-2-5	16.62	12.64	7.50	3.88	2.21	1.27
TMB-2-10	16.62	17.53	14.42	11.03	7.52	5.02
TMB-4-1	18.08	2.03	0.14	0.11	0.09	0.09
TMB-4-2	18.08	7.52	2.18	0.38	0.18	0.09
TMB-4-5	18.08	15.06	10.83	6.41	3.39	1.62
TMB-4-10	18.08	18.02	16.86	13.27	11.17	8.23
TMB-5-1	6.21	1.58	0.67	0.58	0.39	0.35
TMB-5-2	6.21	3.79	1.36	0.45	0.32	0.30
TMB-5-5	6.21	6.42	5.59	2.97	1.50	1.09
TMB-5-10	6.21	6.71	6.24	6.09	5.80	4.50
TMB-6-1	9.03	1.48	0.23	0.08	0.03	0.03
TMB-6-2	9.03	3.79	0.98	0.20	0.12	0.06
TMB-6-5	9.03	5.71	3.52	2.30	1.02	0.44
TMB-6-10	9.03	7.26	6.86	5.64	3.82	3.15
TMB-7-1	3.18	0.39	0.06	0.03	0.03	0.03
TMB-7-2	3.18	1.64	0.35	0.09	0.05	0.05
TMB-7-5	3.18	3.12	1.68	0.85	0.30	0.14
TMB-7-10	3.18	3.50	3.02	2.24	1.39	1.06
TMB-8-1	4.69	0.47	0.05	0.05	0.05	0.05
TMB-8-2	4.69	2.03	0.47	0.26	0.23	0.20
TMB-8-5	4.69	3.58	2.59	0.94	0.50	0.29
TMB-8-10	4.69	4.21	3.77	3.58	2.73	1.62
TMB-9-1	3.85	0.76	0.14	0.09	0.09	0.09
TMB-9-2	3.85	0.95	0.26	0.12	0.08	0.06
TMB-9-5	3.85	3.42	1.30	0.61	0.36	0.24
TMB-9-10	3.85	3.77	3.02	1.68	1.11	0.76
TMB-11-1	5.13	1.33	0.39	0.23	0.21	0.20
TMB-11-2	5.13	3.70	1.41	0.44	0.18	0.12
TMB-11-5	5.13	5.65	4.67	3.68	1.79	0.89
TMB-11-10	5.13	5.41	5.06	4.76	4.12	3.89
TMB-12-1	14.44	1.77	0.32	0.14	0.24	0.21
TMB-12-2	14.44	5.09	2.21	0.68	0.17	0.06
TMB-12-5	14.44	8.55	6.53	4.20	2.50	1.23

续表

样本	原始TMB	1%TMB	2%TMB	3%TMB	4%TMB	5%TMB
TMB-12-10	14.44	10.27	8.38	7.38	6.08	4.62
TMB-13-1	5.64	0.80	0.23	0.18	0.09	0.09
TMB-13-2	5.64	1.59	0.67	0.33	0.20	0.14
TMB-13-5	5.64	3.08	1.89	0.98	0.59	0.44
TMB-13-10	5.64	4.67	3.30	2.77	2.09	1.61

对各个样本 SNV 和 InDel 的数目、基于 WES 规则计算的 TMB 值及不同检测产品计算得到的 Panel TMB 值进行比较。

2）位点检测准确性评价标准集：对于 TMB-14 样本，参照测序仪性能评价参考品的标准的高置信 SNP/InDel 位点建立方法进行了 TMB-14 样本中两种细胞系的全基因组测序。高置信参考变异集构建方法与步骤：使用 SOAPnuke 软件对所有原始数据进行低质量过滤得到有效数据，使用 BWA+GATK Haplotype Caller 对各数据集分别进行变异检测，得到两类文件：①gVCF，用于生成候选变异区间；②VCF，用 GATK VQSR 进行处理，初步过滤得到候选变异集。合并各平台的候选变异集，使用 VCF Annotate 将各候选变异区间注释到合并的变异集上。之后对于每一个候选变异集，随机取 40 000 个在候选变异区间内的变异位点作为训练集，使用 R 包 "e1071" 中的 one-class SVM 进行分类，得到各候选变异集的极端变异阈值，用于变异筛选，最终通过的变异需同时满足：①至少被 2 个候选变异集支持；②位于候选变异区间内；③支持该变异位点的变异集基因型质量值（gentype quality，GQ）之和大于 70；④基因型一致；⑤非参考等位基因纯合。

对于未通过筛选的变异，在其两侧加减 50bp，生成低置信变异区间。合并候选变异区间，与低置信变异区间取补集，再与参考基因组非 N 区间取交集，生成最终的高置信变异区间，形成了 TMB-14 样本检测的两种细胞系有差异的高置信 SNP/InDel 位点标准集。

不同的产品基于 TCGA 数据库的样本建立其 Panel 与 WES 检测的回归曲线，并获得其相应的 90% 预测区间，通过比较参考品标准 TMB 值是否落在其 Panel 检测计算的 WES-TMB 理论值 90% 预测区间进行评价。同时使用 TMB-14 样本建立的高置信 SNP/InDel 位点标准集，根据产品 Panel 各自的检测区域，获得其相应区域内的 SNP/InDel 位点标准集，将产品突变检测的结果与其比较以评价其准确性。

三、分子诊断产品评价参考物质趋势

（一）分子诊断评价参考物质定值技术

目前大部分分子诊断类参考物质都是经过多中心合作联合定值，其制备过程已经基本程序化。在定值方法上，主要有紫外分光光度法、荧光染料法、qPCR 法、磷元素同位素定量方法、脱氧单磷酸核苷定量的同位素稀释质谱法、数字 PCR 方法等。由于核酸等生物大分子的复杂性，各国国家计量院及其他科研人员致力于研究电感耦合等离子体发射光谱（ICP-OES）、电感耦合等离子体质谱（ICP-MS）及液相色谱同位素稀释质谱（LC-IDMS）等不确定度水平低、可溯源至国际单位制（SI）单位的方法。目前，国际上逐渐推广应用的数字PCR方法采用不依赖于外标的绝对定值方法，有可能成为核酸检测中的高等级测量方法，但是还需要形成更多的共识和技术的进步。

（二）分子诊断标志物的复杂度

随着技术的进步和靶向药物精准治疗的进展，越多越多的生物分子标志物被发现和应用于临床，如血浆肿瘤突变负荷（bTMB）、同源重组修复缺陷（HRD）、甲基化等。

液体活检技术的发展，使通过对组织标本获取困难的患者血液TMB（bTMB）进行评估预测免疫治疗疗效和动态监测治疗变化成为可能。一项回顾性研究分析接受阿替利珠单抗治疗的1000例NSCLC患者bTMB，表明bTMB≥16个突变/Mb的患者接受阿替利珠单抗治疗可获得更长的无进展生存期，显示了bTMB的疗效预测价值潜力，但其临床应用价值还需更高级别前瞻性临床研究的进一步证实。同时，在检测上血浆样本较组织样本检测的复杂程度更高，bTMB检测的准确性和可行性也有待进一步验证。

此外，着眼于使用游离DNA并结合多维度检测或者分析来实现癌症早筛也是现在研究开发的热点，2016年美国Grail公司启动了"循环游离基因组图谱"计划（CCGA计划），对无症状人群和癌症人群提取游离DNA进行高通量多组学测序和差异分析。基于CCGA计划获得的数据，Grail建立了基于超大目标区游离DNA甲基化测序的检测方法，对海量甲基化差异区域进行机器学习，建立算法模型从而实现癌症的检测，其2020年公布的结果显示通过其建立的方法在50多种肿瘤的筛查中具有较高的特异性和较好的敏感性，提示了游离DNA甲基化信号在癌症早期筛查和组织溯源上的巨大潜力。国内也有不少公司投入到相关产品的研究开发中去，但在临床上其也需要无症状人群筛查与验证的前瞻性大数据支持。

2020年5月，FDA批准了PARP抑制剂奥拉帕利与贝伐珠单抗联用作为同源重组修复缺陷阳性（HRD⁺）卵巢癌患者一线维持疗法。从*BRCA*突变人群拓宽到更广泛的HRD⁺人群，更多患者将从精准治疗中获益。对于HRD的检测也越来越受到关注，HRD是指*BRCA1/2*或其他*HRR*基因发生功能缺失突变或*BRCA1*基因启动子高甲基化（导致*BRCA1*表达降低）或一系列不明原因引起的DNA双链断裂不能通过同源重组修复的基因组不稳定现象，而针对HRD检测有*BRCA1/2*及*HRR*相关基因突变的HRD状态检测和通过基因组瘢痕的HRD评分检测。目前，国外有2款经过临床验证且获FDA批准的HRD检测产品：FoundationFocus CDx BRCA LOH Assay和Myriad Genetics myChoice HRD。而国内各肿瘤基因公司也在布局开发HRD产品。

从以上这些生物分子标志物来看，对于其指标的判断已不仅仅局限于单基因的某些特定靶点，而是需要通过多基因联合检测对基因组整体状态进行判断并实现临床上的应用，这就不仅仅要求检测上的准确性，其Panel基因区域的选择、算法的合理性等问题对于其性能来说也显得尤为重要。此外，对于同一标志物，不同癌种阈值的个性化也可能需要其在临床应用时设置不同的cut-off值，这都对现有的标准化和参考物质开发提出了挑战，一些传统的方法已不适用，需要进一步的探索创新，如在研制实物参考品进行技术指标评价的同时，构建更多的标准数据集来实现不同算法的评价，从而实现对相应产品的全流程整体评价。

第三节　分子诊断产品的标准制修订

一、国内外临床分子诊断相关标准制定机构简介

目前国际标准化组织（ISO）是世界上影响最大的标准化专业机构，每年制定超过1000项国际标准。体外诊断试剂相对应的是ISO/TC 212临床实验室检测和体外诊断系统（clinical laboratory testing and *in vitro* diagnostic test system），其成立于1994年，秘书处设立于美国临床和实验室标准协会（CLSI）。ISO/TC 212标准化范围为实验医学和体外诊断系统，包括医学实验室质量管理，分析前、分析后程序，分析性能，实验室安全，参考测量系统和质量保证。ISO/TC 212为五个工作组，分别是医学实验室的质量和能力、参考系统、体外诊断产品、微生物学及分子诊断学和实验室生物风险管理。目前ISO/TC 212共有44个参与成员（P成员），23个观察员，我国是其P成员。目前ISO/TC 212发布了40项国际标准，还有17项标准正在制定中。

美国国家标准学会（American National Standards Institute，ANSI）负责协调并指导美国标准化活动，给标准制定、研究和使用单位以帮助，提供国内外标准化情报。它是非营利性质的民间标准化团体，又起着行政管理机关的作用。体外诊断相关标准由CLSI负责制定和发布，它也承担着ISO/TC 212临床实验室测试和体外诊断测试系统的秘书处工作。目前CLSI有超过400个标准，其中性能评估方面的标准化文件（EP）在全球体外诊断行业影响广泛。

欧洲标准化委员会体外诊断医疗器械技术委员会（CEN/TC 140 -*In vitro* diagnostic medical devices），负责体外诊断医疗设备领域的标准化，CEN技术秘书处设在德国标准化学会（DIN）。目前已经发布了44个相关标准，24个项目正在制定中。

我国国家标准化管理委员会（SAC）对内开展标准化工作，对外代表国家参加国际标准化组织、国际电工委员会和其他国际或区域性标准化组织。体外诊断标准化机构是全国医用临床检验实验室和体外诊断系统标准化技术委员会（SAC/TC136），负责全国临床实验室质量管理、参考系统、体外诊断产品等专业领域标准化工作，由国家药品监督管理局筹建及进行业务指导，秘书处设立在北京市医疗器械检验研究院，对口ISO/TC 212。SAC/TC 136于1988年成立，目前是第6届。2021年11月11日，国家药品监督管理局发布了《国家药品监督管理局关于成立医用高通量测序技术归口单位的公告》（2021年第137号），正式批准以中国食品药品检定研究院为依托单位，组建成立医用高通量测序标准化技术归口单位。

二、国内外临床分子诊断相关标准

本部分主要介绍国际标准化组织（ISO）、欧盟、美国和我国的分子诊断相关标准，部分标准见表20-7。

表20-7　国内外临床分子诊断相关标准

标准性质	标准编号	标准名称	发布机构
基础通用标准	ISO 20166-1：2018	分子体外诊断检验 福尔马林固定及石蜡包埋组织检验前过程规范 第1部分：分离RNA	ISO/TC 212
	ISO 20166-3：2018	分子体外诊断检验 福尔马林固定及石蜡包埋组织检验前过程规范 第3部分：分离DNA	ISO/TC 212
	ISO 20184-1：2018	分子体外诊断检验 冷冻组织检验前过程规范 第1部分：分离RNA	ISO/TC 212
	ISO 20186-1：2019	分子体外诊断检验 静脉全血检验前过程规范 第1部分：分离细胞RNA	ISO/TC 212
	ISO 20186-2：2019	分子体外诊断检验 静脉全血检验前过程规范 第2部分：分离基因组DNA	ISO/TC 212
	ISO 20186-3：2019	分子体外诊断检验 静脉全血检验前过程规范 第3部分：分离血浆循环游离DNA	ISO/TC 212
	ISO 21474-1：2020	体外诊断医疗器械多重分子检测的一般要求和术语 第1部分：核酸质量评估的术语和一般要求	ISO/TC 212
	CEN/TS 16826-3：2018	分子体外诊断检验 快速冷冻组织检验前过程规范 第3部分：分离DNA	CEN/TC 140
	CEN / TS 16945：2016	分子体外诊断检验 尿、静脉血清和血浆中代谢物检验前过程规范	CEN/TC 140
	CEN/TS 17305：2019	分子体外诊断检验 唾液检验前过程规范 分离人类DNA	CEN/TC 140
	CEN/TS 17390-1：2020	分子体外诊断检查 静脉全血循环肿瘤细胞检验前过程规范 第1部分：分离RNA	CEN/TC 140
	CEN/TS 17390-2：2020	分子体外诊断检验 静脉全血循环肿瘤细胞检验前过程规范 第2部分：分离DNA	CEN/TC 140
	CEN/TS 17390-3：2020	分子体外诊断检验 静脉全血循环肿瘤细胞检验前过程规范 第3部分：循环肿瘤细胞染色分析的处理	CEN/TC 140
	MM07	临床实验室中的荧光原位杂交方法（第2版）	CLSI
	MM09	医学诊断实验室中的核酸测序方法（第2版）	CLSI
	MM12	核酸微阵列检测（第1版）	CLSI
	MM13	分子检测中样本的采集、运输、加工及储存（第2版）	CLSI
	MM14	分子检测能力/室间质评的设计（第2版）	CLSI
	MM17	多重核酸检测方法的验证和确认（第2版）	CLSI
	MM19	医学检测实验室环境分子检测的建立（第1版）	CLSI
	YY/T 1153—2009	体外诊断用DNA微阵列芯片	SAC/TC136
	YY/T 1303—2015	核酸扩增反向点杂交试剂（盒）	SAC/TC136
	YY/T 1459—2016	人类基因原位杂交检测试剂盒	SAC/TC136
	YY/T 1182—2020	核酸扩增检测用试剂（盒）	SAC/TC136
	YY/T 1717—2020	核酸提取试剂盒（磁珠法）	SAC/TC136
	YY/T 1173—2010	聚合酶链反应分析仪	SAC/TC136
	YY/T 1723—2020	高通量基因测序仪	SAC/TC136

续表

标准性质	标准编号	标准名称	发布机构
感染性疾病分子诊断相关标准	ISO/TS 17822-1：2014	体外诊断检验系统 病原微生物检测和鉴定用核酸定性体外检验程序 第1部分：通用要求、术语和定义	ISO/TC 212
	YY/T 1725—2020	细菌和真菌感染多重核酸检测试剂盒	SAC/TC136
	YY/T 1226—2014	人乳头瘤病毒核酸（分型）检测试剂（盒）	SAC/TC136
	YY/T 1256—2015	解脲脲原体核酸扩增检测试剂盒	SAC/TC136
	YY/T 1424—2016	沙眼衣原体DNA检测试剂盒（荧光PCR法）	SAC/TC136
	YY/T 1462—2016	甲型H1N1流感病毒RNA检测试剂盒（荧光PCR法）	SAC/TC136
	YY/T 1596—2017	甲型流感病毒核酸检测试剂盒（荧光PCR法）	SAC/TC136
	YY/T 1515—2017	人类免疫缺陷病毒（Ⅰ型）核酸定量检测试剂盒	SAC/TC136
	MM03	感染性疾病的分子诊断方法（第3版）	CLSI
	MM11	细菌分子分型分子方法（第1版）	CLSI
	MM18	靶向DNA测序中细菌和病毒鉴定的解释标准（第2版）	CLSI
	MM22	感染性疾病诊断及监测中的微阵列检测（第1版）	CLSI
	MM06	感染性疾病分子定量检测方法	CLSI
遗传性疾病分子诊断相关标准	YY/T 1527—2017	α/β-地中海贫血基因分型检测试剂盒	SAC/TC136
	YY/T 1657—2019	胚胎植入前染色体非整倍体检测试剂盒（测序法）	SAC/TC136
	MM01	临床基因和肿瘤检测分子生物学方法 第3版	CLSI
	MM20	基因分子检测质量控制 第1版	CLSI
肿瘤基因突变分子诊断相关标准	YY/T 1586—2018	肿瘤个体化治疗相关基因突变检测试剂盒（荧光PCR法）	SAC/TC136
	YY/T 1224—2014	膀胱癌细胞相关染色体及基因异常检测试剂盒（荧光原位杂交法）	SAC/TC136
	YY/T 1261—2015	HER2基因检测试剂盒（荧光原位杂交法）	SAC/TC136
	YY/T 1591—2017	人类EGFR基因突变检测试剂盒	SAC/TC136
	MM05	分子血液学核酸扩增检测方法（第2版）	CLSI
	MM21	先天性遗传和肿瘤应用中的基因组拷贝数微阵列检测（第1版）	CLSI
	MM23	实体瘤（非血液系统肿瘤）分子检测方法（第1版）	CLSI
基因配型等基因多态性分子诊断相关标准	YY/T 1731—2020	人基因单核苷酸多态性（SNP）检测试剂盒	SAC/TC136
	YY/T 1180—2010	人类白细胞抗原（HLA）基因分型试剂盒SSP法	SAC/TC136

三、国内外临床分子诊断产品标准的区别

分子诊断产品作为市场增长速度最快的体外诊断细分市场，其标准化工作也受到各方重视，国内外的标准化机构均加强了对分子诊断相关标准的研究。

ISO/TC 212的WG4 微生物和分子诊断（microbiology and molecular diagnostics）工作组近年来做了大量工作，于2018～2020年发布了7份分子诊断相关标准，还有多份标准正在制定中。对于国际标准，各国均采用转化或直接使用的方式在本国进行推广。我

国基本也以采用、等同采用或修改采用等模式转化为我国的国家标准（GB），如ISO/TS 17822-1：2014 *In vitro Diagnostic Test Systems—Qualitative Nucleic Acid-based in Vitro Examination Procedures for Detection and Identification of Microbial Pathogens —Part 1：General Requirements，Terms and Definitions* 就直接翻译后等同采用为我国的国家标准《体外诊断检验系统 病原微生物检测和鉴定用核酸定性体外检验程序 第1部分：通用要求、术语和定义》，目前在等待发布中。

我国体外诊断领域截至2023年1月，共发布了258份体外诊断产品相关标准，有28份分子诊断产品标准，约占标准数量的11%。其标准涉及PCR、NGS、FISH等多种分子诊断技术，标准既有针对试剂也有针对仪器方面，同时既包括相关产品的通用标准，也有具体产品标准。其中行业标准YY/T 1182—2020《核酸扩增检测用试剂（盒）》项目于2009年立项制定，2010年正式发布，作为国内首个分子诊断领域的行业标准，它的发布和实施旨在推动和规范国内相关产品的研发和质量提升，也提高了国产企业的竞争力。随着技术的发展，该项目标准又于2016年立项修订并于2020年初发布。

高通量测序技术的日趋成熟，使其迅速应用于临床疾病的诊断，2020年国内首个医疗器械行业基因测序仪标准也是全球首次针对基因测序仪的行业标准《高通量基因测序仪》（YY/T 1723—2020），体现了我国在基因测序领域的前瞻性和先进性。

欧盟近年来也发布了大量分子诊断相关标准，并积极推动这些标准转为国际标准。

国际和国外发达国家的标准多为性能评价或方法标准，我国多为产品标准，从标准内容上看，我国产品标准大多会给出具体质量指标，国际或其他国家标准较少规定性能指标。这与我国产业发展水平、监管需求和标准理念有关。近年来我国标准也开始重视方法标准，完善分子诊断产品从研发、生产到使用各环节全面、系统的标准。

四、国内临床分子诊断产品标准制定实例

国内临床分子诊断标准的制定及修订工作过程大致如图20-4所示。

下面以《高通量基因测序仪》行业标准制定为例简要介绍国内临床分子诊断产品标准制定工作的过程。

随着高通量测序技术在临床检测中的逐步推广，越来越多的机构进行了高通量测序技术的开发和应用。研究、开发、使用的测序平台目前尚无统一的标准对测序仪的性能及使用进行规范，对临床使用上的风险不易把控，所以急需研制一个行业标准对高通量基因测序仪进行评估。行业标准的制定将有助于提高并统一标准。

（一）工作过程

本标准于2018年3月形成工作组草案，2018年4月11日在北京召开了工作组启动会，5月30日召开工作组讨论稿研讨会，针对工作组草案和验证方案进行了讨论。会后在2018年6月至10月组织企业对标准进行了验证，并形成征求意见稿。2018年10月收到TC136委员的征求意见汇总，并根据该意见和验证结果完成标准送审稿。2018年11月召开标准审查会，完成标准的最终复审。

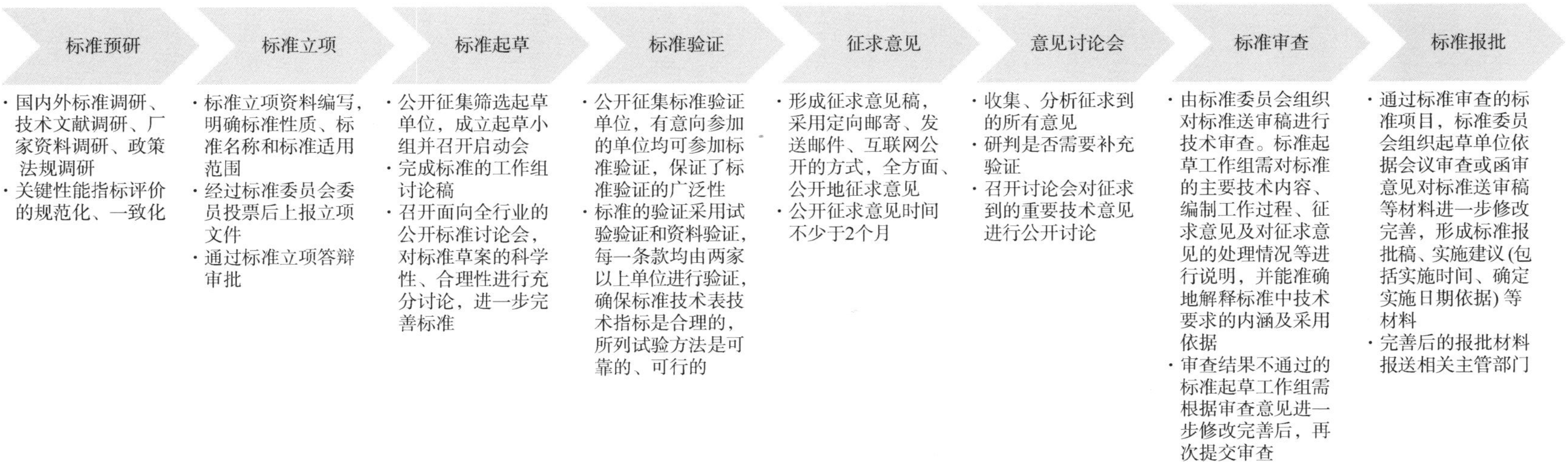

图20-4 国内临床分子诊断标准的制定及修订工作流程

标准预研	标准立项	标准起草	标准验证	征求意见	意见讨论会	标准审查	标准报批
• 国内外标准调研、技术文献调研、厂家资料调研、政策法规调研 • 关键性能指标评价的规范化、一致化	• 标准立项资料编写、明确标准性质、标准名称和标准适用范围 • 经过标准委员会投票后上报立项文件 • 通过标准立项答辩审批	• 公开征集筛选起草单位，成立起草小组并召开启动会 • 完成标准的讨论稿 • 召开面向全行业的公开标准讨论会，对标准草案的科学性，合理性进行充分讨论，进一步完善标准	• 公开征集标准验证单位，有意向参加的单位均可参加标准验证，保证了标准验证的广泛性 • 标准的验证采用试验验证和资料验证，每一条标准均由两家以上单位进行验证，确保标准技术表款的技术指标是合理的，所列试验方法是可行的，可靠的	• 形成征求意见稿，采用定向邮寄、发送邮件、互联网公开的方式，全方位地公开征求意见 • 公开征求意见时间不少于2个月	• 收集、分析征求意见的所有意见 • 研判是否需要补充验证 • 召开意见讨论会对征求到的重要技术意见进行公开讨论	• 由标准委员会组织对标准送审稿进行技术审查。标准起草工作组需对主要技术内容、编制工作过程、征求意见及对征求意见的处理情况等进行说明，并能解释清楚地解释标准所涵要求的内涵及采用依据 • 审查结果不通过的标准起草工作组需根据审查意见进一步修改完善后，再次提交审查	• 通过标准审查的标准项目，标准委员会组织召开评审会或函审，根据会议审查或函审意见对标准送审稿等材料进一步修改完善，形成标准报批稿、实施建议（包括实施时间、确定实施日期依据）等材料 • 完善后的报批材料报送相关主管部门

（二）标准性能指标制定依据

对现有高通量基因测序仪指标进行调研评估，考虑到不同测序平台与技术可能存在不同的结果评价指标，因此需要在这些众多指标中找到具有代表性的通用评价指标，才可以对所有不同平台的试剂盒检测结果进行规范性评判，以满足标准制定需要简化、统一的要求。对于高通量基因测序仪而言，需同时达到一定的测序质量和检测能力要求，才能定义为一个成功的高通量测序结果。目前商业上常用的第二代测序平台根据测序原理可分为光学技术（以Illumina公司和华大基因公司为代表）和半导体技术（以Thermo公司为代表）。每个测序平台都有各自的特异性参数，包括仪器大小、通量、读长、运行时间及测序成本等，企业应结合具体的临床应用需求选择合适的测序平台并进行评估。经过对各测序结果指标值的筛选比较与分析，选定符合高通量基因测序结果的评价指标，包含测序读长和通量、碱基识别质量百分比、测序覆盖率和测序平均深度、测序准确率、重复性、软件功能、安全要求、环境试验要求、电磁兼容性要求等评价内容。

（三）标准的主要技术指标

标准的主要技术指标包括外观要求、测序读长和通量、碱基识别质量百分比、性能指标、软件功能、安全要求、电磁兼容性要求及环境试验要求等，下面就对这些技术指标进行逐一介绍。

1. 外观要求　仪器外观应符合如下要求：①设备表面不应有明显的凹凸、划痕、脱漆、流痕，金属部位不应有锈蚀及机械损伤；②开关、按键应灵活、可靠，紧固件应紧固、无松动；③标志、符号应清晰、端正。

2. 测序读长和通量　在规定的测序读长模式下，测序通量和测序有效通量应符合制造商规定的要求，且测序读长模式应根据使用试剂的性能要求进行规定，如双端150bp、单端200bp等。

3. 碱基识别质量百分比　单次测序，统计碱基识别质量在规定阈值以上的比例，碱基识别质量百分比平均值应不低于制造商规定的要求，注意不同原理的测序仪在碱基识别质量表述上可能会有差异，如Q20、Q30等。

4. 性能指标

（1）测序通量≥20Gb/run高通量基因测序仪

1）测序覆盖率和测序平均深度：制造商应规定检测国家参考品或标准品的测序覆盖率和测序平均深度。

2）测序准确率：在制造商规定的测序覆盖率和测序平均深度下，应符合3个要求。①检测人基因组（DNA）参考品或标准品，比对率应符合制造商的要求，与SNP、InDel参考数据集比较，SNP、InDel的准确率和灵敏度应符合制造商的要求；②检测人基因组DNA参考品或标准品，比对率应符合制造商的要求，与人基因组DNA参考序列中指定1Gb参考序列比对，测序一致序列准确率应不低于99.0%；③检测细菌和病毒DNA参考品，与对应参考序列比对，测序一致序列准确率应不低于99.0%。

3）重复性：进行三次重复测序，应均能符合要求。

（2）测序通量＜20Gb/run且≥2Gb/run高通量基因测序仪

1）测序覆盖率和测序平均深度：制造商应规定检测国家参考品或标准品的测序覆盖率和测序平均深度。

2）测序准确率：在制造商规定的测序覆盖率和测序平均深度下，应符合3个要求。①检测人基因组DNA参考品或标准品中指定的全外显子区域，比对率应符合制造商的要求，与指定全外显子区域SNP、InDel参考数据集比较，SNP、InDel的准确率和灵敏度应符合制造商的要求；②检测人基因组DNA参考品或标准品中指定的全外显子区域，比对率应符合制造商的要求，与人基因组DNA参考序列中指定的全外显子区域比对，测序一致序列准确率应不低于99.0%；③检测细菌和病毒DNA参考品，与对应参考序列比对，测序一致序列准确率应不低于99.0%。

3）重复性：进行三次重复测序，应均能符合要求。

（3）测序通量＜2Gb/run且≥100Mb/run高通量基因测序仪

1）测序覆盖率和测序平均深度：制造商应规定检测国家参考品或标准品的测序覆盖率和测序平均深度。

2）测序准确率：在制造商规定的测序覆盖率和测序平均深度下，应符合3个要求。①检测人基因组DNA参考品或标准品中指定的17kb区域，比对率应符合制造商的要求，与指定的17kb区域序列比对，测序一致序列准确率应不低于99.0%；②检测人基因组DNA参考品或标准品中指定17kb区域中指定的10个SNP，SNP检测的准确率应不低于90%；③检测细菌和病毒DNA参考品，与对应参考序列比对，测序一致序列准确率应不低于99.0%。

3）重复性：进行三次重复测序，应均能符合要求。

5. 软件功能　高通量基因测序仪软件功能应至少包含仪器运行控制软件和信号实时采集软件功能两部分，其中仪器运行控制软件应能引导完成仪器运行和控制，并符合制造商的要求，其次信号实时采集软件应能完成测序信号提取和处理，并符合制造商的要求。

6. 安全要求　应符合GB 4793.9、YY 0648和GB 4793.1中适用条款的规定。

7. 电磁兼容性要求　应符合GB/T 18268.1和GB/T 18268.26中适用条款的要求。

8. 环境试验要求　应符合GB/T 14710中适用条款的要求。

为了充分验证标准各条款的可操作性和合理性，本标准制定了科学的验证方案，进行了多次多个平台的验证，标准中各项技术指标均可达到标准要求，可操作性强，指标设置科学合理，能够满足临床使用的要求。

近年来，基因测序技术和平台不断升级迭代，高通量基因测序仪也向着便携、快速、智能等方向发展。《高通量测序仪标准》的发布将全面推进以高通量测序技术为核心的基因检测产品标准化与规范化。在此基础上，测序成本将大幅下降，系统的易用性不断提升，测序应用的深度和广度也将逐步打开，从而深化测序服务在基因科技中的应用，全面构建测序应用的生态文明。

第四节 分子诊断产品注册技术审查指导原则制修订的国内外现状

　　我国医疗器械监管部门针对包括分子诊断产品在内的体外诊断产品自身特点，制定了一系列法规、规章。体外诊断产品品种繁多，方法原理各异，预期用途多样，监管部门制定的法规、规章仅是针对该类产品的一个通用要求，无法具体至某一个甚至某一类产品。为了更有针对性地指导生产企业对某一类产品的注册申报，同时借鉴发达国家的注册管理体系，我国监管部门制定了一系列体外诊断试剂产品注册技术审查指导原则（以下简称指南）。

　　指南是技术审评人员对医疗器械产品安全性、有效性进行系统评价时的重要技术依据，在产品上市前的监管活动中发挥重要作用。一方面，可以指导注册申请人对产品注册申报资料进行准备，为其进行产品研发、验证活动提供重要的参考；另一方面，对于技术审评人员而言，指南可以起到指导、规范技术审评、统一审评尺度等重要作用。此外，指南也有利于推动技术审评人员提高审评效率。因此，如何有效开展我国体外诊断产品相关指南的制修订工作，形成具有一定广度和深度的指南体系，即产品覆盖面广、重点高风险产品有技术保障、符合当前注册审评工作需要，对于提高我国体外诊断产品注册审评工作具有非常重要的意义。下文将总结我国分子诊断产品相关指南的制修订情况，并对其制修订工作提出建议。

一、我国体外诊断产品指南制修订情况

（一）我国体外诊断产品指南制修订工作回顾

　　我国体外诊断产品指南制修订工作开始于2008年，第一个体外诊断产品指南为2010年发布的《自测用血糖监测系统注册申报资料指导原则》（食药监办械函〔2010〕438号）。自2010年起，我国每年发布指南的数量总体呈上升趋势。一方面是国家药品监督管理局医疗器械技术审评中心加强了对指南制修订工作的重视，将指南的制修订工作纳入中心综合改革任务中，促进了指南的制修订工作；另一方面，自2016年起，部分省级医疗器械技术审评机构、医疗器械检测机构参与到指南的制修订工作中，壮大了指南编写队伍，加快了指南的制修订速度。越来越多的指南将运用于规范产品的注册申报、技术审评等工作。

（二）我国体外诊断产品指南分类

　　目前已发布的指南，按其适用范围可分为两类：一类为通用型指南，其仅针对产品注册申报的某一部分通用内容制定，而不针对某一类产品，对多种产品（如免疫产品、分子诊断产品）的注册申报都起到规范和指导作用，如《体外诊断试剂分析性能评估（准确度-方法学比对）技术审查指导原则》《医疗器械软件注册审查指导原则（2022年修订版）》等；另一类指南为单一产品指南，即仅适用于某一类产品，但是内容涵盖该类产品

注册申报所需的所有内容，如《流行性感冒病毒核酸检测试剂注册申报资料指导原则》等。总体分析我国体外诊断产品相关指南的制修订情况，通用指南数量较少，而实际上通用指南可以用于指导一大类产品注册申报，在指南体系中发挥重要作用。

（三）第三类体外诊断试剂指南与产品注册数量对比

第三类体外诊断试剂是临床应用中风险最高的体外诊断产品，如分子诊断产品大多数都属于第三类体外诊断试剂，对这类产品的上市前监管是体外诊断试剂注册管理的重要内容，同时，有些第三类产品还具有方法原理复杂、产品性能指标评价要求较高等特点，因此针对第三类产品制定相应指南对提高我国相关产品研发生产水平、提升该类产品技术审评能力具有重要意义，目前我国已经制定部分第三类产品注册申报指南，但是产品指南数量与产品注册数量之间的差距仍然较大，有些产品如人类基因检测相关产品、肿瘤标志物检测相关产品指南缺口仍然存在。

二、我国体外诊断产品指南制修订情况与美国FDA对比

美国FDA对于体外诊断产品申报指南的制定起步较早，指南文件涉及的产品种类较多，我国指南制修订工作起步虽晚于FDA，但相应指南数量与FDA指南数量差距不大。然而，与FDA指南体系相比，我国相关指南仍然存在一定的问题：一方面，FDA指南覆盖产品类别较多，与遗传性疾病相关的试剂等五大类产品FDA有相应指南，但我国没有；另一方面，FDA指南的制修订紧跟行业发展，如针对近年来新兴的二代测序技术、伴随诊断产品等FDA已经形成了相关产品指南的征求意见稿。

三、我国体外诊断产品指南制修订建议

（一）加大创新产品指南的制修订工作

创新驱动发展是国家战略，2017年10月1日，中共中央办公厅、国务院办公厅印发《关于深化审评审批制度改革鼓励药品医疗器械创新的意见》（厅字〔2017〕42号），更是推动了医疗器械行业的创新发展。对于体外诊断产品而言，随着科技的进步，越来越多的技术从实验室应用到临床，创新产品层出不穷，如二代测序产品、药物伴随诊断产品、循环肿瘤细胞检测产品、新生儿疾病筛查检测产品、POCT产品等。针对此类产品，技术审评部门应加大指南制修订力度，及时发布相应指南，为注册申请人在产品研发验证阶段提供参考，解决紧急需求，更好地保证产品安全有效，使其尽快上市；同时，创新产品指南的发布，也可促进技术审评工作的科学化、规范化，促进行业的创新发展。

（二）重视高风险产品指南的制修订

高风险体外诊断产品一直是监管部门的关注点，目前高风险体外诊断产品主要是传染性病原体检测相关产品等。传染性病原体检测相关产品在传染病的防控过程中起着重要作

用，其检测结果的准确可靠，对于感染者而言，可使其尽快得到正确的处置，控制病情进展；对于社会而言，还可以及时隔离传染源，避免公共卫生事件的暴发。目前，监管部门针对病原体检测产品已制定15个指南，但是，相对于数量庞大的病原体种类，指南的数量相对较少；同时，对于部分人间传染高致病性病原微生物（第三、四类危害）检测相关产品，仍然缺乏相应的指南。因此，在以后指南制修订过程中，应侧重考虑此类产品指南的制修订。

（三）填补我国体外诊断产品指南空白

我国体外诊断产品指南在部分产品领域存在空白，有待进一步完善，在产品种类上，与遗传病检测相关、与自身抗体检测相关的产品缺乏指南。这些问题的存在，使得一大部分产品在注册申报、技术审评过程中缺乏参考。针对此问题，监管部门在指南的制定规划中，应重点关注空白领域，加大缺失指南的制修订力度。

（四）增加罕见病及突发公共卫生事件产品指南的制修订

用于罕见病和突发公共卫生事件的产品具有重要的临床价值。罕见病是指发病率很低的一类疾病，这些疾病通常是严重的、慢性的、遗传性的且常常危及生命。罕见病是人类医学面临的最大挑战之一，目前人们对于罕见病的了解还很有限，存在科研投入少、诊断率低、缺乏有效诊疗手段等问题，同时，此类产品在研发及性能评价过程中特别是临床评价过程中与常规产品存在较大差异，研究制定此类产品的指南对于指导该类产品研发上市具有非常重要的意义。

突发公共卫生事件是指突然发生，可能造成社会公众健康严重损害的重大传染病疫情、群体性不明原因疾病及其他严重影响公众健康的事件。用于突发公共卫生事件防控的产品对其上市的时效性要求较高。尽管对于突发公共卫生事件无法预测，但是，在总结以往此类产品审评审批情况的基础上，制定针对该类产品的通用指南，有助于推动该类产品的尽快上市。

（五）重视对FDA指南的参照

目前，FDA体外诊断产品指南种类与我国已发布的指南种类存在一定的差异，我国可以对其中一些具有应用价值且迫切需要及产品评价较为复杂的品种分批次进行转化，为企业申报注册资料准备和审评部门进行技术审评提供参考。同时，此项工作可以减少我国相应指南制定的工作量，缩短制定时间。

在指南的转化过程中，一方面，应注重对其中关键指标要求、评价方案、评价方法、评价过程、评价用样本要求、数据统计方法、结果判定标准等基本内容进行归纳总结；另一方面，应结合我国相关法规、国家及行业标准等文件的要求对指南文件的内容进行完善，使其更适合我国体外诊断试剂产品注册申报现状。

（六）重视指南的再评价工作

体外诊断产品指南是基于当前的科技发展和认知水平制定的。随着科学技术及相关行业的不断发展，相关产品的研发、生产及技术审评人员会对产品的评价有新的认识。同时，指南本身也可能因该类产品的不断更新与改进而不再适用于产品的监管需求。因此，技术审评部门应重视对已发布指南的再评价工作，收集指南在执行过程中出现的问题，并适时对其进行修订，保证指南的科学性、适用性。

四、不同类别分子诊断产品注册审评技术指导原则概述

分子诊断产品种类众多，如何代表性地制定指南，从而给相关或相同原理或检测靶标不同原理的诊断产品提供指导，是分子诊断产品指导原则制定的一个基本考量。在分子诊断领域目前也制定了多个指导原则，下面选择其中的部分指导原则进行叙述。

（一）感染性疾病分子诊断产品

感染性疾病的诊断依赖于病原体病原学及血清学检测。传统的病原学检测主要为病原体分离培养，此技术为公认的病原体检测"金标准"，另一种病原体检测为病原体抗原检测，然而这些检测方法在大多数情况下受灵敏度与特异度的限制，使得感染性疾病的诊断受到影响，随着各种病原体基因结构的阐明，利用分子生物学技术早期、快速、敏感、特异性地检测感染病原体的基因组DNA/RNA成为感染性疾病的另一诊断措施，分子诊断技术在感染性疾病诊断的应用中越来越广。随着临床上对感染性疾病分子诊断产品的紧急需求，越来越多的产品从实验室走向了临床，该类产品主要是基于PCR技术特异性的检测样本中相应病原体的核酸。

国家药品监管部门始终重视感染性疾病分子诊断产品的监管。病原体核酸检测试剂属第三类体外诊断试剂。依托科技部传染病重大专项课题，国家药品监管部门制定了一系列针对感染性疾病分子诊断产品的技术审查指导原则。

病原体核酸检测产品相关指导原则包括综述资料、主要原材料研究资料、生产工艺和反应体系的研究资料、分析性能评估资料、阳性判断值研究资料、稳定性研究资料、临床试验、产品技术要求编写、注册检测报告、产品说明书编写等内容。因为病原体分子诊断类产品方法原理相似，大多为PCR方法，因此产品在主要原材料研究、生产工艺和反应体系研究等方面具有相同的研究思路。同类产品的技术审查指导原则可以相互借鉴。

从产品检测的标志物分析，病原体核酸检测分为DNA检测产品和RNA检测产品，不同产品在产品设计开发及验证确认中所考虑的关键点存在差异，目前我国相关指南中针对病原体RNA检测的指南有《流行性感冒病毒核酸检测试剂注册申报资料指导原则》《肠道病毒核酸检测试剂注册技术审查指导原则》等，针对病原体DNA检测的产品有《结核分枝杆菌复合群核酸检测试剂注册技术审查指导原则》《人乳头瘤病毒（HPV）核酸检测及基因分型试剂技术审查指导原则》等，指南涵盖了病原体DNA及RNA检测，对相关产品的开发具有指导作用。

从产品检测的样本类型分析，病原体核酸检测试剂涉及的样本类型较为多样，包括口咽拭子、鼻咽拭子、痰液、血液、尿道拭子、宫颈拭子、阴道拭子等，不同样本类型在产品分析性能及临床试验中的验证策略存在差异，如何科学合理地评估产品适用的样本类型

是困扰生产企业的一个问题，但是，我国目前已发布的指导原则中，涉及大部分的样本类型，如涉及口咽拭子、鼻咽拭子的指导原则有《流行性感冒病毒核酸检测试剂注册申报资料指导原则》《肠道病毒核酸检测试剂注册技术审查指导原则》等；涉及痰液样本类型的有《结核分枝杆菌复合群核酸检测试剂注册技术审查指导原则》；涉及血液样本类型的有《乙型肝炎病毒脱氧核糖核酸定量检测试剂注册技术审查指导原则》等；涉及宫颈拭子样本类型的有《人乳头瘤病毒（HPV）核酸检测及基因分型试剂技术审查指导原则》；涉及尿道拭子、阴道拭子样本类型的有《沙眼衣原体和/或淋病奈瑟菌核酸检测试剂注册技术审查指导原则》等。所有指导原则综合分析，对病原体核酸检测的样本类型较为全面，生产企业在开发尚无指导原则的产品时，其对产品适用样本类型的相关验证可适当参考相关指南。

病原体核酸检测在感染性疾病的诊断与治疗过程中发挥重要作用，其主要包括感染的辅助诊断、疾病治疗效果的检测、病原体耐药基因突变的检测、病原体基因分型等。我国第一个病原体核酸检测试剂指南为《流行性感冒病毒核酸检测试剂注册申报资料指导原则》，该指导原则适用于利用荧光探针PCR或其他类分子生物学方法，以特定的流感病毒基因序列为检测目标，对人咽拭子、呼吸道洗液、抽吸液或其他呼吸道分泌物样本中的流感病毒进行体外定性检测的试剂。该类产品以疾病的辅助诊断为主要用途，针对此类用途的产品还有《肠道病毒核酸检测试剂注册技术审查指导原则》《结核分枝杆菌复合群核酸检测试剂注册技术审查指导原则》等，这些指南为相关辅助诊断类产品评价提供了重要思路。疾病治疗监测是病原核酸检测的另一重要的应用领域，我国制定的《乙型肝炎病毒脱氧核糖核酸定量检测试剂注册技术审查指导原则》即针对乙型肝炎治疗监测产品的指导原则，该产品适用人群主要为接受抗病毒治疗的乙型肝炎患者，通过对乙型肝炎患者血中HBV DNA基线水平和变化情况的监测，来评估抗病毒治疗的应答和进行治疗效果监测。该产品的设计开发及验证确认可为相关治疗监测类产品提供重要参考。随着抗菌药物及抗病毒药物应用，病原体感染治疗过程中会出现耐药基因突变，对病原体耐药基因突变的检测是病原体核酸检测的另一个重要的临床应用场景，我国目前有多个指南针对病原耐药相关产品，如《乙型肝炎病毒耐药相关的基因突变检测试剂注册技术审查指导原则》《结核分枝杆菌复合群耐药基因突变检测试剂注册技术审查指导原则》《基于核酸检测方法的金黄色葡萄球菌和耐甲氧西林金黄色葡萄球菌检测试剂注册技术审查指导原则》等，上述指导原则对耐药基因突变检测产品的评价具有重要的借鉴价值。此外，病原体核酸检测技术还是病原体分子分型的重要手段，相关产品不断上市应用于临床，我国目前发布的指南中针对病原体分子分型的有《乙型肝炎病毒基因分型检测试剂技术审查指导原则》《丙型肝炎病毒核酸基因分型检测试剂盒注册技术审查指导原则》等，此类指南为病原体基因分型相关验证与确认提供了方法。综上，我国病原体核酸检测试剂的指南涵盖了多种产品临床应用情况。

此外，我国还制定了病原体多重检测的产品指南《呼吸道病毒多重核酸检测试剂注册技术审查指导原则》。该指导原则对该类产品开发验证过程中涉及的企业参考品的设置、最低检测限及包容性验证、病毒亚型及毒株的选择、用于交叉反应研究的病原体、临床试验的设计等内容进行了重点讨论，对多重病原体核酸检测试剂产品的开发具有重要的指导意义。

目前我国感染性疾病分子诊断产品相关技术审查指导原则的制修订已经趋于完善，但分子诊断技术在不断进步，今后指导原则的制修订工作仍需紧跟前沿，贴近临床应用，进一步促进行业发展。

（二）遗传性疾病分子诊断产品

在我国遗传性疾病分子诊断产品属于第三类医疗器械，属于分子诊断类产品中重要的一类，我国的遗传性疾病相关分子诊断产品主要有地中海贫血基因检测试剂、耳聋基因检测试剂及胎儿T13、T18、T21染色体非整倍检测试剂等，上述产品均有已发布的指导原则。

《地中海贫血相关基因检测试剂注册技术审查指导原则》是我国第一个针对具体遗传性疾病相关检测产品而制定的指导原则，该指导原则对产品开发过程中主要原材料的研究资料、生产工艺及反应体系的研究资料、分析性能评估资料、阳性判断值的研究资料、稳定性研究资料、临床试验、产品技术要求、产品注册检测等内容进行了系统规范。在产品临床试验要求中重点阐述了针对"α地中海贫血和（或）β地中海贫血的辅助诊断（遗传诊断）"预期用途的验证方法，对遗传性疾病辅助诊断类产品的验证提供了参考。

《遗传性耳聋相关基因突变检测试剂注册技术审查指导原则》是另一个遗传性疾病相关检测试剂产品指南，该指南在产品主要原材料的研究资料、生产工艺及反应体系的研究资料、分析性能评估资料、阳性判断值的研究资料、稳定性研究资料等要求上参考了《地中海贫血相关基因检测试剂注册技术审查指导原则》，在产品临床试验部分，该指南提出了针对"新生儿遗传性耳聋基因突变的筛查"预期用途的临床验证路径，此为第一个遗传病筛查的临床试验设计。在该设计中明确了筛查人群，即新生儿，明确了筛查临床试验中病例的确认方法及病例数量，该指南对遗传性疾病筛查相关检测产品的临床研究起到了重要的推动作用。

胎儿染色体非整倍体（T21、T18、T13）检测试剂盒是染色体病的检测产品，《胎儿染色体非整倍体（T21、T18、T13）检测试剂盒（高通量测序法）注册技术审查指导原则》也是我国第一个基于基因高通量测序技术的染色体遗传病相关检测产品的指南，该指南针对二代测序技术的特点，明确产品在主要原材料的研究资料、生产工艺及反应体系的研究资料、分析性能评估资料、阳性判断值的研究资料、稳定性研究资料中所要重点关注的研究。同时在临床研究中明确了产品的适用人群、对照方法、病例数量、临床试验机构资质及上市后要求等内容。

除了具体产品相关的指南外，我国药品监管部门还发布了《基于细胞荧光原位杂交法的人类染色体异常检测试剂注册技术审查指导原则》，该指导原则对基于FISH技术的人类染色体异常检测试剂设计开发及验证确认进行了探讨，该类产品分析性能评估与常规PCR产品存在较大差异，该指南对申报产品分析性能评估涉及的探针敏感性、探针特异性、精密度、干扰等研究的评价方法进行了系统介绍，对FISH类产品的开发起到了引导作用。

遗传性疾病中很大一部分属于罕见病，罕见病的诊断与治疗是现代医疗需解决的问题。我国为了解决罕见病相关医疗器械产品开发验证的难点，编制发布了《用于罕见病防治医疗器械注册审查指导原则》，罕见病中遗传性疾病辅助诊断的相关产品开发可参考该指南。该指南以患者受益为出发点，科学解决用于罕见病防治医疗器械的临床评价难点，合理减免临床试验，以附带条件批准方式促进该类产品尽快用于临床，使罕见病患者受益，可为相关罕见病防治医疗器械生产企业的产品研发、验证提供相应指导，同时，指南的导向性可提高生产企业研发相应产品的积极性，鼓励相关产品的注册申报，促进产品尽快上市用于临床。

综合分析我国遗传性疾病相关的产品注册审查指导原则，从指南的数量上而言相对较少，在今后很长一段时间内，对遗传性疾病分子诊断相关产品指南的制修订工作是整体指南制定工作的重点，也是填补我国相关指南空白的重要工作。

（三）肿瘤基因突变分子诊断产品

肿瘤相关基因突变检测试剂在我国的发展迅速，是很多生产企业研发的热点。国家药品监督管理局已批准多项作为伴随诊断产品的肿瘤个体化治疗相关基因突变检测试剂上市，包括 *KRAS*、*EGFR* 基因突变，*HER2* 过表达及 *ALK* 基因重组等检测靶标，方法学涉及 ARMS-PCR、FISH 等分子生物学技术。肿瘤基因突变分子检测试剂属第三类体外诊断试剂。针对肿瘤基因突变分子检测试剂发展出现的新形势、新热点，国家药品监管部门制定了一系列针对肿瘤基因突变分子诊断产品的技术审查指导原则。

1.《肿瘤个体化治疗相关基因突变检测试剂技术审查指导原则》 是我国第一个系统概述肿瘤个体化治疗相关基因突变检测的指导原则。该指导原则适用于利用基于 PCR 方法的核酸检测技术，以肿瘤个体化治疗相关的突变基因为检测目标，对人体样本（包括组织、体液等）提取的核酸组分中的目标序列进行体外检测的试剂。该指导原则从综述资料、产品说明书、产品技术要求及注册检测、主要原材料研究资料、主要生产工艺及反应体系的研究资料、分析性能评估资料、参考值（参考范围）确定资料、稳定性研究资料、临床试验研究等方面进行了详细的阐述。其中在产品说明书中增加了有关肿瘤个体化治疗相关基因突变检测的特殊说明及对本类试剂在检测过程中所需样本的特殊要求，并对样本处理过程的质量控制进行了明确，专门对由非试剂原因造成的假阳性或假阴性结果进行了可能性分析，明确提出了对样本核酸分离纯化的要求，富集靶核酸浓度、保证靶核酸序列的完整性、增加 PCR 模板溶液均一性、去除 PCR 抑制物。样本核酸分离/纯化是决定后续核酸扩增过程成败的要素之一，尤其是石蜡包埋组织样本在福尔马林固定过程中，样本中的核酸与核酸之间、核酸与蛋白之间发生交联，并且在样本不当的保存条件下容易造成核酸的片段化或降解，增加了核酸分离/纯化的难度。因此，无论申报产品是否含有核酸分离/纯化的组分，企业都应对核酸分离/纯化的环节做充分的验证。除最大量分离出目的核酸外，还应有相应的纯化步骤，尽可能去除 PCR 抑制物。常见的核酸分离纯化均有其优势和不足，申请人应结合申报产品的特性，合理选择核酸分离/纯化试剂，并提供详细的验证资料。临床试验应以肿瘤患者为研究对象，其中试剂盒规定范围的每种突变类型均应有一定量的阳性病例。对于阴性病例的选择，也应考虑到交叉反应验证的需要，以从临床角度考察其分析特异性。阴/阳性病例均应覆盖所有适用的肿瘤类型。若产品适用于多种样本类型，则应对所有样本类型均进行临床验证。

对与肿瘤个体化治疗相关基因突变检测试剂相关的两个具体靶向药物基因检测试剂，人表皮生长因子受体（EGFR）突变基因检测试剂和人表皮生长因子受体2（HER2）基因扩增检测试剂盒也进行了具体技术审查指导原则的制定。

（1）《人表皮生长因子受体（EGFR）突变基因检测试剂（PCR法）注册技术审查指导原则》：是我国第一个分别系统阐述EGFR在组织样本和外周血样本中相关要求的指导原则。

该指导原则主要包括基于ARMS-PCR、基因测序等技术，以EGFR突变基因序列为检测目标，体外检测人体病理组织和（或）外周血等样本。人EGFR突变基因是肿瘤个体化靶向治疗分子，目前靶向EGFR突变基因的药物主要有两类：一类是作用于EGFR胞外区的单克隆抗体，阻断EGFR与其配体的结合，从而阻断下游信号转导途径；一类是作用于胞内酪氨酸激酶活性区域的小分子酪氨酸激酶抑制剂（tyrosine kinase inhibitor，TKI），如吉非替尼（gefitinib）和埃罗替尼（erlotinib）。研究表明EGFR突变基因在多种肿瘤细胞中存在，这些突变基因是肿瘤患者是否对TKI敏感的预测因子，且被认为是TKI治疗的有效预测指标。

大量研究数据表明，EGFR突变基因被检测人群之间存在种族差异。亚裔人群中非小细胞癌患者EGFR突变基因阳性率明显高于高加索人群EGFR突变基因阳性率，但目前我国人群肿瘤突变基因数据库缺乏，无论是境外申请人还是境内申请人进行人EGFR突变基因检测试剂注册申报前均需完成我国境内临床研究资料，满足《体外诊断试剂临床试验技术指导原则》要求，且每种基因型需完成一定例数的阳性样本。尽管人EGFR常见敏感突变在肺腺癌中是EGFR-TKI的阳性预测标志物，但罕见EGFR突变流行病学及对预后和TKI疗效的影响是未知的。同时申报产品中部分可检测基因型别在临床研究中未发现非小细胞肺癌人群中存在该类突变基因阳性结果，可能与该部分突变基因在我国人群突变频率较低或总样本人群选择存在偏倚有关，针对该类问题，建议申请人扩大临床样本人群或根据不同突变基因突变频率特点，增加不同地域的临床研究机构，提高这部分突变基因阳性检出率。

目前申报产品中最常见的样本类型以中性福尔马林固定石蜡包埋病理组织（病理）为主，且获取肿瘤基因相关信息的主要来源仍是肿瘤病理组织样本，但大部分晚期肺癌患者已失去手术机会或由于种种原因不能获取肿瘤组织样本。研究结果表明，随着肿瘤细胞的凋亡，ctDNA片段释放到人体血液循环中，通过对外周血ctDNA的检测解读，可以更好地了解肿瘤病情的发展情况及寻找适合的治疗方案，尤其对于那些无法通过手术取得肿瘤组织或希望在治疗后对病情进行跟踪随访的人群，是一种理想和有效的检测手段。病理和外周血样本相比，主要相同点在于临床晚期患者中采集同源性病理组织样本和外周血样本均能检测EGFR突变基因。但由于血液游离DNA含量及变异情况会随着肿瘤病情的发展、转移性肿瘤的发生及用药治疗情况发生实时变化，外周血检测EGFR突变基因检测结果存在一定的不确定性。两种样本用于人EGFR-TIK的治疗效果评估时也存在差异。

鉴于以上述原因，人EGFR突变基因检测试剂如适用于外周血样本检测人群，预期用途需限定为晚期NSCLC组织样本患者，且作为不能获取NSCLC组织样本时的补充手段。

鉴于病理组织样本和外周血样本中*EGFR*突变基因比例不同，申报产品需分别满足检测外周血样本和病例组织样本最低检测限要求。

病理组织样本需详细介绍组织学样本类型，包括样本来源及取材要求、组织样本采集厚度、样本处理方式（如组织样本的固定及包埋方式）、肿瘤细胞比例等。在进行核酸序列检测前，须对用于肿瘤组织突变基因检测的样本进行评估，并富集存在*EGFR*突变基因的肿瘤细胞用于核酸提取。肿瘤细胞所占比例需达到所用扩增检测方法的要求。

外周血采集后，需规定外周血存放条件和对存放时限及温度设置等进行验证，包括采用加入抗核酸降解的采血管要求。样本采集管或保存管中所用的防腐剂、抗凝剂、保护剂等辅助成分不应对基因序列扩增产生干扰。血液通常需要先进行抗凝保存，抗凝剂的选择很重要。申请人需对抗凝剂、防腐剂、保护剂等成分进行验证。

因晚期肺癌患者外周血样本中*EGFR*基因含量相对较少，建议增加外周血提取总量和（或）采取相应富集的方式进行核酸提取纯化，从而保证外周血中*EGFR*基因片段被提取的概率增大。同时，需保证核酸提取工艺，减少核酸损耗和降解。申请人需对外周血全血保存时间及温度、离心参数设置等进行验证。因ctDNA含量低，为提高*EGFR*突变基因检出率，在临床允许的情况下推荐增加血浆用量。抽血后延迟血浆分离会导致血细胞裂解，释放出基因组DNA（gDNA）至血浆中；大量增加的gDNA会稀释肿瘤来源的ctDNA，使得突变难以检出。因此，在标本采集、运输及储存过程中，防止游离DNA降解是首要考虑因素；其次，也应防止血液中白细胞裂解，避免因野生型DNA增加导致ctDNA中*EGFR*突变基因无法检测。

该指导原则还对人*EGFR*突变基因试剂申报常见问题进行了明确，如因不同样本类型存在较大差异性，病理组织样本类型和外周血样本类型在企业内部参考盘设置要求不同。推荐申请人在制定产品技术要求中性能指标及实验方法部分，需根据样本类型分别完成性能检测。

（2）《人表皮生长因子受体2基因扩增检测试剂盒（荧光原位杂交法）注册技术审查指导原则》：是我国第一个基于FISH技术的肿瘤突变基因检测试剂的指导原则。该指导原则适用于采用FISH方法检测手术切除样本和活检样本的组织切片中*HER2*基因扩增情况，包括*HER2*基因平均拷贝数（单信号）、*HER2*基因平均拷贝数和该基因所在的第17号染色体着丝粒（CEP17）序列平均拷贝数的比值（双信号）。

与PCR方法原理不同，该指导原则主要关注基于FISH方法检测试剂的原理，如探针根据不同用途，分为基因特异性探针（HER2）和着丝粒探针（CEP17）两种类型。探针可选择细菌人工染色体（BAC）克隆或者PCR等方法进行制备。产品灵敏度主要反映产品检测时探针与目标基因位点的结合效率，也称为杂交效率。由于组织固定时蛋白质和核酸产生的分子间交联等对靶核酸具有屏蔽作用，探针穿透细胞的能力不同，导致产品对于不同类型样本的杂交效率存在性能差异；应使用临床应用环境中所有可能的样本类型中具有代表性的类型进行评估。产品特异性主要反映HER2和CEP17探针对目标序列识别的特异性。建议使用中期分裂象的外周血淋巴细胞进行涂片分析。选择5份以上正常人的外周血培养细胞涂片样本，每例样本应至少检测20个染色体分散良好的中期分裂象细胞，对至少200个靶位点进行分析计数；结合染色体G显带分析，统计细胞核染色体上正确位点的杂交信号占全部杂交信号的比例。应使用标准的细胞遗传学技术识别信号位点，如染色体形态学分析、染色体区段染色、反向DAPI条带等技术；考察在*HER2*基因位点（17q11.2—q12）和（或）第17号染色体着丝粒位点（17q11.2—q11.1）的特定荧光信号占全部荧光信号的比例。临床评价资料内容中对于适应证为浸润性乳腺癌的情况，样本应包含临床常见的各种浸润性乳腺癌病理组织类型，如乳腺浸润性癌非特殊类型、乳腺浸润性小叶癌、小管癌、黏液癌。特异性样本应包含腺病及纤维腺瘤。临床研究对比试剂应选择已批准上市，且已经充分联合药物进行临床评价的伴随诊断试剂，证明本品与已上市产品等效。产品说明书中应明确目标人群，如对所有乳腺原发性浸润癌原发灶、复发灶与转移灶（如可以获取到足够的样本），所有经病理诊断证实为胃及食管胃结合部腺癌，新辅助治疗后病灶及复发灶与转移灶（如可以获取到足够的样本）进行检测。因肿瘤个体化诊疗研究和发展不断深入，该目标人群可能随着个体化治疗药物与试剂的研究和发展而发生变化，建议申请人参照最新指南或专家共识设定申报产品的目标人群。

2.《肿瘤相关突变基因检测试剂（高通量测序法）性能评价通用注册技术审查指导原则》 是我国一个聚焦基于高通量测序原理检测肿瘤相关突变基因性能研究的指导原则。

该指导原则适用于基于高通量测序即NGS技术，又称为大规模平行测序（massively parallel sequencing，MPS），体外检测人体组织肿瘤细胞中的肿瘤相关基因变异。用于检测体细胞突变的NGS正在广泛用于肿瘤诊疗相关的分子检测，包括对特定基因的DNA/RNA进行测序，以寻找与肿瘤临床诊疗相关的基因变异。肿瘤基因突变类型包括点突变、插入、缺失、基因重排、拷贝数异常等广义的基因突变。

分析性能评价的初衷在于提出产品性能有效性、安全性相关问题的假设，然后通过研究进行确认。NGS在测序通量及发现未知基因变异方面具有优势，但是在NGS技术应用需求及使用中存在包括相关临床样本收集处理、NGS检测内容、测序流程、数据分析、结果报告、技术质量认证和验证等各方面的挑战。

基于NGS原理的体外诊断检测通常包括以下步骤：样本收集、处理和保存，核酸提取及处理，文库制备，测序和碱基识别，序列比对，变异识别和过滤，变异注释和解读及检测报告的生成。某些产品还可能会包括软件部分，但上述相关步骤并不一定被全部包括，应根据产品的具体设计流程进行判断。对于每个检测步骤，申请人需要结合产品设计和临床意义建立特定的可接受的质量评价指标和合格判断标准。此外，为满足产品特定预期用途，申请人需通过科学和适当的检测性能研究来确定适用的试剂、消耗品、仪器和软件。基于上述考虑因素，NGS检测产品的设计和工作流程中的任何差异均可能导致结果的不同，因此申请人需要清楚地描述相关检测性能指标。

性能评价过程中评价申报产品的方法学选择和确认过程非常重要，但因NGS检测高通量、多基因等特点，目前尚无公认的评价方法。根据申请产品特点可能需要涵盖多种基因和变异类型，希望临床专家、行业专家等共同探索建立NGS的评价方法，建立能够反映产品特性的性能评价标准。

首先，该指导原则制定过程中考虑了包含不同基因数量的肿瘤基因检测性能评价要求，因检测少数基因位点和检测多数基因位点产品在基因数量及预期用途等方面未存在清晰的界定，故在指导原则编制过程中并未进行区分。编制过程中充分整合临床肿瘤学家对于精准诊治的观点，并充分考虑在我国推广应用的可操作性，以患者的利益为中心。

其次，指导原则针对NGS产品特点、NGS分析性能评估资料，从NGS检验流程中的质量控制要求和主要性能指标两部分进行要求。明确NGS检验流程中样本收集、处理和保存，DNA提取、处理，文库制备，测序和碱基识别，序列比对/映射，变异识别和过滤，变异注释和解读及检测报告需要注意的问题。

再次，指导原则专注于体外检测人体组织中肿瘤细胞的肿瘤相关基因变异的性能评价，重点关注实体瘤中检测具有临床意义的体细胞变异和确保高质量的测序结果。该指导原则所述内容仅为高通量测序检测平台可实现的众多功能之一，故在该指导原则中不涉及基于其他样本类型（外周血等）和其他预期用途（疾病风险评估与预测等）的性能评价要求。

最后，指导原则重点关注实体瘤中检测具有临床意义的体细胞变异和确保高质量的检测结果。申请人应以患者的利益为中心，充分整合临床肿瘤学家对于精准诊治的观点，并充分考虑在我国推广应用的可操作性。申请人可采用多样化的靶向基因组合检测。由靶向基因产生的信息可能会被用于诊断分类、指导治疗决策和（或）为特定肿瘤提供预后评价，不同产品包含的基因数量可能存在较大差异。

基于高通量测序的基因检测建立在越来越多的数据和快速发展的技术基础上，基于NGS技术的检测基因数量也在不断变化。尽管目前的审评方法适用于与疾病或病症相关的有限数量的预定义分析物的常规检测，但基于新测序技术的基因组检测可以一次检测几十个或数百万个DNA变异，并有可能检测到以前未识别的变异。因此，需要科学合理的审评方法评价这类检测的新颖性和灵活性。国家药品监督管理局医疗器械技术审评中心致力于实施灵活和适应性的评价方式来优化其针对NGS体外诊断检测的审评方法，以支持快速发展的基因组医学新技术的需求，同时确保患者检测结果准确和有临床意义。

3. 伴随诊断试剂临床试验注册审查指导原则　目前，伴随诊断试剂的注册申报逐年增多，有多种产品开发形式共存，国家药品监督管理局医疗器械技术审评中心组织起草了《抗肿瘤药物的非原研伴随诊断试剂临床试验注册审查指导原则》和《与抗肿瘤药物同步研发的原研伴随诊断试剂临床试验注册审查指导原则》两个指导原则。

（1）《抗肿瘤药物的非原研伴随诊断试剂临床试验注册审查指导原则》：抗肿瘤药物的伴随诊断试剂对采集自肿瘤患者的样本进行检测，其结果可以为患者使用抗肿瘤药物的安全性和有效性提供重要的信息，包括确定最有可能从药物中受益的患者、确定该药物相关严重不良反应风险较大的患者、确定已经过充分研究具备安全性和有效性的人群亚组等。目前，伴随诊断试剂的注册申报逐年增多且情况较为复杂，在产品开发形式上，部分产品与抗肿瘤药物共同开发，部分产品则在抗肿瘤药物上市后进行开发。在我国，针对同一个抗肿瘤药物开发多个伴随诊断试剂的现状尤为突出，本指导原则旨在充分考虑我国国情的前提下，为申请人开展伴随诊断试剂临床研究提供指导。

伴随诊断试剂临床试验目的主要包含两个方面，一方面为确认试剂临床性能，另一方面为确认伴随诊断用途。非原研伴随诊断试剂临床试验的主要路径如下：

1）一致性比对研究：针对应用广泛、临床意义明确、判读易于标准化的伴随诊断试剂，临床试验可采用申报产品与原研伴随诊断试剂或临床试验协议（clinical trial agreement，CTA）进行比较研究的方法，评价两者检测结果的一致性。为了避免统计学上依次传递现象，对比试剂应选择原研伴随诊断试剂。对比试剂在预期用途、适用人群、样本类型、检测性能等方面应与申报产品具有较好的可比性。

2）桥接试验：在伴随诊断试剂开发和临床试验过程中，如其伴随的抗肿瘤药物已经完成临床研究，则可以通过桥接试验的设计，证明申报产品的安全有效性。桥接试验使用申报产品对已经完成的药物临床试验过程中入组患者的剩余样本进行检测，评估申报产品与原研伴随诊断试剂或CTA的一致性，进而评估申报产品所确定的受试者的治疗效果。

3）已上市抗肿瘤药物疗效的观察性研究：如桥接试验不可行，亦可在完成临床检测性能研究的基础上，在不少于3家临床试验机构进行已上市抗肿瘤药物疗效的观察性研究，证明其临床意义。该临床试验过程中申报产品的检测结果不能影响受试者正常的诊疗流程。与原研伴随诊断试剂具有相同的临床预期用途，临床试验中以原研伴随诊断试剂的预期人群为入组人群，采用申报产品与原研伴随诊断试剂同时检测入组人群的人体样本，以原研伴随诊断试剂检测结果为患者使用抗肿瘤药物提供指导，同时对使用该药物的患者进行跟踪随访，获得药物疗效。

（2）《与抗肿瘤药物同步研发的原研伴随诊断试剂临床试验注册审查指导原则》：在抗肿瘤药物研发过程中，通过对疾病相关生物标志物的检测，有助于筛选出适合某类药物治疗的特定人群。部分抗肿瘤药物开发的过程中会同步开发伴随诊断试剂，其临床试验尤其是其关键性临床试验过程会使用伴随诊断试剂。抗肿瘤药物临床试验既可以支持药物上市，亦可作为伴随诊断试剂伴随用途的确认证据支持其上市。

药物临床试验过程中伴随诊断试剂的作用，包括作为药物临床试验过程中入组人群的筛选方法和作为药物临床试验过程中的生物标志物分层分析等。

抗肿瘤药物的临床试验设计首先需参考国家食品药品监督管理局发布的《抗肿瘤药物临床试验技术指导原则》。合理的临床试验设计可确认具有伴随诊断试剂的新药的安全性与有效性，通常为随机对照设计，特殊情况下可进行单臂设计的临床试验，还有其他诸如篮式设计、伞式设计等新型研究设计。

同步研发的临床研究主要是评价新药的临床获益情况，依据药物的获益从而证实伴随诊断试剂的作用。支持药物批准上市的疗效终点指标通常是显示临床获益的证据、直接的生存证据，如总生存期（overall survival，OS），或其他替代终点，如无进展生存期（progression free survival，PFS）和客观缓解率（objective response rate，ORR）等有统计学意义的改善。

五、新兴技术和新型产品注册审评技术的指导原则展望

随着检测技术的不断发展，临床诊断的范围和领域显著扩展。例如，高通量技术目前发展迅猛，高通量测序与传统的检测技术相比有多方面优势，NGS越来越多地进入临床实

验室，与其他临床分子诊断方法结合使用，为临床医生提供更精确的诊断信息。NGS在临床的主要应用领域包括遗传性疾病诊断、肿瘤诊断与用药指导、感染性微生物的快速鉴定及生殖医学等。

以肿瘤检测为例，可以检测多基因、多位点、多种变异形式，即不仅能一次检测数百个基因的全面信息，还能够检测到罕见的突变及其他关键的遗传变异；检测结果更精准，覆盖多癌种甚至全癌种，进而提供更全面的临床诊治建议。我国的基因检测行业起步较晚，但是发展迅猛，由于基因检测的高复杂和高风险等特性也带来了政策法规、质量监管等一系列的问题，使我国现行的体外诊断监管领域面临挑战。基于高通量测序技术的检测可以一次检测百万个DNA变异并有可能识别未知变异。需要科学合理的审评方法评价这类检测的新颖性和灵活性。与美国相比，该类产品科学监督在我国存在滞后现象，众多问题亟待解决。

基于外周血ctDNA的测序，作为一项液体活检技术，也开始应用于肿瘤早期辅助诊断指导临床用药、靶向药物伴随诊断、实时疗效监测、肿瘤进展与耐药机制探索等。

微生物检测领域NGS主要用于传染病检测、人类微生物组分析、未知病原检定、混合感染病原诊断、微生物耐药性等研究。基于NGS技术的微生物检测具有无须预先培养样本、灵敏度高、能够检测未知微生物的特点，尤其在鉴定未知病原体领域，通过NGS技术可对部分新发传染病疫情的病原体进行鉴定分析，能够有效控制病情的传播。

NGS技术的快速发展，以及NGS检测与传统分子检测的不同，给技术审评带来了很大挑战。针对NGS类产品特点提出科学合理的要求，积极探索NGS类审评特点、创新审评思路，大力规范NGS诊断性检测，积极寻求适当的评价方法，以确保NGS检测的安全性和有效性，同时促进这一领域的创新、发展。

国内NGS检测公司目前已提前布局大Panel产品的注册申报工作，未来还将推出更多产品，如肿瘤突变负荷（TMB）、同源重组修复缺陷（HRD）等。作为新兴的生物标志物，部分问题尚未有过往经验可以借鉴，给技术审评及临床应用都带来了难题，如目前TMB存在检测方法、阈值和报告格式缺乏统一标准的问题。此外，TMB值在不同癌种中存在显著性差异，也为该标志物在临床中规范应用带来困难。

鼓励临床专家、行业专家跟审评部门合作建立符合国内临床应用情形的新技术和新生物标志物的性能评价方法，鼓励企业与临床机构、科研单位积极合作，建立能够反映产品特性的性能评价标准。例如，美国FDA在NGS产品性能评价过程中非常关注性能标准的建立和确认过程，并鼓励临床专家、行业专家与美国FDA共同探索建立NGS的评价方法，我国在制定NGS性能评价指导原则过程中吸收了FDA创新思路，根据产品特点可能需要涵盖多种基因和变异体类型，但部分基因和变异体临床突变丰度较低，如何有效收集代表性临床样本及在何种情况下，可以采用其他来源样本进行验证等问题均需要进行科学的评定。FDA在审评该类产品时，也特别强调分析性能评估的设计应结合该产品的预期用途及适用的人群，使分析性能评估指标制定和评价更加贴近于临床应用。

对基于NGS技术的体外诊断产品，优化医疗器械审评工作方式是摆在医疗器械审评部门面前的一个重要课题，借鉴各国医疗器械审评机构的审评实践经验，并对这些信息资源进行积累和利用是提高医疗器械注册审评工作质量和效率的一个重要途径。

分子诊断类检测试剂注册申报在我国已走过几十年的路程。2007年《体外诊断试剂注册管理办法（试行）》实施，首次明确了致病性病原体、与人类基因检测相关、遗传性疾病、肿瘤标志物等分子检测产品按照第三类高风险产品管理，此后法规虽有修订，但分子诊断检测类产品管理类别未发生变化。分子诊断检测试剂发展离不开检测技术和生物标志物研究与创新。过去，国家药品监督管理局在病原体核酸检测、肿瘤基因检测等领域制定了多项产品注册申报指导原则。产品技术审评是通过对注册申报新产品的了解与研究，建立一套确保该产品安全性及有效性的评价方法。分子类新产品发展往往建立在快速发展的技术基础上，需要科学合理的监管方法来评价这类检测的新颖性和灵活性。

第二十一章

分子诊断产品的研制示例

第一节 规范化分子诊断产品的研制体系概述

一、立项阶段的综合考量

一个成功的分子诊断产品必然涉及多种因素。在产品立项阶段，至少要考虑到以下4个方面的问题，可以简单总结为科学、技术、监管、市场。

就科学层面来说，分子诊断产品的检测目标不是凭空设定的，而必然依赖于当前科学研究的认识。某种遗传变异是否会导致疾病，或具有指示疾病进展、治疗标志物等方面的价值。如果某个分子变异没有明确的疾病相关意义，则其检测价值就会受到怀疑。而科学发现的过程往往是动态的，对于同一个疾病相关变异的多个科研结果可能存在的矛盾需要谨慎对待，要详细分析研究本身纳入的样本、疾病机制、所采用的检测技术、统计方法等，以期得到全面、准确的认识。

就技术层面来说，对特定核酸分子检测目标往往存在着不同的生物检测技术的实现手段，如对SNP，当前生物技术就包括测序（Sanger测序或NGS）、PCR（qPCR、数字PCR、ARMS-PCR、高分辨率熔解曲线分析等）、MALDI-TOF质谱、生物芯片等不同的实现方式。对技术路径的选择要结合需检测的靶点范围、检测准确性、方便性、检测时效等。产品开发的技术选择要避免一味追求新技术的误区，选择新技术固然有其合理性，但常规技术往往经受了更多的临床检验。对技术路径的选择应以准确性、特异性、敏感性为第一要求，兼顾检测的便捷性和时效性等。

就市场层面来说，市场和竞争等商业方面往往具有决定性的影响，若某种变异（如一些罕见单基因病）只涉及人群中极少一部分个体，则尽管其科学性证据很充足，也可能因为市场狭小而不具备商业价值。产品是否成功是由市场决定的，产品的科学性和技术先进性并非产品成功的充分条件。

就监管层面来说，在产品立项时应该考虑该产品预期的用途及设计原理，进而了解对应的医疗器械分类、型式检测和临床试验的要求。对于创新型产品，由于分类不确定，甚至没有已经上市产品作为临床试验的对照，在立项阶段需考虑由此引起的验证和确认的复杂性及不确定性。分子诊断试剂产品必须遵守行政监管的基本要求，满足产品现行行业标准和技术审查指导原则针对产品研发的相关要求，严格开展临床试验，保证检测结果的准确性。

综上所述，这几个因素往往是相互影响、相互制约的，在产品立项时需进行综合考虑。

二、设计开发阶段简述

现在市场上不同企业的产品多样化特征和同质化特征均较为明显，体现了现有技术的应用中有很多成熟技术的广泛应用，也说明了市场上创新产品层出不穷。如此多的产品的设计开发不一，但产品设计开发过程存在着许多内在的相似性。

（一）设计开发策划

设计开发策划是对将要设计开发的产品进行计划或规划，实质上就是对科学技术发展、企业生产能力、产品的经济效益等进行可行性调研分析，合理设想产品技术要求中的性能指标，做出产品是否设计开发的决策。诊断试剂产品性能指标的制定应结合市场及临床实际需求，充分调研已上市产品相关情况，兼顾关键原材料的可获得性和质量可靠性、生产工艺稳定可操作性、生产设施设备条件可满足生产条件和生产量的要求等，以期设计输出的产品实现原材料可及、可靠和稳定，输出产品安全、有效，解决临床痛点。

（二）设计开发输入

在产品设计和开发中，需考虑的输入材料应包括：①根据预期用途所确定的功能、性能、可用性和安全要求；②适用的法规要求和标准，这里需要重点关注法规、标准及技术审评指导原则的全面性和适用性，必要时需要参考借鉴国际标准化组织（ISO）、世界卫生组织（WHO）、国际医疗器械监管者论坛（IMDRF）、美国临床和实验室标准协会（CLSI）等组织或机构的相关指南性文件；③适用的风险管理的一个或多个输出；④适当时，来源于以前类似设计的信息；⑤产品和过程的设计和开发所必需的其他要求。

设计开发人员应充分掌握理解这些要求，真正落实到设计开发过程并在文件设计及记录中形成支持性证据对这些输入进行评审，以确保输入是充分和适宜的，并经批准。这些要求应完整、清楚，能够被验证或确认，并且不能互相矛盾。

（三）设计开发输出

设计开发输出是设计开发输入过程的结果，在符合法规、标准要求的基础上，完成技术指标制定。依据设计任务书和设计评审报告的要求进行初步技术设计，完成产品的原材料研究、生产工艺及反应体系研究的设计文件，包括原材料名称、检验规程、供应商、说明书、工艺配方、产品技术要求等。对产品的安全和正常使用所必需的作业指导书及相应的设施环境、仪器设备和人员要求进行文件制定。

（四）设计开发评审

应依据策划并形成文件的安排，在相应阶段对设计和开发进行系统评审，确认评价设计和开发的结果满足要求并提议必要的措施进行改进。

（五）设计开发验证和确认

设计开发验证是指对设计开发的产品，通过试验、测试、实验等方式取得各种客观证据，证明产品对规定要求已满足的认定。设计开发确认是指通过提供客观证据对产品特定的预期用途或使用要求已得到满足的认定。复杂、重大的验证方案实施前需要先进行评审，以确定方案的充分性与可行性。必要时，还需对验证结果进行评审，并对识别出的问题采取进一步纠正预防措施。

对于体外诊断试剂产品，以产品技术要求中所规定的技术标准和检验方法进行试验、测试，验证产品性能各环节满足要求，以实际临床样本确认产品性能满足预期用途。产品技术要求的制定除了评价产品技术性能外，还应考虑临床应用情况。

下面将针对具体产品的研制示例把设计开发流程整合成立项依据、产品设计、技术指标设定和验证、临床验证及局限性等方面进行叙述。

第二节　肿瘤多靶标联合检测分子诊断产品研制实例

一、立项依据

早在2010年，美国国家癌症研究所（National Cancer Institute，NCI）提出"迈向精准医学"，其关键点在于将个体疾病的遗传学信息用于指导其诊断或治疗。随着肿瘤生物学的发展，越来越多的肿瘤细胞分子变异被发现，针对特异性分子异常设计的靶向药物也更加多元化。美国国家综合癌症网络（National Comprehensive Cancer Network，NCCN）发布的肿瘤学临床实践指南推荐对多种肿瘤驱动基因进行检测用于肿瘤诊疗，如非小细胞肺癌（NSCLC）患者检测 *EGFR*、*ALK*、*ROS1* 等基因，结直肠癌患者检测 *RAS*、MMR/MSI 状态等。分子病理诊断临床需求进一步扩大的现状，也对检测新技术应用及诊断的标准化和规范化提出了更高的要求。此外，NGS技术相比Sanger测序、PCR等传统检测方法具有明显的检测通量优势，可利用有限的样本进行最全面的突变图谱检测，最大限度、最高效率地筛选出真正对治疗有效的人群。此外，集合了基因组上目标区域的NGS大Panel（多靶标联合）可同时对多个基因的突变、插入缺失、融合、拷贝数变异进行检测，尤其对形态学诊断有争议的疑难病例，NGS技术能够最大限度地帮助患者找到有用的治疗靶点和预后标志物，实现真正意义上的精准医疗。

同源重组（homologous recombination，HR）修复是DNA双链断裂（double-strand break，DSB）损伤修复的主要方式，发生在细胞G_2/S期，需要以未损伤的姐妹染色单体的同源序列作为其修复的模板；同源重组依赖众多的同源重组修复蛋白，包括BRCA1/2、MNR复合物（MRE11/RAD50/NBS1）等。HR修复是一种精确且复杂的修复方式，可以最大限度地保证基因组的稳定性。一旦编码同源重组修复蛋白的基因发生突变，可能导致蛋白功能改变或缺失，引起同源重组修复缺陷（homologous recombination deficiency，HRD），此时细胞只能依赖精确性差的非同源末端连接（non-homologous end joining，NHEJ）进行DSB损伤修复，从而导致突变的累积及基因组的不稳定。多腺苷二磷酸核糖聚合酶（PARP）是一种DNA修复酶，在DNA修复通路中起关键作用。PARP抑制剂可通过抑制PARP的活性，抑制DNA单链损伤的修复过程，但这种DNA单链损伤可转变为DSB，若细胞存在正常的HR修复系统，仍可对DSB进行修复，不影响细胞的存活；如果细胞存在HRD，使得DSB损伤无法正常修复，导致PARP抑制剂和HRD对肿瘤细胞的合成致死作用。*BRCA1/2*是最常见的HR基因，FDA先后批准了奥拉帕利、芦卡帕利用于携带*BRCA1/2*失活突变的卵巢癌患者，奥拉帕利和他拉唑帕利用于*BRCA1/2*失活突变的乳腺癌患者。利用肿瘤NGS大Panel对*BRCA*基因进行检测，可以筛选对PARP抑制剂高响应率的肿瘤患者。

另外，进行NGS大Panel检测有利于发现罕见基因突变，以指导患者精准使用靶向药物或临床试验入组，扩大受益人群。广谱靶向药拉罗替尼是一种强效、口服、选择性原肌球蛋白受体激酶（tropomyosin-receptor kinase，TRK）抑制剂，用于治疗携带*NTRK*基因融合的肿瘤。*NTRK*融合属于罕见基因变异，在常见肿瘤中发生率通常低于1%。2018年11月6日，美国FDA加速批准拉罗替尼用于治疗携带*NTRK*融合基因的成年和儿童局部晚期或转移性实体瘤患者。随后在2019年初NCCN发布的NSCLC指南中，NSCLC靶向用药的相关基因新增了*NTRK*基因融合，拉罗替尼更是被推荐成为*NTRK*基因融合突变阳性的转移性NSCLC患者的一线治疗选择。"不限癌种"药物的获批打破了以往药物必须以疾病作为适应证的界限，开启了靶向药物可以以基因突变为适应证的先河。

近些年，免疫治疗在多种癌症中逐渐彰显其治疗疗效，同时也有多种免疫检查点抑制剂药物（抗PD-1、PD-L1、CTLA4等）获批。然而临床数据显示，只有部分患者能够从免疫治疗中获益，因此筛选获益人群至关重要。目前已发现多种能够预测疗效的分子标志物，如微卫星不稳定性（MSI）及肿瘤突变负荷（TMB）等。MSI是指DNA复制过程中由于重复序列非正常插入或移除导致微卫星等位基因长度发生变化的现象。根据不同程度的MSI状态，又可分为微卫星稳定（MSS）、微卫星高度不稳定（MSI-H）和微卫星低度不稳定（MSH-L）。有研究认为DNA复制或DNA错配修复缺陷（dMMR）的癌细胞更容易积累突变，产生大量异源抗原，其可有效地被免疫T细胞识别，对免疫治疗更敏感。2017年5月23日，FDA批准帕博利珠单抗用于治疗MSI-H/dMMR亚型的无法手术或者转移的实体瘤患者。随着高通量测序技术在肿瘤领域的深入发展，NGS也开始应用于MSI检测。目前基于NGS大Panel检测MSI状态是通过选择一组位点的读长数目分布直接评估MSI程度，可同时捕获多段基因组序列，极大地提高分子诊断效率，降低样本用量。相比于传统PCR检测，NGS覆盖的微卫星位点高达数十至上千个，检测灵敏度及容错率更高，且基于NGS平台开发的一些MSI算法无须使用正常组织作对照。欧洲肿瘤内科学会（ESMO）精准医学工作组推荐NGS作为MSI的二线检测方法。NCCN结直肠癌临床实践指南亦指出，MSI检测可通过经验证的NGS Panel进行，尤其是对于那些需要同时检测*RAS/BRAF*突变状态的转移性结直肠癌患者。

肿瘤突变负荷（TMB）是近年来在多种肿瘤免疫治疗中发现的可用于预测免疫治疗疗效的独立生物标志物，高TMB表达者对免疫检查点抑制剂治疗临床获益更大。TMB最初是在使用伊匹单抗（ipilimumab）或曲美木单抗（tremelimumab）治疗晚期黑色素瘤患者时作为预测疗效的生物标志物，结果发现PD-1/PD-L1免疫检查点抑制剂对具有高水平TMB的黑素色瘤和NSCLC患者疗效往往好于低水平TMB表达的患者。既往研究提示，NSCLC中接受抗PD-1/PD-L1免疫检查点抑制剂治疗的患者，与TMB密切相关的非同义突变数量与肿瘤的客观缓解率（objective response rate，ORR）、持续临床获益时间及无进展生存期（progression-free survival，PFS）的改善均呈正相关。2020年6月，基于KEYNOTE-158研究结果，FDA批准帕博利珠单抗用于TMB-H（定义为TMB ≥ 10mut/Mb）实体瘤患者的二线及以上治疗。TMB目前国内临床没有已上市的常规检测方法，只能由基于NGS技术的方法进行，目前常用的方法有两种：一种是全外显子组测序（WES），一种是Panel检测。Panel检测TMB与WES检测TMB的数量高度相关，一致性很高。并且由于Panel检测范围较小，覆盖深度较高，可以高灵敏度检测驱动基因的变异。

肿瘤NGS大Panel检测可以覆盖更多基因位点和变异形式，提供全面的基因突变数据，从而对患者进一步分层，实现精准诊断、精准治疗。肿瘤NGS大Panel需要具备以下特点：覆盖的癌种类型广，涵盖相关基因及其变异形式多（点突变、插入缺失突变、拷贝数变异及融合/重排）。除了可作为靶向用药热点突变的伴随诊断，大Panel也可检测肿瘤免疫治疗标志物（TMB/MSI等）指导患者免疫治疗或帮助患者入组临床试验，让肿瘤患者临床获益最大化。

2017年底，FDA认证了[FDA-cleared（510K）]MSK-IMPACT（468基因）及批准了（FDA-approved）F1CDx（324基因）两款NGS大Panel产品；2019年11月，FDA认证了[FDA-cleared（510K）]Omics Core（19396基因）NGS大Panel产品；2020年4月，FDA认证了[FDA-cleared（510K）]PGDx Elio Tissue Complete（507基因）NGS大Panel产品；2020年8月，FDA相继批准了（FDA-approved）基于NGS平台的泛癌种液体活检伴随诊断大Panel产品Guardant360 CDx（55基因）和F1LCDx（324基因，报告311基因）。与此同时，国内部分基因检测公司也正在积极进行大Panel产品的研发和申报工作。从以上批准/认证的产品中可以得出，临床药效的分子标志物将不再局限于单基因与单位点，而包含更多基因和位点的NGS大Panel是精准医疗发展的需要，也是发展的趋势。

二、产品设计

产品的检验原理为首先制备文库，对肿瘤FFPE组织样本提取核酸（DNA）进行片段化、接头连接及PCR扩增等。随后采用有特定序列的DNA探针与文库杂交，特异性捕获探针目标区域DNA片段；通过磁珠法对这些片段进行富集。在对捕获富集后的文库进行定量与质控后，采用测序仪进行高通量测序。对于测序数据，采用生物信息学软件分析判读样本中TMB及相关驱动基因变异情况。

（一）产品的主要原材料举例

1. 纯化磁珠 作用为与DNA样本按不同比例混合，筛选得到特定片段范围的DNA，并有效去除引物二聚体、dNTP、无机盐及蛋白质等杂质。

2. 链霉素磁珠 是均一、超顺磁性磁珠，表面共价连接单层（而非多层）重组链霉亲和素。链霉亲和素和生物素的结合力非常高，链霉亲和素磁珠是分离生物素化核酸的首选试剂。

3. 文库构建相关酶及反应液　文库构建的反应酶及反应液包含片段修复相关试剂、DNA片段化相关试剂、末端修复加接头相关试剂、DNA聚合酶反应液等。文库构建酶及反应液作用于片段化的基因组DNA，结合接头、引物等用于DNA的文库构建，生成合格的文库用于后续检测。

4. Cot-1 DNA　人Cot-1 DNA富含重复的DNA序列，Cot-1 DNA用于封闭基因组上的重复序列，在杂交捕获过程中阻断非特异性杂交。

5. 探针及杂交反应液　与杂交洗脱液配套使用，探针序列需进行设计并合成，探针3′端有生物亲和素标记。探针用于文库的杂交捕获过程，探针序列与目的DNA片段互补，从而使探针结合到靶向DNA，再进行测序。此外，还需要有引物、接头、富集清洗及各种不同的酶、质控品等原材料。

（二）产品工艺研究

以采用靶向序列捕获的方式建库为例，其主要工艺研究内容为靶向序列捕获建库的工艺，下面举例说明其中的几个主要环节。

1. 纯化磁珠的优化选择　纯化磁珠主要用于各阶段核酸产物的纯化。该磁珠筛选时可采用同一个石蜡包埋组织样本或其他不同类型样本提取的基因组DNA等量分多份用于建库，建库纯化分别使用市场上的不同磁珠，对建库过程中间环节产物进行Agilent 2100 Bioanalyzer检测，文库构建完成后，通过采用统一的探针杂交上机流程和相同的测序数据量等实现实验条件一致，比较建库过程中各磁珠纯化的实验数据及下机数据，选择最佳纯化磁珠。

2. 文库构建组分的优化　大多数文库构建过程包括DNA修复—末端修复与加"A"—接头连接—文库扩增。对文库构建中所需的片段修复酶、末端修复酶、DNA聚合酶反应液进行筛选，通过接头连接效率、文库产量、测序深度、测序质量等指标对比选择最适组分。

例如，可以选取有代表性的石蜡包埋组织样本（中度降解、严重降解、未降解）进行片段修复酶使用必要性的测试，每种样本类型分三组测试：修复、不修复、对照（为单核细胞gDNA对照），通过下机数据判断修复酶的效果。另外，还可以采用类似的方式进行末端修复酶、DNA聚合酶等建库所需组分的筛选优化。

3. 探针设计和优化　分子靶点涉及的类型复杂，包括点突变、短片段插入缺失、拷贝数变异、融合基因等。同时捕获多个基因、多个位点的探针成为产品的关键原材料。通过探针的捕获，得到目的区域，再进行测序分析，从而获得样本的突变信息，指导后续的靶向治疗方案。

对基因序列进行捕获、检测中使用的探针的效率受到多种因素的影响，如探针之间的相似度、探针序列的复杂程度和GC含量差异、探针长度、探针重叠区域、探针自身形成二级结构的倾向性、探针之间形成二级结构的可能性。探针设计时须进行综合考虑。探针长度也须进行考虑，探针太短，会显著增加非特异性结合，降低测序数据中靶率。如果探针太长，则需要较高反应温度才能实现杂交，使得杂交反应体系很容易挥发，从而影响杂交效率，且会降低合成效率并增加合成成本；重叠区域越大，目标区域覆盖率越高；重叠区域越小，甚至探针间隔分布，测序成本则越低；GC含量过高/过低会降低PCR扩增的效率和捕获探针杂交的效率，从而导致大量的非特异性结合。

探针需同时检测多个肿瘤驱动基因的点突变、短片段插入缺失、拷贝数变异和融合基因，具体设计可采用以下步骤：

（1）根据NCCN指南及COSMIC、TCGA、ICGC数据库和相关文献确定基因集、突变位点或相关区域，确定探针的目标区域，设计合成探针。

（2）对于非复杂区域发生的变异，直接按照探针提供商常规的设计方法即可。

（3）融合基因检测的探针设计：融合基因的断点通常发生于内含子区域，对于融合基因的检测基于DNA水平，并且可以精确到具体的断点，因此探针需要覆盖相关的内含子。根据NCCN指南确定需要检测的融合基因，然后根据COSMIC、TCGA数据库和文献记录的融合变异类型及断点位置确定探针需要覆盖的区域。将预定的区域和全基因组参考序列进行比对，对于存在断点的重复区域，再增加覆盖配对基因的探针序列。

（4）短片段插入缺失的探针设计：大于15bp碱基的缺失可能会在探针捕获时存在缺口，因此针对热点变异（如*EGFR*19号外显子缺失），需再增加基于突变后的序列设计探针。

针对不同的突变类型，探针捕获示意如下：

（1）点突变检测：在点突变检测中，NGS检测范围完全由该目标区域探针覆盖情况决定。通过杂交捕获目标区域DNA后进行测序，测序数据再通过生物信息学软件与正常人参比基因组已知序列进行比对（图21-1）。

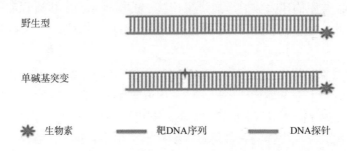

图21-1　单碱基突变序列探针捕获示意图

（2）插入/缺失检测：针对短片段插入缺失突变区域，需要克服短片段插入缺失导致的突变型DNA杂交捕获效率差异。可在常见插入缺失位点两侧补充更多探针，并加入针对常见插入缺失突变的特异性突变探针，以增加突变型DNA的杂交捕获效率（图21-2）。

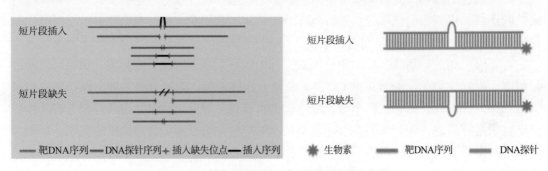

图21-2　插入/缺失突变序列探针捕获示意图

（3）基因融合检测：融合基因是指在肿瘤基因中出现基因组断裂和重新拼接的现象，当两个或多个基因的编码区首尾相连，受同一套调控序列控制，可构成新的嵌合基因，即融合基因。基因融合通常发生在基因内含子区域，因此要求检测探针全面覆盖基因外显子区域和部分内含子区域。使用NGS对捕获得到的数据与参考基因组进行比对分析。参考基因组为融合阴性基因组，在断点后的融合区段会发生大片段的错配，同时两个融合基因的大片段错配能够相互匹配，就认为这对基因有融合信号，发生基因融合。在可检测出真实的断裂位点基础上一次性检出多个融合基因，包括已知融合和新融合及融合伴侣基因（图21-3）。

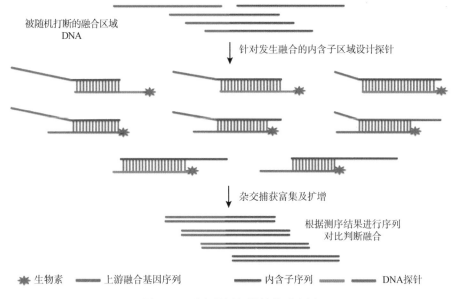

图21-3　融合基因探针捕获示意图

探针验证需采用试验验证的方式进行。采用涵盖点突变、短片段插入缺失、拷贝数变异和融合基因变异类型的参考品和（或）已知变异的临床样本为原材料，按照说明书进行实验操作，并采用以上设计的探针进行杂交捕获，合格文库上机测序，测序数据通过软件过滤、比对、注释等步骤，最终得到样本的突变结果。

可考察的探针性能有覆盖度、目标区域序列占比、探针的均一性和探针可检测能力、捕获效率等指标。

4. 企业参考品的建立　可参考国家参考品的研制过程。基本过程为候选样本的筛选构建、样本特性的检测确认等。如采用基因编辑的细胞系样本作为企业参考品原料，首先对野生型细胞株进行单克隆稀释，得到基因背景相对一致的野生细胞株，在此基础上采用基因编辑平台做出相对应的单克隆突变细胞株，得到的这一对细胞株（野生型＋等位基因人工变异的细胞株）基因背景完全一致，唯一的差别仅仅在于基因编辑所引入的这个突变。通过改变野生型和突变型细胞株的比例，可以混合出任何不同等位基因频率的标准品，提供不同的浓度梯度。通过多种方法建立满足企业产品性能验证所需的参考品（包含阳性、阴性、检测限、重复性等不同种类的不同突变类型的参考品）用于产品的性能验证。

5. 肿瘤基因变异解读用药数据库搭建 2021年10月7日，FDA认可肿瘤突变数据库 OncoKB中一部分为2级（临床意义，46个基因）和3级（潜在临床意义，37个基因）共83个基因生物标志物（FDA 2级和3级的基因有重叠部分，整合后为66个基因）的有效科学证据来源，可用于简化肿瘤NGS分析测试的开发和验证过程。肿瘤基因检测公司希望可以使用这些数据来支持上市前提交的肿瘤分析测试的临床有效性。

企业在产品开发中需要用到相关数据库。数据库可包含基因数据库、变异数据库、药物数据库、靶向药物预测数据库等多个部分。

基因数据库包含基因的分类（原癌基因或抑癌基因），基因功能描述，基因所处的信号通路，基因相关的癌症类型，基因是否具有诊断、预测、预后、遗传易感性等临床价值。

变异数据库用来记录变异的生物功能学详情、标准HGVS注释、突变的蛋白改变预测、对变异生物学功能的已有研究报道、变异在各类癌症中的检出情况。

药物数据库用来记录药物靶点、药物获批上市的机构、药物获批的适应证和获批时间。

靶向药物预测数据库是用来记录突变与药物敏感性的关系，常见的突变与药物敏感性包括敏感、耐药、无关联等。对于突变与药物的证据分级参考AMP/CAP/ASCO联合发布的癌症变异解读指南，证据纳入包括NCCN、CSCO等临床实践指南中关于靶向药物的用药指导建议，药物最新的前瞻性或回顾性临床试验项目的结果，基于分子标志物的临床试验招募情况，同时包含案例报道及临床前研究。

需要通过已发表的科学文献及肿瘤治疗指南等相关资料，以及真实临床样本检测数据构建数据库。要求对所有变异进行标准HGVS命名，对突变功能、药物敏感性等信息进行严格的内审和外审。

为保证数据库的准确性和时效性，还需对数据库定期进行测试，对特定基因范围的肿瘤检测产品的检测结果进行解读，同时定期抽取最新研究进展，设计特定测试数据，进行数据结果验证。

三、性能验证确认

肿瘤NGS大Panel试剂盒检测过程影响因素包括生物学特性（样本类型、肿瘤类型等）、分析前因素（样本质量、FFPE导致的脱氨基现象等）、测序因素（DNA捕获区域、Panel大小、富集方法、测序深度、测序平台等）、生信分析（突变类型、QC、过滤条件等）及预期用途（使用方法、患者人群等）等，各方面均对检测结果的准确性存在不同程度的影响。因此，需要在一定的实验条件下，用数量合理、不同类型的标本证明所建立的检测方法，对产品预期用途所声称的检测范围进行性能的验证确认。

目前适用于高通量测序法的肿瘤大Panel检测产品的国家参考品主要有*KRAS/NRAS/BRAF/PI3KCA*基因突变检测国家参考品、*EGFR/ALK/MET*基因突变检测国家参考品、肿瘤突变负荷（TMB）检测国家参考品、微卫星不稳定性（MSI）检测国家参考品。使用国家参考品进行性能验证主要从以下几个方面进行。

（一）准确性

对于驱动基因检测，准确性验证使用 *KRAS/NRAS/BRAF/PI3KCA* 基因突变检测国家参考品、*EGFR/ALK/MET* 基因突变检测国家参考品中产品检测范围内的阳性参考品进行，检测结果应为试剂盒范围内的对应位点均检出。

对于TMB检测，准确性验证首先要与WES检测TMB方法进行一致性评价。TMB检测国家参考品用于TMB检测产品的性能评价。该参考品涵盖了0、1%、2%、5%和10%的肿瘤细胞系，分别提供了在1%、2%、3%、4%、5% cut-off下的TMB值，将按照Panel规则计算的TMB值代入企业建立的Panel检测与WES检测之间的线性回归方程，计算参考品的Panel TMB拟合预测的WES TMB值及WES TMB的90%预测区间，TMB参考品的标准TMB值落在试剂盒检测计算的WES-TMB理论值90%预测区间的比例应不少于90.0%。其次可以使用不同水平的SNP进行SNP检测准确性的验证，不同水平的SNP参考品的突变检测准确性可以有不同的要求，如TMB检测国家参考品中高置信SNP/InDel位点标准集的参考品，TMB-14-2%、TMB-14-5%和TMB-14-10%参考品的突变检测准确性应分别不低于40.0%、80.0%、90.0%。

对于MSI检测，准确性验证使用不同MSI-H类型的阳性参考品进行，MSI检测国家参考品1～30号共15对阳性参考品，检测结果均应为MSI-H。

（二）特异性

对于驱动基因检测，特异性验证使用国家参考品中的阴性参考品和试剂盒范围外的阳性参考品进行，结果应为试剂盒范围内所标注的位点均无突变。

对于MSI检测，使用MSI检测国家参考品中的阴性参考品进行，检测结果均应为MSS或MSI-L。

（三）检测限

对于驱动基因检测，根据产品预期用途选择适用的检测限参考品，参考品中在试剂盒检测范围内标注的基因位点均应检出。对于MSI检测，对20%肿瘤DNA含量和10%肿瘤DNA含量的检测限参考品进行检测，结果应符合相应的MSI状态。对5%肿瘤DNA含量的检测限参考品进行检测，应检出或未检出相应的MSI状态。

（四）重复性

对于国家参考品中缺少的精密度参考品，企业可使用自制的参考品进行性能验证，对不同水平的精密度参考品进行检验，重复检测10次，检测结果要求无明显差异。

（五）临床样本全外显子测序一致性

目前TMB的检测方法主要为全外显子组测序（WES）和目标基因Panel靶向测序，而WES是公认的TMB检测金标准。Panel靶向测序方法存在一定的挑战，因检测平台不同（Illumina平台、Proton平台及华大基因测序平台），各家试剂盒所检测的靶向基因不同，其阳性判断值（cut-off值）也会出现差异。为了评价Panel靶向测序试剂盒与WES检测的一致性，使用临床样本进行TMB检测，WES的TMB值落在试剂盒检测计算的WES-TMB理论值90%预测区间的比例应不少于90.0%。

四、临床性能验证

临床性能验证主要是指根据产品的预期用途验证产品检测临床样本的结果准确性与临床用途的符合性，该性能可通过阳性符合率、阴性符合率及整体符合率等指标来评估，评价考核试剂与对比方法/已上市试剂相比，检验能力上是否等效，同时通过观察药物疗效信息，验证热点突变与伴随诊断用药指导、非小细胞肺癌组织TMB检测与免疫治疗药物疗效间的关系等，判断试剂盒临床有效性。流程图如图21-4所示。

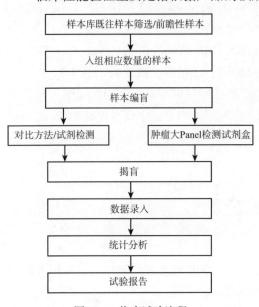

图21-4 临床试验流程

过程简述如下：

1. 明确产品的临床预期用途和适用的目标人群 明确产品的临床预期用途为定性检测非小细胞肺癌等肿瘤患者FFPE组织样本中的TMB及*EGFR*、*ALK*等基因变异，从而为靶向用药（酪氨酸激酶抑制剂等）、免疫检查点抑制剂的临床应用提供参考。其检测结果仅供临床参考，不应作为医生决策的唯一依据，临床医生应结合患者临床情况进行综合判定。

2. 确定临床针对该用途所采用的临床或实验室诊断方法 如TMB目前国内临床没有已上市的常规检测方法，只能由基于NGS技术的方法进行，目前常用的方法有两种：一种是WES，WES是TMB检测的金标准；另一种是定制化的Panel检测。Panel检测TMB与WES检测TMB的数量高度相关，一致性很高，并且由于Panel检测范围较小，覆盖深度较高，可以高灵敏度检测驱动基因的变异。但是Panel覆盖的基因及区域不同，与WES检测TMB结果的一致性可能会有差别，纳入的变异种类不同，阳性判断的标准不同，都可能导致TMB检测性能的差异。只有通过与金标准的一致性对比，并且有匹配的免疫药物疗效作为评估指标，才是比较成熟的Panel检测TMB的方法。

3. 临床试验设计 选择合适的临床机构进行试验设计和实施。

确定合适的试验方法，如选择基于NGS技术的WES及已上市驱动基因检测试剂盒作为对比方法，验证产品的TMB和热点突变检测能力，可以设计以下几个方面的检测内容：

（1）考核试剂与WES判定TMB高低的一致性验证：评估两种方法检验TMB的临床应用一致性情况，包括阳性符合率、阴性符合率、总符合率等，并观察部分TMB-H患者的免疫药物疗效情况。

（2）考核试剂热点突变基因的准确性验证：涉及驱动基因外显子突变的检测，选取已上市或伴随诊断试剂进行验证。评估两种方法的检验一致性情况，包括阳性符合率、阴性符合率、总体符合率等。评估考核试剂检验准确性，并观察部分热点突变患者的伴随诊断靶向药物疗效情况。

此外，除验证以上驱动基因外，考虑到考核试剂探针Panel覆盖范围较广，因此通过与WES对比，对考核试剂检出突变进行更广泛的验证。具体为，针对部分样本，从WES检测结果中选取考核试剂探针Panel所覆盖的突变，与考核试剂检测结果进行对比验证，如 *MET/TP53/APC* 等基因的点突变及插入/缺失突变等，分别统计考核试剂与WES检测的阳性符合率、阴性符合率和总体符合率。

（3）考核试剂与WES检验TMB的相关性验证（探索性）：通过确定考核试剂与对比方法WES检测TMB的相关系数，评估考核试剂和对比方法检测结果之间的相关性。

建立病例入排标准，如满足以下条件的病例可入选本次临床试验：病理学明确诊断为非小细胞肺癌患者的样本；一定数量的良性疾病患者的样本；患者有明确的病理诊断结论；可提供足够的经规范化处理的FFPE组织样本，样本保存时间不超过2年，非小细胞肺癌患者样本中癌组织占比不低于20%；非小细胞肺癌患者样本具有足够的癌旁组织、血液、唾液样本；样本无污染、腐败、降解等。排除标准：病历资料不完整的样本；重复样本；入选对象的石蜡样本不够检测用量等。剔除标准：已入组样本未能正常检测的；判定为不纳入统计分析的。

规定好样本采集、保存及运输方法，如要求石蜡样本切好以后，（−20±5）℃可保存12个月，−80℃可长期保存；或使用核酸提取纯化试剂盒提取后的DNA样本，可在（−20±5）℃保存不超过12个月等。

开展临床试验质量控制，在正式试验开始前，开展小样本预试验，目的是能够让研究者熟悉临床试验操作流程，并且可以初步了解申报产品的性能，减少正式临床试验的风险。

在结果统计与讨论中需要统计人口学资料，进行有效病例人口学年龄特征分析、性别特征分析、病理亚型特征分析。

在所有准确性评估一致性分析中可以采用四格表的方式进行统计汇总，以TMB检测的准确性评估为例进行准确性评估有效病例一致性分析结果示意（表21-1）。

表21-1　TMB检测结果统计示例（一）　　　　　　　　　　（单位：例）

	TMB结果	对比方法		合计
		TMB-H	TMB-L	
考核试剂	TMB-H	260	39	299
	TMB-L	46	744	790
	合计	306	783	1089

计算考核试剂与对比方法的阴性、阳性符合率及其95%置信区间，统计结果如表21-2所示。

表21-2　TMB检测结果统计示例（二）　　　　　　　　　　（单位：%）

符合率	点估计	置信区间下限	置信区间上限
阳性符合率	84.97	80.53	88.54
阴性符合率	95.02	93.26	96.34
总符合率	92.19	90.45	93.64

经Kappa检验，证明两者具有较高的一致性。

进一步开展TMB准确性评估一致性分层分析，可以按照性别、年龄、病理亚型对考核试剂与对比方法TMB检测结果进行分层分析，结果示意如表21-3所示。

表21-3　TMB检测结果分层统计结果示例

因素	总例数（例）	所占总数比例（%）	考核试剂检出TMB-H比例（%）	WES检出TMB-H比例（%）
性别				
男	523	48.0	42.1	41.9
女	566	52.0	14.0	15.4
年龄（岁）				
<40	34	3.1	5.9	2.9
40~50	106	9.7	16.0	17.9
50~60	308	28.3	21.4	21.1
60~70	447	41.0	31.3	32.7
70~80	186	17.1	38.2	38.7
>80	8	0.7	37.5	37.5
病理亚型				
腺癌	856	78.6	23.0	24.5
鳞癌	99	9.1	84.8	76.8
腺鳞癌	24	2.2	25.0	29.2
其他亚型	10	0.9	60.0	60.0
良性病例	100	9.2	6.0	7.0

对药物疗效的评估则需要考虑临床治疗方案的差异。例如，免疫药物目前有卡瑞利珠单抗、帕博利珠单抗、信迪利单抗、替雷利珠单抗、特瑞普利单抗、纳武利尤单抗、杰诺单抗。治疗线程分为一线治疗和多线治疗两种线程。用药方案分为免疫单药治疗、免疫联合化疗、免疫联合化疗和抗血管生成药物治疗、免疫联合抗血管生成药物治疗等。按照不同的路径和预先确定的临床试验终点为判定依据进行分类分层分析，如对免疫药物多线治疗病例进行分析，结果如表21-4和图21-5所示。对TMB-H的病例和TMB-L的病例数进行汇总，统计TMB-H的病例中位PFS、TMB-L的病例中位PFS，从而证明免疫药物多线用药对TMB-H和TMB-L人群的疗效存在显著差异趋势。对于热点突变伴随诊断靶向用药的

疗效统计分析也可以采用类似的方法。

表21-4 免疫药物多线治疗病例疗效评估示例

多线	TMB-H	TMB-L
总数	30	52
事件数	14	28
中位PFS（95%CI，月）	8.4（2.0，14.8）	6.8（3.3，10.2）

五、产品局限性

基于NGS大Panel检测发现潜在的治疗靶点、探索基因组的变化并指导不同预后分层的治疗方案是精准医疗的发展方向，但该类产品可能存在一定的局限性，主要体现在以下几个方面：

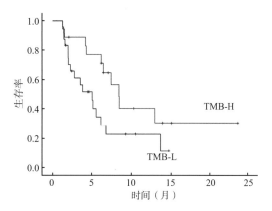

图21-5 免疫药物多线治疗病例的生存曲线示意图

（1）产品检测结果仅供临床参考，不应作为患者个体化治疗的唯一依据，临床医生应结合患者病情及其他实验室检测指标等因素对检测结果进行综合判断，制订给药方案。

（2）药物疗效的建立基于相关临床试验结果，个体间可能存在差异。

（3）产品检测范围内的其他未伴随诊断验证评估的基因突变，仅进行了性能验证，不能用于伴随诊断检测。

（4）该类产品只对试剂盒涵盖的基因及变异类型有效，阴性检测结果不能完全排除基因突变的存在。导致检测结果假阴性的原因可能包括肿瘤样本中肿瘤细胞较少、肿瘤组织异质性、突变类型不在试剂盒检测范围内、突变频率低于检测限、样本降解、样本污染、样本中存在大量干扰物质、不正确的样本保存、不正确的试剂盒保存、试剂盒过期、不恰当的实验操作等。

（5）产品检测过程中涉及多项化学反应，不当的实验操作可能会导致设备和实验室污染，从而影响检测质量，造成假阳性检测结果。因此，分子检测必须在医疗机构实验室开展，操作人员需要根据《医疗机构临床基因扩增管理办法》进行专业培训，严格执行规范操作流程。标本的容器、标本的处理及检验过程中使用的材料的处理须符合《医疗废物管理条例》和《医疗卫生机构医疗废物管理办法》及国家和地区的相关要求。

（6）该产品仅能在有相关检验能力的单位由有相关经验的技术人员操作，并且严格按照说明书进行，产品的质控标准必须全部满足，才能得到准确的结果。

目前，中国还没有基于肿瘤组织或血液的NGS大Panel产品获批，亟须临床专家、监管部门和基因检测公司共同推动NGS大Panel检测的标准化，保证NGS大Panel检测产品未来在临床上的可靠、有效应用，促进中国肿瘤精准诊疗行业的进一步发展。

第三节　组合技术、复杂检测标志物分子诊断产品研制

一、立项依据及可行性

随着基因组学、蛋白质组学、代谢组学等组学研究方法的进步，以及海量数据处理、深度机器学习等数据分析处理方法的快速发展，基于多组学、跨学科的组合检测及复杂检测标志物的分子诊断产品逐渐崭露头角，开始填补传统单一标志物分子检测方法的空缺，使很多原先无法或者难以完成的检测逐渐变为可行。其中，应用最多、需求最为迫切的领域当属肿瘤早筛早诊和宏基因组病原体检测。

（一）肿瘤早筛早诊

尽早发现癌症具有重要意义。在充分有效且副作用极低的药物被开发之前，对肿瘤进行早期筛查和早诊早治，仍然是降低死亡率的最有效方法。对患者而言不仅能减轻痛苦、改善预后、提高治愈率，同时将大幅降低治疗成本，减轻经济负担；对国家而言也能有效节约医疗卫生资源，减轻肿瘤防控压力。癌症早期筛查是早期发现癌症和癌前病变的重要途径，方法主要包括传统检测和新型液体活检两种。传统的肿瘤筛查方式主要有肿瘤标志物检测、医学影像学检查、内镜检查等技术手段；液体活检是与传统组织活检相对应的概念，是以血液等非固态生物组织为标本进行取样并分析肿瘤相关分析物（循环肿瘤细胞、ctDNA等）的体外诊断技术。液体活检中的"液体"以血液为主，也包括粪便、尿液、唾液及其他体液样本。

目前而言，传统的肿瘤筛查手段均存在一定的技术局限性，新兴的液体活检通过高通量测序、PCR技术等手段检测血液中极微量的循环肿瘤细胞（CTC）、ctDNA和外泌体等分析物，灵敏度高、特异性好，可以用于肿瘤的早期甚至极早期筛查。从分子检测角度来看，常规的单标志物检查尽管广泛应用于癌症筛查及诊断，但是受标志物本身的存在状态及检测技术性能限制，其检测准确性往往并不理想。举例来说，肝癌常用的标志物甲胎蛋白（AFP）对于早期肝癌的诊断灵敏度仅为40%~65%，特异度为76%~86%，假阳性率及假阴性率均较高；前列腺癌中常用的前列腺特异性抗原（PSA），其灵敏度为70%~80%，特异度仅为60%。除了以上提及的传统蛋白分子标志物，新兴的液体活检标志物，如血浆中的游离DNA，正在被广泛地用于中晚期肿瘤患者的分子分型和诊断，进而指导靶向或免疫治疗方案的选择。但与蛋白分子标志物类似，即使是在新型液体活检中检测技术最为成熟的ctDNA突变检测，将其应用于癌症早期筛查，仍存在巨大的技术挑战。因此，为了克服单一分子标志物在早期癌症筛查或诊断过程中检测性能的局限，通过对多种类型的分子标志物进行联合检测，或者利用同一种分子类型但对其多个特征维度进行综合分析的复杂标志物的分子检测方法逐渐被人们所关注。

多指标联检的组合技术，可以用来提高单癌种早期筛查的检测性能。2014年，美国精密科学公司（Exact Sciences）与梅奥诊所共同开发的结直肠癌早筛产品"大肠卫士"（Cologuard）获得FDA批准，通过定性检测粪便中结直肠癌相关的DNA突变及甲基化标

记和隐匿性血红蛋白的存在来筛查结直肠癌高危人群中的结直肠癌早期患者。从国内来看，2020年11月9日，诺辉健康基于类似原理和方法的*KRAS*基因突变及*BMP3/NDRG4*基因甲基化和便隐血联合检测试剂盒（PCR荧光探针法-胶体金法）获得国家药品监督管理局（NMPA）批准，成为第一个国内获批的多指标联合检测应用于高危人群的肿瘤早筛试剂盒。

除了游离DNA突变及蛋白标志物的联合检测用于早筛被大家所认知，越来越多的研究也开始着眼于单独使用游离DNA并结合多维度检测或者分析来实现癌症早筛及组织溯源。除了基于游离DNA甲基化特征分析，针对血浆游离DNA本身的物理和序列特征来探寻肿瘤信号也是目前关注的热点。基于低深度全基因组测序（low-depth whole genome sequencing，LD-WGS）获得的游离DNA分子的序列和特征，包括拷贝数变异（copy number variation，CNV）、核小体分布特征、片段长度分布特征及分子末端序列特征等，均被证明是优异的肿瘤早筛标志物。2020年AACR年会上，Guardant Health公司就公布了其LUNAR-2研究项目的近期结果。通过结合游离DNA核小体分布特征、片段长度分布特征及甲基化特征等指标进行机器学习建模，实现了对结直肠癌检测90.3%的灵敏度和96.6%的特异度。因此，通过结合这些不同维度的分子特征，结合机器学习构建分析模型，有希望能够产生优异的检测方法。

综上所述，随着技术的不断发展进步、检测成本的不断降低，基于多组学、多维度组合检测技术的复杂标志物分子检测是必然的发展趋势，可应用于肿瘤早期筛查和诊断。

（二）宏基因组病原体检测

长期以来感染性疾病的诊断和疗效监测一直依靠形态学、免疫学、分子生物学及病原体分离培养等方法，但形态学检验受检测人员经验影响较大，易误诊；而免疫学、分子生物学相关的检测产品需要根据已知的病原体特征进行设计，产品检测的病原体种类固定，无法针对临床未知病原体进行检测；病原体分离培养技术耗时较长，且针对某些病原体难以进行分离培养，对于可以进行分离培养的病原体，该方法的检测灵敏度有时较低，在感染性疾病的辅助诊断方面存在一定的不足。

目前全球约20%的呼吸道感染性疾病患者，无法通过传统检测方法得出明确的病原体诊断。采用高通量测序技术，包括病原体mNGS技术，能涵盖样本中存在的物种基因组信息，从而能够进行广谱的病原微生物鉴定，能给予临床医生更多的信息进行诊疗策略选择，对于较复杂的下呼吸道感染尤其重要。我国在新冠疫情初期，就是利用该技术，迅速发现并确认新冠病毒感染，同时获得其基因组序列。

自2014年起，国内外多个研究团队陆续发表了利用mNGS进行临床样本检测的研究，对此项技术在临床应用中的准确性、灵敏度及临床价值进行评估，美国FDA于2016年就发布了《基于NGS的传染病诊断器械：微生物鉴定和抗菌剂耐药性及毒力标志物检测》，系统阐述了此类产品在FDA进行注册申报应满足的要求。国内多个行业专家协会近几年也陆续发表了多篇针对mNGS临床应用的专家共识，如2019年发表的《宏基因组分析和诊断技术在急危重症感染应用的专家共识》、2020年发表的《中国宏基因组学第二代测序技术检测感染病原体的临床应用专家共识》、2021年发表的《宏基因组高通量测序技术应用于感染性疾病病原检测中国专家共识》，这些专家共识的发表一方面体现了此项技术在国内正在快速得到临床的认可，另一方面也体现了其临床应用仍需要进一步规范。

目前，mNGS技术为疑难危重症及罕见病原体感染的诊断提供了有效的技术手段。在特定的临床应用场景下，具有明确的临床意义。

二、产品设计中的难点

（一）肿瘤早筛产品设计中的基线和数据建模

在肿瘤早筛产品设计中存在的难点和与现有评价体系不完全兼容的环节比较多，如人群基线的建立、靶标选择、模型建立、临床试验终点选择、与现有方法的卫生经济学评价、产品性能分析指标的设置和确认等都和现有常规产品有比较大的差别，造成现有评价体系不能满足该类新产品的评价需求。在产品设计中也存在多个突破现有产品构成的环节。

基于LD-WGS获得的游离DNA分子的序列和特征，包括CNV、核小体分布特征、片段长度分布特征及分子末端序列特征等，也是目前肿瘤早筛产品的一条技术路线。下面简述该技术路线产品设计中的基线建立和数据建模过程。

1. 基线人群的主要筛选依据 签署知情同意书时，选择肿瘤发生发展的代表性年龄分布，如40岁≤年龄<75岁；男女比例1：1；受试者接受低剂量螺旋CT（LDCT）扫描检查，并且没有发现任何有临床意义的病变；没有观察到肺部任何的渗出、增生、囊肿、实变、空洞、大疱、不张、水肿等具有病理意义的影像改变；受试者接受常规腹部B超检查，扫描范围为肝脏、胆囊、胰腺，结果正常（无具备临床意义的病理发现）；受试者在知情且同意的情况下检测HBV两对半（HBsAg、HBeAg、HBsAb、HBcAb、HBeAb）、HCV抗体结果正常（HBsAg、HCV抗体均为阴性）等。排除标准：既往具有任何恶性肿瘤病史；无法解释的体重下降（定义为过去一年内下降>7.5kg）；既往患有下列重大疾病，无论目前是否获得良好控制，如慢性阻塞性肺疾病、肺纤维化等间质性肺病，病毒性肝炎，肝炎后肝硬化，炎症性肠病（如克罗恩病或溃疡性结肠炎）；既往曾做过结肠镜检查并且发现肠腺瘤或息肉；目前有排便习惯改变、大便形状异常、出现便血等症状；存在自身免疫病，如类风湿关节炎、强直性脊柱炎、系统性红斑狼疮、银屑病等；研究者判断受试者有其他不适合参加本研究的临床上明显和（或）控制不良的伴随疾病等。

基于实验体系获得原始数据，经生物信息分析过程可获得样本的相关测序数据和信息。获取的数据即为基线数据来源。

2. 数据建模过程

（1）片段长度分布分析：BAM格式下成对的读段被连接成片段，其中MAPQ（mapping qualities）<30的读段对和扩增重复读段将被删除。参考人类基因组被分割为不同大小的窗口（Bins）如100kb，并删除在黑名单区域（duke excluded region，DER）的窗口。在每个窗口内分别进行不同长度范围内片段的计数作为片段分布的特征，如该划分可简单定义为短片段（100～150bp）和长片段（151～220bp），或者短片段（65～150bp）、长片段

（151～220bp）和超长片段（221～400bp）等。

采用LOESS局部加权回归消除GC偏差对各个片段范围内计数的潜在影响。最后，将窗口重新整合并划分为一定大小的窗口（如5Mb或任选2～7Mb大小窗口），加和计算每个窗口内的片段计数。对片段计数进行标准化，如标准分数（Z值）或者相对分数（ratio）。对肿瘤和非肿瘤样本进行该数值计算作为机器学习输入，并通过机器学习（如GBM、随机森林、逻辑斯谛回归等）进行特征筛选和特征权重计算，建立分类模型。通过模型可以计算片段长度分布维度的患癌风险值。

（2）肿瘤CNV：首先收集健康人的WGS数据，将参考基因1～22号染色体以规定的长度无重叠划分窗口，利用bedtools coverage计算每个样本各个窗口内的读段深度，并根据各自窗口的GC含量和比对重复率进行矫正，取每个窗口中健康人的中位深度作为代表，获得窗口读段深度的群体对照基线。对每个待测样本，同样获得个体读段深度信息，计算每个窗口的拷贝数变化对数，即$\log_2$（待测样本矫正均一化后深度/群体基线矫正均一化后深度），利用隐马尔可夫模型（hidden Markov model，HMM）推断并获得每个待测样本的每个窗口的拷贝数变化信息。

（3）片段末端特征分析：选取片段5′端3～6bp的序列作为片段末端基序特征，具体可以选择3、4、5、6个碱基的排列。对每一种末端基序的基序频率（motif frequency）进行统计（该末端基序在全体片段末端特征中所占的比例），去除带有N碱基或在性染色体上的末端基序。对肿瘤和非肿瘤样本进行数值计算作为机器学习输入，并通过机器学习（如GBM、随机森林、逻辑斯谛回归等）进行特征筛选和特征权重计算，建立分类模型。通过模型可以计算片段末端基序特征维度的患癌风险值。

末端断点基序统计了映射到人类参考基因组上5′端断点处6bp序列的频率，通过对该6bp末端断点基序频率（breakpoint motif frequency）进行统计，去除带有N碱基或在性染色体上的末端断点基序。对肿瘤和非肿瘤样本进行数值计算作为机器学习输入，并通过机器学习（如GBM、随机森林、逻辑斯谛回归等）进行特征筛选和特征权重计算，建立分类模型。通过模型可以计算片段末端断点基序特征维度的患癌风险值。

（4）核小体印迹分析：核小体印迹（nucleosome footprint，NF）即核小体分布情况，可以用核小体分布差异值表征，具体体现为核小体耗尽区域（nucleosome-depleted region，NDR）的覆盖率。NDR（中心区域）被定义为转录起始位点（transcription start site，TSS）上下游各100bp/1kb/2kb的区域。通过对NDR区域外侧的各2～4kb侧翼区域（边缘区域）的覆盖率进行标准化或FPKM计算方法进行标准化得出标准化后的覆盖率数值。对肿瘤和非肿瘤样本进行数值计算作为机器学习输入，并通过机器学习（如GBM、随机森林、逻辑斯谛回归等）进行特征筛选和特征权重计算，建立分类模型。通过模型可以计算核小体印迹维度的患癌风险值。

（5）构建多指标整合模型：使用机器学习方法，如逻辑斯谛回归等线性或非线性机器学习对以上多种指标计算的风险值作为输入，对训练集数据进行训练，计算每一个风险值的权重，并得出最后的整合模型。

（二）宏基因组产品的数据库搭建和生信流程建立

mNGS产品检测原理为对临床样本中存在的病原体核酸进行无偏倚的检测（靶向宏基因组除外），但产品配套使用的参考数据库涵盖的病原体种类、检测样本类型、核酸提取、建库过程、生信分析等均可对检测造成影响。检测样本类型选取、湿实验流程（包括核酸提取、文库构建）均可能存在偏向性；生信分析的准确性、包容性也会导致结果的偏差等。mNGS技术的生信流程通常包括以下步骤：原始测序数据预处理，如低质量及低复杂性数据过滤、接头和标签序列裁剪；人源数据过滤；经处理的数据与病原体数据库中参考序列比对分析或组装聚类分析；统计及注释等；根据预设的阈值或条件进行结果判断，明确并清晰地完成结果报告和解释。在mNGS技术中数据库的搭建和生信流程的建立是产品设计中需要重点考虑的问题之一。

1. 数据库搭建　是mNGS技术生信流程的基础，数据库的质量直接影响检测结果。宏基因组病原微生物检测用到的相关数据库有宿主（人源）数据库、病原基因组数据库、背景微生物数据库和解读数据库等。

（1）宿主（人源）数据库：样本核酸主要组成部分为人核酸，为提高病原微生物检测准确性及效率，一般先将测序数据比对人参考基因组序列并过滤后，再进行病原微生物序列的比对、注释。2013年12月公布的 Human GRCh38/hg38（http://genome.ucsc.edu/）是目前常用的人类参考基因组数据库，为了充分过滤人源序列，可以补充其他人源序列，如"炎黄序列"等。

（2）病原基因组数据库：随着大量生物学实验的积累及测序数据的增长，形成了数以百计的生物信息数据库。常用的公共数据库包括美国国家生物技术信息中心（NCBI）、临床级微生物数据库——食品药品监督管理局监管级微生物序列数据库（Food and Drug Administration Database for Regulatory Grade Microbial Sequences，FDA-ARGOS）和真核病原数据库（Eukaryotic Pathogen Database，EuPathDB）等，另外，日本DNA数据库（DNA Data Bank of Japan，DDBJ）于1984年建立，是世界三大DNA数据库之一，与NCBI的GenBank、EMBL的EBI数据库共同组成国际DNA数据库。

病原数据库是基于菌株基因组构建的，构建的主要过程包括如下几个步骤：

1）物种列表确定与分类层级数据库构建：病原数据库中的病原体种类直接影响检测结果，因此构建数据库需要提前确定物种列表、物种分类信息（细菌、真菌、病毒、寄生虫），并根据其分类层级信息构建分类层级数据库。分类单元是指具体的分类群，如原核生物界（Procaryotae）、肠杆菌科（Enterobacteriaceae）、枯草芽孢杆菌（*Bacillus subtilis*）等都分别代表一个分类单元。分类单元一般分为七个基本的分类等级（rank 或 category）或分类阶元，由上而下依次是界、门、纲、目、科、属、种。对数据库内的每条基因组序列按照分类单元进行层级数据库整理，并将细菌分类为革兰氏阳性（G$^+$）及革兰氏阴性（G$^-$）。

2）基因组序列下载与序列清洗：根据病原体数据库的物种列表和分类层级信息，从公共数据库下载物种基因组序列。公共数据库中序列的组装完整性参差不齐，其中可能包含一些短的、有歧义的、冗余的甚至分类信息有错误的序列，为得到高质量且比较完整的病原微生物数据库，需要进行序列清洗，并根据完整度优先级从高至低筛选基因组标签为 Complete Genome/Chromosome/Scaffold/Contig 的序列。

3）参考序列选取：构建病原体数据库时，考虑到每个物种可能包含多个菌株，不同菌株之间的基因组相似性不尽相同，为了减小数据库的容量，提升比对效率，需挑选参考序列进行后续的注释分析。当实际样本包含菌株与数据库中的参考菌株存在较大差异时，注释结果会存在较大偏差（如检出序列数、物种间相对丰度等）。

4）同源基因数据库构建：基于公共数据库可下载质粒（NCBI，ftp：//ftp.ncbi.nlm.nih.gov/genomes/refseq/plasmid/）、耐药基因（CARD，https：//card.mcmaster.ca/）、细菌毒力因子（VFD，http：//www.mgc.ac.cn/VFs/）等序列，并对信息不明确的基因序列进行删除。

可以对大量微生物进行基因组测序，获得更全面、更高质量的全基因组序列并整合到数据库中；构建非冗余层级数据库，可以提高效率。但目前可用的微生物基因组的集合偏向模式生物、病原体和易培养的细菌。基因组数据库中已测序完毕的微生物物种数量在所有微生物中所占比例较小。

（3）背景微生物数据库：临床宏基因组相关检测产品的检测背景微生物主要有三个来源，即试剂耗材引入的背景微生物、样本检测过程中引入的实验室环境微生物、样本自身存在的人体共生微生物（如呼吸道定植菌）或样本采集过程中引入的微生物（如血液样本采集时引入的皮肤定植微生物）。这些背景菌的存在一定程度上会干扰致病病原体的检出，因此实验室需要构建检测背景数据库用于试剂工程菌的过滤，以及疑似病原体与检测背景微生物的识别区分。检测背景数据库主要基于文献调研、阴性质控品检测数据分析统计、实验室环境测评数据分析统计及不同类型的临床样本检测数据分析统计整理而成。

（4）解读数据库：包含物种的一些致病信息描述，以及相关的文献说明。将这些信息提供给临床医生，有助于临床判断。解读数据库由相关人员对数据库中收录的物种进行相关中英文文献调研，经阅读提炼而成。

2. 分类算法建立　所有宏基因组计算工具在某种程度上依赖于可用的基因组，如基于同源性的分装方法和基于序列特征的有监督分装方法。保证参考数据库中的序列信息与分类算法特征的一致性、扩大参考数据库容量都可以提升分类的准确性，因此在搭建时要注重对参考基因组数据库的质量控制。

宏基因组测序片段根据其物种来源进行归类是宏基因组数据分析的重要环节，即分装（binning）。宏基因组方法的测序数据中包括成千上万条来自于不同微生物基因组的短片段。通过分装，可以将来自同一个物种基因组的片段聚集在一个类别中，从而得到不同的类别。

基于同源性的分装方法也称为基于比对（alignment-based）的分装方法，其原理是利用常用的比对软件如 BLAST、BWA、bowtie 等，将拼接后的宏基因组重叠片段和相关数据库进行比对（如 NCBI 数据库等），得到样本的物种丰度和基因丰度信息等，进而分析不同样本之间的差异，基于映射的结果将序列根据其归属进行分类。如果已知数据库的信息不完整，基于比对的方法往往不能完整地挖掘出样本间的差异信息。

基于序列特征的分装方法也称为免比对（alignment-free）的分装方法，基于序列特征的有监督分装方法是将现有基因组数据库和宏基因组片段同时特征化，通过片段特征向量和基因组特征向量的相似性对片段进行归类。在基于序列特征的宏基因组测序数据分类算法的研究中，应用机器学习或深度学习的策略主要包括以下几个步骤：

（1）数据预处理：由于目前测得的片段通常读长较短，部分片段质量相对比较小，为了后续提取的序列特征能够更加准确，需要对原始测序数据进行质量过滤和拼接，将其处理成测序错误较少的相对长的重叠片段。

（2）提取序列特征：根据分类算法中选取的序列特征对处理后的测序片段进行特征的提取。

（3）特征的处理：根据分类算法的设计对提取的特征向量进行处理，如对向量进行均一化或者对特征进行筛选起到降维并消除噪声的作用。

（4）学习算法的选取：根据宏基因组分类算法的目的和原始宏基因组的信息选择学习的算法（无监督聚类和有监督分类）。比较常用的无监督聚类法有 K 均值聚类法（K-means clustering）和谱聚类算法（spectral clustering）等；而有监督分类算法中比较常用的有支持向量机（support vector machine，SVM）、随机森林（random forest，RF）、人工神经网络（artificial neural network，ANN）和贝叶斯分类器等。不同的宏基因组分装算法或者样本分类算法都会应用不同的序列特征及学习算法。

验证分类算法的效果需要使用或模拟多个数据集，分别设置不同的物种种类、物种丰度、物种分类级别及测序片段数量。此外，还需要使用参考数据库：一种是完整的参考数据库，相当于每一个测序片段所属的物种在参考数据库中都有相近的参考基因组。另一种是部分参考数据库，部分参考数据库就是在完整的数据库中将那些与选定的用来模拟数据的参考基因组同一物种的所有基因组都移除，构造参考数据库中无相近参考基因组的情形。

分类的结果通过规定的标准进行评估，如对被正确分类的测序片段百分比、分类到正确种属上的测序片段、被错误分类的测序片段，以及无法分类的片段等指标进行考核。大量的低丰度序列分类会降低评估的准确性，需要设定合理的阈值过滤假阳性低丰度物种。一个好的分类工具能够分类更多的测序片段，有更多精确的注释及更少的错误注释。

在算法方面还可以进一步研究检测新算法及引入更多统计模型，通过样本数据积累，对检测数据进行训练，获得各参数的合理阈值，提高检测灵敏度及特异性。

三、性能验证确认可行性分析

（一）肿瘤早筛产品性能验证确认可行性

基于少量蛋白标志物及核酸特征的检测技术，如前文提到的"大肠卫士"（Cologuard）或其他类似产品的检测方案，属于性能成熟、易于验证的技术方案。尽管两者依然需要利用逻辑斯谛回归构建评分模型给出评判结果，但是由于其检测指标较少，指标间耦合性不强，因此对于每个检测指标进行独立验证仍然可行。已经公开的《*KRAS* 基因突变及 *BMP3/NDRG4* 基因甲基化和便隐血联合检测试剂盒（PCR 荧光探针法 - 胶体金法）》的产品注册技术审评报告体现出该试剂盒的性能研究和临床评价仍类似于传统的单指标检测试剂盒。其企业参考品也专门针对每个独立指标进行了设置和检验，以评估试剂盒出厂性能。因此，基于此技术路线的检测方案，具有指标明确和独立检验的优势，其产品的出厂及实际使用时的质量控制更简单易行，具有非常好的可操作性。

基于大量标志物或多组学特征配合机器学习的泛癌种筛查技术，相对而言，其体系建立、方法确认、性能评估及注册申报都更需要企业及监管部门能够提供新的思路和方法，共同促进其发展和完善。目前来说，该技术路线通常利用大人群队列的数据来训练和验证通过机器学习获得的算法模型的准确性。尽管这类方法往往能够提供更优异的性能和更多的疾病信息，但是它们一般需要大量的由分子检测实验获得的、可能相互耦合的标志物特征来产生有效的判断。由于这些特征往往数量非常庞大（如数千个至数万个甲基化特征位点），且缺乏针对独立指标的简单直观的阳性判断阈值，因此这些特征位点并不能通过常规的思维和方法进行一一独立验证和确认，这给此类检测产品的性能验证和质量控制提出了非常大的挑战。除此之外，这些基于机器学习或其他统计方法获得的标志物，往往只存在于特定人群的特定类型的样本中，无法通过常规的方法大量制备用于性能评估的参考品。举例来说，有相当多的证据表明，早期癌症患者与健康人的游离DNA中甲基化的差异位点，有相当大的比例并不是来源于肿瘤组织本身，而是来源于肿瘤组织周围或者机体其他区域的免疫细胞。另外，像LD-WGS检测中常用的DNA分子片段长度分布、核小体分布及末端序列分布等特征，都是人机体内源细胞代谢产生的独有特征，这种特征并不存在于体外培养的细胞系或者人工破碎肿瘤细胞DNA中。而这也给此类检测方法的性能验证和确认进一步增加了难度。因此，这种基于大量标志物或多组学特征配合机器学习的泛癌种筛查技术，需要跳出现有常规分子检测产品独立指标单独验证的思路，结合实际的产品性能，设立更接近其综合结果的验证方法和体系。

综上所述，基于少量蛋白标志物及核酸特征的检测技术，其检测指标较少，指标间耦合性不强，因此可以对每个检测指标进行独立验证，可操作性强。基于大量标志物或多组学特征配合机器学习筛查技术，指标众多，难以一一独立验证，需要在验证思路和验证技术上有更进一步的发展和完善。

（二）宏基因组产品性能验证确认可行性

1. 分析性能验证　严格验证理论检测范围的所有病原体不具有可操作性，目前公认的方法是选择具有"代表性"的病原体用于验证。其"代表性"特征包括不同病原体种类，如细菌、真菌、寄生虫、DNA病毒及RNA病毒；不同基因组长度、核酸GC含量；不同核酸提取难易程度与核酸稳定程度等。

病原mNGS参考品一般采用感染性临床样本的模拟样品，其组成包括样本基质、宿主和目标病原微生物。针对技术的预期用途、不同的临床样本、其中所含的基质，以及宿主和微生物的存在形式和种类不同，设置不同的参考品种类和组成。

2. 数据库性能评估　数据库是影响宏基因组分类的重要因素，对下游分析有实质性的影响可能会改变分析结论。在比较不同研究结果时数据库的一致性非常重要，参考基因组和分类学的一致性差异可能会给整个宏基因组分析带来错误的结论，因此在宏基因组的分析中要特别注意。

数据库评估需要评价基因组完整度、序列地域来源、序列所属的生物学分类比例统计、宿主整合序列的比例等，还需要对病原体基因组多样性进行评估。

3. 算法的评估　基于比对的分装方法的评价方法：将去宿主及同源序列后的数据比对到参考基因组数据库，确定比对长度占比、错配碱基数、比对特异性、高频比对位点过滤等筛选获得高质量比对结果，根据病原微生物参考基因组数据库质控后的比对结果，对检出病原微生物统计以下指标：比对序列数、唯一比对序列数、覆盖率、覆盖深度、相对丰度、分布随机性等。

序列特征和学习算法是基于序列特征的宏基因组数据分类流程的核心。需要建立序列特征的有效性评价，如针对 k-mer（指包含在一段序列中长度为 k 的碱基序列片段）特异性评估，特异序列是指在全基因组范围内频率唯一的序列片段，碱基序列片段 k-mer 的频率代表其特异性。基因组序列从第 1 个碱基开始并截取固定长度为 k bp 的片段，统计其在同种类型数据库中的出现频率。然后计算数据库中不同长度的 k-mer，其频率为 1 的 k-mer 占比，并用此指标衡量不同读长的特异性，最终确定满足物种区分的特异性读长。

但现在分析性能评价还存在一些挑战：假阳性的分类对于宏基因组测序数据的解释提出了重大挑战；数据库的质量评估有待提高；检测算法评价有待完善；人类基因组组装不完整性及人群多态性（当病原基因组序列与人源序列相似时，会导致相应的假阳性检出）；背景数据库、测序平台错误、实验流程导致的偏差的评价；样本丰度的准确表达等。

四、产品局限性及临床意义

随着检测技术的发展，分子检测被越来越多地应用于肿瘤的早筛早诊。而对于早筛早诊这种对于检测灵敏度和特异性要求极高的临床应用，常规的单指标分子检测并不能很好地实现早筛早诊对于技术性能的要求。既往的大量研究和临床实践显示，在提高肿瘤早筛早诊的灵敏度和特异性方面，多类别指标要优于单一分子标志物。因此，对于多指标、多组学的组合技术及复杂检测标志物分子检测技术的不断开发和优化，才能在未来得到比较理想的检测结果。组合技术及复杂标志物检测显示了其在肿瘤早筛领域的极大潜力。当然，组合及复杂标志物检测技术在有些肿瘤，如乳腺癌、前列腺癌中，要想提供显著高于现有筛查方案的检测性能，仍有很长的路要走。

在病原体 mNGS 检测方面，虽然 mNGS 技术仍存在运行时间长、灵敏度低等局限性，但不可否认的是，这是一种比培养法更为可靠的病原体检测方法。此外，与分子 PCR 诊断技术相比，mNGS 技术覆盖的病原体更为广泛，经证实，也可用于识别多种病原菌合并感染的鉴定。随着样本处理方法、假阳性信号过滤算法及跨机构算法差异的改进，mNGS 技术有望在传染病的临床监测中发挥越来越重要的作用。

第二十二章
分子诊断产品管理体系

第一节　分子诊断产品监管涉及的法律法规概述

一、分子诊断产品监管涉及的部门及机构

分子诊断产品行业监管体制涉及国家多个部门。国家发展和改革委员会是我国医疗器械行业的宏观管理部门，主要负责组织、实施产业政策，研究拟订行业发展规划，指导行业结构调整及实施行业管理。国家药品监督管理局主管全国体外诊断试剂注册与备案管理工作，负责建立体外诊断试剂注册与备案管理工作体系，依法组织境内第三类和进口第二类、第三类体外诊断试剂审评审批，进口第一类体外诊断试剂备案及相关监督管理工作，对地方体外诊断试剂注册与备案工作进行监督指导。此外，国家药品监督管理局依法建立健全体外诊断试剂标准、技术指导原则等体系，规范体外诊断试剂技术审评和质量管理体系核查，指导和服务体外诊断试剂研发和注册申请。国家卫生健康委员会负责贯彻落实中央关于卫生健康工作的方针政策和决策部署，负责组织拟订国民健康政策、卫生健康事业发展法律法规草案、政策、规划，制定部门规章和标准并组织实施；协调推进医药卫生体制改革，研究提出深化医药卫生体制改革重大方针、政策、措施的建议等。

国家药品监督管理局内设医疗器械监督管理司和医疗器械注册管理司，是负责对中华人民共和国境内医疗器械监督管理工作的职能部门。医疗器械监督管理司的主要职责是组织拟订并依职责监督实施医疗器械生产质量管理规范，组织拟订并指导实施医疗器械经营、使用质量管理规范；承担组织指导生产现场检查、组织查处重大违法行为工作；组织质量抽查检验，定期发布质量公告。组织开展不良事件监测并依法处置。医疗器械注册管理司组织拟订并监督实施医疗器械标准、分类规则、命名规则和编码规则；拟订并实施医疗器械注册管理制度；承担相关医疗器械注册、临床试验审批工作；拟订并监督实施医疗器械临床试验质量管理规范、技术指导原则；承担组织检查研制现场、查处违法行为工作。

国家药品监督管理局下设直属单位，分子诊断产品管理相关机构主要有如下几个单位：中国食品药品检定研究院，为检验药品生物制品质量的法定机构和最高技术仲裁机构，承担医疗器械的检验检测工作，质量标准、技术规范、技术要求、检验检测方法的制修订及技术复核工作，组织开展检验检测新技术、新方法、新标准研究，承担相关产品严

重不良反应、严重不良事件原因的实验研究工作。国家药品监督管理局医疗器械标准管理中心，负责医疗器械标准管理相关工作。国家药品监督管理局医疗器械技术审评中心，其主要负责申请注册的国产第三类医疗器械产品和进口医疗器械产品的受理和技术审评工作；负责进口第一类医疗器械产品备案工作；参与拟订医疗器械注册管理相关法律法规和规范性文件，组织拟订相关医疗器械技术审评规范和技术指导原则并组织实施；负责对地方医疗器械技术审评工作进行业务指导和技术支持。国家药品监督管理局食品药品审核查验中心负责承担医疗器械临床试验监督抽查和生产环节的有因检查、医疗器械境外检查等工作。省、自治区、直辖市药品监督管理部门设置或者指定的医疗器械专业技术机构，承担实施体外诊断试剂监督管理所需的技术审评、检验、核查、监测与评价等工作。

二、分子诊断产品监督管理相关法规制度

目前，我国分子诊断产品实行分类监督管理。我国的医疗器械监管法规体系主要包括"行政法规—部门规章—规范性文件—指导原则、技术标准"四个层次。目前，《医疗器械监督管理条例》是我国唯一专门关于医疗器械监管的行政法规，是医疗器械监管法规体系的核心，由国务院颁布实施。配套的部门规章以局令形式发布，规范性文件以部门规范的形式发布。体外诊断试剂相关的法规及部门规章较多，现行有效的相关法规、规章及其他规范性文件见表22-1。

表22-1 体外诊断试剂法规、部门规章汇总

序号	文件名称	文件编号	生效日期
1	《医疗器械监督管理条例》	国务院令第739号	2021年6月1日
2	《医疗器械注册与备案管理办法》	国家市场监督管理总局令第47号	2021年10月1日
3	《体外诊断试剂注册与备案管理办法》	国家市场监督管理总局令第48号	2021年10月1日
4	《医疗器械生产监督管理办法》	国家市场监督管理总局令第53号	2022年5月1日
5	《医疗器械经营监督管理办法》	国家市场监督管理总局令第54号	2022年5月1日
6	《医疗器械不良事件监测和再评价管理办法》	国家市场监督管理总局令第1号	2019年1月1日
7	《医疗器械网络销售监督管理办法》	国家食品药品监督管理总局令第38号	2018年3月1日
8	《医疗器械标准管理办法》	国家食品药品监督管理总局令第33号	2017年7月1日
9	《医疗器械分类规则》	国家食品药品监督管理总局令第15号	2016年1月1日
10	《医疗器械通用名称命名规则》	国家食品药品监督管理总局令第19号	2016年4月1日
11	《医疗器械使用质量监督管理办法》	国家食品药品监督管理总局令第18号	2016年2月1日
12	《药品医疗器械飞行检查办法》	国家食品药品监督管理总局令第14号	2015年9月1日
13	《医疗器械说明书和标签管理规定》	国家食品药品监督管理总局令第6号	2014年10月1日

2021年2月9日国务院总理李克强签署第739号国务院令，公布修订后的《医疗器械监督管理条例》，自2021年6月1日起施行。依据《医疗器械监督管理条例》的规定，医疗器械监督管理主要涉及六部分内容：①医疗器械产品的注册与备案，相关法规有《医疗

器械分类规则》、《医疗器械通用名称命名规则》、《医疗器械注册与备案管理办法》（国家市场监督管理总局令第47号）、《体外诊断试剂注册与备案管理办法》（国家市场监督管理总局令第48号）；②医疗器械生产，相关法规有《医疗器械生产监督管理办法》（国家市场监督管理总局令第53号）、《医疗器械说明书和标签管理规定》（国家食品药品监督管理总局令第6号）；③医疗器械经营与使用，相关法规有《医疗器械使用质量监督管理办法》（国家食品药品监督管理总局令第18号）和《医疗器械网络销售监督管理办法》（国家食品药品监督管理总局令第38号）；④不良事件的处理与医疗器械的召回，相关法规有《医疗器械召回管理办法》（国家食品药品监督管理总局令第29号）；⑤监督检查，相关法规有《药品医疗器械飞行检查办法》（国家食品药品监督管理总局令第14号）；⑥法律责任等。每个部分均涉及相关法规和规章制度等规范性文件。

根据以上法规、规范，国家药品监督管理局还下发了多个公告和通告，细化出台相关法规的内容，如《关于第一类医疗器械备案有关事项的公告》、《关于公布体外诊断试剂注册申报资料要求和批准证明文件格式的公告》、《关于施行医疗器械经营质量管理规范的公告》和《关于医疗器械生产质量管理规范执行有关事宜的通告》等。另外，各地方药品监督管理局也会根据本辖区特点，在国家药品监督管理局基础上出台相应的地方细则。

2017年7月1日起施行的《医疗器械标准管理办法》规定依法编制医疗器械标准规划，建立医疗器械标准化管理工作制度，健全医疗器械标准管理体系，如建立医疗器械标准化技术委员会，起草制定医疗器械相关行业标准。

国家药品监督管理局组织制定了《体外诊断试剂分类规则》，体外诊断试剂根据风险程度由低到高，管理类别依次分为第一类、第二类和第三类。第一类体外诊断试剂是指具有较低的个人风险，没有公共健康风险，实行常规管理可以保证其安全、有效的体外诊断试剂，通常为检验辅助试剂。第二类体外诊断试剂是指具有中等的个人风险和（或）公共健康风险，检验结果通常是几个决定因素之一，出现错误的结果不会危及生命或导致重大残疾，需要严格控制管理以保证其安全、有效的体外诊断试剂。第三类体外诊断试剂是指具有较高的个人风险和（或）公共健康风险，为临床诊断提供关键的信息，出现错误的结果会对个人和（或）公共健康安全造成严重威胁，需要采取特别措施严格控制管理以保证其安全、有效的体外诊断试剂。分子诊断产品按照分类也包含一类、二类和三类，保证其安全、有效性。第一类医疗器械产品实行备案管理，由市级药品监督管理部门审批；第二类和第三类医疗器械实行注册管理，由国家药品监督管理局和省、自治区、直辖市药品监督管理部门审批，应当进行临床评价，但符合相关规定的可免于临床试验的除外。

第二节　分子诊断产品的生产质量体系

一、分子诊断产品生产工艺

诊断产品的种类繁多，从临床专业分类可分为临床血液体液学检验类试剂、临床化学类试剂、临床免疫学和分子生物学等。由于诊断产品涉及学科门类众多，学科之间的交叉也越来越多，新技术层出不穷，难以简单地以某个原则进行分类。常见的分子诊断产品按方法学分类有荧光定量PCR法、高通量测序法、恒温扩增法、Sanger测序法等。其主要的检测原理是基于以下技术：①核酸扩增PCR技术；②核酸分子杂交技术；③基因测序技术等。基于不同原理和技术的检测试剂其生产的工艺也有所不同，下面举例几种主要产品进行说明。

（一）实时荧光定量PCR试剂的生产工艺

在实时荧光定量PCR试剂的生产工艺中，主要工艺是DNA聚合酶的选择、扩增引物探针的筛选、PCR反应液的配制优化、扩增程序的优化、质控品和参考品的制备等（图22-1）。

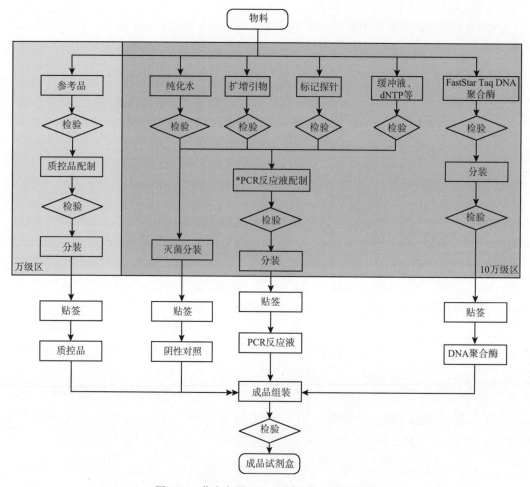

图22-1　荧光定量PCR试剂生产工艺示意图

阴性对照配制、PCR反应液配制、DNA聚合酶分装都在10万级净化车间；质控品为万级净化车间。检验在检验室完成。
其中*标记的PCR反应液配制为关键工艺

（二）高通量测序试剂的生产工艺

在高通量测序试剂生产中，涉及的工艺复杂，组分众多，包括酶、磁珠、多种引物、接头、探针、芯片、缓冲液等（图22-2）。

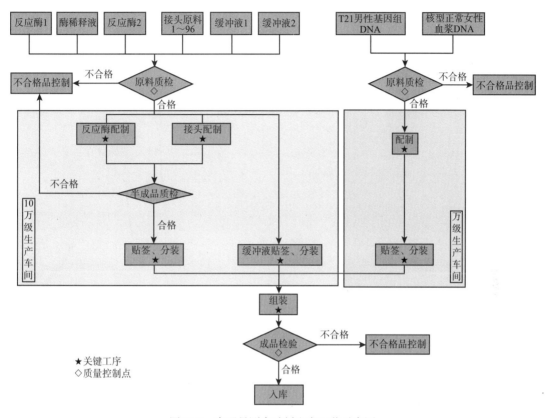

图22-2　高通量测序试剂生产工艺示意图

二、体外诊断试剂现场检查指导原则涉及分子诊断产品的相关条款解析

分子诊断产品涉及的相关特定条款主要集中在厂房与设施、工艺用水和设备、设计开发等几个方面。

（一）厂房与设施

医疗器械生产场所选址应注意远离污染源，尽可能减少对生产环境的干扰，尤其对于需要在净化车间内进行生产的产品，空气和水的污染会显著降低净化车间和制水系统的使用寿命，增加使用和维护的成本。

体外诊断试剂由于原理、原材料、工艺不同，对生产过程的控制也有区别，应根据体外诊断试剂产品和原材料的特性，确定其生产环境，目的是防止在生产过程中受到污染、受到环境影响。分子诊断试剂产品需要在净化车间内生产，一般应符合洁净车间建造规范的要求，具体可参照GB 50457—2008《医药工业洁净厂房设计规范》。

而当分子诊断试剂产品用血清或其他血液类物料作为原料制备阳性或阴性对照品时，应在生物安全防护实验室内进行操作，为了避免污染环境和人员，应与相邻区域保持相对负压，使操作间或操作区域内压力相对较低，相对污染的空气不会进入其他区域，以防止有传染性的血清或血液制品扩散。

核酸分子诊断产品的生产和检验要求在独立的建筑物或空间内进行，保证空气不直接联通，其生产和质检的器具不得混用，主要目的是防止扩增时形成的气溶胶造成交叉污染，因此要求生产与检验的空间和器具相互分开，各自独立专用。空气应做到不直接联通，以防止气溶胶污染导致检测结果不准确。

基因扩增检验实验室区域设计主要参考《医疗机构临床基因扩增管理办法》的通知，实验室审核和设置章节及附件《医疗机构临床基因扩增检验实验室工作导则》。

（二）工艺用水和设备

《医疗器械生产质量管理规范附录体外诊断试剂》要求企业采用能满足产品质量要求的工艺用水，并配备与生产规模相应的制水设备和输送装置。工艺用水主要用途：可作为产品的组成成分；可用于试剂的配制；可用于零部件、半成品或外协件、成品、包装材料的清洁；可用于产品的检验；可用于洁净环境的清洁；可用于洁净室（区）内直接接触产品的工装、工位器具、设施设备的清洁；可用于洁净室（区）内工作服及人员的清洁等。

分子诊断试剂产品生产企业应根据产品的技术原理、配套使用的试剂需要及制水设备能达到的制水性能指标，科学合理地制定相应的工艺用水质量标准，并通过验证等手段确定工艺用水。在产品设计阶段，就应根据方法学和配套检测技术的要求，提出控制参数，通过研制试样、中试和临床试验等各环节的验证和确认，形成工艺用水的质量标准，特别应注意是否需要使用去除DNA酶或RNA酶的水。

《医疗器械生产质量管理规范附录体外诊断试剂》要求企业对冷藏、冷冻的原料、半成品、成品所需的冷藏、冷冻储存设备进行状态确认并监测运行，确保达到规定的温度范围。对体外诊断试剂的运输也要求采取相应的温度控制措施，确保整个运输过程中环境温度不会对产品质量造成损害。

（三）设计开发

企业应对设计和开发全过程的阶段和相关活动进行程序性规定。必要时，企业还需明确从设计和开发哪个阶段起开始控制，或者为特别过程进行特别规定。程序至少应对设计和开发的策划、输入、输出、验证、确认、评审、设计和开发变更、设计和开发过程风险管理等活动涉及的部门与人员、职能与分工、全部流程运行与控制等做出合理的规定并形成文件，以确保企业设计开发的质量，为产品固有质量特性的形成和最终产品的质量奠定基础。

产品从设计开发到定型需要经过原材料筛选、主要生产工艺过程优化、参考品或标准品及质控品制备、分析性能验证、参考值确定、稳定性评价、注册检验或自检和临床试验验证等。在每一个过程中都需要进行相应的实验或测试证明其预期目标的适当性。

例如，在核酸检测试剂研究阶段原材料筛选中一般会根据参考文献选择保守区域，通过公认的软件等手段设计多组引物探针，通过已知样本或制备相应的参考品、质控品等比较不同引物和探针组合对检测灵敏度、特异性和准确性的影响。在这个实验中就需要根据实验工作量判断原材料的量是否满足需求。

工艺研究的过程也需要进行试验确定生产工艺。核酸检测试剂中一般会进行引物浓度、探针浓度、dNTP浓度及反应液和缓冲液的选择优化。在一般PCR反应中引物浓度过低则产物量降低，引物浓度过高不仅会促进非特异性产物的产生，而且还会增加引物二聚体的形成。非特异产物和引物二聚体与靶序列竞争DNA聚合酶和dNTP，从而使靶序列的扩增量降低。因此，需要对引物浓度、探针浓度、dNTP浓度和体系条件等进行试验确定。一般企业会根据确定的优化体系制定试生产的工艺和质检的操作。

试生产后的产品通过检测已知样本或相应的参考品、质控品等来反映生产产品的性能。产品的分析性能指标一般包含准确性、特异性、检测限、重复性（精密度）等。稳定性包含实时稳定性、运输稳定性和加速稳定性等。参考值区间一般采用一定例数的临床样本确定参考值区间或阳性参考值和阴性参考值。在整个验证过程中需要根据实验工作量判断产品量是否满足需求。

第三节　分子诊断产品的临床试验核查体系

体外诊断试剂的临床试验（包括与已上市产品进行的比较研究试验）是指在相应的临床环境中，对体外诊断试剂的临床性能进行的系统性研究。目前包括分子诊断产品在内的体外诊断试剂临床试验的相关法规和文件依据主要有《医疗器械监督管理条例》《体外诊断试剂注册与备案管理办法》（国家市场监督管理总局令第48号）、《体外诊断试剂分类规则》（2021年第129号）、《医疗器械临床试验质量管理规范》（2022年第28号）、《体外诊断试剂临床试验技术指导原则》（2021年第72号）和《医疗器械临床试验机构条件和备案管理办法》（2017年第145号）等。

一、从监督检查角度提出的对体外诊断试剂临床试验的基本要求

（一）机构资质和条件

体外诊断试剂的临床试验，应在具有资质的临床试验机构中开展。2018年1月1日以前，按照《食品药品监管总局关于实施〈医疗器械注册管理办法〉和〈体外诊断试剂注册管理办法〉有关事项的通知》（食药监械管〔2014〕144号）中的有关规定，应在省级卫生医疗机构开展体外诊断试剂临床试验，对于特殊使用目的产品，可以在符合要求的市级以上的疾病控制中心、专科医院或检验检疫所、戒毒中心等机构开展体外诊断试剂临床试验。自2018年1月1日起，开展医疗器械（含按照医疗器械管理的体外诊断试剂产品）临床试验的机构应在国家药品监督管理局的医疗器械临床试验机构备案管理信息系统（以下

简称"备案系统")中备案。

《医疗器械临床试验机构条件和备案管理办法》中对备案机构的资质和条件有相应的规定。备案的机构可以是医疗机构，也可以是非医疗机构，包括血液中心和中心血站、设区的市级以上疾病预防控制机构、戒毒中心等。

临床试验机构应具有与开展试验的产品试剂相适应的专业科室，有足够的样本来源，能够满足试验需要，同时应具有开展试验所需的实验室设备和条件，必要时应提供实验室资质。

（二）伦理审查和知情同意

开展体外诊断试剂的临床试验，必须符合赫尔辛基宣言的伦理学准则。首先要考虑对受试者合法权益的保护，应考虑临床试验用样本，如血液、羊水、胸腔积液、腹水、组织液、组织切片、骨髓等的获得或试验结果对受试者的风险性，其次要为受试者保密，尊重个人隐私，防止受试者因检测结果而受到歧视或伤害。伦理委员会应从以上两个角度严格审议递交的临床试验方案及相关文件。经伦理委员会审查通过并获得批件的临床试验项目才可实施。

在满足下列必要充分条件时，伦理审查委员会可以批准豁免知情同意：受试者可能遭受的风险不超过最低限度；豁免征得受试者的知情同意并不会对受试者的权益产生负面影响；利用可识别身份信息的人体材料或者数据进行研究，已无法找到受试者，且研究项目不涉及个人隐私和商业利益；生物样本捐献者已经签署知情同意书，同意所捐献样本及相关信息可用于所有医学研究。

（三）研究人员

临床试验机构必须具有与试验用体外诊断试剂相适应的专业技术人员，熟悉体外诊断试剂相关法规及体外诊断试剂基本操作方法、流程等。参与试验的人员应得到主要研究者的授权，并签署人员分工授权表。研究人员应接受试验方案和试验用体外诊断试剂使用的培训，了解试验方案的要求及该产品的应用原理、操作方法等。

（四）临床试验的实施过程

在体外诊断试剂临床试验过程中，试验参与人员应按照试验方案的要求实施，样本的检测方法、统计方法等均应与试验方案要求一致。试验的每一个环节都应有记录，原始记录应清晰、准确、完整，记录的修改应留痕，不能掩盖初始记录，并应记录修改理由。若试验过程中发生与试验方案不一致的情况，应如实记录方案偏离的情况。

（五）临床试验的质量管理

申请人应建立临床试验的质量管理体系，涵盖临床试验的全过程。申请人应在临床试验前与各临床试验机构协商制订统一的临床试验方案，按照临床试验方案组织制定标准操作规程（SOP），并组织对参加试验的所有研究者进行临床试验方案和试验用体外诊断试剂使用的培训，以确保临床试验方案和试验用体外诊断试剂操作的一致性。申请人应派专人对临床试验实施监查，对监查过程中发现的问题应记录并督促研究者及时采取改正措施。

临床试验机构组织管理部门和专业应制定质量管理的制度和SOP，按照制度和SOP的规定对临床试验进行质量控制，确保临床试验的实施与方案的一致性，试验过程中的记录准确、完整。

（六）临床试验数据管理和报告

数据管理贯穿了临床试验的全过程，监督检查的目的之一就是核实临床试验数据的真实性，其主要关注点有二：第一，入选的病例信息应能在医院的原始诊疗记录或信息系统中溯源；第二，样本检测报告中的数据或结果应能溯源，原始数据应与临床试验报告一致。

临床试验报告应对试验的整体设计及其关键点给予清晰、完整的阐述，应对试验实施过程进行条理分明的描述，应包括必要的基础数据和统计分析方法。《体外诊断试剂临床试验技术指导原则》中对临床试验报告的撰写提出了一般要求。

（七）试验用体外诊断试剂/样本的管理

体外诊断试剂应在检验合格后进行临床试验，应保存有结论为合格的检验报告。试验用体外诊断试剂的运输、接收、处理、保存、分发、回收、销毁等均应有记录，其运输条件、储存温度、储存条件、储存时间、安全有效期等应符合要求。如有配套使用的体外诊断仪器，其运输、接收、维护等均应有记录。

样本的管理包括样本的来源（包括受试者身份信息、就诊信息、病历文件等）、样本的编盲，以及样本的保存、使用、留存、销毁等所有的环节应完整，均应留有原始记录。

（八）申报资料的一致性

申报资料是审评的依据，监督检查重点关注申报资料的真实性。申报资料中临床试验方案与临床试验报告的版本和内容应与临床试验机构保存的版本和内容一致，临床试验报告中的内容应与临床试验机构保存的原始数据一致。

二、体外诊断试剂临床试验监督检查

（一）监督检查的情况

2015年8月9日，国务院办公厅发布了《国务院关于改革药品医疗器械审评审批制度的意见》（国发〔2015〕44号），其中第十三条指出，要严肃查处注册申请弄虚作假行为。加强临床试验全过程监管，确保临床试验数据真实可靠。申请人、研究机构在注册申请中，如存在报送虚假研制方法、质量标准、药理及毒理试验数据、临床试验结果等情况，对其药品医疗器械注册申请不予批准，已批准的予以撤销；对直接责任人依法从严处罚，对出具虚假试验结果的研究机构取消相关试验资格，处罚结果向社会公布。

2017年，中共中央办公厅、国务院办公厅发布了《关于深化审评审批制度改革鼓励药品医疗器械创新的意见》（厅字〔2017〕42号），其中第八条指出，严肃查处数据造假行为。临床试验委托协议签署人和临床试验研究者是临床试验数据的第一责任人，须对临床试验数据可靠性承担法律责任。建立基于风险和审评需要的检查模式，加强对非临床研究、临床试验的现场检查和有因检查，检查结果向社会公开。未通过检查的，相关数据不被接受；存在真实性问题的，应及时立案调查，依法追究相关非临床研究机构和临床试验机构责任人、虚假报告提供责任人、注册申请人及合同研究组织责任人的责任；拒绝、逃避、阻碍检查的，依法从重处罚。注册申请人主动发现问题并及时报告的，可酌情减免处罚。第三十一条指出，落实全过程检查责任。药品医疗器械研发过程和药物非临床研究质量管理规范、药物临床试验质量管理规范、医疗器械临床试验质量管理规范执行情况，由国家食品药品监管部门组织检查。检查发现问题的，应依法依规查处并及时采取风险控制措施；涉嫌犯罪的，移交司法机关追究刑事责任。推动违法行为处罚到人，检查和处罚结果向社会公开。

为贯彻落实上述两个意见的要求，加强医疗器械临床试验监督管理，国家食品药品监督管理总局自2016年6月起开始对在审的医疗器械注册申请中的临床试验数据真实性、合规性开展监督检查工作。2016年7月8日，国家食品药品监督管理总局发布了第一批医疗器械临床试验监督抽查项目清单，10个医疗器械项目中，体外诊断试剂占4个。自2016年到2020年，共104个品种开展医疗器械临床试验监督抽查，其中体外诊断试剂品种17个，存在真实性问题的有10个。

根据监督检查结果，体外诊断试剂临床试验常见的问题见表22-2。

表22-2 体外诊断试剂临床试验常见问题

发现问题的分类	占发现问题总数的比例（%）
数据不一致或不能溯源	36.75
偏离临床试验方案	25.64
原始记录不完整	15.38
试验医疗器械管理	10.26
临床试验前准备不充分	6.84
受试者未得到充分保护	3.42
生物样本管理	1.71

（二）检查要点及检查关注的内容

现行的检查要点是国家食品药品监督管理总局在2016年发布的《医疗器械临床试验现场检查要点》第二部分（体外诊断试剂）。目前该要点正在根据新修订的《医疗器械监督管理条例》、《体外诊断试剂注册与备案管理办法》、《医疗器械临床试验质量管理规范》和《体外诊断试剂临床试验技术指导原则》等相关要求重新修订。

下面从临床试验条件与合规性、临床试验实施、临床试验数据管理与统计、临床试验所需试剂管理、临床试验用样本的管理、申报资料的情况这几个方面来介绍实施监督检查时关注的内容。

1. 临床试验条件与合规性

（1）机构资质：在体外诊断试剂临床试验开展前，临床试验机构应在备案系统中进行备案，能够在备案系统中查询到备案号。机构应具有与该试验相适应的临床检验室间质量评价合格证书。

（2）研究人员资质：研究者的执业资格、职称证书、履历、培训证明等，应能够满足临床试验要求，研究者应经过临床试验相关法规培训。临床试验主要研究者应具有高级职称。临床试验统计学负责人应为具有相关专业背景、专业能力的人员。

（3）场所、设施设备：机构应具有临床试验需要用到的设备，应有满足试验需求的场地，场地应能保证试验的安全性和保密性，如场地不应设在走廊等。试验相关仪器设备应有使用记录，关注其记录的项目名称、时间，与临床试验应吻合。

（4）伦理审查：临床试验应经过伦理审查批准。伦理委员会应完整保存伦理审查文件，如审查材料、审查表格、签到表、表决票、会议记录、审查批件等，伦理审查内容应符合相关指导原则和医院伦理SOP的要求；伦理审查批件中所签署的批准日期不应晚于临床试验开始日期；伦理审查的方案/知情同意书版本及内容应与执行的版本及内容一致。

（5）知情同意书：伦理委员会批准的知情同意书（客观上不可能获得受试者知情同意，经伦理委员会审查和批准后可免于受试者的知情同意）内容应符合相关法规和指导原则的要求。免于知情同意的应有伦理委员会的书面意见。

（6）临床试验合同：申办者应与医疗器械临床试验机构和主要研究者签订合同，明确各方在临床试验中的权利和义务。合同的内容应包含试验用体外诊断试剂信息，与实际使用的试剂应一致。

（7）向省级药品监督管理部门备案：临床试验应按规定由申办者向省级药品监督管理部门提交备案，机构应保存由省局出具的《临床试验备案表》，备案日期不晚于临床试验开始日期。

2. 临床试验实施

（1）临床试验方案：在临床试验准备阶段，申办方应与各临床试验机构协商制定统一的临床试验方案，临床试验方案应获得所有中心的主要研究者和申办者签字，加盖临床试验机构公章。临床试验方案的修订应经伦理委员会审查同意或者备案，机构保存有相应的伦理委员会审查意见或备案文件。

（2）人员培训和分工：临床试验开始前，申办者应组织与该临床试验相关的培训，如检测技术的原理、适用范围、操作方法、结果判读，以及临床试验方案、SOP和其他相关文件等，保存有相应的培训记录和签到记录。参与临床试验的人员（研究者）经培训后应熟悉该临床试验相关检测技术的原理、适用范围、操作方法等，并能够对检测结果进行正确判读，被检查时应能熟练说出相应的内容。

临床试验相关的医疗决定应由研究医生做出，应在授权分工表中明确其职责。

（3）临床试验所需试剂及物资管理：临床试验机构应保存有试验用体外诊断试剂及相关文件、物品的交接记录。

（4）知情同意书的签署（如有）：在临床试验实施过程中，所有受试者均应签署知情同意书（免于知情同意的除外）。第一例受试者签署知情同意书的时间，应在首次伦理审查批准时间之后。已签署的知情同意书数量应与临床试验报告中的病例数相符，筛选失败受试者也应签署知情同意书。

受试者签署的知情同意书版本和内容应与伦理审查通过的版本和内容一致。知情同意书签署的内容应完整、规范，包含姓名、日期等信息。知情同意书应由受试者本人或者其监护人/见证人和研究者在参与临床试验前签署。限制民事行为能力的受试者，应由本人和其监护人/法定代理人共同签字；无阅读能力的受试者，在充分知情的前提下，应由见证人签字；必要时电话联系受试者核实其参加该项试验的实际情况。

（5）临床试验方案的执行情况：临床试验过程应遵循伦理委员会批准的临床试验方案。各临床试验机构执行的试验方案版本和内容应一致。受试者入选排除过程应与方案一致，入组病例应覆盖预期的适应人群，阳性样本应包括该病种的不同病例，如症状典型和非典型的、病程早、中、晚期的、病情轻、中、重型的，不同性别、不同年龄层次的等，以便能反映该病的全部特征，阴性样本应包括确定无该病的患者，极易与本病相混淆疾病的病例；机构应保存临床试验过程记录，其检测方法、检测过程（包括试验操作、结果判读等）、复测的处理应与方案规定和说明书一致；偏离方案的应进行记录。

（6）盲态保持：样本检测过程中应注意盲态的保持，编盲人员不应进行试验操作和结果判读。

（7）临床试验记录：临床试验的原始记录、检测数据收集记录、病例报告表（如有）应由研究者签字；临床试验中产生的试验数据不应随意修改，确需修改时应注明原因，并由修改者签署姓名和日期。

以患者为受试者的临床试验，相关医疗记录载入门诊或住院病历中；日常诊疗已使用电子病历系统的机构，临床试验也应使用电子病历。

（8）监查：申办方应对临床试验实施监查。机构应保存有监查记录；研究者对监查发现的问题应及时采取改正措施。

3. 临床试验数据管理与统计

（1）病例筛选入选及病例鉴认：在非免知情的临床试验中，机构应保存有病例筛选入选记录及病例鉴认文件，受试者筛选失败时应明确记录原因，研究者应提供受试者身份鉴认文件（包括真实姓名、性别、身份证号、住址等）。

病例筛选入选记录及病例鉴认文件中筛选、入选和完成例数应与临床试验报告中信息相符。所有受试者应可在医院的医院信息系统（HIS）、实验室信息管理系统（LIS）中溯源就诊记录及检查、化验结果。

（2）数据记录与溯源：临床试验中生成的检测报告或结果中的数据应能够在相应的检测仪器或与检测仪器连接的计算机化系统中溯源，其相应的样本编号、检测时间、检测值等信息应一致。

病例报告表应填写完整，如有漏填，统计分析应有相应的处理方法。病例报告表中填写的内容应能够在原始病历、检验记录等原始记录中溯源，其内容应与受试者的门诊病历/住院病历、机构的信息系统[如HIS、LIS、影像存储与传输系统（PACS）]、检验报告单等一致。

电子数据采集系统应经过可靠的验证，有验证文件，有完善的权限管理和稽查轨迹，可以追溯记录的创建者、创建时间，或者修改者、修改时间、修改情况等。检测结果数据来自仪器计算机化系统，计算机化系统符合电子数据管理要求，有系统验证文件、权限管理、稽查轨迹、仪器日志等。

临床试验数据表应有试验操作者、复核者签字，试验机构签章。

（3）统计分析：临床试验方案应包含统计学考虑、实施方式（方法、内容、步骤）等，临床试验报告中（实际使用）的统计分析方法应与试验方案规定的一致。

纳入临床试验的样本不应随意剔除，如剔除应符合试验方案中的样本剔除标准并在临床试验小结和报告中详细列出所有样本剔除的情形，并说明理由。

4. 临床试验所需试剂管理

（1）产品研制的质量管理体系符合性声明和检验报告：在临床试验开展前，申办者出具试验用体外诊断试剂的研制应符合适用的医疗器械质量管理体系相关要求的声明和基于产品技术要求的结论合格的产品检验报告。

（2）管理记录：试验用体外诊断试剂、对比试剂及其配套使用的其他试剂（如核酸提取试剂等）和配套仪器设备（如有）的管理记录（包括运输、接收、处理、储存、分发、回收与销毁等）应保存完整，各环节数量应相符，如有数量不一致应记录原因。

试验用体外诊断试剂、对比试剂及其配套使用的其他试剂的运输条件、储存温度、储存条件、储存时间等应符合方案和说明书的要求，应在有效期内使用试剂。

试验用体外诊断试剂、对比试剂及配套使用的其他试剂（如核酸提取试剂等）和配套仪器设备（如有）名称、规格型号、批号/序列号等，应与产品检验报告、临床试验报告中的相应信息一致。

5. 临床试验用样本的管理　样本应具有唯一和可溯源的编号。临床试验用样本来源、编号（编盲）、保存、使用、留存、销毁的各环节保存有原始记录；样本应能在医院的诊疗记录和系统中溯源到受试者信息；通过对样本的溯源确定临床试验用样本是否重复使用，重复使用样本应符合相关规定并在临床试验报告中说明。

临床试验用样本检测过程应具有完整的原始记录，试验操作、结果判读应与临床试验方案、说明书规定一致。

6. 申报资料的情况

（1）申报资料与机构保存资料版本和内容的一致性：注册申请的临床试验方案版本及内容应与临床试验机构保存的版本及内容一致，注册申请的临床试验小结和报告版本及内容应与临床试验机构保存的版本及内容一致，不应有版本一致但内容不一致的情况。

（2）申报资料中数据与机构原始记录和数据的一致性：注册申请的临床试验小结和报告中数据应与临床试验机构保存的原始记录和原始数据一致。

（3）申报资料与机构保存资料签章情况的一致性：注册申请的临床试验小结中应有主要研究者签名并注明日期，应有临床试验机构审核意见、注明日期并加盖临床试验机构印章，与机构保存的文件对比，其签章应一致；注册申请的临床试验报告中应有协调研究者签名并注明日期，应有组长单位临床试验机构审核意见、注明日期并加盖临床试验机构印章，与机构保存的文件对比，其签章应一致。

（三）检查常见问题分析

1. 临床试验准备方面　在临床试验准备阶段，易因申请人不熟悉法规要求或试验方案设计不完善而出现一些问题，如申请人在临床试验开始前未向省局提交备案，研究者未参加临床试验培训等。

2. 伦理审查与知情同意方面　伦理审查与知情同意是保障受试者权益的重要措施，大多数体外诊断试剂临床试验使用医院常规检测剩余或废弃的血样进行检测，由于不直接接触受试者，或与受试者直接接触较少，往往忽视了伦理审查与知情同意。存在的问题如伦理委员会存档资料《临床试验免知情同意书说明》中无伦理委员会签署意见及签章；免知情同意为快审，但未见主审委员的快审审查意见；在伦理委员会批准之前已开始筛选标本；部分对照组受试者未签署知情同意书等。

3. 临床试验实施方面　临床试验实施过程关系着得到的试验数据和结果是否可靠，由于不熟悉法规、试验方案可操作性差或研究人员不熟悉试验方案，往往发生违反法规或与方案要求不一致的问题，如临床试验由企业人员使用自行提供的检测仪器完成；重复使用样本，包括同一病例不同时间采集的血样重复入组和同一病例的同一样本重复使用；实际使用样本与方案和临床试验报告不一致；研究者未按方案规定进行血培养测定；入组的受试者不符合方案入组标准；试验结束后修改方案的入排标准；入选样本冻存时间不符合临床试验方案规定；设盲、编盲过程不符合方案规定等。

4. 临床试验记录方面　临床试验记录关系着数据链的真实性和完整性，是数据追溯的重要依据，临床试验过程中经常出现记录不完整，甚至编造记录的情况。在记录方面存在的问题如无检测仪器使用记录或检测仪器使用记录不完整；编造检测仪器使用维护记录；编造相关存档文件；样本检测数据为excel表记录，无其他源文件佐证；因考核试剂与对比试剂初检结果不一致而复检，复检结果纳入统计，而总结报告中未提供初检结果；临床试验相关原始记录缺失等。

5. 数据一致性及数据溯源方面　数据溯源是核实数据真实性的重要手段，试验过程中如不关注数据链的完整性，不关注HIS、诊疗记录、试验记录、检测仪器等处数据间的关联性，则易出现数据一致性和溯源方面的问题，如研究病历中记录的受试者年龄、性别、主诉、症状体征、合并用药情况，与住院病历的记录不一致；缺少受试者试验期间在试验科室的就诊记录（挂号信息、门诊病历、临床诊断）；试验用样本无法在院内HIS/LIS或诊疗记录中溯源；试验数据在检测仪器或关联的计算机系统上无法溯源。

6. 临床试验用试剂/样本管理方面　临床试验用试剂/样本运输、接收（采集）、保存、使用、返回和销毁等各环节记录不一致、不完整，如无校准品、质控品试剂交接记录；同一份试剂有两份出入库储存记录，但出入库日期和数量不一致；申报资料中受试者血浆样本编号与受试者实际血浆编号不一致；申报资料中病历号实际为临床样本血培养样本编号；试验用样本的保存、使用、留存和销毁等环节无原始记录；试验用样本来源于其他医院或由申请人提供；缺少试剂运输过程中的温度记录；试剂盒回收数量与使用记录中剩余数量不符等。

7. 申报资料方面　申报资料与临床试验机构保存的原始记录之间的一致性是检查关注的重点。下面列出了一些检查发现的数据不一致的情况，如申报资料的临床试验报告中的例数与分中心报告及机构原始记录中的例数不一致；临床试验报告中样本病种与实际不符；剔除的样本未在临床试验报告中体现；注册申请的临床试验报告中临床诊断为西医诊断，而受试者在医院原始记录中的临床诊断为中医诊断等。

第二十三章

分子诊断产品的监管发展趋势

第一节　国内分子诊断产品的监管

一、国内分子诊断产品精准医学领域应用的监管

精准医学（precision medicine）也称个体化医学，是考虑到人们不同的基因、环境和生活方式的差异，运用一种创新的方法进行疾病预防治疗的医学方法。精确医学带来了医学领域新的治疗方式，如癌症患者可以借助于基因检测，使医生选择提高其生存机会和减少不良反应的特定的治疗方法。基因测序的蓬勃发展助力精准医学从概念转化成实际的运用。

高通量测序方法克服了Sanger测序通量低、成本高和需要时间长的缺点，并可以检测血液中游离的DNA，作为肿瘤基因突变的筛检方法，以及产前遗传筛查等诊断技术，加速了精准医学的实现。高通量测序等新技术的快速发展及其优异的性能为各国监管当局的监管能力带来了巨大的挑战。

为了支持高通量测序等新技术的临床应用，规范分子诊断产品的技术审评，国家药品监督管理局医疗器械技术审评中心发布了《肿瘤相关突变基因检测试剂（高通量测序法）性能评价通用注册技术审查指导原则》等多项指导原则。下面以肿瘤伴随诊断和高危人群早期筛查用途进行举例说明。

（一）肿瘤伴随诊断相关产品的监管

伴随诊断（CD）是分子诊断产品的热门研究方向。伴随诊断试剂是分析患者身上特定的生物标志物（biomarker），能够提供患者针对特定治疗药物的治疗反应的信息，有助于确定能够从某一治疗产品中获益的患者群体，以预测该药物对患者是否有效且安全。

目前已发布的指导原则包括2014年的《肿瘤个体化治疗相关基因突变检测试剂技术审查指导原则》、《基于同类治疗药物的肿瘤伴随诊断试剂说明书更新与技术审查指导原则》、《已上市抗肿瘤药物的伴随诊断试剂临床试验指导原则》、《抗肿瘤药物的非原研伴随诊断试剂临床试验注册审查指导原则》和《与抗肿瘤药物同步研发的原研伴随诊断试剂临床试验注册审查指导原则》。

我国作为伴随诊断行业的后来者，虽然发展历程不比美国、欧洲发达国家，但在政策

及技术的发展下，伴随诊断试剂开发企业与药企开展深度合作将可能成为新的趋势。国内的伴随诊断试剂的注册申报，也将更有制可依、有规可守、有序可循，有利于后续更多的伴随诊断试剂的临床试验开展。

（二）肿瘤高危人群早期筛查相关产品的监管

2020年11月9日国家药品监督管理局基于大规模前瞻性临床试验数据批准了体外诊断试剂创新产品"*KRAS*基因突变及*BMP3/NDRG4*基因甲基化和便隐血联合检测试剂盒（PCR荧光探针法-胶体金法）"上市应用，预期用于对肠镜依从性差的结直肠癌高风险人群的筛查。产品技术审评报告在医疗器械技术审评中心网站同步公开。*KRAS*基因突变及*BMP3/NDRG4*基因甲基化和便隐血联合检测试剂盒（PCR荧光探针法-胶体金法）通过前瞻性筛查的临床试验确认了其作为高风险人群精筛的临床用途。同时，该检测尚缺乏长期随访研究结果，因而筛查间期尚不确定，且作为同类产品首个批准上市的创新产品，有必要扩大数据规模，对产品的安全有效性进行进一步确认。在批准该产品上市时，提出了上市后继续收集临床使用数据的要求，同时收集结肠镜和病理检查结果，或结直肠癌相关疾病随访结果，以进一步评价该检测在结直肠癌筛查中的确切价值，监测不良事件的发生，同时验证最适合中国人群的筛查间期的要求。该产品的获批上市受到医疗器械行业的广泛关注，一方面是由于"筛查"产品广泛的受众将带来高额的市场价值，另一方面，主要在于临床对于癌症"早筛早诊"需求强烈。

恶性肿瘤早筛早诊（早期筛查和早期诊断）体外诊断试剂产品评价体系与一般诊断类产品有显著不同，且尚未形成完善的科学评价体系，批准上市的产品亦较少。但随着对筛查概念的理解及技术的把控能力越来越好，建立针对临床急需的恶性肿瘤早筛早诊体外诊断试剂的上市前全面评价体系，覆盖产品设计研究所需基础数据库构建、分析性能验证标准方法和国家参考品等标准体系的建立、临床评价体系及临床评价操作示范体系的建立等方面的工作会越来越完善。

二、临床实验室自研分子诊断产品试剂的监管

近年来随着分子诊断和质谱分析等多种新技术的飞速发展，国外医学检验实验室自建检测方法（laboratory developed test，LDT）已在个体化医疗和精准化医疗中发挥着日趋重要的作用，但是检测技术及结果解读的高度复杂性也给质量控制和管理带来了巨大挑战。

医学检验实验室自研试剂通常是指医学检验实验室自行研发、验证和使用的检测方法和试剂，通常仅在研发的医学检验实验室内部使用，不作为商品出售给其他医学检验实验室、医院及个人。

从分子检测技术角度看，国外检测项目达到2000多项，而中国仅为145项左右（《医疗机构临床检验项目目录（2013年版）》），造成检测项目数量差距的主要原因是我国在临床实验室自建检测方法的开展上受到限制。2018年上海市政府印发《上海市人民政府关于推进本市健康服务业高质量发展加快建设一流医学中心城市的若干意见》（沪府发〔2018〕25号），提出了加快健康服务业重点领域发展的50条措施。其中，第20条明确提出要"推

进临床检验创新成果转化及实验室自建检测方法的临床研究应用"。2019年上海市临床检验中心已组织专家完成《实验室自建检测方法的管理要求和技术规范》(初稿)。

广州市人民政府正式发布了《广州市战略性新兴产业发展"十四五"规划》。根据规划,"十四五"时期,广州把发展壮大战略性新兴产业作为经济工作的首要工程,并分别在医学检验、基因检测、精准医疗、智慧医疗等方面做出了规划。该规划提出,在医学检验领域,提出积极支持实验室自建检测方法试点,鼓励开发"整合式"平台技术,研发高端检验检测一体化设备,攻克仪器的稳定性、可靠性、微型化和智能化等关键技术。要培育发展新型健康服务业,瞄准精准医疗、智慧医疗需求,依托基因检测和个体化治疗技术进步,构建精准诊疗平台和临床转化体系,建设国际领先的精准医疗中心。

2020年12月,国务院修订通过最新版《医疗器械监督管理条例》,加入了第五十三条"对国内尚无同品种产品上市的体外诊断试剂,符合条件的医疗机构根据本单位的临床需要,可以自行研制,在执业医师指导下在本单位内使用。具体管理办法由国务院药品监督管理部门会同国务院卫生主管部门制定"。国家药品监督管理局正在组织制定《医疗机构自行研制使用体外诊断试剂管理规定》。但有些实际问题需要进一步厘清和明确:①研究医疗机构自行研制体外诊断试剂的范畴、准入条件和退出机制。围绕"对国内尚无同品种产品上市的体外诊断试剂",研究提出一个合理的认定标准及认定程序;围绕"符合条件的医疗机构"明确医疗机构的资质条件与人员要求;借鉴国外管理要求和我国诊断试剂管理情况,研究自行研制诊断试剂的准入条件和退出机制。②医疗机构自行研制体外诊断试剂质量管理如何实施。需明确自行研制体外诊断试剂的责任主体、分析性能与临床应用评估要求、质量控制体系要求、操作规程要求等内容,为医疗机构开展院内自行研制体外诊断试剂的质量安全和使用安全提供保障。③不同管理部门的分工协调机制,需形成国家药品监督管理局和国家卫生健康委员会两部门分工协作的管理机制等。

选择试点单位,局部放开,同时实行恰当的质量监管,以取得经验,形成产业推动的转化机制,进一步实现医疗器械上市的可及性目标。提倡创新和发展,促进创新和发展,在发展中进行科学合理的监管,这应该成为对实验室自建检测方法进行科学监管的新思路、新模式。

国家药品监督管理局持续推进药品医疗器械审评审批制度改革,密切跟进国际监管前沿,通过监管工具、标准、方法等创新,加速创新分子诊断产品的审评审批,持续推动分子诊断产品的高质量发展。

第二节　国外分子诊断产品的监管政策发展趋势

一、美国FDA监管政策发展趋势

精准医学的进步已经带来强大的新发现,如个体的遗传组成或个体肿瘤的遗传特征,并获得了美国FDA批准的针对个体特征的治疗方法。随着高通量测序技术等新技术迅速从基础研究转化为临床应用，FDA发布了一系列文件，期望保证检测的准确性和可靠性及产品更快地应用于患者临床诊疗。

（一）精准医学通用指南

NGS生成的大量信息给FDA带来了新的监管问题。尽管当前的监管方法适用于检测单个疾病或状况（如血糖或胆固醇水平）的常规诊断，但这些新的测序技术包含了相当于数百万次检测的功能。因此，FDA与行业、实验室、学术界及患者和专业团体的利益相关者合作，开发了一种灵活的监管方法，以适应这种迅速发展的技术。该技术利用共识标准、众包数据和最新状态、最新的开源计算技术来支持NGS检测开发。这种方法将使检测和研究方面的创新成为可能，并将加快获得准确、可靠的基因检测产品的速度。

FDA在2018年4月发布了两项最终指南，其中建议简化支持基于NGS的临床和分析有效性的数据提交和审查的方法。这些建议旨在提供一种有效而灵活的监管方法：随着技术的进步，标准可以快速发展，并可以用于为快速增长的领域（如NGS）设置适当的指标。同样，随着临床证据的改善，可以支持新的检测结论。这种适应性方法最终将促进检测开发人员之间的创新，并使患者更容易获得这些新技术。

1. 临床数据库指南 最终指南《使用公共人类遗传变异数据库来支持遗传和基于基因组的体外诊断的临床有效性》允许开发人员使用来自FDA认可的遗传变异公共数据库的数据来帮助支持检测的临床有效性，并概述了数据库如何满足某些质量建议，则可以寻求对其数据库的认可。这种方法激励了数据共享，并提供了更有效的市场途径。2018年12月4日，FDA认可临床基因组资源联盟的ClinGen数据库，这是首个被纳入公共人类遗传变异数据库的基因变异数据库，也是首个遗传病突变数据库（胚系突变）。2021年10月7日，FDA批准将纪念斯隆-凯特琳癌症中心（MSKCC）的OncoKB部分数据库列为第一个被纳入公共人类遗传变异数据库的肿瘤突变数据库，这是FDA认可的第二个基因变异数据库，也是首个肿瘤突变数据库（体系突变）。

2. 分析验证指南 最终指南《设计、开发和分析验证二代测序（NGS）-基于体外诊断（IVD）的目的在于帮助诊断可疑种系疾病》为设计、开发和验证NGS检测提供了建议。该指南还鼓励标准制定组织参与社区开发与NGS相关的标准，因为标准可以随着技术和知识的变化而更快地发展，因此可以用来设置适当的指标，如针对快速增长领域（如NGS）的特定性能阈值。

3. FDA的生物信息学平台 FDA创建了precisionFDA，这是一个基于云的社区研究与开发门户，它吸引了世界各地的用户共享数据和工具，以检测、试验和验证NGS处理的现有和新的生物信息学方法。基因组学社区中的个人和组织可以在http://precision.fda.gov上找到更多信息并进行注册。

（二）伴随诊断

FDA在2014年7月31日发布了《行业指南：体外伴随诊断设备》，以帮助公司在药物开发的早期阶段确定对伴随诊断的需求，并计划药物和伴随诊断的共同开发。该指南的最终目标是促进早期合作，从而使有严重且威胁生命的疾病患者更快地获得有希望的新疗法。

FDA在2016年7月15日发布了指导原则草案《体外伴随诊断设备与治疗产品共同开发指导原则》。本指南文件旨在作为实用指南，协助治疗产品和IVD制造商开发治疗产品和随附的IVD伴随诊断检测方案。

FDA在2018年12月7日发布了《基于特定种类肿瘤治疗药物的伴随诊断产品研发与说明书指南草案》，旨在促进对肿瘤治疗药物的诊断检测进行类别标记科学适用的产品。该指南草案指出，在某些情况下，如果有足够的证据得出结论，伴随诊断适合用于特定类型或类别的治疗产品，则伴随诊断的预期用途应命名特定类型或类别的治疗产品，而不是局限在特定产品。

伴随诊断的开发方法主要有同步、桥接、跟随三种。FDA鼓励伴随诊断企业与药物研发企业密切合作，通过同步的方式可更经济地实现伴随诊断及其伴随药物的同时获批。

（三）直接面向消费者的检测

直接面向消费者的检测（direct-to-consumer test，DTC），通常要求消费者收集标本，如唾液或尿液，并将其发送给公司进行检测和分析。某些DTC由FDA审查，而另一些则没有。通常，在非医疗、普通保健或低风险医疗目的的DTC之前，FDA不会对其进行审查。FDA通常会审查针对中高风险医疗目的的DTC，这可能会对医疗保健产生更大的影响，以确定检测声明的有效性。

FDA对IVD进行监管，包括将IVD作为医疗器械直接进行消费者检测。具体的监管要求取决于单个IVD的风险分类。FDA积极主动地简化了DTC的法规，同时确保检测在分析上有效、临床上有效，并且适合消费者使用而无须医疗保健提供者参与。

FDA致力于与所有DTC公司合作，为新型的临床和分析有效的DTC开发合理有效的监管途径。某些类型的DTC的FDA监管途径如下所述。

1. 携带者筛查检测　这些检测可用于确定健康人是否携带可以传给后代的遗传变异。企业筛选检测不受FDA上市前审查的约束，但确实需要遵循此类检测法规中描述的特定要求。

2. 遗传健康风险（GHR）检测　旨在提供有关某些医学疾病或状况的个人遗传风险的信息。提供DTC GHR检测的企业必须在提供首次检测之前获得FDA许可。如果企业满足此类检测法规中规定的特定要求，而不是针对特定的高风险用途，则企业可能会在没有FDA上市前审查的情况下提供大多数其他DTC GHR检测。

3. 药物遗传学检测　可提供有关遗传学在个体对药物反应中可能发挥的作用的信息。提供DTC药物遗传学检测的企业必须到FDA进行上市前审查和批准。目前，FDA还没有授权任何DTC药物遗传学检测来预测个体是否可能对任何特定的治疗药物有反应或有任何不良反应。

FDA已发布安全通讯，以警告公众对涉及未经批准的药物遗传学检测的担忧，以预测个体对特定治疗药物的反应，而这些说法可能没有临床证据支持。

4. 癌症易感性检测　这些检测提供有关个体罹患某些类型癌症的风险的信息。这些检测被认为是中风险到高风险，需要进入FDA进行上市前审查和批准。

5. 低风险的一般健康检测　某些检测是出于FDA考虑一般健康的目的而提供的，如预测运动能力的检测。FDA通常不审查低风险的普通保健产品。

6. 祖先检测　一些检测用于帮助个体探索其遗传血统。FDA不审查这些类型的检测。

（四）临床实验室自建检测方法

临床实验室自建检测方法（LDT）是在单个实验室中设计、制造和使用的一种体外诊断检测。虽然LDT的用途通常与FDA批准的体外诊断检测的用途相同，但某些实验室可能会选择提供自己的检测。例如，即使目前市场上有FDA批准的维生素D检测方法，医院实验室也可以运行自己的维生素D检测方法。如果诊断设备是完全或部分在提供和使用它们的实验室之外设计或制造的，则FDA不会将其视为LDT。

LDT对于个体化医学的持续发展很重要，因此准确的体外诊断非常重要，这样患者和医疗保健提供者就不必寻求不必要的治疗、延迟需要的治疗或接受不适当的治疗。

2010年，FDA宣布打算重新考虑其对LDT的自由裁量权政策，并举办了一次研讨会，以从利益相关者那里获取有关此类政策的意见。FDA利用这些反馈意见制定了LDT监督的初步方法草案，并于2014年发布了指南草案。FDA征求了有关LDT框架草案和通知指南的反馈意见，并举行了公开研讨会。

但该草案遭到了包括学术团体、行业协会、生物公司、LDT开发商等的质疑与反对。主要理由：FDA不具备监管LDT的法定资格，应将LDT实验室视为医疗服务供应商而非IVD生产商，阻碍具有重大价值的新检测项目的开展，并扼杀个体化医疗创新，监管模式不适用于基于NGS等技术的基因检测LDT等。FDA在2017年1月13日发布了有关LDT的讨论文件，但一直未颁布定稿指南，并宣布暂不考虑继续推行原先的LDT监管方案。

二、其他地区分子诊断产品监管政策发展趋势

（一）伴随诊断试剂

2013年，日本和欧盟继美国之后也引入伴随诊断试剂定义，并正在积极制定针对性监管政策。

从2013年欧盟议会对伴随诊断试剂定义的修正案到2015年欧盟新版体外诊断试剂法规对伴随诊断试剂的定义，欧盟的监管政策不断进行调整。根据欧盟现行的体外诊断试剂指令，并没有伴随诊断试剂的定义，而欧盟内部各成员对伴随诊断试剂的定义也有不同看法。根据欧盟理事会的提案，新的体外诊断试剂法规中，对伴随诊断试剂的定义是，配合个体化药物使用，用以保证药物使用的安全性与有效性，能预测患者使用该治疗药物的受益程度或风险系数，还能监测治疗有效性并指导治疗方案调整的体外诊断试剂。因此，欧盟与美国关于伴随诊断试剂的监管政策比较相近。

日本负责伴随诊断试剂监管的部门包括医药品医疗器械综合机构（Pharmaceuticals and Medical Devices Agency，PMDA）与厚生劳动省（Ministry of Health，Labor and Welfare，MHLW）。2013年，PMDA发布《伴随诊断试剂与药物申请审批通知》，通知的内容包括

伴随诊断试剂的定义及"个体化药物-伴随诊断试剂"联合研发的注意事项等。

与美国相比,日本监管政策主要有两点不同。第一个不同点是,FDA建议个体化药物及其伴随诊断试剂应同步获得批准,而PMDA建议个体化药物及其伴随诊断试剂应同步提交申请。相比同步获批,要做到同步申请需要药企与体外诊断试剂企业在研发早期就开展密切合作,这种早期合作又会促进伴随诊断试剂先于个体化药物获批。第二个不同点是,如果某种需要配合伴随诊断试剂使用的药物被用于治疗严重威胁生命的疾病,FDA认为可以在没有相应伴随诊断试剂的情况下先行批准药物。与之相反的是PMDA特别指出,当伴随诊断试剂的审批遇到不可避免的延期时,是否批准与其配套的药物必须具体问题具体分析再做决定。

(二)临床实验室自建检测方法和试剂

欧盟和日本仅对体外诊断(IVD)产品进行注册批准,而无明确的LDT监管定义及规范。由欧盟制定的体外诊断医疗器械指令98/79/EC(现已发布体外诊断医疗器械法规IVDR EU2017/746,于2022年5月4日起强制实行)作为欧盟成员国IVD监管最低要求,设定了最低安全、质量和性能标准。各成员国监管部门根据指令要求进行具体评价审批,一旦通过一个国家的批准,则欧盟成员国均可通行。但LDT不受体外诊断医疗器械指令监管,各成员国对于LDT的监管不一,市场比较混乱。而在日本,IVD由PMDA根据日本药品与医疗器械法(2014年由原有药事法修订而来)进行监管,也未将LDT纳入管理,许多医学检验部门研发的设备和试剂未经审批已在临床应用。

参考文献

北京市临床检验中心，北京医学会检验医学分会，首都医科大学临床检验诊断学系，等，2019. 高通量测序技术临床检测规范化应用北京专家共识（第一版通用部分）. 中华医学杂志，99（43）：3393-3397.

北京预防医学会，2020. 新型冠状病毒肺炎样本采集包装运输及检测规范（T/BPMA 0004-2020）. 中华流行病学杂志，41（9）：1365-1369.

蔡望伟，黄东爱，周代锋，2016. 生物化学与分子生物学实验. 武汉：华中科技大学出版社.

陈凤珍，游丽金，杨帆，等，2020. CNGBdb：国家基因库生命大数据平台. 遗传，42（8）：799-809.

邓波儿，孔为民，2019. 基因芯片在宫颈癌中的研究进展. 医学综述，25（22）：4433-4437.

丁显平，2011. 人类遗传与优生. 2 版. 成都：四川大学出版社.

杜祥，2016. 恶性肿瘤生物样本库标准操作流程. 上海：复旦大学出版社.

高斌，刘敬忠，2005. 实时荧光 PCR 技术的研究及其应用进展. 诊断学理论与实践，4（6）：507-509.

郭子宏，2019. 药物基因组学检测对高血压的治疗有帮助吗. 中华高血压杂志，27（12）：1111-1115.

国家食品药品监督管理总局，2014. 体外诊断试剂注册管理办法. [2022-10-25]. https：//www. nmpa. gov. cn/directory/web/nmpa/xxgk/fgwj/bmgzh/20140730170001489. html.

国家市场监督管理总局，2021. 体外诊断试剂注册与备案管理办法. [2022-11-20]. https：//gkml. samr. gov. cn/nsjg/fgs/202108/t20210831_334232. html.

国家市场监督管理总局，2022. 医疗器械临床试验质量管理规范. [2023-02-20]. https：//www. nmpa. gov. cn/directory/web/nmpa/images/1648712323981057922. doc.

国家市场监督管理总局，2022. 医疗器械生产监督管理办法. [2022-12-15]. https：//www. samr. gov. cn/cms_files/filemanager/samr/www/samrnew/samrgkml/nsjg/fgs/202203/W020220322602924081129. pdf.

国家卫生健康委办公厅，2020. 新型冠状病毒感染的肺炎诊疗方案（试行第五版）. [2022-10-15]. http：//www. natcm. gov. cn/d/file/p/2020/02-06/2347bec28ef4e9c683ed0893255b1e24. pdf##7260301a393845fc87fcf6dd52965ecb. pdf##2. 19%20MB.

国家卫生健康委办公厅，2020. 新型冠状病毒实验室生物安全指南（第二版）. [2022-11-17]. http：//www. nhc. gov. cn/qjjys/s7948/202001/0909555408d842a58828611dde2e6a26. shtml.

国家卫生健康委办公厅，2020. 医疗机构内新型冠状病毒感染预防与控制技术指南（第一版）. [2022-11-14]. http：//www. nhc. gov. cn/yzygj/s7659/202001/b91fdab7c304431eb082d67847d27e14. shtml.

国家卫生健康委员会，2020. 新型冠状病毒感染的肺炎实验室检测技术指南（第二版）. [2022-10-15]. http：//www. nhc. gov. cn/xcs/yqfkdt/202001/c67cfe29ecf1470e8c7fc47d3b751e88/files/7db05db9e315401389bc8b69252c25ef. docx.

国家卫生健康委员会临床检验中心产前筛查与诊断室间质量评价专家组，2019. 染色体微阵列分析实验室技术要求专家共识. 中华检验医学杂志，42（9）：745-751.

国务院，2019. 中华人民共和国人类遗传资源管理条例. [2022-10-15]. http：//www. nhc. gov. cn/bgt/gwywj2/201906/bc24a7cdc57a4c53ab24ead63f449d03. shtml.

国务院，2021. 医疗器械监督管理条例. [2022-10-15]. http：//www. nhc. gov. cn/bgt/gwywj2/202104/4839c9cebe0547869b982a5c2bac281f. shtml.

郝岗平，2017. 生物化学与分子生物学. 北京：中国医药科技出版社.

何英，陈雄豪，林广城，等，2020. 葡萄糖-6-磷酸脱氢酶缺乏症女性杂合子基因突变检测的临床意义. 中国实验血液学杂志，28（5）：1757-1761.

黄辉，沈亦平，顾卫红，等，2018. 临床基因检测报告规范与基因检测行业共识探讨. 中华医学遗传学杂志，35（1）：1-8.

黄新凤，叶金波，刘建军，2015. 质谱技术在DNA甲基化研究中的应用. 生物技术通报，31（11）：112-120.

贾连群，雷萍，2015. 现代基础医学理论与技术进展. 北京：中国医药科技出版社.

金征宇，张雪宁，赵阳，等，2017. 基因与纳米探针：医学分子成像理论与实践（中卷）. 天津：天津科学技术出版社.

李磊，杨涛，吴皓，2010. 耳聋基因的筛查与诊断. 诊断学理论与实践，9（5）：409-412.

李霞，雷健波，2015. 生物信息学. 2版. 北京：人民卫生出版社.

刘峰涛，柴立辉，马远方，2009. DNA聚合酶适配子6-10提高定量PCR的特异性. 临床检验杂志，27（3）：164-166.

刘晓静，徐建明，宋三泰，等，2012. 肽核酸钳制PCR技术在结肠癌*K-ras*基因突变检测中的优化. 临床肿瘤学杂志，17（2）：97-101.

密特拉，2015. 分析化学中的样品制备技术. 孟品佳，廉洁，译. 北京：中国人民公安大学出版社.

聂凯，2005. 免疫PCR技术及进展. 中国科技信息，（17）：33.

潘柏申，2016. 我国医学检验实验室自建检测方法发展与管理的期望. 中华检验医学杂志，39（1）：1-3.

彭才年，2017. 数字PCR——原理、技术及应用. 北京：科学出版社.

彭涛，2009. 核酸等温扩增技术及其应用. 北京：科学出版社.

戚庆炜，王和，2014. 染色体微阵列分析技术在产前诊断中的应用专家共识. 中华妇产科杂志，49（8）：570-572.

乳腺癌*HER2*检测指南（2019版）编写组，2019. 乳腺癌*HER2*检测指南（2019版）. 中华病理学杂志，48（3）：169-175.

盛艳敏，杨燕平，吴英杰，等，2008. 应用于PCR技术的DNA聚合酶. 长春师范学院学报（自然科学版），27（12）：67-70.

施一然，梁毅，2019. 我国临床实验室自建检测方法管理优化及对策建议. 中国药业，28（12）：92-95.

石慧，陈启和，2019. 食品分子微生物学. 北京：中国农业大学出版社.

史玉泉，1994. 实用神经病学. 2版. 上海：上海科学技术出版社.

唐炳华，2014. 医学分子生物学. 9版. 北京：中国中医药出版社.

唐炳华，郑晓珂，2017. 分子生物学. 3版. 北京：中国中医药出版社.

陶子馨，朱安娜，杨芳，2019. 葡萄糖-6-磷酸脱氢酶缺乏症研究进展. 中国产前诊断杂志（电子版），11（3）：49-53.

王蓓丽，郭玮，潘柏申，2016. 国外医学检验实验室自建检测方法监管现状. 中华检验医学杂志，39（1）：55-59.

王福金，王靖宇，2017. 实验室生物实验手册. 沈阳：辽宁科学技术出版社.

王升启，1999. 基因芯片技术及应用研究进展. 中国生物工程杂志，19（4）：45-51.

王晓云，陈乾美，刘松，等，2005. 标记肿瘤坏死因子相关凋亡诱导配体受体-2地高辛探针. 贵阳医学院学报，30（6）：495-497.

王寅，李卿，王雪亮，等，2020. 上海市临床实验室自建检测方法的市场需求和政府监管政策建议. 中国卫生资源，23（4）：427-431.

王玉倩，薛秀花，2016. 实时荧光定量PCR技术研究进展及其应用. 生物学通报，51（2）：1-6.

吴焕文，叶丰，2017. BRCA数据解读中国专家共识. 中华病理学杂志，46（5）：293-297.

吴学东，徐肖肖，朱易萍，2018. 地中海贫血分类及诊断规范. 中国实用儿科杂志，33（12）：957-961.

吴一龙，张绪超，梁智勇，等，2018. 二代测序技术在肿瘤精准医学诊断中的应用专家共识. 中华医学杂志，98（26）：2057-2065.

徐琳琳，王文兵，2012. COLD-PCR 技术的原理及应用. 生物学杂志，29（6）：84-86.

徐秀芳，张丽敏，丁海燕，2013. 遗传学实验指导. 武汉：华中科技大学出版社.

闫有圣，郑雷，2014. 实用遗传病诊断及产前诊断技术. 北京：科学技术文献出版社.

杨红，郑晓珂，2016. 生物化学. 北京：中国医药科技出版社.

杨焕明，2016. 基因组学. 北京：科学出版社.

姚见儿，2010. Luminex 高通量检测技术的应用和挑战. 临床检验杂志，28（4）：250-251.

叶敏南，李文瑞，彭琪，等，2018. PCR-反向斑点杂交膜芯片技术在遗传性非综合征耳聋患儿基因检测中的应用. 中华实用儿科临床杂志，33（23）：1811-1814.

余伍忠，陈虎山，2007. 乙型肝炎病毒基因分型的临床意义. 中国优生与遗传杂志，15（8）：126-127，100.

余永国，沈亦平，2016. 染色体基因组芯片在儿科遗传病的临床应用专家共识. 中华儿科杂志，54（6）：410-413.

张爱玲，陈春悦，张咸宁，2009. 脊髓性肌萎缩症的遗传咨询. 中国优生与遗传杂志，17（5）：152-154，165.

张保强，张晓，2012. Luminex 液态芯片在临床及科研中的应用. 当代医学，18（4）：18-20.

张韧，王敏，符瑞佳，等，2010. 反向斑点杂交技术检测 HBV 基因型方法的评价. 检验医学，25（12）：947-951.

张闻，郑多，2016. 医学生物学. 北京：中国医药科技出版社.

张雪梅，刘珊玲，王和，2016. 荧光原位杂交技术在产前诊断中应用的专家共识. 中华妇产科杂志，51（4）：241-244.

张勇，2013. 生物样本库建设与实践. 广州：中山大学出版社.

张正付，刘珊，王佳楠，等，2021. 医疗器械临床试验监督抽查工作回顾与思考. 中国食品药品监管，（2）：90-95.

赵海龙，查运红，胡晓琴，等，2015. 甲泼尼龙联合地塞米松治疗中枢神经系统脱髓鞘临床疗效探讨. 中外医疗，19：102-103.

赵昀，魏丽惠，2018. CSCCP 关于中国宫颈癌筛查及异常管理相关问题专家共识解读. 实用妇产科杂志，34（2）：101-104.

郑怀竞，1999. 临床基因诊断实验指南. 北京：北京大学医学出版社.

郑振宇，王秀利，2015. 基因工程. 武汉：华中科技大学出版社.

中国抗癌协会肿瘤病理专业委员会，2018. ROS1 阳性非小细胞肺癌诊断病理专家共识. 中华病理学杂志，47（4）：248-251.

中国临床肿瘤学会肿瘤生物标志物专家委员会，2013. 中国间变性淋巴瘤激酶（ALK）阳性非小细胞肺癌诊断专家共识（2013版）. 中华病理学杂志，42（6）：402-406.

中华医学会肝病学分会，中华医学会感染病学分会，2022. 丙型肝炎防治指南（2022年版）. 中华肝脏病杂志，30（12）：1332-1348.

中华医学会感染病学分会，中华医学会肝病学分会，2022. 慢性乙型肝炎防治指南（2022年版）. 中华肝脏病杂志，30（12）：1309-1331.

中华医学会血液学分会，2014. 骨髓增生异常综合征诊断与治疗中国专家共识（2014年版）. 中华血液学杂志，35（11）：1042-1048.

周枚芳，陈立炎，罗小珍，等，2005. β-地中海贫血基因检测膜条制备及其临床评价. 生物技术通讯，16（2）：134-137.

周怡，刘海红，郝津生，等，2014. 15343例新生儿耳聋基因普遍筛查结果分析. 中国听力语言康复科学杂志，（2）：109-112.

邹克琴，叶子弘，2009. 基因工程原理和技术. 杭州：浙江大学出版社.

Adamo B，Bellet M，Pare L，et al，2019. Oral metronomic vinorelbine combined with endocrine therapy in hormone receptor-positive HER2-negative breast cancer：SOLTI-1501 VENTANA window of opportunity trial. Breast Cancer Res，21（1）：108.

Alessandra MD，Bernard C，2011. Use of array genomic hybridization technology in constitutional genetic diagnosis in Canada. Paediatr Child Health，16（4）：211-212.

Alina MF，Azma RZ，Norunaluwar J，et al，2020. Genotyping of malaysian G6PD-deficient neonates by reverse dot blot flow-through hybridisation. J Hum Genet，65（3）：263-270.

Amberger JS，Bocchini CA，Schiettecatte F，et al，2015. OMIM. org：Online Mendelian Inheritance in Man（OMIM®），an online catalog of human genes and genetic disorders. Nucleic acids Res，43（Database issue）：D789-D798.

Amberger JS，Bocchini CA，Scott AF，et al，2019. OMIM. org：leveraging knowledge across phenotype-gene relationships. Nucleic Acids Res，47（D1）：D1038-D1043.

Amstrong DA，Green BB，Seigne JD，et al，2015. MicroRNA molecular profiling from matched tumor and bio-fluids in bladder cancer. Mol Cancer，14：194.

Armstrong DA，Nymon AB，Ringelberg CS，et al，2017. Pulmonary microRNA profiling：implications in upper lobe predominant lung disease. Clin Epigenetics，9：56.

Asleh K，Brauer HA，Sullivan A，et al，2020. Predictive biomarkers for adjuvant capecitabine benefit in early-stage triple-negative. Clin Cancer Res，26（11）：2603-2614.

Ayers M，Lunceford J，Nebozhyn M，et al，2017. IFN-γ-related mRNA profile predicts clinical response to PD-1 blockade. J Clin Invest，127（8）：2930-2940.

Bauman JG，Wiegant J，Borst P，et al，1980. A new method for fluorescence microscopical localization of specific DNA sequences by *in situ* hybridization of fluorochrome-labelled RNA. Exp Cell Res，128（2）：485-490.

Benson DA，Karsch-Mizrachi I，Lipman DJ，et al，2010. GenBank. Nucleic Acids Res，38：D46-D51.

Bhagwat M，2010. Searching NCBI's dbSNP database. Curr Protoc Bioinformatics，32（1）：1-19.

Bhattacharyya RP，Walker M，Boykin R，et al，2019. Rapid identification and phylogenetic classification of diverse bacterial pathogens in a multiplexed hybridization assay targeting ribosomal RNA. Sci Rep，9（1）：4516.

Bizouarn F，2014. Clinical applications using digital PCR. Methods Mol Biol，1160：189-214.

Brow MA，1994. Advanced PCR. Science，265（5173）：817-819.

Bryn DW，Rebecca JS，Emily AS，et al，2015. Evaluation of the Affymetrix CytoScan（®）Dx Assay for developmental delay. Expert Rev Mol Diagn，15（2）：185-192.

Buchan BW，Ledeboer NA，2014. Emerging technologies for the clinical microbiology laboratory. Clin Microbiol Rev，27（4）：783-822.

Buss SN，Leber A，Chapin K，2015. Multicenter evaluation of the BioFire FilmArray gastrointestinal panel for etiologic diagnosis of infectious gastroenteritis. J Clin Microbiol，53（3）：915-925.

Buus R，Sestak I，Kronenwett R，et al，2021. Molecular drivers of onco type DX，prosigna，EndoPredict，and the breast cancer index：a transATAC study. J Clin Oncol，39（2）：126-135.

Cao YN，Li L，Xu M，et al，2020. The ChinaMAP analytics of deep whole genome sequences in 10588 individuals. Cell Res，30（9）：717-731.

Chang CC，Chen CC，Wei SC，et al，2012. Diagnostic devices for isothermal nucleic acid amplification.

Sensors（Basel），12（6）：8319-8337.

Chang KTE，Goytain A，Tucker T，et al，2018. Development and evaluation of a pan-sarcoma fusion gene detection assay using the NanoString nCounter Platform. J Mol Diagn，20（1）：63-77.

Chen JS，Ma E，Harrington LB，et al，2018. CRISPR-Cas12a target binding unleashes indiscriminate single-stranded DNase activity. Science，360（6387）：436-439.

Cheng L，Zhang S，Wang L，et al，2017. Fluorescence *in situ* hybridization in surgical pathology：principles and applications. J Pathol Clin Res，3（2）：73-99.

Chou Q，Russell M，Birch DE，et al，1992. Prevention of pre-PCR mis-priming and primer dimerization improves low-copy-number amplifications. Nucleic Acids Research，20（7）：1717-1723.

Ciriello G，Miller M，Aksoy B，et al，2013. Emerging landscape of oncogenic signatures across human cancers. Nat Genet，45（10）：1127-1133.

Clarkson B，Pavenski K，Dupuis L，et al，2002. Detecting rearrangements in children using subtelomeric FISH and SKY. Am J Med Genet，107（4）：267-274.

Comfort N，1999. Crafting science：a sociohistory of the quest for file genetics of cancer，Harvard University Press，1996. Oral Him Rev，26（2）：181-186.

Compton J，1991. Nucleic acid sequence-based amplification. Nature，350（6313）：91-92.

Connel SP，Hanna M，McCarthy F，et al，2019. A four-group urine risk classifier for predicting outcome in prostate cancer patients. BJU Int，124（4）：609-620.

Couturier MR，Barney T，Alger G，2013. Evaluation of the FilmArray respiratory panel for clinical use in a large children's hospital. J Clin Lab Anal，27（2）：148-154.

Cristescu R，Mogg R，Ayers M，et al，2018. Pan-tumor genomic biomarkers for PD-1 checkpoint blockade-based immunotherapy. Science，362（6411）：eaar3593.

Dalma-Weiszhausz DD，Warrington J，Tanimoto EY，et al，2006. The Affymetrix GeneChip® Platform：an overview. Methods Enzymol，410：3-28.

Dangla R，Kayi SC，Baroud CN，2013. Droplet microfluidics driven by gradients of confinement. Proc Natl Acad Sci USA，110（3）：853-858.

David TM，Margaret PA，Aradhya S，et al，2010. Consensus statement：chromosomal microarray is a first-tier clinical diagnostic test for individuals with developmental disabilities or congenital anomalies. Am J Hum Genet，86（5）：749-764.

Delic D，Wiech F，Urquhart R，et al，2020. Linagliptin and telmisartan induced effects on renal andurinary exosomal miRNA expression in rats with 5/6 nephrectomy. Sci Rep，10（1）：3373.

Ding X，Yin K，Li ZY，et al，2020. All-in-One Dual CRISPR-Cas12a（AIOD-CRISPR）Assay：a case for rapid，ultrasensitive and visual detection of novel coronavirus SARS-CoV-2 and HIV virus. bioRxiv. Nat Common，11（1）：4711.

DiStefano MT，Hemphill SE，Cushman BJ，et al，2018. Curating clinically relevant transcripts for the interpretation of sequence variants. J Mol Diagn，20（6）：789-801.

Eklund C，Forslund O，Wallin KL，et al，2018. Continuing global improvement in human papillomavirus DNA genotyping services：the 2013 and 2014 HPV LabNet international proficiency studies. J Clin Virol，101：74-85.

Forbes SA，Bindal N，Bamford S，et al，2010. COSMIC：mining complete cancer genomes in the Catalogue of Somatic Mutations in Cancer. Nucleic Acids Res，39：D945-D950.

Forbes SA，Beare D，Boutselakis H，et al，2017. COSMIC：somatic cancer genetics at high-resolution.

Nucleic acids Res，45（D1）：D777-D783.

Fulton RJ，McDade RL，Smith PL，et al，1997. Advanced multiplexed analysis with the FlowMetrix system. Clin Chem，43（9）：1749-1756.

Galanina N，Bossuyt V，Harris LN，et al，2011. Molecular predictors of response to therapy for breast cancer. Cancer J，17（2）：96-103.

Garris CS，Arlauckas SP，Kohler RH，et al，2018. Successful anti-PD-1 cancer immunotherapy requires T cell-dendritic cell crosstalk involving the cytokines IFN-γ and IL-12. Immunity，49（6）：1148-1161.

Gheinani AH，Vogeli M，Baumgartner U，et al，2018. Improved isolation strategies to increase the yield and purity of human urinary exosomes for biomarker discovery. Sci Rep，8（1）：3945.

Gibbs RA，2020. The human genome project changed everything. Nat Rev Genet，21（10）：575-576.

Goodwin S，McPherson JD，McCombie WR，2016. Coming of age：ten years of next-generation sequencing technologies. Nat Rev Genet，17（6）：333-351.

Gootenberg JS，Abudayyeh OO，Lee JW，et al，2017. Nucleic acid detection with CRISPR-Cas13a/C2c2. Science，356（6336）：438-442.

Graham H，Chandler DJ，Dunbar SA，2019. The genesis and evolution of bead-based multiplexing. Methods，158：2-11.

Grahl N，Dolben EL，Filkins LM，et al，2018. Profiling of bacterial and fungal microbial communities in cystic fibrosis sputum using RNA. mSphere，3（4）：e00292-e00318.

Green ED，Watson JD，Collins FS，2015. Human genome project：twenty-five years of big biology. Nature，526（7571）：29-31.

Green MR，Sambrook J，2018. Hot start polymerase chain reaction（PCR）. Cold Spring Harb Protoc，2018（5）.

Grey B，2011. Interview：interview with brad gray for personalized medicine. Per Medicine，8（3）：307-309.

Guichon A，Chiparelli H，Martinez A，et al，2004. Evaluation of a new NASBA assay for the qualitative detection of hepatitis C virus based on the NucliSens Basic Kit reagents. J Clin Virol，29（2）：84-91.

Gyllensten UB，Erlich HA，1988. Generation of single-standed DNA by the polymerase chain reaction and its application ti direct sequencing of the HLA-DQA locus. Pro Natal Acad Sci USA，85（20）：7652-7656.

Hadjadj J，Yatim N，Barnabei L，et al，2020. Impaired type Ⅰ interferon activity and exacerbated inflammatory responses in severe COVID-19 patients. Science，369（6504）：718-724.

Hallberg B，Palmer RH，2013. Mechanistic insight into ALK receptor tyrosine kinase in human cancer biology. Nat Rev Cancer，13（10）：685-700.

Hamosh A，Scott AF，Amberger JS，et al，2005. Online Mendelian Inheritance in Man（OMIM），a knowledgebase of human genes and genetic disorders. Nucleic acids Res，33：D514-D517.

Hanahan D，Weinberg RA，2011. The hallmarks of cancer：the next generation. Cell，144（5）：646-674.

Heather JM，Chain B，2016. The sequence of sequencers：the history of sequencing DNA. Genomics，107（1）：1-8.

Horne R，Pierre JS，Odeh S，et al，2019. Microbe and host interaction in gastrointestinal homeostasis. Psychopharmacology（Berl），236（5）：1623-1640.

Huang XW，Zhao Q，Zhao JL，et al，2014. Establishment of a genotyping method for the detection of 32 types of genital tract human papillomaviruses based on a PCR reverse dot blot array. Chinese Journal of Clinical Laboratory Science，33（9）：648-652.

Husma AM，Walboomers JM，Brule AJ，et al，1995. The use of general primers GP5 and GP6 elongated at their 3′ ends with adjacent highly conserved sequences improves human papillomavirus detection by PCR. Gen Virol，76（Pt4）：1057-1062.

Ising C，Venegas C，Zhang SS，et al，2019. NLRP3 inflammasome activation drives tau pathology. Nature，575(7784)：669-673.

Jacobs MV，Snijders PJ，Brule AJ，et al，1997. A general primer GP51/GP61-mediated PCR-enzyme immunoassay for rapid detection of 14 high-risk and 6 low-risk human papillomavirus genotypes in genital scrapings. Clin Microbiol，35(3)：791-795.

Jacobsson S，Boiko I，Golparian D，2018. WHO laboratory validation of Xpert® CT/NG and Xpert® TV on the GeneXpert system verifies high performances. APMIS，126(12)：907-912.

Jais JP，Molina TJ，Ruminy P，et al，2017. Reliable subtype classification of diffuse large B-cell lymphoma samples from GELA LNH2003 trials using the Lymph2Cx gene expression assay. Hemotologica，102(10)：e404-e406.

Jedinak A，Loughlin KR，Moses MA，2018. Approaches to the discovery of non-invasive urinary biomarkers of prostate cancer. Oncotarget，9(65)：32534-32550.

Jubb HC，Saini HK，Verdonk ML，et al，2018. COSMIC-3D provides structural perspectives on cancer genetics for drug discovery. Nat Genet，50(9)：1200-1202.

Kang JU，Koo SH，Jeong TE，et al，2006. Multitarget fluorescence *in situ* hybridization and melanoma antigen genes analysis in primary bladder carcinoma. Cancer Genet Cytogenet，164(1)：32-38.

Kao JH，2000. Hepatitis B genotypes correlate with clinical outcomes in patients with chronic hepatitis B. Gastroenterology，118(3)：554-559.

Kar A，Kar T，Kanungo S，et al，2015. Risk factors，organ weight deviation and associated anomalies in neural tube defects：a prospective fetal and perinatal autopsy series. Indian J Pathol Microbiol，58(3)：285-291.

Karas M，Bachmann D，Hillenkamp F，1985. Influence of the wavelength in high-irradiance ultraviolet laser desorption mass spectrometry of organic molecules. Analytical Chemistry，57(14)：2935-2939.

Kermekchiev，MB，2003. Cold-sensitive mutants of Taq DNA polymerase provide a hot start for PCR. Nucleic Acids Res，31(21)：6139-6147.

King AJ，Osborn JW，Fink GD，2007. Splanchnic circulation is a critical neural target in angiotensin Ⅱ salt hypertension in rats. Hypertension，50(3)：547-556.

Kinz E，Leiherer A，Lang AH，et al，2015. Accurate quantitation of JAK2 V617F allele burden by array-based digital PCR. Int J Lab Hematol，37(2)：217-224.

Kleter B，Doorn LJ，Schegget J，et al，1998. Novel short-fragment PCR assay for highly sensitive broad-spectrum detection of anogenital human papillomaviruses. Am J Pathol，153(6)：1731-1739.

Krunic N，Yager TD，Himsworth D，et al，2007. xTAG RVP assay：analytical and clinical performance. J Clin Virol，40(Suppl 1)：S39-S46.

Kurn N，Chen P，Heath JD，et al，2005. Novel isothermal，linear nucleic acid amplification systems for highly multiplexed applications. Clin Chem，51(10)：1973-1981.

Kwong LN，Macedo MPD，Haydu L，et al，2018. Biological validation of RNA sequencing data from formalin-fixed paraffin-embedded primary melanomas. JCO Precis Oncol，2018：PO. 17. 00259.

Lander ES，Linton LM，Birren B，et al，2001. Initial sequencing and analysis of the human genome. Nature，409(6822)：860-921.

Lawn SD，Nicol NP，2011. Xpert® MTB/RIF assay：development，evaluation and implementation of a new rapid molecular diagnostic for tuberculosis and rifampicin resistance. Future Microbiol，6(9)：1067-1082.

Le DT，Uram JN，Wang H，et al，2015. PD-1 blockade in tumors with mismatch-repair deficiency. N Eng J Med，372(26)：2509-2520.

Lederman L，Kawasaki ES，Szabo P，1981. The rate of nucleic acid annealing to cytological preparations is increased in the presence of dextran sulfate. Anal Biochem，117（1）：158-163.

Lee JS，Yost SE，Blanchard S，et al，2019. Phase I clinical trial of the combination of eribulin and everolimus in patients with metastatic triple-negative breast cancer. Breast Cancer Res，21（1）：119.

Liao GD，Jiang XY，She B，et al，2020. Multi-infection patterns and co-infection preference of 27 human papillomavirus types among 137，943 gynecological outpatients across China. Front Oncol，10：449.

Liu Q，Jia ZJ，Xi H，et al，2019. Analysis on the genotype of 5018 cases of thalassemia in hunan area. Zhongguo Shi Yan Xue Ye Xue Za Zhi，27（6）：1938-1942.

Liu SY，Huang SH，Chen F，et al，2018. Genomic analyses from non-invasive prenatal testing reveal genetic associations，patterns of viral infections，and Chinese population history. Cell，175（2）：347-359.

Lizardi PM，Huang X，Zhu Z，et al，1998. Mutation detection and single-molecule counting using isothermal rolling-circle amplification. Nat Genet，19（3）：225-232.

Manz A，Graber N，Widmer HM，1990. Miniaturized total chemical analysis systems：a novel concept for chemical sensing. Sensors and Actuators B：Chemical，1：244-248.

McConaughy BL，Laird CD，McCarthy BJ，1969. Nucleic acid reassociation in formamide. Biochemistry，8（8）：3289-3295.

Mehrpouyan M，Bishop JE，Ostrerova N，et al，1997. A rapid and sensitive method for non-isotopic quantitation of HIV-1 RNA using thermophilic SDA and flow cytometry. Mol Cell Probes，11（5）：337-347.

Mehta R，Jain RK，Badve S，2011. Personalized medicine：the road ahead. Clin Breast Cancer，11（1）：20-26.

Meiring TL，Salimo AT，Coetzee B，et al，2012. Next-generation sequencing of cervical DNA detects human papillomavirus types not detected by commercial kits. Virol J，9：164.

Melanie M，Louanne H，2010. Array-based technology and recommendations for utilization in medical genetics practice for detection of chromosomal abnormalities. Genet Med，12（11）：742-745.

Middleton FA，Pato MT，Gentile KL，et al，2004. Genomewide linkage analysis of bipolar disorder by use of a high-density single-nucleotide-polymorphism（SNP）genotyping assay：a comparison with microsatellite marker assays and finding of significant linkage to chromosome 6q22. Am J Hum Genet，74：886-897.

Molet L，Girlich D，Bonnin RA. et al，2019. Identification by high-throughput sequencing of HPV variants and quasispecies that are untypeable by linear reverse blotting assay in cervical specimens. Papillomavirus Res，8：100169.

Morley AA，2014. Digital PCR：a brief history. Biomol Detect Quantif，1（1）：1-2.

Morrison T，Hurley J，Garcia J，et al，2006. Nanoliter high throughput quantitative PCR. Nucleic Acids Res，34（18）：e123.

Ness JV，Chen L，1991. The use of oliodeoxynucleotide probes in chaotrope-based hybridization solutions. Nucleic Acids Res，19（19）：5143-5151.

Neubauer C，Kasi AS，Grahl N，et al，2018. Refining the application of microbial lipids as tracers of staphylococcus aureus growth rates in cystic fibrosis sputum. J Bacteriol，200（24）：e00365-e00418.

Nielsen TO，Parker JS，Leung S，et al，2010. A comparison of PAM50 intrinsic subtyping with immunohistochemistry and clinical prognostic factors in tamoxifen-treated estrogen receptor-positive breast cancer. Clin Can Res，16（21）：5222-5232.

Northcott PA，Shih DJH，Remke M，et al，2012. Rapid，reliable，and reproducible molecular sub-grouping of clinical medulloblastoma samples. Acta Neuropathol，123（4）：615-626.

Nygren AO，Dean J，Jensen TJ，et al，2010. Quantification of fetal DNA by use of methylation-based DNA discrimination. Clin Chem, 56(10): 1627-1635.

Opalka D, Lachman CE, MacMullen SA, et al, 2003. Simultaneous quantitation of antibodies to neutralizing epitopes on virus-like particles for human papillomavirus types 6, 11, 16, and 18 by a multiplexed luminex assay. Clin Diagn Lab Immunol, 10(1): 108-115.

Ou ZY, Liu N, Chen CJ, et al, 2005. Rapid and accurate genotyping of YMDD motif variants in the hepatitis B virus genome by an improved reverse dot blot method. Clin Microbiol, 43(11): 5685-5689.

Park S, Zhang Y, Shin L, 2011. Advances in microfluidic PCR for point-of-care infectious disease diagnostics. Biotechnol Adv, 29(6): 830-839.

Patrinos GP, 2017. Molecular Diagnostics. 3rd ed. London: Elsevier Academic Press.

Piepenburg O, Williams CH, Stemple DL, et al, 2006. DNA detection using recombination proteins. PLoS Biol, 4(7): e204.

Prokopec SD, Watson JD, Waggott DM, et al, 2013. Systematic evaluation of medium-throughput mRNA abundance platforms. RNA, 19(1): 51-62.

Puffenberger EG, Hu-Lince D, Parod JM, et al, 2004. Mapping of sudden infant death with dysgenesis of the testes syndrome(SIDDT)by a SNP genome scan and identification of TSPYL loss of function. Proc Natl Acad Sci USA, 101(32): 11689-11694.

Quek SI, Ho ME, Loprieno MA, et al, 2012. A multiplex assay to measure RNA transcripts of prostate cancer in urine. PLoS One, 7(9): e45656.

Raap AK, 1998. Advances in fluorescence *in situ* hybridization. Mutat Res, 400(1-2): 287-298.

Ramers C, Billman G, Hartin M, 2000. Impact of a diagnostic cerebrospinal fluid enterovirus polymerase chain reaction test on patient management. JAMA, 283(20): 2680-2685.

Ramsay G, 1998. DNA chips: state-of-the art. Nat Biotechnol, 16(1): 40-44.

Ravnan JB, Tepperberg J, Papenhausen P, et al, 2006. Subtelomere FISH analysis of 11688 cases: an evaluation of the frequency and pattern of subtelomere rearrangements in individuals with developmental disabilities. J Med Genet, 43(6): 478-489.

Resnick RM, Cornelissen MT, Wright DK, et al, 1990. Detection and typing of human papillomavirus in archival cervical cancer specimens by DNA amplification with consensus primers. Natl Cancer Inst, 82(18): 1477-1484.

Richards S, Aziz N, Bale S, et al, 2015. Standards and guidelines for the interpretation of sequence variants: a joint consensus recommendation of the American College of Medical Genetics and Genomics and the Association for Molecular Pathology. Genet Med, 17(5): 405-424.

Roberts C, Green T, Hess R, et al, 2014. Development of a human papillomavirus competitive luminex immunoassay for 9 HPV types. Hum Vaccin Immunother, 10(8): 2168-2174.

Rozemeijer W, Fink P, Rojas E, et al, 2015. Evaluation of approaches to monitor *Staphylococcus aureus* virulence factor expression during human disease. PLoS One, 10(2): e0116945.

Sackmann EK, Fulton AL, Beebe DJ, 2014. The present and future role of microfluidics in biomedical research. Nature, 507(7491): 181-189.

Saiki R, Gelfand D, Stoffel S, et al, 1988. Primer-directed enzymatic amplification of DNA with a thermostable DNA polymerase. Science, 239(4839): 487-491.

Saiki RK, Bugnwan TL, Hom GT, et al, 1986. Analysis of enzymatically amplified beta-globin and HLA-DQ alpha DNA with allele-specific oligonucleotide probes. Nature, 324(6093): 163-166.

Saiki RK, Chang CA, Levenson CH, et al, 1988. Diagnosis of sickle cell anemia and beta-thalassemia with

enzymatically amplified DNA and nonradioactive allele-specific oligonucleotide probes. N Engl J Med, 319
（9）: 537-541.

Saiki RK, Gelfand DH, Stoffel S, et al, 1988. Primer-directed enzymatic amplification of DNA with a
thermostable DNA polymerase. Science, 239（4839）: 487-491.

Saiki RK, Scharf S, Faloona F, et al, 1985. Enzymatic amplification of beta-globin genomic sequences and
restriction site analysis for diagnosis of sickle cell anemia. Science, 230（4732）: 1350-1354.

Sasaki T, Rodig SJ, Chirieac LR, et al, 2010. The biology and treatment of EML4-ALK non-small cell lung
cancer. Eur J Cancer, 46（10）: 1773-1780.

Sayers EW, Cavanaugh M, Clark K, et al, 2019. GenBank. Nucleic Acids Res, 47（D1）: D94-D99.

Scott DW, Mottok A, Ennishi D, et al, 2015. Prognostic significance of diffuse large B-cell lymphoma cell of
origin determined by digital gene expression in formalin-fixed paraffin-embedded tissue biopsies. J Clin Oncol,
33（26）: 2848-2856.

Sellick GS, Garrett C, Houlston RS, 2003. A novel gene for neonatal diabetes maps to chromosome 10p12. 1-p13.
Diabetes, 52（10）: 2636-2638.

Sestak I, Cuzick J, Dowsett M, et al, 2015. Prediction of late distant recurrence after 5 years of endocrine
treatment: a combined analysis of patients from the Austrian breast and colorectal cancer study group 8 and
arimidex, tamoxifen alone or in combination randomized trials using the PAM50 risk of recurrence score. J
Clin Oncol, 33（8）: 916-922.

Shastry BS, 2009. SNPs: impact on gene function and phenotype. Methods Mol Biol, 578: 3-22.

Sherry ST, Ward MH, Kholodov M, et al, 2001. dbSNP: the NCBI database of genetic variation. Nucleic
Acids Res, 29（1）: 308-311.

Sismani C, Armour JA, Flint J, et al, 2001. Screening for subtelomeric chromosome abnormalities in
children with idiopathic mental retardation using multiprobe telomeric FISH and the new MAPH telomeric
assay. Eur J Hum Genet, 9（7）: 527-532.

Skacel M, Fahmy M, Brainard JA, et al, 2003. Multitarget fluorescence *in situ* hybridization assay detects
transitional cell carcinoma in the majority of patients with bladder cancer and atypical or negative urine
cytology. J Urol, 169（6）: 2101-2105.

Sondka Z, Bamford S, Cole CG, et al, 2018. The COSMIC Cancer Gene Census: describing genetic
dysfunction across all human cancers. Nat Rev Cancer, 18（11）: 696-705.

Sorensen K, 2012. Individualized miRNA assay panels using optically encoded beads. Methods Mol Biol, 822:
131-141.

South ST, Lee C, Lamb AN, et al, 2013. ACMG standards and suidelines for constitutional cytogenomic
microarray analysis, including postnatal and prenatal applications: revision 2013. Genet Med, 15（11）:
901-909.

Southern EM, 1975. Deterction of specific sequences among DNA fragments separated by gel electrophoresis.
Mol Biol, 98（3）: 503-517.

Spaans VM, Trietsch MD, Crobach S, et al, 2014. Designing a high-throughput somatic mutation profiling
panel specifically for gynaecological cancers. PLoS One, 9（3）: e93541.

Stark B, Jeison M, Gobuzov R, et al, 2001. Near haploid childhood acute lymphoblastic leukemia masked by
hyperdiploid line. Cancer Genet Cytogenet, 128（2）: 108-113.

Stephens JC, Rogers J, Ruano G, 1990. Theoretical underpinning of the single-molecule-dilution（SMD）
method of direct haplotype resolution. Am J Hum Genet, 46（6）: 1149-1455.

Suo T, Liu X, Feng J, et al, 2020. ddPCR: a more accurate tool for SARS-CoV-2 detection in low viral load specimens. Emerg Microbes Infect, 9(1):1259-1268.

Sykes PJ, Neoh SH, Brisco MJ, et al, 1992. Quantitation of targets for PCR by use of limiting dilution. Biotechiques, 13(3): 444-449.

Syvanen AC, Bengtstrom M, Tenhunen J, et al, 1988. Quantification of polymerase chain reaction products by affinity-based hybrid collection. Nucleic Acids Res, 16(23): 11327-11338.

Tanaka K, Waki H, Ido Y, et al, 1988. Protein and polymer analyses up to m/z 100 000 by laser ionization time-of-flight mass spectrometry. Rapid Communications in Mass Spectrometry, 2(8): 151-153.

Tansarli GS, Chapin KC, 2020. Diagnostic test accuracy of the BioFire® FilmArray® meningitis/encephalitis panel: a systematic review and meta-analysis. Clin Microbiol Infect, 26(3): 281-290.

Tate JG, Bamford S, Jubb HC, et al, 2019. COSMIC: the catalogue of somatic mutations in cancer. Nucleic Acids Res, 47(D1): D941-D947.

Tawfik DS, Griffiths AD, 1998. Man-made cell-like compartments for molecular evolution. Nat Biotechnol, 16: 652-656.

Taylor JD, Briley D, Nguyen Q, et al, 2001. Flow cytometric platform for high-throughput single nucleotide polymorphism analysis. Biotechniques, 30(3): 661-666, 668-669.

Trouillet-Assant S, Viel S, Gaymard A, et al, 2020. Type I IFN immunoprofiling in COVID19 patients. J Allergy Clin Immunol, 146(1): 206-208.

Tsui NB, Akolekar R, Chiu RW, et al, 2010. Synergy of total PLAC4 RNA concentration and measurement of the RNA single-nucleotide polymorphism allelic ratio for the noninvasive prenatal detection of trisomy 21. Clin Chem, 56(1): 73-81.

Tuna M, Amos CI, 2013. Genomic sequencing in cancer. Cancer Lett, 340(2): 161-170.

Unger MA, Chou HP, Thorsen T, et al, 2000. Monolithic microfabricated valves and pumps by multilayer soft lithography. Science, 288(5463): 113-116.

Valk PJ, Verhaak RG, Beijen MA, et al, 2004. Prognostically useful gene-expression profiles in acute myeloid leukemia. N Engl J Med, 350(16): 1617-1628.

Veer LJ, Dai HY, Vijver MJ, et al, 2002. Gene expression profiling predicts clinical outcome of breast cancer. Nature, 415(6871): 530-536.

Veldman-Jones MH, Brant R, Rooney C, et al, 2015. Evaluating robustness and sensitivity of the NanoString technologies nCounter platform to enable multiplexed gene expression analysis of clinical samples. Can Res, 75(13): 2587-2593.

Venter JC, Adams MD, Myers EW, et al, 2001. The sequence of the human genome. Science, 291(5507): 1304-1351.

Verdier J, Breuing IR, Ohse MC, et al, 2020. Faecal micro-RNAs in inflammatory bowel diseases. J Crohns Colitis, 14(1): 100-117.

Vignali DA, 2000. Multiplexed particle-based flow cytometric assays. J Immunol Methods, 243(1-2): 243-255.

Villiers EMD, Fauquet CM, Broke TR, et al, 2004. Classification of papillomaviruses. Virology, 324(1): 17-27.

Vogelstein B, Kinzler KW, 1999. Digital PCR. Proc Nat Acad Sci USA, 96(16): 9236-9241.

Voorwerk L, Slagter M, Horlings HM, et al, 2019. Immune induction strategies in metastatic triple-negative breast cancer to enhance the sensitivity to PD-1 blockade: the TONIC trial. Nat Med, 25(6): 920-928.

Walter S, Sandig K, Hinkel GK, et al, 2004. Subtelomere FISH in 50 children with mental retardation and minor anomalies, identified by a checklist, detects 10 rearrangements including a de novo balanced translocation of chromosomes 17p13. 3 and 20q13. 33. Am J Med Genet A, 128(4): 364-373.

Wan L, Guo Q, Wei JH, et al, 2020. Accuracy of a reverse dot blot hybridization assay for simultaneous detection of the resistance of four anti-tuberculosis drugs in *Mycobacterium tuberculosis* isolated from China. Infect Dis Poverty, 9(1): 38.

Wang Y, Miller S, Roulston D, et al, 2016. Genome-wide single-nucleotide polymorphism array analysis improves prognostication of acute lymphoblastic leukemia/lymphoma. J Mol Diagn, 18(4): 595-603.

Wang YJ, Fang F, Shi CN, et al, 2012. Evaluation of a method for the simultaneous detection of multiple tumor markers using a multiplex suspension bead array. Clin Biochem, 45(16-17): 1394-1398.

Wang Z, Wen J, Zhou C, et al, 2019. Gene expression profiling analysis to investigate the role of remote ischemic postconditioning in ischemia-reperfusion injury in rats. BMC Genomics, 20(1): 361.

Wapner RJ, Martin CL, Levy B, et al, 2012. Chromosomal microarray versus karyotyping for prenatal diagnosis. N Engl J Med, 367(23): 2175-2184.

Webb E, Cox J, Edwards S, 2005. Cervical cancer-causing human papillomaviruses have an alternative initiation site for the L1 protein. Virus Genes, 30(1): 31-35.

Whirl-Carrillo M, McDonagh EM, Hebert JM, et al, 2012. Pharmacogenomics knowledge for personalized medicine. Clin Pharmacol Ther, 92(4): 414-417.

Wiegant J, Ried T, Nederlof PM, et al, 1991. *In situ* hybridization with fluoresceinated DNA. Nucleic Acids Res, 19(12): 3237-3241.

Wolf Y, Bartok O, Patkar S, et al, 2019. UVB-induced tumor heterogeneity diminishes immune response in melanoma. Cell, 179(1): 219-235.

Wood WI, Gitschier J, Lasky LA, et al, 1985. Base composition-independent hybridization in tetramethylammonium chloride: a method for oligonucleotide screening of highly complex gene libraries. Proc Natl Acad Sci USA, 82(6): 1585-1588.

Woodberry MW, Shankar R, Cent A, 2013. Comparison of the Simplexa FluA/B RSV direct assay and laboratory-developed real-time PCR assays for detection of respiratory virus. J Clin Microbiol, 51(11): 3883-3885.

Wu HJ, Larsen CP, Hernandez-Arroyo CF, et al, 2020. AKI and collapsing glomerulopathy associated with COVID-19 and APOL 1 high-risk genotype. J Am Soc Nephrol, 31(8): 1688-1695.

Yu X, Jiang W, Shi Y, et al, 2019. Applications of sequencing technology in clinical microbial infection. J Cell Mol Med, 23(11): 7143-7150.

Zhang Y, Coyne MY, Will SG, et al, 1991. Single-base mutational analysis of cancer and genetic diseases using membrane bound modified oligonucleotides. Nucleic Acids Res, 19(14): 3929-3933.

Zhang Y, Liu H, Chen X, et al, 2012. Noninvasive prenatal diagnosis of down syndrome in samples from Southwest Chinese gravidas using pregnant plasma placental RNA allelic ratio. Genet Test Mol Biomarkers, 16(9): 1051-1057.

Zhou YY, Song WM, Andhey PS, et al, 2020. Human and mouse single-nucleustranscriptomics reveal TREM2-dependent and TREM2-independent cellular responses in Alzheimer's disease. Nat Med, 26(1): 131-142.